Katharina Klees

Traumasensible Paartherapie

Mit dem Traum(a)-Haus-Konzept aus der Beziehungskrise

www.junfermann.de
blogweise.junfermann.de
www.facebook.com/junfermann
twitter.com/junfermann
www.youtube.com/user/Junfermann
www.instagram.com/junfermannverlag

KATHARINA KLEES

TRAUMASENSIBLE PAARTHERAPIE

MIT DEM TRAUM(A)-HAUS-KONZEPT AUS DER BEZIEHUNGSKRISE

Mit einem Vorwort von Michaela Huber

Junfermann Verlag
Paderborn
2018

Copyright	© Junfermann Verlag, Paderborn 2018
Coverbild	© altanaka – stock.adobe.com
Illustrationen	Elena Parras
Covergestaltung / Reihenentwurf	JUNFERMANN Druck & Service GmbH & Co. KG, Paderborn
Satz & Layout	JUNFERMANN Druck & Service GmbH & Co. KG, Paderborn

Bibliografische Information der Deutschen Nationalbibliothek

Die Deutsche Nationalbibliothek verzeichnet diese Publikation in der Deutschen Nationalbibliografie; detaillierte bibliografische Daten sind im Internet über http://dnb.d-nb.de abrufbar.

ISBN 978-3-95571-723-0
Dieses Buch erscheint parallel als E-Book.
ISBN 978-3-95571-724-7 (EPUB), 978-3-95571-726-1 (PDF), 978-3-95571-725-4 (MOBI).

Inhalt

Vorwort von Michaela Huber

Dieses Buch ist einmalig. Und erstmalig. Allein deshalb ist es wichtig, dass Sie es lesen. Denn Katharina Klees, die Begründerin des Aufwind-Instituts und erfahrene Paar-, Sexual- und Traumatherapeutin, ist die erste, die einen eigenen Arbeitsansatz für die gemeinsam durchgeführte Paartherapie mit Menschen vorstellt, welche frühe Bindungstraumata erlitten haben. Dieser Arbeitsansatz ist originell, in langjähriger Arbeit mit von Trauma betroffenen Paaren entwickelt und kreativ lösungsorientiert. Und zwar nicht nur für die einzelnen PartnerInnen, sondern auch für das Paar insgesamt.

Während in der Einzel-Therapie die individuellen „Gewordenheiten" ins Blickfeld genommen werden, versucht die Paartherapie ja traditionell zu verstehen, welche klassischen Probleme aus der Herkunftsfamilie in die Partnerschaft hineinwirken und Konflikte verursachen. Also könnte man denken: So originell kann der Ansatz der Autorin dieses Buches doch gar nicht sein.

Doch es geht hier um mehr als um die klassischen Themen der Paartherapie. Frühe Traumatisierungen enthalten Bindungserfahrungen, die für viele Menschen so quälend, ja überwältigend waren, dass sich daraus für die Partnerschaftssuche und -gestaltung als Erwachsene noch eine Fülle von Folgeproblemen ergeben. Probleme, die weitaus tiefer gehen, als das bei „Neurotikern wie du und ich" der Fall ist. Wer auf jede kleine Kränkung wie auf eine Vernichtungsdrohung reagiert, zitternd erstarrt, losbrüllt oder wegläuft, „tickt" einfach anders als jemand, der sich nur ärgert. Mit herkömmlichen tiefenpsychologischen Analysen, den systemischen „Spielen" und „Redekuren" allgemein ist dem nicht beizukommen. Und es hilft auch nicht, den einen als „gesund" und den anderen (oft: die andere) als traumatisiert und damit psychisch krank zu betrachten. Beide haben schon eine gemeinsame Geschichte. Und diese gemeinsame Geschichte und Gegenwart spiegeln auf charakteristische Weise die traumatisierenden Beziehungen in der oder den Herkunftsfamilie/n wider.

Die traditionelle Paarpsychotherapie hat ihre Wurzeln in der tiefenpsychologischen, häufig auch in der psychoanalytischen sowie der systemischen Tradition. Moderne Methoden der Traumabehandlung haben ihre Wurzeln nicht nur dort, sondern auch in der Bindungsforschung, der Psychotraumatologie, den körperorientierten und kreativ-nonverbalen Therapierichtungen. Besonders die Erkenntnisse aus der strukturellen Dissoziationstheorie – der „heißesten" Traumatheorie auf dem Theorie-Markt – führen zusammen mit der Zunahme schwerstgestörter Paare zu einer Neuorientierung der Paarberatung und -therapie. Die Erfahrungen von Gewalt, Vernachlässigung, Verwahrlosung und emotionaler Quälereien in der Herkunftsfamilie führen nämlich zu Spaltungsphänomenen innerhalb der Psyche der Überlebenden. Das bedeutet: Es gibt neben dem mehr oder weniger vernünftigen „Alltags-Ich" – das die Anforderungen des momentanen alltäglichen Lebens erfüllen möchte – (strukturell) abgespaltene Persönlichkeitsanteile, die stets gleichbleibende Reaktionen auf traumatische Lebensumstände „von damals" enthalten. Anteile oder Zustände also, die gar nichts, buchstäblich nichts, hinzugelernt haben, sondern den Organismus zu immer gleichen Reaktionen zwingen. Zu Flucht, Angriff, Erstarrung und Schweigen, innerem Sich-leer-Machen, bedingungsloser Unterwerfung, kindlichem Bindungsschrei oder dem Gegenteil: totalem Kontaktabbruch. Dominanz oder Unterwerfung, Täter- oder Opfersein – solche Themen bestimmen viele Trauma-Partnerschaften. Ohnmacht und Hilflosigkeit sind ihre Begleiterscheinungen, und so hilflos kommen die Paare, in denen einer oder beide unintegrierte frühe Traumata mitbringen, in die Beratung oder Therapie.

Die erlernten Muster der traumatisierenden Herkunftsfamilie, etwa Opferung und Beschämung, Despotismus und Laissez-faire, Schuldabwehr und Schuldübernahme, Verschweigen und Verraten, Verführung und Erpressung – gemischt unter Umständen mit zärtlich-liebevollen Szenen –, sie sind so verwirrend und undurchschaubar für ein Kind, aber eben auch so durch und durch „normal", dass sie mit Selbstverständlichkeit in einer Partnerschaft Widerhall finden. Eine Partnerschaft, die Erlösung bringen soll, Verschmelzung, Aufhebung der Qualen, erneute Leidenschaft und Wiederfinden des Glücks – aber doch häufig nur eine Wiederholung oder Reinszenierung der Leiden aus der Ursprungsfamilie bedeutet.

Wie können BeraterInnen und PsychotherapeutInnen solche Muster erkennen, und was können sie dann tun?

Zur Diagnostik aktueller Paar-Probleme durch traumabedingte Bindungsmuster hat Katharina Klees einen praxisnahen Fragebogen entwickelt und stellt ihn hier ebenso vor wie ihre Art, die Ergebnisse mit dem Paar respektvoll und einladend zu besprechen. Wer schon einmal verstehen kann, dass seine oder ihre eigenen Sehnsüchte nach idealem Aufgehoben-Sein innerlich konterkariert werden durch angstvolle Abwehr und den Versuch, auf jeden Fall die Kontrolle über die Situation – und damit: die PartnerIn! – zu behalten, kann sich verstanden und angeregt fühlen, solche Widersprüche in sich wahrzunehmen und sie zu verändern lernen.

Wie die Paarsituation durch einfache Zeichnungen, die durch systematische Fragen mithilfe der TherapeutIn entstehen, plastisch auf den Punkt gebracht werden kann, erklärt die Autorin anhand einiger Beispiele, die durch Abbildungen illustriert werden.

Den Angriffs- und Verteidigungs-Dialog, den wiederholten eskalierenden Streit traumatisierter Paare beleuchtet die Autorin in weiteren Kapiteln genauer. Denn den wenigsten Streitenden ist klar, dass die Reaktionsmuster gar nicht aus der aktuellen Partnerschaft stammen, sondern entweder den traumatisierten und traumatisierenden Eltern abgeschaut oder als kindliche Reaktion auf wiederholte seelische Erschütterungen in der Familie erworben wurden. Von daher taugen diese Streitmuster gar nicht zur Konfliktlösung in der bestehenden Partnerschaft, zwingen sich aber wie automatisch auf. Wer mit Zittern und heftigen Körperreaktionen auf Konflikte reagiert, sich ständig rechtfertigen muss, immer der PartnerIn die Schuld für das bestehende Drama gibt, sich Klärungen in entspannter Atmosphäre entzieht und stattdessen dann mit Vorwürfen herausplatzt, wenn das Klima spannungsgeladen ist; wer vielleicht sogar mit Hohn und Spott auf den Kummer der PartnerIn reagiert oder offene Zeichen von Verachtung zeigt – der oder die hat eigentlich fast schon diese Partnerschaft verloren; es sei denn, sie wird mit Gewalt und/oder existenzieller Not zusammengehalten. Und doch scheinen die Kontrahenten keine Lösung in diesen stets wiederkehrenden und häufig komplementären Mustern des Streitens zu finden.

Dass Streit notwendig sei – dies bezweifelten die meisten der von Katharina Klees befragten Menschen. Und damit hatten sie sicher recht, denn Streit – gar der eskalierende – ist keineswegs eine unerlässliche Zutat jeder Partnerschaft, wie man landläufig meint. Sich zusammenzusetzen, wenn man entspannt ist, und dann die Lösung für Probleme zu suchen, wenn der innere „Rollladen noch nicht gefallen ist" – das ist weitaus produktiver. Wie aber erreicht man das bei Menschen, die schon ganz verzweifelt sind, weil sie aus der Streitfalle nicht herauszufinden scheinen?

Katharina Klees malt gern. Sie zeichnet im ständigen Dialog mit dem Paar einfache Bilder, die mehr erklären als tausend Worte. Sie erläutert komplexe neurobiologische und Bindungs-Zusammenhänge, lässt die PartnerInnen ihre Zeichenvorschläge korrigieren, kommentieren, ergänzen. Sie verhindert damit, dass das Paar seine Streitroutine wieder aufnimmt und ermöglicht, dass auch beschämende Themen und überkommene Streitmuster angesprochen und – teils humorvoll – zeichnerisch aufgegriffen und mithilfe dieses Mediums spielerisch veränderbar dargestellt werden können. Später übt das Paar dann, diese Muster in ihrem Gesprächsverhalten untereinander zu identifizieren und konstruktiv, also ermutigend, freundlich, lobend, statt destruktiv zu agieren.

In einem weiteren, manchmal auch alternativen Schritt der Therapie können die früheren Erfahrungen mit existenziellen Krisen daheim als Kind in einer Art „Comic Strip" – die Autorin nennt es „Emotions-Skript" – zeichnerisch dargestellt und mit Sprechblasen zu den damaligen Gedanken und Gefühlen „gefüllt" werden. Die

Paartherapeutin bittet dabei beide Partner, jeweils für sich in einer sehr strukturierten Form im Halbkreis sieben Bilder zu malen, angefangen bei der Situation, „als es noch in Ordnung war“, über die schwierigste Situation bis „danach“, als es vorbei war. Dies entspricht der Art, wie Traumabearbeitung durch die Bildschirm-Technik, die EMDR-Methode oder andere Therapietechniken angegangen wird, und ist sicher nur anwendbar nach sorgsamer Vorbereitung. Die Verlassenheitssituationen in der Kindheit, den Kummer und das Erschrecken in kurze Strichmännchenbilder zu „verpacken“ und dabei zu enden, wann diese Situation/en vorbei war, kann vieles verstehen helfen. Es hilft den Betroffenen zu verstehen, dass ihre Schreckenserfahrungen Anfang, Mitte und Ende hatten. Es hilft den Paaren zu begreifen, wieso der / die andere so „tickt“. Sie lernen, dass jede/r der beiden nicht schuld ist an der fundamentalen Not der PartnerIn, sondern dass diese Not eine weit vor ihrer Partnerschaft liegende Geschichte hat. Das ist enorm entlastend. Anschließend wird die typische Lerngeschichte der Kinder, die sie waren und die bindungstraumatisiert wurden, gemeinsam diskutiert und erläutert. Das Grundmuster dieser Lerngeschichte kann man laut Katharina Klees so zusammenfassen: Das Kind hatte einen Bindungswunsch und diesen auch der Bindungsperson gegenüber geäußert; als diese nicht oder auf bizarre Weise reagierte, hatte das Kind mit gewissem Nachdruck seinen Wunsch wiederholt geäußert und / oder auf eine bestimmte Weise seinen Protest gegen das Verhalten des / der Erwachsenen gezeigt. Daraufhin wurde es wieder frustriert oder erlebte das erschreckende Verhalten der Bindungsperson erneut usw. So lange, bis es sein Gefühl für Selbstwirksamkeit verlor, erstarrte, aufgab – und das heute noch der PartnerIn gegenüber gezeigte Bindungs- und Streitverhalten entwickelte. Was hier noch theoretisch klingt, wird mit unzähligen Beispielen aus der alltäglichen Paartherapie erläutert, was dieses Buch nicht nur spannend lesbar, sondern auch so alltagsnah und praxistauglich macht.

Eine Gegenüberstellung der Trauma-Bindungs-Schemata der Partner macht deutlich, wo beide in ihrer Bindungsentwicklung „hängen geblieben“ sind, und eröffnet Räume für die Versuche, es anders zu machen. Gerade die Wiederholungen der Täter-Opfer-Retter-Dynamik kann so eindrücklich transparent gemacht werden. Wie frühe Angst zu Panikattacken mutierte; wie Schamgefühle zur Tendenz wurden, den anderen zu beschämen; wie Hilflosigkeit das unbedingte Kontrollieren-Wollen der PartnerIn auslöste; wie unterdrückte Trauer sich in Gehorsam und passive Aggressivität; und wie gewaltvolle Unterdrückung sich in explosive (z. B. verbale) Gewaltausbrüche verwandelten – das alles wird den PartnerInnen zunehmend deutlicher. Dabei arbeitet die Therapeutin mit vereinfachten Mustern einer Arbeit auf der inneren Bühne und lässt z. B. vier Zustände malen:

Eine innere Instanz der Kontrolle und Verurteilung – man könnte sie auch Täterintrojekt nennen; einen Anteil, der es allen recht machen will (Ich-Ideal); einen Anteil, der sich vor der inneren Verurteilung versteckt (innerer Kindanteil), sowie einen abgelehnten Anteil, der „trotzdem immer wieder herauskommt" – den die Autorin „Schatten" nennt. Diese Zustände gestalterisch wahrzunehmen und sich mit ihnen zu beschäftigen, hilft zu verstehen, dass die Partnersuche und das in der Partnerschaft gezeigte Verhalten einer gewissen erklärbaren Logik folgen. Diese „Teile-Arbeit" in der Paartherapie ermöglicht es, gleichzeitig mit beiden auf der inneren Bühne zu arbeiten und sie zu ermutigen, ihre eigenen sowie die komplementären Beziehungsmuster zu verstehen.

Schließlich mündet die Arbeit in die Erläuterung des „Traum(a)-Hauses": Von unten nach oben zeigt es über fünf „Etagen", wie Entwicklung stattfand und weiter stattfinden könnte: Unter dem „Kinderzimmer" im „Keller" die erworbenen affektiven, traumabedingten Bindungsmuster; im „Obergeschoss" der Beziehungsraum und der Besinnungsraum, in dem Lernen stattfinden kann, bis zum „Liebesraum", in dem auch (gemeinsame) spirituelle Entwicklung möglich wird. Dass alles in einem „Haus" stattfindet, man immer wieder einmal in den „Keller" schauen muss, um dort aufzuräumen, dass Entwicklung nie etwas Statisches und Endgültiges hat; dass beide manchmal auf unterschiedlichen „Ebenen unterwegs" sind, das alles lässt sich mithilfe dieser Bild-Metapher sehr schön erklären.

Was mich an diesem Buch so freut, ist die klare einfache Sprache und die zahlreichen einleuchtenden Beispiele. Hier wird ein Paartherapieansatz für früh traumatisierte Menschen vorgestellt, der wirklich praktikabel ist. Das durchdachte und vielfach erprobte Vorgehen kann auch einfacher strukturierten PartnerInnen helfen, sich selbst kennenzulernen, das „Geworden-Sein" bei sich selbst und der PartnerIn zu verstehen, die eigenen emotionalen Automatismen zu erkennen und vor allem: sie gemeinsam mit der Therapeutin und der PartnerIn nicht nur wahrzunehmen. Sondern der Clou besteht darin, gestalterisch mit den Themen umzugehen und dadurch auch kreative Veränderungen anzuregen.

Der Therapieansatz, den die Autorin hier vorstellt, kann – mit Ausnahme extrem traumatisierender destruktiver Partnerschaften und hoch dissoziativer Beteiligter – an Paaren erfolgreich sein, die sonst kaum Chancen hätten, ihre Beziehung noch zu retten. Paare, die in Depressionen, Krankheiten, Ängsten, wüsten Auseinandersetzungen und chronischen Opfer-Täter-Reinszenierungen verhaftet blieben. Die systematische Vorgehensweise hat etwas positiv Strukturierendes, das dem Chaos und der Hilflosigkeit ein Schritt-für-Schritt-Verfahren entgegensetzt und so Räume öffnet für Entwicklung. Die Autorin bedient sich vereinfachter Formen der Darstellung, um zu einem komplexen Arbeiten auf der inneren Bühne einzuladen und die Beteiligten zu ermutigen, sich aus dem „Keller" ihrer traumatischen Instinkte herausfzuarbeiten zu einer für sie freieren und offeneren Beziehungsgestaltung und dabei transgenerationale Trauma-Bindungsmuster zu erkennen und zu verändern.

Diesem Buch sind viele LeserInnen zu wünschen: PaartherapeutInnen und BeraterInnen sollten es ebenso lesen wie Menschen, die sich selbst und ihre sich wiederholenden Streitmuster in der Partnerschaft besser verstehen wollen. Es liest sich spannend – und in so manchen hier porträtierten „Streithähnen und -hennen", ihren diversen Anteilen und deren allmählicher Entwicklung werden sich LeserInnen mehr oder weniger schmunzelnd wiedererkennen. Dass Katharina Klees ihren Therapieansatz auch in Fortbildungen lehrt, freut mich besonders, weil er sich auf diese Weise hoffentlich weiterverbreiten wird.

Dank

Ohne die Personen, die mich begleitet haben, wäre dieses Buch niemals zustande gekommen.

An erster Stelle möchte ich Frau Prof. Dr. Waltraud Hackenberg danken, die mich von meinem eigenen Trauma geheilt hat und immer an mich glaubte. Dann danke ich Prof. Dr. Rolf Becher. Er unterstützte mich dabei, an der Universität zu Köln Seminare für das Thema Trauma und Schule anzubieten. Dankbar bin ich Frau Prof. Dr. Hanna Kiper, die für mich alle Klippen und Hindernisse während meiner Habilitation umschiffte, da das Thema Trauma noch nicht wirklich wissenschaftsfähig war.

Ich danke allen Coachs und Lehrtherapeut/inn/en, die meinen Weg zur Therapeutin, Dozentin und Autorin begleitet haben: Angelika Hunklinger, Peter A. Heim, Wera Fauser, Peter Kammermeier, David Campell, June McDonnach, Dieter Salomon, David Schnarch, Oliver Schubbe, Ursula Nuber, Prof. Dr. Sigrid Metz-Göckel, Prof. Dr. Margret Kraul, Georg Schalk, Kurt Keil.

Ich bin meinen Assistenten Tamer und Teresa Karayel und Viola Sander sehr dankbar, die alle Wege, die ich hier beschrieben habe, gegangen sind. Eine dicke Umarmung schicke ich an Bianca König, die den Grundstein für dieses Buch legte.

Ein lebensumfassendes Dankeschön richte ich an Jörg Klees, meinem besten Freund, Vater meiner drei Kinder, der stets mein treuester Weggefährte und Seelenverwandter war und ist.

Wundervoll finde ich die Illustrationen von Elena Parras, die genau verstand, wie ich mir die Bilder vorstelle. Besonders ihre Umsetzung des Traum(a)-Hauses finde ich sehr gelungen.

Widmen möchte ich dieses Buch jedoch meinen Paaren. All den vielen wundervollen Menschen, die zu mir kamen, mich lernen und wachsen ließen. Ihre Geschichten flossen in dieses Buch hinein, jedoch nie in reiner Form, sondern stets habe ich mehrere Schicksale so verwoben, dass Rückschlüsse nicht möglich sind.

Ich wünsche mir und allen Menschen: „Frieden in jeder Beziehung“.

Einführung

Nach einem heftigen Streit hatte Hannes sich in das gemeinsame Schlafzimmer zurückgezogen. Er lag über Stunden völlig erstarrt unter seiner Bettdecke. Die verzweifelte Jutta schaute immer wieder nach ihm, sprach ihn an und rüttelte ihn, ohne Ergebnis. Jutta war als Kind von ihren Eltern in die Wohnung eingesperrt und über lange Zeit sich selbst überlassen worden. Nun wanderte die 50-jährige Ehefrau im Wohnzimmer auf und ab, wie ein eingesperrter Tiger. Hannes wurde als kleiner Junge vom Vater so unbarmherzig geschlagen, dass man eher an Misshandlung denn an Erziehungspraktiken dachte. Nach den Prügeln kauerte er oft lange reglos und unbeachtet wie ein getretener Hund auf dem Boden in einer Ecke. Ähnlich paralysiert lag Hannes nun in seinem Bett.

Mittlerweile war es Abend geworden und Jutta hielt es nicht mehr aus. Sie stürmte in das dunkle Schlafzimmer, wollte Hannes die Bettdecke wegreißen. Doch als er sich am Bettzeug festklammerte, ließ dies bei Jutta eine Sicherung durchbrennen. Sie räumte mit einer ausholenden Bewegung die Nachttischlampe herunter, dass es nur so schepperte. Laut schreiend und vor blindem Zorn völlig außer sich trommelte sie mit ihren Fäusten auf Hannes Rücken ein. Hannes sprang aus dem Bett, riss den Kleiderschrank auf und schmiss in einen eilig hervorgezerrten Koffer wahllos Socken, Unterhosen, Hemden und Shirts.

Jutta versuchte, ihren Mann davon abzuhalten, doch er war nicht ansprechbar. Mit ungeheuren Kräften schleppte er den Koffer mit der an ihm hängenden Frau zur Haustür. Irgendwie schaffte er es, das Auto aufzuschließen, sein Gepäck zu verstauen und ins Auto zu steigen. Er ließ den Motor an und wollte schon starten. Doch da war Jutta, im Nachthemd vor den hellen Scheinwerfern, mitten auf der Straße vor dem Auto. Es regnete in Strömen und es war dunkel. Sie schluchzte und schüttelte sich vor Kälte und Panik. Hannes hätte das Häuflein Elend in seinem Fluchtwahn fast überfahren. Zitternd drehte er den Schlüssel wieder um und schwankte schockiert zu ihr. Unwillig nahm er ihre Hand und führte die schlotternde nasse Gestalt ins Haus zurück. Beide setzten sich erschöpft und willenlos an den Esstisch. Jutta weinte, Hannes hielt ihre Hand. Ratlos, unsicher und am Ende ihrer Kräfte gingen beide ins Bett. Am nächsten Tag war es wieder gut. Doch wann würde es erneut eskalieren?

So oder ähnlich gestalten sich Dramen in Partnerschaften traumatisierter Menschen. Hannes und Jutta suchten Hilfe in der Nähe ihres Wohnortes und probierten einige Paartherapeuten aus. Beide befanden sich seit Jahren in eigenen Traumatherapien. Doch das Beziehungsthema ließ sich nicht lösen. Die Paarexperten schienen überfordert von der Heftigkeit der Krisen und rieten zur Trennung. Jutta und Hannes nahmen letztendlich den weiten Weg auf sich und landeten im Aufwind-Institut.

Diese Geschichte zeigt, warum es mir ein wichtiges Anliegen ist, dass die traumasensible Paartherapie von Fachkräften vor Ort angeboten werden kann und dass es flächendeckendere Angebote für traumatisierte Paare gibt.

Das vorliegende Buch ist allen Hannes und Juttas gewidmet, die Unterstützung brauchen, und richtet sich an Berufsgruppen, die in therapeutischen, beratenden oder sozialen Kontexten tätig und mit Beziehungsproblemen traumatisierter Menschen konfrontiert sind. Das kann eine Paartherapeutin in eigener Praxis sein, eine Heilpraktikerin, ein Frauenarzt, eine approbierte Traumatherapeutin oder ein angestellter Therapeut in einer sozialen Einrichtung (Erziehungsberatungsstelle, Caritas, pro familia etc.). Auch Sozialpädagoginnen in Notrufeinrichtungen oder Beratungsstellen bei häuslicher oder sexueller Gewalt (Wildwasser, Aradia, Zartbitter etc.) haben mit eskalierenden Konflikten in Partnerschaften zu tun. Ebenso treffen Fachkräfte in der öffentlichen oder freien Jugendhilfe auf hochstrittige Elternpaare, etwa in der sozialpädagogischen Familienhilfe oder bei Scheidungskonflikten und Sorgerechtsstreitigkeiten mit Traumahintergrund.

Dieses Buch bietet Hilfestellung, sobald das Paar bereit oder angehalten ist, sich den Paarkonflikt anzuschauen. Oft steht eine Trennung oder Scheidung unmittelbar bevor, sind Kinder im betreuungsintensiven Alter gefährdet oder das Paar leidet bereits an eklatanten gesundheitlichen oder finanziellen Problemen. Häufig kommt auch die Empfehlung aus ambulanten oder stationären Heilzentren, den Partner in die Behandlung einzubeziehen. Manchmal schreckt ein Paar vor den hohen Scheidungskosten zurück oder erhält die Auflage zur Paarberatung (§ 17 a SGB VIII Trennungs- und Scheidungsberatung) vom Familienrichter nach einer Inobhutnahme der Kinder.

Traumatisierte Menschen gehen Beziehungen ein, die umso konflikthafter sind, desto traumatisierender die Herkunftsfamilien waren. Traumatisierte Menschen ziehen einander an und inszenieren ihre traumabedingten Störungen in der Partnerschaft. Diese Menschen sind in großer Not, da die Krisen in der Paarbeziehung das erlittene Trauma verstärken und heftige Dramen mit dem Partner oder der Partnerin retraumatisierend hinzukommen.

Fachkräfte, Therapeuten, Beraterinnen oder Ärztinnen sind von der speziellen Dynamik traumatisierter Paare häufig überfordert, da in den Ausbildungen selten auf den Zusammenhang zwischen Trauma und Partnerschaft eingegangen wird. Es gibt nahezu keine Literatur zur Begleitung beziehungstraumatisierter Paare. Gewalt oder Misshandlung in der Ehe wird in Veröffentlichungen zwar beschrieben, es gibt mittlerweile auch eine Flut an Literatur zum Thema Traumabehandlung oder Unmengen von Büchern über Paare und Paarberatung, jedoch kein einziges Buch über die Begleitung traumatisierter Paare. Der Gegenstand dieses Buches, die Verbindung von Traumabehandlung und Paartherapie, ist also einzigartig.

Immer wieder treffe ich auf Befremden in Fachverbänden. Die Berufsverbände haben sich entweder auf Traumatherapie oder die Beratung von Paaren oder noch fachbezogener auf die Heilung von Sexualstörungen spezialisiert. Die Begleitung traumatisierter Menschen findet vor allem in Einzelsettings statt und die Beratung von Paaren widmet sich in der Regel den Kommunikationsstilen oder unbewussten Konflikten in Liebesbeziehungen. Dass Sexualstörungen häufig Symptom einer komplexen Traumafolgestörung sind, wird ebenso wenig in Betracht gezogen wie die traumainduzierte Neigung zu Streit und Beziehungsdramen. Die fehlende Betrachtung dieser Zusammenhänge schlägt sich in populärwissenschaftlichen Abhandlungen nieder, in denen zu fairem Streiten geraten wird und dazu, Eifersuchtsszenen zu meiden. Traumatisierte Menschen, deren Not sich insbesondere in eskalierenden Partnerschaftskrisen und sexuellen Störungen äußert, werden entweder stigmatisiert, unprofessionell begleitet oder erhalten überhaupt keine Hilfe.

Aus der Traumaforschung wissen wir von der gesellschaftlichen Brisanz der Traumatisierung von Menschen. Die Traumata der Kriegsgeneration von Eltern und Großeltern wirken auf die Erziehung und Behandlung der Kinder. Gewalt, sexueller Missbrauch, Kindeswohlgefährdung, starke emotionale oder körperliche Vernachlässigung und Beziehungsabbrüche sind Handlungen von posttraumatisch belasteten Bezugspersonen, die psychisch oder körperlich krank sind, Suchtverhalten entwickeln, Kinder in Ehekrisen verstricken, sich umbringen oder ihre Familie verlassen. In Abhandlungen zu Traumafolgestörungen, Trauma und Gehirnentwicklung oder therapeutischen Ansätzen geht es um die Folgen für die Beziehungsfähigkeit der Kinder, genauso wie um die förderlichen Bedingungen einer heilenden therapeutischen Beziehung. Wie jedoch zwei traumatisierte Menschen eine haltgebende Partnerschaft aufbauen sollen, hierzu finden wir in Fachveröffentlichungen gelinde ausgedrückt wenig.

Mein eigener Weg ging über die Bearbeitung emotionaler Verletzungen durch meine kriegstraumatisierten Eltern, die Beziehungserfahrungen mit dem Vater meiner drei Kinder, die Aufarbeitung und Heilung in Therapien und zahlreichen Ausbildungen bis zur wissenschaftlichen Erforschung der Zusammenhänge von Krieg, Trauma und Partnerschaft. Schließlich führte mich meine berufliche Entwicklung in die Selbstständigkeit mit eigener Praxis. Auf der einen Seite befasste ich mich aufgrund meiner Zeit als Jugendamtsleiterin mit der Weiterbildung von Fachkräften aus der Jugendhilfe zur Begleitung traumatisierter Kinder. Auf der anderen Seite spezialisierte ich mich auf die Beratung von Paaren. Eine gewisse Zeit empfand ich beide Bereiche als voneinander getrennt, bis ich dazu überging, die therapeutischen Methoden aus der Traumatherapie auch bei Paarkonflikten anzuwenden. Mit nachhaltigem Erfolg! Mit der Zeit fanden immer mehr traumatisierte Paare in mein Aufwind-Institut. So nach und nach kristallisierte sich ein konkretes Vorgehen heraus, welches den traumatisierten Paaren wirklich und wahrhaftig half. So kamen immer mehr Paare von weiter her, aus den entferntesten Regionen Deutschlands, aus Österreich und der Schweiz. Die Hoffnung auf Frieden hatten sie meist schon aufgeben. Wegen der ständig steigenden Nachfrage bot ich für Fachpersonen Weiterbildungen zu meinem Ansatz an und es entstand ein Online-Kurs, der alle Schritte zum Beenden von Krisen vermittelt. Nun will ich mein Konzept zur Begleitung traumatisierter Paare in diesem Buch strukturiert darstellen, um die oben genannten Berufsgruppen zur Traumasensibilität anzuleiten, und dabei behilflich sein, traumatisierten Paaren eine effektive Begleitung zu ermöglichen.

Kernstück meines Konzepts zur Behandlung traumatisierter Paare ist das Trauma-Bindungs-Schema. Lange bevor die Ego-State-Therapie der Fachwelt vorgestellt wurde, arbeitete ich in meinen therapeutischen Gruppen mit inneren Anteilen und fügte die Logik dieser inneren Beziehungsstrukturen zu einer konkreten Form zusammen. Vorsichtig brachte ich das Trauma-Bindungs-Schema in meine Seminare mit Fachkräften aus der Jugendhilfe ein. Die Seminarteilnehmer waren überrascht, welch aussagekräftige Fallreflexionen nun möglich waren und wie zuverlässig sich Konflikte der Gegenübertragung besser handhaben ließen. Ich war nicht weniger erstaunt und nach und nach wurde ich mutiger. Mit etlichen Paaren füllte ich nun das Trauma-Bindungs-Schema aus und kam zu wesentlichen Erkenntnissen über die Gesetzmäßigkeiten in Trauma-Beziehungen, die ich nirgendwo nachlesen konnte. Jedoch gelang mir der wissenschaftliche Nachweis über die Korrektheit meines Ansatzes aus der Täter-Opfer-Spaltung (Michaela Huber), der analytischen Psychotherapie (C.G. Jung), dem Lehrbuch der Psychotraumatologie (Fischer & Riedesser) und nicht zuletzt dem aktuellen Handbuch von Bessel van der Kolk (Verkörperter Schrecken), in dem die vier inneren Anteile meines Trauma-Bindungs-Schemas, wenn auch anders benannt und ohne Beziehungsstruktur, ebenfalls vorkommen und dort als bislang beste therapeutische Methode eingeschätzt werden. Das bestätigte mich und gab wohl den Ausschlag, meinen Ansatz zur Behandlung traumatisierter Paare endlich in eine publikationstaugliche Form zu gießen.

Das Trauma-Bindungs-Schema ist ausgesprochen klärend, um die Dynamik zwischen Liebespartnern zu verstehen. Therapeutinnen, Beratern und Fachkräften gibt es, zusammen mit dem begleitenden Behandlungsprotokoll, wertvolle Hinweise und eine klare Struktur, wie mit dem Paar gearbeitet werden kann. Doch auch den verstrickten, verwirrten und tief verunsicherten Paaren bietet das Trauma-Bindungs-Schema eine neue Orientierung und ein besseres Verständnis für ihre schrecklichen Krisen. Eine gute Theorie ist aus meiner Sicht nur so wertvoll, wie sie für Laien nachvollziehbar und im Paaralltag praxistauglich ist. Ich konnte die Erfahrung machen, dass es sogar Menschen mit einer Borderline-Störung gelingt, die innere Spaltung zu erkennen und den unfairsten Frauen bzw. den distanziertesten Männern die grausamsten Gemeinheiten einzugestehen. Wie bedeutsam das ist, erkennt jeder, der weiß, wie hartnäckig Widerstände in der Therapie geäußert werden oder wie wenig kämpfende Partner bereit sind, Zugeständnisse zu machen.

Zum Aufbau des Buches

Die einzelnen Kapitel sind so aufgebaut, dass das Trauma-Bindungs-Schema nach und nach theoretisch hergeleitet und die Behandlung des Paares Schritt für Schritt angegangen wird. So könnte der Paartherapeut, der sich noch wenig mit dem Thema Traumatisierung beschäftigt hat, nach dem ersten Kapitel mit einem konkreten traumatisierten Paar starten. Auch die Traumatherapeutin, die wenig Erfahrung mit der Beratung von Paaren hat, findet mit dem Buch einen guten Einstieg in diese Königsdisziplin der therapeutischen Begleitung. Am Ende eines jeden Kapitels führt jeweils eine konkrete therapeutische Methode zur nächsten Handlung mit dem traumatisierten Klientenpaar.

Am Anfang steht ein Test, mit dem sich prüfen lässt, ob eine Traumatisierung den eskalierenden Beziehungskrisen zugrunde liegt. Er wird im ersten Kapitel auf die Posttraumatische Belastungsstörung bezogen, ist aber auch zur Diagnostik der komplexen traumazentrierten Beziehungsstörung (eine für dieses Buch definierte Kategorie) einsetzbar.

Das zweite Kapitel leitet das Trauma-Bindungs-Schema aus der Bindungstheorie her, wobei es speziell um den desorientierten Bindungsstil geht. Die Bindungsfähigkeit eines traumatisierten Menschen leidet besonders, wenn die eigenen Eltern zu Schädigern wurden. Die Sehnsucht nach Schutz und Geborgenheit führt bei gleichzeitiger Bindungsstörung zu einem paradoxen Beziehungsideal. Die klischeeanfällige Vorstellung von Liebe im Spannungsfeld einer traumazentrierten Bindungsstörung und dem Zusammenbruch von Rettungsillusionen zeigt sich in dem typischen Streit-Szenario des Paares. Zur Konkretisierung dieses zentralen Konflikts kann das Malen einer Krisen-Skizze für eine Therapeutin ebenso aufschlussreich sein wie für das betroffene Paar.

Da gerade traumatisierte Paare zu erbitterten Wortgefechten, manchmal sogar zu körperlichen Übergriffen neigen, kommt der konsequenten Beendigung des Streitens oder kalten Krieges eine ganz besondere Bedeutung zu. Im Kapitel 3 füge ich dem Bindungs-Schema traumatisierter Personen das Drama-Dreieck der Transaktionsanalyse hinzu und weise nach, dass der Scheindialog zwischen Täter, Opfer und Retter die paradoxe Dynamik zwischen inneren Verletzungen und äußeren Kämpfen auf das Gefährlichste anheizt. Bedenken wir die Wirkung auf die inneren traumatisierten Kinder, die aufs Heftigste von der besseren Hälfte attackiert werden, kommt der Ausstieg aus dem Streit aktivem Kindesschutz gleich. Ein Waffenstillstand scheint nahezu illusorisch und deshalb muss er dem Paar so geschickt wie möglich vermittelt werden, damit er überhaupt zustande kommt und damit er auch hält. Für Fachpersonen gibt es in diesem Kapitel konkrete Anleitungen und Hilfsmittel. Außerdem gibt es einen für Laien heruntergebrochenen Text über die komplizierten Zusammenhänge und Abläufe im Gehirn bei Stress, Streit und Trauma.

Im Mittelpunkt des vierten Kapitels steht das Emotions-Skript. Diese Methode habe ich aus der strukturierten Traumaintervention von Dorothea Weinberg übernommen. Eigentlich für traumatisierte Kinder entwickelt, eignet sich dieses Vorgehen hervorragend zum Einsatz in der Paararbeit. In dem comicartigen Nachskizieren einer besonders traumatischen Kindheitserinnerung findet das Paar zu einem ersten Verständnis des eigenen Bindungsstils – der wichtigste Schritt in Richtung Trauma-Bindungs-Schema. Weiterhin sind die entwicklungstheoretischen Zusammenhänge, die das vierte Kapitel einleiten, für die traumasensible Paartherapeutin wesentlich, um das Entwicklungstrauma zu entschlüsseln.

Das fünfte Kapitel befasst sich mit der Erstellung des Trauma-Bindungs-Schemas und mit den vier inneren Anteilen: Täter, Opfer, Ideal-Selbst und eingesperrtes inneres Kind. Der Paarberater wird angeleitet, mit jedem der beiden Partner ein solches individuelles Trauma-Bindungs-Schema zu füllen, dessen Analyse von diagnostischer Relevanz ist. Ausgehend von der Theorie der Basisemotionen (Paul Ekman) und den emotionalen Grundkonflikten aus der Widerstandsanalyse Wilhelm Reichs werden Typen von verschiedenen Täterpersönlichkeiten speziellen Traumafolgestörungen des Opfer gegenübergestellt. Da Menschen wegen der nicht erinnerbaren Kindheitstraumata zum Wiederholungszwang in der Partnerschaft neigen, ergeben sich für begleitende Fachpersonen daraus wertvolle Hinweise. Auch dem Paar gelingt es, eine Verbindung zwischen Kindheitserfahrung und Krisenmuster zu ziehen.

Im Kapitel 6 werden beide Trauma-Bindungs-Schemata der Partner miteinander verbunden, sodass sich die gesamte Dramatik des Krisenmusters eines Paares offenbart. Die Anteile der beiden Schatten weisen konfrontierend aufeinander. Schatten und Ideal-Selbst sind Begriffe aus der analytischen Psychotherapie nach C.G. Jung, für die Nutzung zur traumatisierten Paartherapie verbunden mit dem Differenzierungsansatz David Schnarchs, einem amerikanischen Paar- und Sexualtherapeuten. Um die Drama-Bühne zu verlassen, muss das Paar in seiner Beziehungskompetenz wachsen. Ausgehend von den Bewusstseinsstufen Ken Wilbers und Martin Uciks habe ich fünf Ebenen der Beziehungskompetenz entwickelt, die die Differenzierungsfähigkeit des Paares anheben. An der Metapher eines Beziehungshauses werden diese Beziehungsebenen nachvollziehbar. Das Traum(a)-Haus-Konzept bildet zudem die hirnphysiologischen Emotions-Zustände ab. Für Paare ist diese Abbildung eines Hauses mit den Beziehungsebenen von hohem Erklärungswert. Spezielle Paaranalysen, die den gesamten Therapieprozess umfassen, zeigen exemplarisch die Arbeit mit unterschiedlichen Traumathemen.

Im Kapitel 7 folgt eine Anleitung zur Aussöhnung mit der Trauma-Bestie. Diese gelingt am ehesten, sobald die negative Energie des roten Traumadialogs in einen prophylaktischen grünen Beziehungsdialog überführt wird. Ausgehend von der Affekttheorie arbeitet das Paar mit der Resonanzskala und löst damit drängende Beziehungsthemen. Wirkungsvolle Gesprächstechniken aus der Paartherapie und dem Coaching werden hier mit dem hirngerechten Bewertungssystem verknüpft. Dem Paar erschließen sich so die Gesetzmäßigkeiten heilsamer Beziehungen. Wesentlich für die traumasensible Paartherapeutin ist, die Kriterien seelischer Gesundheit zu kennen, die aus der OPD (Operationalsierte Psychodynamische Diagnostik) entnommen wurden.

Nachdem Hannes und Jutta alle Schritte ihrer Paararbeit im Aufwind-Institut durchlaufen hatten, wollten sie an dem Seminar für Traum(a)-Paare teilnehmen. Sie wagten es, eine Aufstellung ihrer Trauma-Bindungs-Schemata mit anderen Paaren und teilnehmenden Therapeutinnen und Beratern in der Ausbildung durchzuführen. Hannes und Jutta hatten einen langen Weg zurückgelegt und stritten nicht mehr miteinander. Ruhe und Frieden waren in ihre Beziehung eingekehrt. Dennoch erschütterte die Arbeit an den Trauma-Bindungs-Schemata im Schutz der Gruppe sie beide bis in die Grundfesten der Persönlichkeit. Erleichtert, dankbar und weinend stand das mutige Paar, Vorbild für alle weiteren Teilnehmer/innen des Seminares, eng umschlungen in der Mitte des Raumes. Alle Männer und Frauen bildeten einen Kreis um sie herum. Das Ho'oponopono-Lied eines hawaianischen Vergebungsrituals erfüllte mit seinen wundervollen Klängen die Herzen. Fast alle weinten voller Glück, Rührung und eigener Betroffenheit.

Von außen umrundete ich den Kreis. Jutta und Hannes drehten sich langsam mit geöffneten Augen in der Runde und blickten der Reihe nach jeden voller Offenheit an. Immer wieder trafen sich auch unsere Blicke.

Dieses Glück und diese Erfüllung gönne ich jedem Paar. Diese sinnliche und sinnvolle Arbeit möchte ich weitergeben und meine Dankbarkeit teilen.

1. Streit und Beziehungsdramen – Symptom einer Traumafolgestörung?

„Ich glaube, dass der Kern jeder Traumatisierung in extremer Einsamkeit besteht. Im äußersten Verlassen-Sein. Damit ist sie häufig, bei Gewalttrauma immer, auch eine Traumatisierung der Beziehungen und der Beziehungsfähigkeit. Eine liebevolle Beziehung, wird unerlässlich sein, um überhaupt von einem Trauma genesen zu können."

(Onno van der Hart)

Ich will eine Hypothese an den Anfang dieses Buches stellen:

Viele Paare, die häufig streiten oder eskalierende Dramen erleben, zeigen oftmals das Symptombild einer komplexen Posttraumatischen Belastungsstörung. Dieser komplexen Traumafolgestörung liegt aller Wahrscheinlichkeit nach eine traumanahe Kindheit zugrunde.

Diese Hypothese hat weitreichende Konsequenzen für die Arbeit mit Paaren und zugleich für die Ausbildung zur Paartherapie oder Paarberatung. Wenn streitende Paare durch eskalierende Auseinandersetzungen – nicht nur in meiner Praxis – mit den Symptomen einer komplexen Traumafolgestörung aufwarten, sondern auch in anderen Praxen auffallen, wird es Zeit für einen fachspezifischen Umdenkprozess.

Ich möchte in diesem Kapitel Beispiele dafür anführen, welche Verhaltensweisen in der ersten Informationsstunde von Paaren gezeigt und mit welchen Schilderungen die Beziehungsproblematik umrissen wird. Diese ersten Beobachtungen gleichen in eklatanter Weise den Symptomen der komplexen Posttraumatischen Belastungsstörung, vergleichen wir diese Beschreibungen mit der traumaspezifischen Fachliteratur. Eine komplexe Traumafolgestörung führt zu einer Persönlichkeitsveränderung, die vor allem in einer Liebesbeziehung auffällt. Um diese Zusammenhänge für die eigene Person oder für die Klienten einzuschätzen, habe ich aus wissenschaftlichen Abhandlungen einen Test zusammengestellt, der Aufschluss darüber gibt, ob ein Beziehungstrauma in die Partnerschaft hineinwirkt oder nicht.

Am Ende dieses Kapitels wird eine Definition der Symptome stehen, die bei einer komplexen Posttraumatischen Belastungsstörung in einer Paarbeziehung auftreten. Es wird deutlich werden, woran diese Störung zu erkennen ist und wie sie konkret belegt werden kann. Im 2. Kapitel wird es dann um die Frage gehen, welche Auswirkungen diese neuen Erkenntnisse auf den Umgang mit betroffenen Paaren haben. Wenn meine oben aufgestellte Hypothese stimmt, dann brauchen diese Menschen weder Kommunikationstrainings noch die allseits empfohlenen Interventionen aus der normalen Beratungspraxis, sondern ganz andere, eher spezielle traumatherapeutische Methoden.

Mit diesem Buch möchte ich für die traumasensible Paartherapie eintreten. Aus meiner Sicht wird man traumatisierten Menschen, die eine Paarberatung aufsuchen, so lange nicht gerecht, solange die Behandlungsansätze aus der Traumatherapie nicht mit denen der Paartherapie verknüpft werden. Deswegen liegt der Fokus in der traumasensiblen Paartherapie auf Streit- und Dramapaaren, um die Hypothese „Streit in der Partnerschaft liegt an den Traumahintergründen der Herkunftsfamilien“ nachvollziehbar zu machen.

1.1 Streit- und Dramapaare beim ersten Kontakt

In meiner Praxis ist es üblich, ein neues Paar zu einer ersten Informationsstunde einzuladen, in der wir überlegen, welchen Weg wir gemeinsam gehen können. Nicht bei jedem Paar liegt den Beziehungskrisen ein Trauma aus der Kindheit zugrunde. Nicht jedes schlimme Ereignis aus der Kindheit führt zu einer komplexen Traumafolgestörung. Und nicht jedes Paar zeigt schon beim ersten Kontakt heftige Reaktionen, die den unten beschriebenen gleichen. Doch wenn ich mir die Kriterien der komplexen PTBS anschaue, zeigen sich mir bei Paaren erstaunlich häufig Hinweise auf ein zurückliegendes Trauma.

Damit Sie meiner Argumentation folgen können, will ich zunächst die Symptome zusammenfassen. Menschen mit einer „komplexen Posttraumatischen Belastungsstörung“, auch bezeichnet als Bindungs- und Beziehungstraumatisierung, zeigen nach Wolfgang Wöller (2009) folgende Symptome einer Persönlichkeitsstörung:

- chronische Affektdysregulation
- Schwierigkeit, Ärger zu modulieren
- selbstdestruktives und suizidales Verhalten
- Schwierigkeit, sexuelles Kontaktverhalten zu modulieren
- impulsive und risikoreiche Verhaltensweisen
- Änderungen in der Selbstwahrnehmung: chronische Schuldgefühle; Selbstvorwürfe; Gefühle, nichts bewirken zu können; Gefühle, fortgesetzt geschädigt zu werden
- Änderung in der Wahrnehmung des Schädigers: verzerrte Einstellungen und Idealisierung des Schädigers
- Veränderung der Beziehung zu anderen Menschen
- Unfähigkeit, zu vertrauen und Beziehungen zu anderen aufrechtzuerhalten

- Tendenz, erneut Opfer zu werden
- Tendenz, andere zum Opfer zu machen
- Verzweiflung und Hoffnungslosigkeit
- Verlust der bisherigen Lebensüberzeugungen
- depressive Symptome
- emotionale Instabilität
- dissoziative Phänomene
- Somatisierungsstörungen
- funktionelle Sexualstörungen
- körperliche Erkrankungen
- Angststörungen und Panikattacken
- Essstörungen
- Substanzmittelmissbrauch

Gehen wir diese Liste Punkt für Punkt durch und haben dabei vor allem Streitpaare im Blick, wird klar, wie viele dieser Punkte jeweils zutreffen. In Krisen reagieren Menschen oft mit Stressverhalten und Paare suchen meist dann eine Beratung auf, wenn sie schwerwiegende Konflikte haben. Läuft es dann wieder besser, gibt es vermutlich auch weniger Übereinstimmungen mit der oben beschriebenen Symptomatik. Doch was tun wir komplex traumatisierten Menschen an, wenn wir sie mit der Empfehlung nach Hause schicken, sie sollten sich selbst lieben lernen, Kommunikationstechniken üben oder sexuelle Probleme als Zeichen einer Sexualstörung betrachten? Das zumindest sind scheinbar die in vielen psychologischen Ratgebern üblichen Strategien. Sie als Leser/innen dieser Zeilen mögen anders dazu stehen. Doch es kommen Paare zu mir, die es mit genau diesen in ihrem Fall verheerend wirkenden Ratschlägen versucht haben.

Im Folgenden möchte ich am Beispiel von zwölf Paaren zeigen, wie sich im Erstkontakt die Symptome einer komplexen PTBS zeigen. Dann möchte ich elf weitere Paare vorstellen, die von Verhaltensweisen berichten, die auf das Vorliegen einer komplexen PTBS hinweisen.

1. Der Mann sitzt zitternd und ansonsten völlig erstarrt neben seiner Partnerin. Er war zuvor aus dem Behandlungsraum gelaufen, kam jedoch zurück, nachdem die aufgebrachte Frau ihn mit Worten aufs Schlimmste beschämt hatte.
2. Ein älterer Mann spricht verachtend von seiner jungen Frau als „die da". Sie würde grundlos leiden, nur weil er auch mal eine andere Frau anschaue. Sie bringt lediglich heraus, dass er regelmäßig Affären habe. Ansonsten hockt sie völlig verschüchtert und verstummt vor mir.

3. Nachdem ein Paar seine aktuellen Probleme umrissen hat, läuft die Frau zunächst wie ein gefangener Tiger im Behandlungsraum auf und ab und kauert schließlich wie ein verfolgter Hase in einer Ecke des Raumes. Sie beschimpft ihren Mann und dieser schaut starr in die hinterste entgegensetzte Ecke der Zimmerdecke.
4. Ein junges Paar sitzt auf der Therapiecouch; sie auf der einen äußersten Kante, er auf der anderen. Beide schreien sich lautstark an; an mich haben sie bisher kaum mehr als ein paar Worte gerichtet.
5. Kaum dass sie Platz genommen hat, fängt eine Klientin an zu weinen. Sie weint die ganze Stunde, am ganzen Körper bebend. Ihr Partner schaut betroffen zu Boden. Ein Gespräch ist kaum möglich.
6. In meinem Therapieraum steht eine Pflanze, die an diesem Tag die Blätter hängen lässt. „Hoffentlich sind Sie nicht genauso traurig wie meine Pflanze", meine ich, bevor ich in meinen Sessel sinke. Die Frau nickt nur noch schwach und bricht dann in Tränen aus. Ihr Mann blickt mit leeren Augen vor sich hin, als wäre er gar nicht wirklich anwesend.
7. Ein Klient ruckelt auf der Couch herum, mit einem Hang zu nervösen Ticks. Sein apathischer Gesichtsausdruck verändert sich auch dann nicht, als seine Frau grinsend von ihrer Affäre und dem anschließenden Selbstmordversuch ihres Mannes berichtet.
8. Ein weiteres Paar kommt wegen einer Trennungsbegleitung. Der Mann steht kurz vor einer seiner häufigen Migräneattacken. Als ich eine Frage zu seiner Kindheit stelle, beginnt er unkontrolliert zu zittern.
9. Zwei junge Menschen sitzen stocksteif und kerzengerade auf dem vordersten Rand des roten Paarsofas und halten sich bang an den Händen. Beide sind Ende 30 und wünschen sich ein Kind. Sie sind seit zehn Jahren ein Paar und wollen lernen, wie Geschlechtsverkehr geht.
10. Ein humorvolles und sehr sympathisches Paar erzählt spontan, Sex sei nichts für sie, sie lebten lieber keusch und das sei für sie stimmig. Doch nun hat die Frau sich in ihren Vorgesetzten verliebt. Beide giggeln wie verschämte Kinder.
11. Ein attraktiver Mitvierziger führte seine übergewichtige Partnerin genervt die Treppen zur Praxis hoch. Sie kommen wegen der Messi-Symptomatik der Frau, die außerdem der Social-Media-Welt verfallen sei. Als der Mann gegen Ende der Stunde kurz zur Toilette geht, deutet die niedergedrückte Frau an, dass er zur Gewalt neige.
12. Der junge Manager-Typ steht bei unserem ersten Kontakt extrem unter Strom, schaut ständig auf seine Uhr und sein Handy. Mit überheblicher Verachtung berichtet die Frau von seiner sexuellen „Perversion". Da übernimmt er das Gespräch und berichtet in Stakkato-Tempo von der letzten therapeutischen Diagnose seiner „Sexualstörung".

Die zitternden, weinenden, erstarrten oder hyperaufgeregten Reaktionen könnten – wie oben nachzulesen ist – auf eine Traumfolgestörung, zumindest jedoch auf eine schwerwiegende Stressreaktion hinweisen. Sicherlich spielt hier auch die Situation eine Rolle: Unsicherheit wegen des Erstkontaktes mit einer fremden und womöglich streng richtenden Paartherapeutin. Wenn wir uns jedoch weitere elf Paare ansehen, die über ihre bessere Hälfte reden, dann fallen wieder Parallelen zur oben aufgeführten Symptomatik einer komplexen PTBS oder Persönlichkeitsstörung auf.

An dieser Stelle möchte ich betonen, dass der Begriff der „Störung“ nicht meiner inneren Überzeugung entspricht. Vielmehr gehe ich davon aus, dass schädigende Verhaltensweisen in einer schwierigen Lebenssituation erworben wurden, die dem Schutz oder gar dem Überleben des damaligen Kindes dienten. Doch in der Fachliteratur, in den diagnostischen Manualen und den Handbüchern der traumazentrierten Fachverbände wird der Begriff der Störung verwendet, um klinische Erscheinungsbilder voneinander abzugrenzen. Mir ist daran gelegen, die Hinweise einer Traumatisierung ernst zu nehmen und die Fachwelt sowie das betroffene Paar für meine Hypothese zu sensibilisieren. Aus diesem Grunde will ich vorerst im Jargon der wissenschaftlichen Diagnostik bleiben, bevor ich wieder das subjektive Befinden der leidenden Einzelperson in den Mittelpunkt stelle.

Doch jetzt zu den Beschwerden, die Paare übereinander im ersten Kontakt vorbringen. Bei genauer Betrachtung finden sich wieder viele Aspekte der komplexen PTBS.

1. Beide gehen ausführlich auf die häufigen Klinikaufhalte der Frau in psychosomatischen Einrichtungen ein. Seine Partnerin falle ständig aus, und dann müsse er neben seinem stressigen Beruf für die Kinder sorgen.
2. Wann immer die Frau einen Konflikt anspricht, würde der Ehemann verstummen – und das über Tage oder Wochen. Dieses stoische Schweigen war bereits Grund für die Trennung von seiner ersten Frau.
3. Bereits ganz zu Beginn der Partnerschaft seien das häufige Trinken und die kontrollierende Eifersucht des Mannes ein großes Problem gewesen. Komme es ganz schlimm, würde er die Frau auch am Verlassen der Wohnung hindern und die Haustür versperren.
4. Einmal die Woche, wenn nicht öfter, würde das Paar lautstark vor dem Kinderzimmer streiten. Da es bei der letzten Krise sogar zu Handgreiflichkeiten gekommen war, hätten beide beschlossen, eine Paarberatung aufzusuchen.
5. Die freiheitsliebende Partnerin kommt regelmäßig zu spät und neuerdings sogar erst am frühen Morgen nach Hause. Zuletzt wollte der Mann sie zu einer Stellungnahme für ihr rücksichtsloses Benehmen nötigen. Sie habe ihm die Tür vor der Nase zugeschlagen, er habe die Tür dann eingetreten. Ehe er sich versah, hatte die Frau ihn bei Nacht und Nebel auf die Straße gesetzt.

6. Sehr verschämt berichtet ein langjährig liiertes Ehepaar von einem sexuellen Arrangement. Die Frau wäre bereit, sich dreimal pro Woche hinzugeben, damit der Mann nicht mehr so aggressiv sei. Die Wutanfälle des Mannes seien seither zurückgegangen, doch nun leide sie an einer Sexualstörung. Ihre Scheide würde sich verkrampfen. Was könne man da nun machen?
7. Ein Paar steht kurz vor einer beruflichen Veränderung und dem Umzug in eine neue Stadt. Seit drei Jahren leben sie mit minimaler Möblierung und ohne Küche oder Esstisch. Nun würden sie ständig streiten, ob die neue Wohnung in einem Alt- oder Neubau sein solle. Seine Frau sei völlig hysterisch wegen des geplanten Kamins.
8. Ihr alkoholisierter Partner habe sie durch das ganze Haus verfolgt, berichtet die Frau. Zu Beginn der Beziehung habe er ihr den Himmel auf Erden versprochen. Nun habe er ihr Tagebuch zerrissen, ihr Prügel angedroht und sie habe ein riesiges Lager mit leeren Weinflaschen im Keller entdeckt.
9. Seine Frau leide unter einer schweren Depression, sie würde nur noch im Bett liegen. Das ginge dann über Tage. So sehr er ihr auch ihre Ruhe ließe, sie würde sich nicht erholen. Die Frau berichtet, es gäbe keinerlei liebevolle Berührung von ihrem Mann.
10. Bei einem Paar arbeitet die Frau als Prostituierte, doch deswegen seien sie nicht gekommen. Dieser Nebenerwerb ermögliche dem Paar größere Anschaffungen. Dumm seien nur die Freier, die auf Vergewaltigungen stehen. Auch die Essstörung der Frau sei nicht so wichtig. Sie wollten indes seine chaotische Unordentlichkeit in den Griff bekommen.
11. Ein sehr schüchterner Mann klagt über die mangelnde Mütterlichkeit seiner Frau. Sie sei zudem so empfindlich und würde wegen Kleinigkeiten völlig überzogen reagieren. Ein Beispiel soll das verdeutlichen: An einem Abend folgte er seiner Frau heimlich beim Joggen. Da sie sich im Dunklen vor einem potenziellen Vergewaltiger fürchtete, floh sie panisch. Er rannte ihr hinterher.

Vielleicht erleben Sie als Therapeut/in mit „Ihren" Paaren Vergleichbares oder Sie finden sich als Paar in den Beschreibungen wieder. Wenn nicht, darf ich Ihnen versichern, dass es sich tatsächlich um 23 unterschiedliche Paare handelt und ich könnte diese Liste mit Beispielen beliebig verlängern. Aufgrund meines Schwerpunktes „Paare und Trauma" kommen sicherlich ganz spezielle Paare in das Aufwind-Institut. Doch wie erklärt es sich, dass unter den 23 kurz beschriebenen Paaren auch einige sind, die aus dem unmittelbaren Umfeld und nicht speziell wegen meines Ansatzes kommen?

Als ich 20 Paare für meine Diplomarbeit und zusätzliche 27 Paare für meine Doktorarbeit befragte, zeigten zwei Drittel der interviewten Personen entweder die Symptome einer komplexen PTBS oder berichteten von schwerwiegenden Traumata in der Kindheit durch die eigenen kriegstraumatisierten Eltern.

Womöglich ziehe ich traumatisierte Menschen an oder finde dort extreme Schädigungen, wo andere niemals etwas vermuten würden. Vielleicht achte ich auch mehr auf die Folgen einer Traumatisierung, da ich eine Affinität für dieses Thema habe und auch wissenschaftlich (Habilitation) in diesem Bereich gearbeitet habe. Doch so ganz alleine stehe ich damit nicht, denn auf dem Cover einer DVD zu einem Vortrag und Workshop über Paare und Trauma von Michaela Huber (ebenfalls eine seit Jahren erfahrene Autorin, Psychotherapeutin und Trauma-Expertin, bekannt für viele Fachbücher zur Behandlung traumatisierter Menschen) ist zu lesen: „Das Überwinden leidvoller Beziehungsmuster ist von großer Bedeutung, da allgegenwärtig: In jeder zweiten Partnerschaft ist mindestens einer von beiden traumatisiert." Und weiter: „Obwohl die Betroffenen alles anders machen wollen, werden in der Kindheit gemachte Bindungserfahrungen an Partner oder Kinder weitergegeben und wiederholen sich, meist unbewusst und über Generationen hinweg." Hier will ich anknüpfen.

Traumatisierende Bindungserfahrungen führen zu der bereits erwähnten komplexen PTBS. Deswegen soll es im Folgenden um eine Definition dieser „Störung" gehen. Sie kann uns helfen, die Erscheinungsformen von Krise, Streit und Drama der oben vorgestellten Paare besser zu verstehen und dem möglichen Ursprung ihres Leidens auf die Spur zu kommen.

1.2 Ausprägung und Ursache einer komplexen Posttraumatischen Belastungsstörung

Es wird unterschieden zwischen einer Posttraumatischen Belastungsstörung (PTBS) einer komplexen Posttraumatischen Belastungsstörung. Während die PTBS ihre Ursache eher in externen Faktoren wie Krieg, Gefangenschaft, Naturkatastrophen, Unfällen oder einschneidenden akuten Gefahren hat, wird die komplexe PTBS durch Menschen verursacht, vor allem durch nahestehende Bezugspersonen, die über einen längeren Zeitraum Kinder in deren hirnphysiologisch sensiblen Reifungsphasen schädigen oder bedrohen. Hierunter fallen Gewalt, Freiheitsberaubung, sexueller Missbrauch, emotionale Erpressung auf der aktiven Seite und Krankheit, Drogenkonsum, Alkoholismus, schwere Vernachlässigung oder psychische Erkrankung auf der passiven Seite. Die komplexe PTBS entsteht durch traumatisierende Beziehungsmuster und führt zur lang anhaltenden Belastung und infolge der Entwicklungsschädigung oftmals zu einer Persönlichkeitsstörung.

Die typische Diagnose der Posttraumatischen Belastungsstörung (PTBS) umfasst nur unzureichend die entwicklungseinschränkenden Folgen eines Beziehungstraumas. Wenn die eigenen Eltern das Kind schädigen, wenn also das Trauma durch die zwischenmenschlich fehlgeleitete Interaktion verursacht wurde, dann greifen die Beschreibungen der PTBS zu kurz. Sechs Fachgesellschaften (DeGPT, DGPM, DKPM, DGPs, DGPT, DGPPN) haben sich deshalb auf die folgende Definition der PTBS geeinigt:

„Die Posttraumatische Belastungsstörung ist eine mögliche Folgereaktion eines oder mehrerer Ereignisse (wie z. B. Erleben von körperlicher und sexualisierter Gewalt, auch in der Kindheit, Vergewaltigung, gewalttätige Angriffe auf die eigene Person, Entführung, Geiselnahme, Terroranschlag, Krieg, Kriegsgefangenschaft, politische Haft, Folterung, Gefangenschaft in einem Konzentrationslager, Natur- oder durch Menschen verursachte Katastrophen, Unfälle oder die Diagnose einer lebensbedrohlichen Krankheit), die an der eigenen Person, aber auch an fremden Personen erlebt werden können. In vielen Fällen kommt es zum Gefühl von Hilflosigkeit und durch das traumatische Erleben zu einer Erschütterung des Selbst- und Weltverständnisses" (Flatten & Gast 2013, S. 3).

Die Deutschsprachige Gesellschaft für Psychotraumatologie (DeGPT) gibt zu bedenken, dass die komplexe PTBS in den diagnostischen Manualen kaum Berücksichtigung findet und von daher traumatisierte Menschen keine adäquate Traumatherapie erhalten. Aus meiner Sicht gilt dies insbesondere für die typischen Beziehungsstörungen, die Folge der komplexen PTBS sind. Die Definition der DeGPT legt den Rückschluss nahe, wie notwendig und wichtig eine traumasensible Paartherapie insbesondere für diese Art der seelischen Verwundung ist.

„Besonders schwere oder wiederholte bzw. lang anhaltende Traumatisierungen, zum Beispiel infolge psychischer, körperlicher oder sexueller Gewalterfahrungen oder auch Erfahrungen körperlicher bzw. emotionaler Vernachlässigung in der Kindheit, können erhebliche Beeinträchtigungen des Erlebens, Denkens, Fühlens und auch der Interaktion mit der Umwelt nach sich ziehen. Bei vielen Betroffenen prägt sich ein vielfältiges Beschwerdebild aus, das ein Muster typischer Veränderungen beinhaltet und als komplexe Posttraumatische Belastungsstörung bezeichnet wird.

Oft haben die Betroffenen erhebliche Schwierigkeiten im Umgang mit belastenden oder unangenehmen Gefühlen wie zum Beispiel Ärger, Wut oder Trauer. Es gelingt ihnen nicht, die nötige Distanz zu den inneren Vorgängen herzustellen und sich selbst zu beruhigen. Entsprechend reagieren sie entweder unverhältnismäßig emotional, zum Teil bis hin zum Kontrollverlust, oder wenden große Kräfte auf, um die ihnen ‚bedrohlich' erscheinende eigene Emotionalität vor den Mitmenschen zu verbergen. Sind die Betroffenen in ihrer Regulationsfähigkeit überfordert, äußert sich das gelegentlich auch in Wutausbrüchen, fremd- bzw. selbstverletzendem Verhalten oder ‚Selbstberuhigungsversuchen' mittels Alkohol oder Drogen.

Viele Betroffene erleben sich selbst als hilflos und haben das Gefühl, nur wenig Einfluss auf den Verlauf ihres Lebens nehmen zu können. Oft melden sich ausgeprägte Schuldgefühle, selbst in Situationen, in denen deutlich ist, dass der Betreffende keine Verantwortung zu tragen hat. Viele komplex Traumatisierte fühlen sich isoliert von ihren Mitmenschen und haben aufgrund von Schamgefühlen große Schwierigkeiten damit, sich anderen Menschen so zu zeigen, wie sie sind. Zumeist besteht nur ein geringes Selbstwertgefühl und häufig leben Betroffene in der Überzeugung, von niemandem wirklich verstanden zu werden."[1]

Das wichtigste Kriterium der komplexen PTBS ist demnach die mangelnde Regulierungsfähigkeit affektiver Erregungszustände. Entweder ist ein betroffener Mensch auf dem einen Ende des Kontinuums depressiv, antriebslos und emotional abgestumpft, auf dem anderen Ende zeigen sich hingegen kaum zu kontrollierende Gefühlsausbrüche. Diese emotionale Instabilität geht einher mit Selbst- und Fremdabwertungen, mangelnder Selbstfürsorge, Angst vor dem Verlassen-Werden, Panikstörungen und einem intensiven Empfinden von Hilf- und Hoffnungslosigkeit.

Bis heute wird im DSM-5 keine Diagnose „Entwicklungsbezogene Traumafolgestörung" aufgeführt. Dieser Begriff stammt von Bessel van der Kolk, der im Jahre 2009 nach umfassenden Studien und jahrelangen Forschungen mit Tausenden von betroffenen Kindern und deren Familien einen Antrag zur Übernahme dieser Störung einreichte, der als „diagnostisches Nischenthema" abgelehnt wurde. Van der Kolk (2015, S. 193) beschreibt die „Entwicklungsbezogene Traumafolgestörung" mit folgenden Worten: „Untersuchungen über die Folge von Kindheitstraumata im Kontext von Missbrauch, Misshandlung oder Vernachlässigung durch die primären Bezugspersonen deuten immer wieder auf chronische und schwerwiegende Probleme hinsichtlich der Emotionsregulierung, der Impulskontrolle, der Aufmerksamkeit und Kognition, dissoziativer Tendenzen, interpersonaler Beziehungen sowie der Schemata hin, welche die Kinder selbst und ihre Beziehungen betreffen."

Diese mangelnde Aufmerksamkeit von Entscheidungsträgern im Bereich der Gesundheitsberufe gegenüber der Not traumatisierter Kinder ist vielleicht auch für die Ödnis in der Paartherapielandschaft verantwortlich, wenn es um traumatisierte Paare geht.

---

1 ↗ http://www.degpt.de/informationen/fuer-betroffene/trauma-und-traumafolgen/wie-äußern-sich-traumafolgestörungen/komplexe-posttraumatische-belastungsstörung/

Doch was sagen meine Klienten, die zum Teil schon oben zu Wort gekommen sind? Das, was sie an Erlebnissen mit ihren Eltern berichten, macht die oben genannte Definition wesentlich konkreter.

„Meine Mutter hatte sich die Pulsadern aufgeschnitten. Ich war sieben Jahre alt. Als ich sie fand, war das Bettzeug blutdurchtränkt. Wie ein Roboter rief ich den Notruf an. Der Krankenwagen hielt vor dem Haus. Die Sanitäter kamen. Ich stand frierend hinter dem Vorhang. Ich wusste nicht, ob sie es überleben würde. Mein Vater hatte uns verlassen."

„Ich verkroch mich unter dem Bett. Mein Vater tobte vor der Kinderzimmertür. Ich zitterte und schlotterte voller Angst. Ich musste in den Pinkeltopf in meinem Zimmer pinkeln, obwohl der schon voll war. Um nicht durchzudrehen, zählte ich die Krümel auf dem Teppich."

„Ich habe einen unbändigen Hass auf meinen Vater. Er hat mich geschlagen, wo er ging und stand. Von oben runter, einfach drauf. Mir wurde ständig schwarz vor Augen. Oder ich verprügelte meine Teddys. Blinde Wut. Rasender Zorn. Noch heute habe ich diese Anfälle. Dann schlage ich alles kaputt."

„Wenn mein Mann an mein Bett kommt, wenn ich schlafe oder gerade aufwache, dann steht da plötzlich mein Vater am Bett. Ich könnte schreien. Doch ich werde starr vor Schreck. Auch wenn wir Sex haben, plötzlich schiebt sich das Bild meines Vaters dazwischen. Dann wehre ich mich wie ein Tier."

„Als meine Frau auf mich einredete, verlor die ganze Welt an Realität. Aus mir entwich alle Energie, ich war wie ein willenloser Sack. Mein Vater hat mich so lange geschlagen, bis ich ohnmächtig am Boden lag, und meine Mutter sagte später, ich könne gut simulieren."

„Mein Vater zerrte meine Mutter an den Haaren durch die Küche. Sie schrie wie eine Irre. Das Blut lief ihr übers Gesicht. Mein Vater holte mich aus dem Bett, damit ich mir all das ansehen sollte. Schließlich kotzte ich auf die Fliesen. Solche Szenen gab es jede Woche mindestens einmal. Ich könnte heute noch durchdrehen, wenn ich daran denke. Wenn mein Mann sauer auf mich ist, dann reiße ich mir die Haare aus und zerkratze mir das Gesicht. Es ist wie ein innerer Zwang."

„Jede, aber auch jede Nacht kam mein Vater betrunken an mein Bett. Keine Nacht konnte ich durchschlafen. Der absolute Albtraum. Er lallte von seinen Leistungen und dass sein Vater ihn völlig verkannt habe. Jede Nacht musste ich mir anhören, wie gut er in der Schule war. Er brachte wirklich jede Nacht seine Zeugnisse an mein Bett und weinte bitterlich, weil sein Vater ihn nie gelobt hatte. Nun sollte ich ihn loben. Ich hatte keine Achtung vor ihm. Und ich habe es alles verdrängt, in eine Kiste verpackt und aus."

„Als ich den Sarg meines Bruders sah, fuhr ein Blitz in meinen Körper. Ich sah nichts mehr, nur diesen offenen Sarg. Alles war dunkel, ich hatte nichts, ich fühlte nichts, ich hatte das Gefühl, als stünde ich in Flammen. Die Flammen waren blau und eiskalt. Ich war starr vor Schreck. Ich stand total gelähmt in der Ecke der Kirche. Der Küster sah mich. Er hob mich hoch und trug mich hinaus. Sonst würde ich vielleicht noch heute in dieser Kirche stehen. Meine Eltern waren so mit ihrer eigenen Trauer beschäftigt. Mein Vater schrie mal meine Mutter an, das habe ich gehört. Das falsche Kind sei gestorben. Ich wäre gerne für meinen Bruder gestorben. Später starb dann noch meine Schwester. Ich hasse es, wenn mein Mann permanent krank ist."

Beziehen wir diese Erfahrungen von körperlicher Gewalt, sexuellen Übergriffen, Eingesperrt-Sein, durch die Eltern verursachte Katastrophen, von Streit, Depression, lebensbedrohlichen Krankheiten, Drogenmissbrauch und Selbstmord, Folter wie Schlafentzug, Essensentzug oder Verbannung aus der Familie, dann trifft die Definition zur komplexen PTBS hier durchaus zu. Die Täter sind keine fremden Menschen, die Verursacher keine Naturkräfte. Es sind Vertrauenspersonen im unmittelbaren Umfeld des Kindes, denen das Kind auf Gedeih und Verderb ausgeliefert ist. Bei einem sich noch in der Entwicklung befindenden kindlichen Gehirn kann man von Hilflosigkeit und Erschütterung des Selbst- und Weltverständnisses ausgehen.

Traumatisierende Extremerfahrungen greifen nachhaltig in die normale psychische Entwicklung eines Kindes ein. Letztere ist dann gegeben, wenn Eltern sich in den verschiedenen Entwicklungsphasen verlässlich und entwicklungsfördernd verhalten. Je heftiger jedoch Bezugsperson Annahme, Bindung, Wertschätzung, Autonomie oder Hingabe in ihr Gegenteil kehren, desto eher kommt es zu einer Traumatisierung (siehe Kapitel 5).

Die Folgen jahrelanger verdichteter und komplexer Erfahrungen mögen vielleicht nicht lebensbedrohlich sein, sie sind jedoch in ihrer Auswirkung auf die psychische Entwicklung und die Beziehungsfähigkeit des Menschen extrem schädigend. So sieht es auch Wolfgang Wöller in seinem umfangreichen Werk „Trauma und Persönlichkeitsstörungen": „In frappierender Deutlichkeit dokumentiert die neurobiologische Forschung der letzten Jahre, dass ein chronisch beziehungstraumatisiertes Umfeld einem in der Reifung befindlichen Kind auch ohne das Vorkommen physischer Misshandlung oder sexueller Übergriffe schwerste Schäden zufügen kann. Diese Schäden reichen weit in die physiologischen Regulationsvorgänge hinein und hinterlassen bleibende Schäden im Bereich der Hirnkonstruktion, die vor allem für die Emotionsregulation von Bedeutung sind" (Wöller 2006, S. 7).

Diese traumatisierenden Beziehungsmuster, denen das Kind über viele Jahre ausgesetzt ist, sind am Verhalten der Eltern festzumachen. Kindliche Belange werden entweder übersehen, ignoriert, absichtlich unbeantwortet oder gewaltvoll ausgetrieben.

Das Kind wird nicht mehr als Subjekt geachtet, sondern zum Objekt der sexuellen, gewalttätigen, emotionalen oder körperlichen Bedürfnisse der Eltern degradiert. Protest, Leid oder Schutzmechanismen des Kindes werden oft umgedeutet, ausgeredet oder verharmlost. Das mangelnde Einfühlungsvermögen, die geringe Präsenz bis hin zur Freiheitsberaubung oder dem Alleingelassen-Werden kann wiederum auf eine ebenfalls vorliegende Traumatisierung der Eltern infolge des Krieges oder der lebensfeindlichen NS-Pädagogik zurückgeführt werden. Vom Kind, das diese Zusammenhänge nicht durchschauen kann, werden die emotionale Taubheit, aggressive Grausamkeit und das übergriffige Verhalten als Verrat erlebt. Das gilt auch für die Ignoranz von Eltern, die das Kind in einer kaum zu ertragenden Art und Weise überfordert. Doch selbst diese korrekte „Wahrnehmung" wird dem Kind oftmals ausgeredet oder ausgetrieben, durch Bestrafung, Liebesentzug, ritualisierte Prügel oder emotionale Beschämung (siehe Kapitel 4).

1.3 Diagnose: „Traumazentrierte Beziehungsstörung"

Das Besondere an einem Trauma und ganz speziell an der Traumatisierung durch wichtige Bezugspersonen ist: Die Entwicklungsschädigung kann von den Betroffenen nicht realisiert werden. Das vernachlässigte, misshandelte, missbrauchte oder emotional geschädigte Kind muss mit den Schädigern unter einem Dach leben. Da eine normale Traumareaktion wie Angriff, Flucht oder schützendes Erstarren kaum möglich ist, hat das Kind keinen Ausweg. Es ist den Eltern ausgeliefert, die es das eine Mal als traumatisierend und das andere Mal wieder als fürsorglich erleben.

Später, als Erwachsene in einer Paarbeziehung ist das der komplexen PTBS zugrunde liegende Trauma höchst selten bewusst und wenn doch, wird es nicht in Verbindung mit den Beziehungskrisen gebracht. Gerade Krisenpaare neigen dazu, die eigenen Eltern zu schonen, wie schrecklich sie in der Kindheit auch gewesen sein mögen. Eher wird der Partner oder die Partnerin mit all der Wut und Verzweiflung konfrontiert, die sich im Inneren angestaut hat. Trotz oder sogar wegen ihrer entsetzlichen Kindheit stehen Menschen, die eine Paartherapie aufsuchen, im Beruf, ziehen ihre Kinder verantwortungsvoll groß und engagieren sich sozial. Zumindest hätte niemand auf Anhieb den Eindruck, hinter einem Paar mit Sexualstörungen, Krisen, einem „Friedhofsfrieden" oder Trennungsabsichten könnte eine traumatisierende Kindheit stehen.

Weil sie den Zusammenhang zwischen Kindheitstrauma und Paarproblemen nicht wahrnehmen, wünschen sich traumatisierte Paare nichts so sehr wie eine funktionierende Partnerschaft, womöglich mit größerer Vehemenz als nicht traumatisierte

Paare. So sieht es auch der bekannte Traumatherapeut Ulrich Sachsse (2009, S. 190): „Menschen mit Beziehungstraumata und traumatischen Erfahrungen physischer oder sexualisierter Gewalt suchen in der Welt (…) aktiv nach einer guten, idealen Beziehung, die ihnen immer gefehlt hat, in der sie Sicherheit und maximale Achtsamkeit finden – ohne Eigeninteresse des anderen. Sie suchen wie ein Kind nach einer Beziehung, in der sie nie verlassen, nie enttäuscht oder gar traumatisiert werden."

Wer als Einzelperson eine Beratung aufsucht, tut dies aufgrund subjektiver Beschwerden, für die er sich fachkundige Hilfe wünscht. Bei einem Paar hingegen mit kaum auszuhaltenden Streitigkeiten, eskalierenden Krisen oder einer bereits ausgesprochenen Trennungsabsicht wird zu Beginn einer Beratung der Partner oder die Partnerin für die Misere verantwortlich gemacht. Aus „Ich habe ein Problem" wird also „Mein Partner / meine Partnerin ist das Problem". Die Ursachen für Beziehungskonflikte werden also im Beziehungsgeschehen sowie der Paardynamik gesehen und viele Paarberater/innen neigen dazu, die Deutung des unglücklichen Paares zu übernehmen. Nach einem Hinweis für das Vorliegen einer komplexen PTBS wird nicht gesucht.

Hinzu kommt: Die Kostenübernahme für Paartherapie oder Paarberatung (ich benutze diese beiden Begriffe synonym) ist keine erstattungsfähige Leistung der Krankenkassen. In den psychotherapeutischen Fachgesellschaften fristen Paartherapeuten ein Randdasein, und sie haben keinen eigenen Dachverband. Traumatherapeut/inn/en wiederum sind äußerst selten auf die Behandlung von Paaren spezialisiert. Auch gibt es kein Fachbuch zu diesem Thema.

Betroffene Paare werden also in vielfacher Hinsicht allein gelassen. Ein erster Schritt zur Verbesserung dieser Situation ist, aus der Traumafachliteratur eine Definition herzuleiten, die für die Diagnose einer sich in der Partnerschaft zeigenden komplexen PTBS geeignet ist.

In der Symptomliste auf Seite 26 f. konnten die Erscheinungsformen der komplexen PTBS bereits eingegrenzt werden. Diese Aufschlüsselung will ich im Folgenden auf die Partnerschaft beziehen und damit ein neues diagnostisches Kriterium vorschlagen: Die komplexe posttraumatische Beziehungs- und Bindungsstörung wird zur „traumazentrierten Beziehungsstörung", die anhand folgender Kriterien zu diagnostizieren wäre.

Die Beziehungspartner äußern sich über:

- starke emotionale Stimmungsausbrüche, Streit und Eskalation;
- Schwierigkeiten, mit Emotionen (Angst, Trauer, Ärger, Scham und Schuld) beziehungserhaltend umzugehen;
- beziehungs- oder selbstschädigendes Verhalten;

- lang anhaltende sexuelle Störungen, die von Krisen oder Sprachlosigkeit begleitet sind;
- gegeneinander gerichtetes impulsives und risikoreiches Verhalten ;
- Vorwürfe, emotionale Erpressung, leidvolle Pattsituationen, beziehungsschädigende bis zerstörende Unzuverlässigkeit infolge verweigerter Absprachen;
- die fehlende Basis von Vertrauen, Wertschätzung und die Tendenz zur Opfer- und Täterzuschreibung;
- Verzweiflung, Hoffnungslosigkeit und kaum vorhandene sexuelle oder emotionale Bezogenheit;
- eine depressive, ängstliche, aggressive, gewaltbereite, unterkühlte oder verachtende Grundstimmung in der Partnerschaft;
- Situationen von längeren Rückzugsphasen ohne Absprache bzw. leidvoll erduldete Kontaktabbrüche;
- heimliches oder nicht abwendbares Ausweichen auf Alkohol, Drogen, Pornografiekonsum oder andere zwanghafte, nicht kommunizierbare Ausweichmanöver vor den Kontaktwünschen des Partners / der Partnerin;
- körperliche Symptome ohne organischen Befund, Stress- oder Burnout-Symptomatik ohne berufliche Krise.

Zusammengefasst lässt sich sagen: Paare mit der Symptomatik einer „traumazentrierten Beziehungsstörung" infolge einer komplexen Posttraumatischen Belastungsstörung zeichnen sich dadurch aus, dass sie viel und emotional eskalierend streiten, sich kaum emotional oder sexuell aufeinander beziehen und dass die Partnerschaft von einer negativen Grundstimmung geprägt ist, in der sich Kontaktabbrüche, Sprachlosigkeit, Stress sowie die Verweigerung von Absprachen schädigend auf alle Beteiligten, insbesondere die Kinder, auswirken.

Kommt ein Paar zur Paartherapie und zeigt zu Beginn oder im weiteren Verlauf der Beratung diese „traumazentrierte Beziehungsstörung", kann man davon ausgehen, dass traumatisierende Beziehungsmuster aus der Kindheit auf die Partnerschaft einwirken. Es gilt dann, achtsam mit diesen Paaren darauf hinzuwirken, dass sie das Kindheitstrauma ergründen wollen, und ihnen den Zusammenhang mit den krisenhaften Beziehungskonflikten aufzuzeigen. Wer professionell mit Paaren arbeitet, dem sind die oben beschriebenen Erscheinungsformen aus den Schilderungen und Beobachtungen der Klienten vermutlich vertraut, er wird aber eher kein Trauma dahinter vermuten. Bei einem Paar mit einer „traumazentrierten Beziehungsstörung" ist gerade die Leugnung, Verharmlosung oder Nichtbeachtung schädigender Erfahrungen aus der Kindheit das Typische. Stattdessen wird der Partner kritisiert, die Partnerin angegriffen, die Gefühle eskalieren oder frieren ein. Die schlechte Partnerschaft, das grobe Verhalten gegeneinander, die Lieblosigkeit und die Dramen und Konflikte werden als Ursache allen Übels angesehen. Würde doch nur wieder

Harmonie herrschen, der Streit aufhören oder der andere sich ändern, dann wäre alles gut. Dass die Probleme nicht erst in der Partnerschaft entstanden sind, dass sie vielleicht auch schon in früheren Partnerschaften auftraten, wird ignoriert, heruntergespielt, übergangen oder schöngeredet.

Hier kann ein Test helfen, der das aktuelle Beziehungsverhalten mit den Auswirkungen eines möglichen Traumas auf die Persönlichkeit vergleicht. Der Paartherapeutin / dem Paartherapeuten geben die Ergebnisse Sicherheit, das Paar wird für die Zusammenhänge von Streit und Trauma sensibilisiert und die Behandlung und Begleitung des Paares kann auf einer professionellen Basis erfolgen.

1.4 Der Test: Liegt dem Paarkonflikt ein Beziehungstrauma zugrunde?

Um einzuschätzen, ob den Beziehungskrisen eine komplexe Posttraumatische Belastungsstörung bzw. eine daraus resultierende Persönlichkeitsstörung zugrunde liegt, ist es hilfreich, die Kriterien einer gesunden Beziehung und seelisch reifer Partner voranzustellen.

Anzeichen einer gesunden Beziehung: In einer intakten und entwicklungsfähigen Partnerschaft gibt es eine ausgewogene Balance zwischen Nähe und Kommunikation. Gefühle können angemessen zum Ausdruck gebracht werden, was dafür sorgt, dass unzumutbare Einschränkungen oder Belastungen zum Positiven verändert werden. Jeder der beiden Beziehungspartner stellt sich emotional, empathisch und dennoch als eigenständig abgegrenzte Person auf den anderen ein. Jeder kann zwischen den eigenen Bedürfnissen und Wünschen sowie den Absichten und Hintergründen des Partners unterscheiden. Es besteht die Fähigkeit, gemeinsam Entscheidungen und Absprachen auszuhandeln und diese auch zuverlässig einzuhalten und für das Eigene beharrlich und ruhig einzutreten. Jeder kann über sein Verhalten, seine inneren Motive und empfundenen Unstimmigkeit reflektieren. Der Partner wird als eigenständiges Wesen mit Empfindungen, eigener Geschichte, Antrieben, Begabungen und erworbenen Mustern angesehen. Der Kontakt zum Körper, zu Gefühlen, Bedürfnissen und Grenzen ist lebendig und flexibel. Beide sind in der Lage, sich selbst und den anderen realistisch und zutreffend einzuschätzen. Die Belange des anderen gegenüber und die eigene Entwicklung werden in einem ausgewogenen Verhältnis berücksichtigt. Die Beziehung wird als Quell von Wachstum und Herausforderung angesehen. Ebenso besteht die Bereitschaft, Grenzen zu setzen oder gar die Partnerschaft aufzukündigen, wenn die entwicklungsfördernde Basis auf Dauer gefährdet oder zukünftig nicht mehr vorhanden ist.

Aus den Antworten und den Themen des von mir entwickelten Tests lassen sich unmittelbar Rückschlüsse ziehen auf die Schwere der Traumatisierung, auf das mögliche Vorliegen einer komplexen Posttraumtischen Belastungsstörung und auf die Art der Schädigung in der Kindheit. Ob oder wie Emotionen ausgehalten oder ausgedrückt werden, ob Entscheidungen getroffen und Absprachen eingehalten, ob Empathie das Handeln leitet und welche Fähigkeiten von Beruhigung, Reflexionskompetenz und Selbstwirksamkeit vorliegen, dies alles sagt viel über die seelische Gesundheit beziehungsweise das Vorliegen einer Persönlichkeitsstörung aus.

Die Inhalte der Fragen sind so aufgebaut, dass sich daraus schließen lässt, wie eine emotional ausgeglichene Person reagieren würde. Das wiederum lässt eine Einschätzung zu, wie ein Mensch als Kind behandelt wurde. Oftmals zeigen wir als Erwachsene ähnliche oder genau gegenteilige Reaktionen unserer Eltern. Wenn das einmal erkannt ist, müssen diese Kindheitsmuster nicht mehr zwangsläufig in der Liebesbeziehung oder an eigenen Kindern ausgelebt werden.

Der Test hilft, die emotionalen Wunden der Kindheit zu lokalisieren und seine Ergebnisse geben Aufschluss darüber, wie sich diese in der Partnerschaft zeigen. Die Fragen beinhalten zwei Komponenten: einerseits die seelisch gesunde Reaktion und andererseits die Anzeichen einer komplexen Traumafolgestörung. Da Klienten Rückzug, emotionale oder körperliche Nähe bzw. Distanz, Selbstzweifel oder Anpassungsdruck für normal halten, können sie zunächst nicht einschätzen, was im Vergleich dazu die Grundlage einer stabilen Beziehung wäre. Jede Frage und die entsprechende Antwort stehen für einen ganz bestimmten Aspekt traumatisierender Beziehungsmuster. Daraus lassen sich wertvolle Rückschlüsse für die Begleitung von Trauma-Paaren ziehen und deswegen ist eine präzise Auswertung wichtig, um die Zusammenhänge von Trauma und Beziehungsfähigkeit zu erkennen (siehe Kapitel 2).

Die Grundlage des Tests sowie der Ausführungen zu gesunden Beziehungen sind der Ansatz der „Operationalisierten psychodynamischen Diagnostik (OPD)“ und der dort zugrunde gelegte Begriff der seelischen Gesundheit im Gegensatz zu einer schweren Persönlichkeitsstörung infolge einer komplexen Posttraumatischen Belastungsstörung. Hergeleitet wird beides aus dem Werk „Trauma und Persönlichkeitsstörungen“ von Wolfgang Wöller (2009) und aus meiner langjährige Erfahrung mit etlichen traumatisierten Paaren.

Eine PDF-Datei des Tests steht frei als Download[2] zur Verfügung und kann an die Paare weitergegeben werden. Jeder Partner füllt den Test für sich allein aus und bespricht das Ergebnis in der Behandlungsstunde.

---

2 ↗ http://www.aufwindinstitut.com/wp-content/uploads/Beziehungstrauma-Test.pdf

1. Wenn Ihr/e Partner/in abwesend ist, vertrauen Sie eher darauf, dass Ihre Verbindung zueinander stabil und beständig ist?

   auf jeden Fall = 5 durchaus = 4 neutral = 3

   Oder machen Sie sich häufiger Sorgen, ob er/sie etwas tut, das Sie verletzen könnte, oder fragen Sie sich, warum er/sie nichts von sich hören lässt?

   manchmal = 2 eigentlich immer = 1

2. Wenn Sie traurig, ärgerlich oder besorgt sind, neigen Sie dazu, sich an Ihre/n Partner/in zu wenden, um sich mitzuteilen, auszudrücken und Beistand zu erfahren?

   auf jeden Fall = 5 durchaus = 4 neutral = 3

   Oder Ziehen Sie sich lieber zurück, um erst einmal allein zurechtzukommen?

   manchmal = 2 eigentlich immer = 1

3. Wenn Ihr/e Partner/in traurig, ärgerlich oder besorgt ist, kümmern Sie sich dann um ihn/sie, bieten Nähe und Trost an?

   auf jeden Fall = 5 durchaus = 4 neutral = 3

   Oder lassen Sie ihr/ihm den Raum, um erst einmal wieder zu sich zu kommen?

   manchmal = 2 eigentlich immer = 1

4. Wenn Ihr/e Partner/in etwas will, was Ihnen nicht recht ist, grenzen Sie sich dann liebevoll, klar und bestimmt ab?

   auf jeden Fall = 5 durchaus = 4 neutral = 3

   Oder versuchen Sie, es ihr/ihm Recht zu machen?

   manchmal = 2 eigentlich immer = 1

5. Wenn Sie und Ihr/e Partner/in gemeinsam etwas planen, können Sie sich dann konzentriert auf die gemeinsame Planung einlassen?

   auf jeden Fall = 5 durchaus = 4 neutral = 3

   Oder bringen Sie dann andere Themen ein oder lassen sich ablenken?

   manchmal = 2 eigentlich immer = 1

6. Können Sie Ihrem/r Partner/in ganz nahe sein, über einen längeren Zeitraum engen Körperkontakt pflegen und dies genießen?

   auf jeden Fall = 5 durchaus = 4 neutral = 3

   Oder ist Ihnen das eher unangenehm und zu eng und dicht?

   manchmal = 2 eigentlich immer = 1

7. Wenn Sie sich über Interessen und Absprachen austauschen, können Sie sich dann auf das Verhandeln einlassen und die Absprachen einhalten?

   auf jeden Fall = 5 durchaus = 4 neutral = 3

   Oder fällt es Ihnen schwer, Absprachen zu treffen, da Sie sich nicht festlegen wollen?

   manchmal = 2 eigentlich immer = 1

8. Wenn Sie starke Emotionen spüren, können Sie diese Empfindungen Ihrem/r Partner/in zeigen und sich damit ausdrücken?
   auf jeden Fall = 5 durchaus = 4 neutral = 3
   Oder wird es in Ihnen taub und Sie wollen die Empfindungen lieber wegdrücken?
   manchmal = 2 eigentlich immer = 1
9. Wenn Ihr/e Partner/in starke Emotionen zum Ausdruck bringt, können Sie dies als sein / ihr Empfinden gelten lassen und sich selbst zurücknehmen?
   auf jeden Fall = 5 durchaus = 4 neutral = 3
   Oder geht es Ihnen dann selbst schlecht und Sie wollen einen Rat geben?
   manchmal = 2 eigentlich immer = 1
10. Wenn Ihr/e Partner/in ihre / seine Sichtweise darlegt, können Sie dies in Ruhe anhören und es als seine / ihre Ansicht unkommentiert hinnehmen?
    auf jeden Fall = 5 durchaus = 4 neutral = 3
    Oder bringen Sie sehr bald Ihre Sichtweise ein?
    manchmal = 2 eigentlich immer = 1
11. Wenn Sie etwas emotional sehr Bedeutsames erlebt haben, können Sie die Erfahrung in aller Ruhe auf sich wirken lassen und in voller Tiefe und anschließendem Frieden in die Emotion eintauchen?
    auf jeden Fall = 5 durchaus = 4 neutral = 3
    Oder wollen Sie das Gefühl lieber bald loswerden und lenken sich lieber ab?
    manchmal = 2 eigentlich immer = 1
12. Wenn Sie emotional sehr bewegt sind und eine wichtige Entscheidung ansteht, lassen Sie Ihre/n Partner/in an Ihren Empfindungen, Überlegungen und dem Stand Ihrer Absichten teilhaben?
    auf jeden Fall = 5 durchaus = 4 neutral = 3
    Oder wollen Sie erst einmal selber klarkommen und eine Entscheidung allein angehen?
    manchmal = 2 eigentlich immer = 1
13. Wenn Ihr/e Partner/in etwas emotional Bewegendes erlebt, erzählt oder ausdrückt, können Sie dann voll mitgehen, sind berührt, bewegt und können seine / ihre Gefühle nachempfinden?
    auf jeden Fall = 5 durchaus = 4 neutral = 3
    Oder verstehen Sie eher nicht, was daran jetzt so aufregend oder verwirrend sein soll?
    manchmal = 2 eigentlich immer = 1

14. Wenn Sie etwas Wichtiges erleben, wenn etwas Bedeutsames passiert oder eine Entscheidung getroffen werden muss, haben Sie für sich eine Form des Nachspürens, Reflektierens oder In-sich-Gehens gefunden, die Sie regelmäßig anwenden?

auf jeden Fall = 5 durchaus = 4 neutral = 3

Oder finden Sie irgendwie schon eine Lösung, wird sich irgendein Weg zeigen?

manchmal = 2 eigentlich immer = 1

15. Wenn Sie sich emotional bewegt fühlen, spüren Sie diese Empfindung in Ihrem Körper, der Atmung und einem inneren körperlichen Mitschwingen?

auf jeden Fall = 5 durchaus = 4 neutral = 3

Oder fühlt Ihr Körper sich angespannt an und fühlen Sie sich körperlich unwohl?

manchmal = 2 eigentlich immer = 1

16. Wenn ihr/e Partner/in ein eigenes Interesse verfolgt, können Sie dann bei Ihrem eigenen Interesse bleiben, dieses vertreten und sogar genießen?

auf jeden Fall = 5 durchaus = 4 neutral = 3

Oder fühlen Sie sich außen vor und verlieren die Lust an Ihren Dingen?

manchmal = 2 eigentlich immer = 1

17. Wenn es Unstimmigkeiten mit Ihrem/r Partner/in gibt, können Sie Ihre Meinung achtsam vorbringen und emotional überzeugend vertreten?

auf jeden Fall = 5 durchaus = 4 neutral = 3

Oder halten Sie sich lieber zurück bzw. werden ärgerlich und laut?

manchmal = 2 eigentlich immer = 1

18. Wenn Sie in einer schwierigen Situation emotional sehr mitgenommen sind, können Sie Ihre Empfindungen beruhigen und Ihre Meinung angemessen vorbringen?

auf jeden Fall = 5 durchaus = 4 neutral = 3

Oder ziehen Sie sich zurück bzw. werden Sie ärgerlich und schlecht gelaunt?

manchmal = 2 eigentlich immer = 1

19. Wenn etwas emotional sehr Bedeutsames geschieht, sind Sie dann in der Lage, zeitweilig von den Auswirkungen auf Ihre Stimmung Abstand zu nehmen, um sich auf den Alltag und das Notwendige zu konzentrieren?

auf jeden Fall = 5 durchaus = 4 neutral = 3

Oder fühlen Sie sich absorbiert und können sich kaum auf etwas anderes einlassen?

manchmal = 2 eigentlich immer = 1

20. Wenn Ihr/e Partner/in etwas erzählt, was Sie selbst emotional sehr bewegt und persönlich betrifft, sind Sie dann in der Lage, die Erzählung zu Ende anzuhören, ohne Ihre Sichtweise einbringen zu müssen?
    auf jeden Fall = 5 durchaus = 4 neutral = 3
    Oder fallen Ihnen dann ganz viele eigene Erfahrungen ein, die Sie einbringen wollen?
    manchmal = 2 eigentlich immer = 1
21. Können Sie Ihre/n Partner/in in der ganzen Vielfalt der Person sehen, ohne bestimmte Anteile von ihm / ihr auszublenden und abzuweisen?
    auf jeden Fall = 5 durchaus = 4 neutral = 3
    Oder wollen Sie gewisse Dinge nicht so genau wissen?
    manchmal = 2 eigentlich immer = 1
22. Deckt sich Ihr Bild von sich selbst mit den Einschätzungen anderer von sich selbst?
    auf jeden Fall = 5 durchaus = 4 neutral = 3
    Oder sind Sie erstaunt, wie anders andere Menschen Sie sehen?
    manchmal = 2 eigentlich immer = 1
23. Sind Sie ein Mensch, der sagt, was er tut, und tut, was er sagt?
    auf jeden Fall = 5 durchaus = 4 neutral = 3
    Oder verschweigen Sie auch schon einmal, was Sie tun, oder machen etwas anderes, als Sie angekündigt haben?
    manchmal = 2 eigentlich immer = 1
24. Erleben Sie sich als zugehörig zu dieser Welt, eingebunden und wertgeschätzt?
    auf jeden Fall = 5 durchaus = 4 neutral = 3
    Oder fühlen Sie sich wie auf einem fremden Stern, unverstanden und nicht dazugehörig?
    manchmal = 2 eigentlich immer = 1
25. Können Sie eine Beziehung verändern, beeinflussen, Ihren Vorstellungen gemäß gestalten und dabei selbst offen für Veränderung bleiben?
    auf jeden Fall = 5 durchaus = 4 neutral = 3
    Oder erleben Sie sich als ohnmächtig und chancenlos bzw. wollen an Bewährtem festhalten?
    manchmal = 2 eigentlich immer = 1
26. Wenn eine Beziehung endet, keine Erfüllung bringt, keinen Sinn mehr macht oder nicht Ihren tiefen Überzeugungen entspricht, können Sie dann loslassen und sich neuen Herausforderungen zuwenden?
    auf jeden Fall = 5 durchaus = 4 neutral = 3
    Oder bleiben Sie viel zu lange in der Beziehung und nehmen sogar persönliche Nachteile in Kauf?
    manchmal = 2 eigentlich immer = 1

Auswertung

Zählen Sie die Werte Ihrer Antworten zusammen und teilen diese Zahl durch 26. Die Zuordnung Ihres Wertes finden Sie in den im Folgenden aufgeführten fünf Beziehungsmustern.

1 bis 1,5: Ein Kindheitstrauma führt zu Beziehungs-Dramen

Vermutlich gibt es in Ihrer Beziehung Dramen und Sie streiten sich viel oder verschweigen wichtige emotionale Anliegen. Vielleicht sind Sie der Ansicht, recht zu haben und der andere sei schuld. Sie fühlen sich von den Dramen überwältigt und haben nicht den Eindruck, etwas daran ändern zu können. Sie sind eventuell der Meinung, die Beziehung wäre viel besser, wenn nur die Dramen aufhören würden. Sobald der Streit abgeklungen ist, gehen Sie bestimmt erleichtert zur Tagesordnung über. Endlich ist wieder alles in Ordnung. Konflikte werden vermieden, verfängliche Themen gar nicht erst angesprochen und Harmonie zelebriert. In beharrlichen Fällen flüchten Sie, gehen Sie auf Distanz, suchen Ablenkungen, gehen in der Arbeit auf oder weichen auf Seitenbeziehungen aus.

1,6 bis 2,5: Ein mögliches Kindheitstrauma wird erkannt

Sie sind ein Mensch, der die Ursachen des Streits oder der Distanz ergründen möchte. Die Beschäftigung mit Partnerschaftsliteratur oder einer Paartherapie eröffnet Ihnen ein erstes Verständnis dafür, dass die jeweiligen Kindheitsmuster in die Paardynamik einfließen. Dieses Wissen sorgt jedoch nicht dafür, dass die Dramen enden oder sich der Abstand zum Partner verringert. Ihre Erkenntnisse sind offensichtlich noch eher theoretischer Natur. In den Phasen zwischen den Dramen oder Zeiten besonderer Ferne bemerken Sie, dass während der Schwierigkeiten etwas vor sich geht, was sich Ihrem Einflussbereich entzieht. Ihnen fällt auf, dass da etwas passiert, das Sie nicht wollen oder gut finden und Sie würden es gerne vermeiden. Doch während es turbulent wird oder im Verlauf von Rückzugsphasen fallen Sie in das Drama zurück und merken nicht mehr, was sie gerade tun.

2,6 bis 3,5: Die Heilung eines verstörenden Kindheitsmusters wird angegangen

Ihnen gelingt es, mitten im Streit oder Rückzug innezuhalten und so entsteht ein Raum der Erkenntnis. Hilflos und handlungsunfähig beobachten Sie sich selbst oder Ihre/n Partner/in und fragen sich, warum es nicht anders geht. Das Karussell anzuhalten, um auszusteigen, ist Ihnen jedoch noch nicht möglich. Sie unternehmen bestimmt Anstrengungen, es anders zu machen, und probieren neue Möglichkeiten aus. Doch wenn der Schmerz zuschlägt, teilen Sie aus und die innere Stimme der Einsicht führt einen hoffnungslosen Kampf gegen das Streitmonster. Der Sog der Negativität und das Bestreben, dem Schmerz der aufkommenden Kindheitsverletzungen zu entkommen, sind sehr viel stärker als die aufkeimende Überzeugung von der Sinnlosigkeit der Problemtrance.

3,6 bis 4,5: Die Überwindung einer möglichen Bindungsstörung ist gewiss

Sobald die Streit- oder Rückzugsenergie sich meldet und Zweifel, Kritik und Negativität die Oberhand gewinnen wollen, gelingt es Ihnen, konsequent und achtsam aufkommende Zwistigkeiten zu beenden und sich zur Reflexion und Selbstkonfrontation zurückzuziehen. So sorgen Sie für sich, indem Sie sich nach innen wenden und sich der Energie des verletzten Kindes zuwenden. Zudem achten Sie darauf, dass Ihr/e Partner/in Sie in Ruhe nachspüren lässt. Sobald der Schmerz auf der Paarebene virulent wird, tritt für Sie eine Art Notstandsregelung in Kraft und Sie gehen besonders aufmerksam miteinander um und transformieren die Konfliktenergie durch eine bewusste Zeit der inneren Einkehr und das Aufspüren und Erlösen alter Wunden. Sie tragen die Verantwortung für Ihre Reaktionen und es gelingt Ihnen immer besser, dem Partner die eigene Entwicklung zu überlassen. Gleichzeitig tragen Sie Ihre Sichtweise und Wünsche beharrlich und zugleich ruhig vor und zeigen auf, welche Konsequenzen unweigerlich folgen, denn ansonsten würde die eigene Integrität verraten.

4,6 bis 5: Die Beziehung ist von Kindheitserfahrungen verschont

Sie nehmen jede Form von Negativität und Schmerz wahr sowie jeden Impuls auszuweichen. Sie halten die aufkommende Energie aus, ohne eine Reaktion oder Handlung daraus abzuleiten. Ihre innere Seelenarbeit machen Sie mit sich selbst aus und finden Wege und Mittel, mit den Wellen und Wogen des inneren Ungleichgewichts im Alltag zurechtzukommen. Seelenhygiene hat längst einen festen Platz in Ihrem Leben. Sie erwarten nicht, dass der Schmerz hoffentlich ausbleibt; vielmehr betreiben Sie Schmerzprophylaxe, indem Sie für sich selbst, erfüllende Lebensumstände und eine aktive Gestaltung der Partnerschaft sorgen. Zeiten füreinander und Zeiten für sich selbst werden ebenso aktiv gesucht wie mit Sorgfalt angegangen.

Zum Umgang mit dem Test in der Paartherapie-Praxis

Bei jeder Frage deutet der niedrigste Wert darauf hin, welche Erfahrungen in der Kindheit mit Gefühlen, Krisen, Entscheidungen, Nähe oder Abgrenzung gemacht wurden. Es ist schwierig, sich gegenüber dem Liebespartner achtsam und zugleich zuverlässig zu verhalten, wenn dies in der Kindheit selbst niemals erfahren wurde. Die Durchschnittsberechnung zeigt zwar eine generelle Tendenz, es ist jedoch sehr aufschlussreich, mit den Klienten die einzelnen Fragen durchzugehen und die Zusammenhänge zu beleuchten.

Die Antworten geben Aufschluss darüber, ob jemand als Kind von den Eltern allein gelassen wurde, entweder tatsächlich oder emotional. Vielleicht wurden die Gefühle des Kindes zurückgewiesen, von den Eltern als bedrohlich empfunden, bestraft oder ignoriert. Auch wie die Eltern mit körperlicher Zuwendung und Trost umgingen, spiegelt sich in den Antworten. Wer Übergriffe zu erleiden hatte oder mit emotionaler Dürre aufwachsen musste, erlebt Körperkontakt selten positiv. Auch kann die Sichtweise des anderen nur dann stressfrei angenommen werden, wenn die eigene Meinung in der Kindheit zählte und einbezogen wurde. Die Antworten zum Thema „Entscheidungen treffen" oder „unterschiedliche Interessen austragen" liefern Hinweise darauf, ob die Ansicht des Kindes ernst genommen (hohe Werte) oder gar abgewehrt wurde (niedrige Werte). Wer seine eigene Meinung oder Bedürfnisse denen anderer unterordnet, begründet dies häufig damit, niemanden verletzen zu wollen. Es ist wahrscheinlicher, dass die Eltern die Anpassung des Kindes durch Prügel, Liebesentzug oder emotionale Manipulation erwirkten. Empathie ist nur dann möglich, wenn ähnliche Erfahrungen Bestandteil des eigenen Erlebens waren. Impulskontrolle und ruhige Reflexionsfähigkeit sind ebenfalls Resultat einer Begleitung durch zugewandte Bezugspersonen. Wer in einer für ihn Leid verursachenden Beziehung verharrt und die schlechte Behandlung ohne Konsequenzen lässt, hat vermutlich mit Schuldgefühlen zu tun, die in der Kindheit eingetrichtert wurden.

Der Weg der Heilung besteht darin, die innere Verwundung zu erkennen, anstatt dem Partner / der Partnerin Fehler nachzuweisen. Der Drang zu Letzterem ist allgemeinhin groß, muss dann doch der eigene Schmerz nicht angeschaut werden. Doch die unerkannte oder abgewiesene Wunde nährt die Trauma-Bestie, die wiederum die Liebesfähigkeit zerstört. Nicht der Alltag, die Gewohnheit oder die Langeweile höhlen eine Beziehung aus, es ist der verleugnete Schmerz im Inneren. Und warum wird dieser Schmerz negiert? Einmal, um eines Tages von den Eltern doch noch die „goldene Anerkennungsmedaille" zu bekommen, zum anderen aber auch, um die Eltern zu schonen.

Jede Antwort auf jede Frage gibt Aufschluss über die Art der ehemaligen Verletzung. Fast immer, wenn ich mit den Klienten die angekreuzten Werte durchgehe und die Zusammenhänge erkläre, entsteht große Betroffenheit. Und es keimt ein erstes Mitempfinden für das verwundete Kind im Inneren auf.

Zusammenfassung

Ausgehend von der Hypothese „Streit in der Partnerschaft liegt an den Trauma-Hintergründen in der Herkunftsfamilie" konnte nachgewiesen werden, wie sehr die Symptome der komplexen Posttraumatischen Belastungsstörung den Beschwerden und Problemen Hilfe suchender Krisenpaare ähneln. Die Diagnose der komplexen PTBS wurde hierfür erweitert um den Aspekt und die Definition der „traumazentrierten Beziehungsstörung".

So wie die notleidenden Paare das von den Eltern „geerbte" Trauma aus dem Blick verlieren, geraten auch im professionellen Umfeld von Paarberatung und Paartherapie diese Zusammenhänge ins Abseits. Um der möglichen Retraumatisierung betroffener Paare entgegenzuwirken, kommt einer traumasensiblen Paartherapie eine große Bedeutung zu.

Mithilfe eines Tests lassen sich Zusammenhänge zwischen Beziehungstraumata und Paarkonflikten überprüfen. Die Ergebnisse helfen den Therapeut/inn/en wie den Paaren, Licht ins Dunkel zu bringen. Indem gesunde Beziehungsfähigkeit und Traumatisierung durch wichtige Bezugspersonen einander gegenübergestellt werden, ergibt sich eine erste Orientierung dafür, wo die Heilung der traumasensiblen Paartherapie ansetzen sollte.

2. Wie traumatisierte Menschen Beziehungen eingehen

„Vielleicht ist der Berufsstand der Paartherapie nun endlich bereit, Paaren zu helfen, solche Beziehungen zu erschaffen, die die so weit verbreiteten traumatischen Wunden heilen, anstatt Beziehungen lediglich zu kitten."

(Susan M. Johnson, 2005)

Wie wir im ersten Kapitel gesehen haben, finden sich wesentliche Zusammenhänge zwischen einer komplexen Posttraumatischen Belastungsstörung und den Schilderungen von Streit- und Krisenpaaren zu ihren Konflikten, den Vorwürfen, die sie einander machen, und den Hintergründen in den Herkunftsfamilien. Unser Dilemma ist: Wir können die Entstehung der vorgebrachten Beschwerden, die ich der speziellen „traumazentrierten Beziehungsstörung" zugeordnet habe, theoretisch kaum herleiten. Weder die Fachliteratur rund um das Thema Trauma noch die Veröffentlichungen im Bereich Partnerschaft beziehen sich aufeinander. Um zu verstehen, was mit der Beziehungsfähigkeit geschieht, wenn die eigenen Eltern – aufgrund ihrer Erlebnisse im Krieg und der rigiden Pädagogik der NS-Zeit – die eigene Traumatisierung gegen die Kinder richten, ist der ergiebigste Ansatz für mich immer noch die Bindungstheorie. Diese hat ihre Ursprünge zum einen in der Untersuchung von Symptomen traumatisierter Heimkinder. Des Weiteren befasst sich die Bindungstheorie mit sicheren oder unsicheren Bindungsstilen und der Konstanz dieser Ausprägungen bis ins Erwachsenenalter. Außerdem gibt es Ausführungen zum Bindungsverhalten in Partnerschaften und, was noch wichtiger ist, zu den Auswirkungen einer Traumatisierung auf den Bindungsstil.

Der Zusammenhang zwischen Kindheitstrauma, Bindungskonzept und Beziehungskompetenz erklärt sich demnach am ehesten durch bindungstheoretische Überlegungen. Das von mir entwickelte traumazentrierte Bindungs-Schema, welches so hilfreich für die Arbeit mit traumatisierten Paaren ist, steht durch die Bindungstheorie auf einem guten Fundament. Doch schauen wir uns zuerst die besondere Art der Beziehungsgestaltung traumatisierter Paare an.

Paare mit Traumahintergrund kommen mit der Vorstellung in die Paartherapie, der positive Beginn der Partnerschaft müsse nur wieder ausgegraben, die Leidenschaft neu entfacht, die ehemalige Zuneigung wieder aufgespürt werden. Dann sei alles wieder gut. Eine Klientin rief ein ums andere Mal verzweifelt aus: „Aber wir lieben uns doch!" Andere betonen, die Gefühle füreinander hätten sich verflüchtigt oder die Affäre sei spannender. Hinter diesen Auffassungen steckt ein idealisiertes Verständnis von Liebe und zugleich eine unrealistische Glückserwartung. Liebe und Anziehung allein machen aus zwei Menschen noch lange kein Paar. Besonders traumatisierte Paare übersehen oder blenden gerne aus, dass immer zwei unterschiedliche und zunächst fremde Menschen mit ihren jeweiligen Geschichten und Verletzungen zueinanderfinden. Liebe ist kein Naturereignis; sie ist vielmehr die Summe der Erfahrungen im Verlauf und Wachstum der Paarbeziehung. Was sich zunächst wie Verliebtheit und Romantik anfühlt, entpuppt sich früher oder später als starker Drang, vertraute Muster zu wiederholen und dennoch Frieden und Freude zu finden.

Diese Suche nach der idealen Beziehung, in Kombination mit den berechtigten, aber unerfüllten Erwartungen aus der Kindheit, führt dazu, dass das Trauma in die Paarbeziehung einbricht – wie die Eruption eines Vulkans oder wie eine bösartige Bestie, die das erträumte Idyll zerstört. Für das traumatisierte Paar ist es eine große Herausforderung, mit diesen Energien umzugehen, es braucht hierzu Unterstützung, Begleitung und Ermutigung. Gleichzeitig gilt es zu berücksichtigen, dass die Idealisierung von Liebe und Partnerschaft besonders für traumatisierte Paare sehr typisch ist.

In diesem Kapitel geht es um die Besonderheit des traumazentrierten Beziehungsmusters. Um nachzuvollziehen, warum vor allem traumatisierte Paare so heftig streiten, schlimme Dramen entwickeln oder erbittert in eiskalter, manipulativer Atmosphäre ausharren, brauchen wir eine klare Vorstellung vom traumazentrierten Bindungsstil. Dieser entwickelte sich aufgrund erlebter Traumata in der Kindheit – frühe Wunden, die zur bereits beschriebenen Liebessehnsucht und dem eher kindlich-naiven Beziehungsideal führen. Je rosiger und höher Wolke sieben erträumt wird, desto niederschmetternder ist die Landung auf dem Boden der Realität. Irgendwann bricht sich die Trauma-Bestie Bahn und vergiftet alle weiteren Erfahrungen und Erlebnisse. Es kommt zu einer leidvollen „Schlüssel-Krise“, die ein Paar fortan in einer Art Endlosschleife ohnmächtig durchlebt. Dieser zentrale Konflikt ist zugleich ein wichtiger Zugang zum Verständnis der Beziehungsdynamik. Und genau deshalb schauen wir uns an, auf welche Weise das Trauma der Kindheit die Paarbeziehung regelrecht überfällt. Das Paar möchte eben dieses so dringend vermeiden, aber die Krisenskizze ist ein wesentliches Werkzeug für die weitere Arbeit. Auch um diese Methode soll es in den weiteren Ausführungen gehen.

2.1 Bindung und Beziehung sind zweierlei

Der traumazentrierte Bindungsstil lässt sich also treffend mithilfe der Bindungsforschung erklären, denn es ist wissenschaftlich erwiesen, dass ein guter Eltern-Kind-Kontakt eine wichtige Voraussetzung für die Ausbildung von gesunden Persönlichkeitsstrukturen und die Entwicklung von Beziehungskompetenz ist. Hierdurch wird ein Mensch liebes-, arbeits- und erziehungsfähig.

Wir wissen aus bindungstheoretischen Untersuchungen, dass eine Traumatisierung im Kindesalter höchstwahrscheinlich zum sogenannten „desorganisierten" Bindungsstil führt. Dieser traumazentrierte Bindungsstil bleibt bis ins Erwachsenenalter präsent und wirkt sich nachhaltig und zugleich schädigend auf die Paarbeziehung aus. Das Bindungsbedürfnis eines traumatisierten Menschen bleibt oftmals chronisch aktiviert, leider mit geringen Chancen auf Erfüllung und Glück. Kenntnisse über die Ausprägung des desorganisierten Bindungsstils sind für unser Thema – Auswirkungen traumatisierender Beziehungsmuster aus der Kindheit auf die Partnerschaft – demnach besonders erhellend.

Der Kinderarzt und Psychoanalytiker John Bowlby erhielt den Auftrag, eine Antwort auf folgende Frage zu finden: Warum starben so viele Kinder, die von ihren Müttern getrennt in Heimen aufwuchsen? Diese Kinder litten an traumatisierenden Trennungserfahrungen und wiesen schwere Verlassenheitssymptome auf. Sie schlugen mit dem Kopf rhythmisch gegen die Stäbe ihres Gitterbettchens, wirkten apathisch und zeigten keinerlei entwicklungstypisches Spielverhalten. Bowlby kam zu dem Schluss, dass das Bedürfnis eines Kindes nach Kontakt, Nähe, Sicherheit und Geborgenheit ein eigenständiges Motivationssystem der Entwicklung darstellt.

Seine Bindungstheorie geht von drei zentralen – auch für den Zusammenhang von Trauma und Paarkonflikten – wesentlichen Thesen aus (Bowlby 2016):

1. Eine sichere Bindung führt zu einem umfassenden Gefühl des Vertrauens in sich selbst und andere.
2. Das Vertrauen in die Verlässlichkeit und Verfügbarkeit anderer Menschen oder die Erfahrung des Gegenteils bleibt in späteren Lebensphasen relativ konstant.
3. Die Erwartung an die Zugänglichkeit und Reaktionsbereitschaft anderer Menschen oder die Erwartung des Gegenteils sind ziemlich genaue Reflexionen der bereits gemachten Erfahrungen.

Neben dem sicheren „feinfühligen“ Bindungsverhalten unterscheidet man zwei gestörte Bindungsprozesse:

1. Die Bezugsperson ist konsistent unzugänglich und reagiert nicht auf den Wunsch des Kindes nach Nähe.
   Kinder, die unter diesen Bedingungen aufwachsen, werden als *vermeidend gebunden* bezeichnet, da sie ihre Gefühle der Angst, der Sehnsucht, des Ärgers und des Kummers unterdrücken und sich hierdurch von der Bezugsperson entfremden.
2. Die Erreichbarkeit der Bezugsperson ist unvorhersehbar und widersprüchlich. Kinder, die unter diesen Voraussetzungen aufwachsen, gelten als *ambivalent* gebunden, da sie intensive Aufmerksamkeit einfordern, nervös und unzufrieden sind, aber zugleich die Beruhigungsversuche der Eltern abwehren und dennoch übermäßig anhänglich wirken.

Neben dem vermeidenden und ambivalenten Bindungsstil wurde eine weitere Reaktion entdeckt. Kinder, die sie zeigen, werden als desorientiert und erstarrt beschrieben, sie wirken traumatisiert oder verstört. Vermutlich wurden sie von ihren Eltern abgelehnt oder gar misshandelt. In solchen Fällen haben die Eltern häufig eigene traumatische Erfahrungen gemacht, die sie nicht bewältigen konnten. Es ist anzunehmen, dass unwillkommene und unbewusst oder offen abgelehnte Kinder den Kontakt zu ihren Eltern als lebensbedrohlich erleben und deswegen keine tiefgehende Bindung eingehen. So ein kleiner Mensch zieht sich in sein Inneres zurück, seine Augen wirken leer und glasig, seine Bewegungen wie erstarrt. Das Kind „erschreckt, ängstigt und fürchtet sich auf einer sehr primitiven Wahrnehmungsschicht“ (Brisch 2010, S. 59). Diese traumatisierten Wesen entwickeln sich oftmals zu schüchternen, verschlossenen, furchtsamen Menschen mit geringem Selbstwertgefühl. Sie sind sehr misstrauisch, ziehen sich von der Realität zurück, neigen zu Tagträumereien, haben Konzentrationsprobleme, scheinen insgesamt emotional gehemmt und unbeteiligt. Auch haben sie Angst vor Berührungen und lehnen die Nähe zu anderen Menschen ab.

Einen desorganisierten Bindungsstil entwickelt ein Kind vor allem dann, wenn es im Verlauf seiner Entwicklung stark vernachlässigt, misshandelt oder gar sexuell missbraucht wurde. Aber auch der plötzliche Verlust einer Bezugsperson durch Trennung, Scheidung, Tod oder Krankheit kann zu einem desorganisierten Bindungsstil und daraufhin zu einer Traumafolgestörung führen.

Das desorganisiert gebundene Kind fühlt sich schutz- und hilflos, es erwartet in angstauslösenden Lebenssituationen keine Unterstützung (mehr) von erwachsenen Bezugspersonen. Im Gegenteil, das Kind fürchtet, von diesen geschädigt zu werden. Die Bezugsperson wird damit zur „Quelle der Angst“ (Julius & Gasteiger-Klicpera 2009, S. 15). Der Trauma- und Bindungsexperte Karl Heinz Brisch (2010, S. 107) beschreibt den Bindungsstil eines traumatisierten Kindes zu seiner Bezugsperson wie folgt: „Wenn die Bindungsperson selbst durch ihre Bedrohung die Bindungssicherheit des Kindes zerstörte, bleibt ein irritierbares, traumatisierendes Bindungsmodell zurück, sodass sich das Kind auf kein sicheres Bindungsgefühl verlassen kann."

Der desorganisierte Bindungsstil bedeutet, dass ein Mensch keine stabile Strategie entwickeln konnte, um befriedigende menschliche Beziehungen einzugehen. Waren die Beziehungen in der frühen Kindheit traumatisierend und wurde dadurch die emotionale Entwicklung erschwert, bildet sich später im Erwachsenenleben eine Störung der Persönlichkeitsstruktur heraus und darauf folgend eine Beziehungsstörung. Die „dysfunktionale Persönlichkeitsentwicklung" wurde von der bereits erwähnten Arbeitsgemeinschaft OPD (1998, S. 68) aus der Bindungssforschung abgeleitet: „Im Falle der defizitären Entwicklung waren die Bedingungen für das heranreifende Selbst so ungünstig, insbesondere die Passung zwischen den Bedürfnissen des Kindes und den Angeboten der wichtigen Bezugspersonen so gering bzw. die Einwirkung von traumatischen Erfahrungen so massiv, dass einzelne oder mehrere Strukturen sich nicht ausreichend entfalten konnten. Es entwickelt sich eine unreife, unvollständig entwickelte bzw. gestörte Selbststruktur, die weder autonom sein noch sich selbst ausreichend organisieren kann, noch genügend selbstreflexionsfähig ist. Eine verlässliche Bindung an haltgebende Objekte konnte nicht entwickelt werden."

Infolge dieser gestörten Selbststruktur ist eine desorganisiert gebundene Person ständig hin- und hergerissen zwischen der Abwehr ihrer Hilfs- und Schutzbedürfnisse und der Überflutung durch die Sehnsucht nach Zuwendung. Mal will sie vor Verlangen nach Liebe schier vergehen, mal sträubt sie sich massiv gegen Nähe und Trost. Dies kann sogar so weit gehen, dass ein desorganisiert gebundener Mensch überhaupt nicht mehr in der Lage ist, eine Beziehung einzugehen. Je näher und wärmer eine neue Bindung wird, desto gefährlicher wird sie wahrgenommen.

2.2 Das Bindungs-Schema traumatisierter Paare

Traumazenrierte Beziehungsmuster führen zu Störungen der emotionalen Reaktion, zu intensiven Krisen in der Partnerschaft, impulsiven Ausbrüchen, selbstverletzendem Verhalten, Schlaf- und Essstörungen, Kopfschmerzen, Selbsthass, Schuldgefühlen, Hilflosigkeit und zum Verlust autonomen Handelns. Vor allem ist jedoch die Sexualität betroffen, da traumatische Erfahrungen in einer Region des Gehirns gespeichert werden, in der auch die neurovegetativen Prozesse gesteuert werden.

Diese Beschreibung über das Erleben eines Menschen mit einer traumazentrierten Bindungsstörung trifft vor allem auf Streit-Paare zu: „Die Objektbeziehungen sind am ehesten als infantil, egozentrisch, fordernd und ausbeutend zu beschreiben, manchmal einhergehend mit extremer Passivität, unreifer Überidealisierung und Unterwerfung, Letzteres kann von Wut und Ärger begleitet sein" (Abend, Porter & Willick 1994, S. 75).

Die Schwere der Traumatisierung in der Herkunftsfamilie kann entweder zu einer fragmentierten (in mehrere innere Anteile aufgespaltenen) inneren Bindung an eine Bezugsperson führen oder diese Bindung gänzlich zerstören. Insbesondere schwere emotionale und körperliche Vernachlässigung oder Gewalt und Missbrauch können einen regelrechten Zusammenbruch des inneren Bindungsmusters bewirken. Der Widerspruch zwischen der Sehnsucht nach Nähe, Versorgung und harmonischer Beziehung und dem diesem Wunsch entgegenstehenden Bedürfnis nach Eigenständigkeit, Distanz bzw. die Angst vor Vereinnahmung verdeutlichen den seelischen Konflikt. „Wenn ich mich ganz auf einen anderen Menschen einlasse, werde ich über kurz oder lang enttäuscht, die dann entstehende Trennungsangst oder den Trennungsschmerz kann ich nicht aushalten. Aus diesen Gründen habe ich Abwehrmöglichkeiten entwickelt, die Beziehung zu anderen niemals so intensiv werden zu lassen, dass ich von dieser Beziehung abhängig werden könnte" (Mertens 1992, zitiert in Brisch 2010, S. 113).

Auch Karl Heinz Brisch (2010, S. 111) beschreibt die Folgen, die ein traumatisierendes Lebensumfeld auf die Beziehungsfähigkeit eines Menschen haben kann: „Traumatische Erfahrungen zerstören die Bindungssicherheit und wirken sich besonders zerstörerisch auf die gesunde psychische Entwicklung aus, wenn das Trauma durch die Bindungspersonen ausgeübt wird. Schwerwiegende psychopathologische Entwicklungen mit Bindungsstörungen als einer grundlegenden Hauptsymptomatik sind die Folge, die Teil einer umfassenden schweren Persönlichkeitsstörung sind, wie dies von Borderline-Persönlichkeitsstörungen und schweren narzisstischen Persönlichkeitsstörungen bekannt ist."

In einer Partnerschaft wird stets beides aktiviert: das Bedürfnis nach Bindung und die Angst vor Abhängigkeit und Verletzlichkeit. Menschen mit Beziehungswunden fällt es schwer, Beziehungen oder andere Personen realistisch einzuschätzen oder zu beschreiben. Eine Partnerschaft ist ihnen oft nur dann möglich, wenn sie den Partner kontrollieren. Das nimmt ihnen teilweise die Angst. Am Beispiel eines meiner Klienten will ich nun zeigen, wie nachhaltig die Liebesfähigkeit eines Menschen durch traumabedingte Vorkommnisse in der Kindheit zerstört werden kann.

Fallbeispiel: Konrad

Konrad ist 48 Jahre alt und promovierter Physiker. Seine Mutter starb, als er vier Jahre alt war. Sein Vater brachte ihn bei einer Tante unter.

Konrads Beziehungsverhalten folgt einem immer gleichbleibenden Muster. Es schwankt zwischen Überidealisierung und Abwertung. „Unzulänglichkeiten" kann er nicht akzeptieren, mal zeigt er Bewunderung, mal Ärger. Deshalb war bislang keine seiner Beziehungen zu Frauen von langer Dauer. Dennoch sehnt er sich – bislang vergeblich – nach einer intensiven Partnerschaft und Geborgenheit in einer Familie.

Wann immer Konrad sich in eine Frau verliebt, lässt sein sexuelles Interesse schnell nach und er verspürt den fast zwanghaften Drang, fremdzugehen. Die aktuelle Beziehung setzt er so immer aufs Spiel, und er verletzt die jeweilige Partnerin.

Seine Instabilität im affektiven Bereich zeigt sich in seinen Stimmungsschwankungen. Mal fühlt er sich ganz leer, langweilt sich zu Tode und sieht keinen Sinn im Leben. Am nächsten Tag ist er dann reizbar, verstimmt und blafft grundlos Bekannte an. Am darauffolgenden Tag kann er sich total zurückziehen, weil er keinen Kontakt wünscht, Misstrauen gegen alles und jeden hegt und nur sich selbst vertraut. Keiner dieser Gefühlszustände hält lange an.

Zu Beginn der Therapie ist Konrad frisch verliebt und deshalb zeigt sich das für ihn typische Beziehungserleben besonders deutlich. Schon nach wenigen Treffen geht ihm die neue Freundin, nach anfangs heftigen Gefühlen des Verliebt-Seins, sehr auf die Nerven. Hört man ihm zu, scheint es, als sei er über das Stadium der Schwärmerei bisher niemals hinausgekommen und als kenne er den Zustand tiefer Liebe nicht. Als einmal die Freundin nicht gut gelaunt ist, nicht auf ihn eingehen kann und eigene Bedürfnisse äußert, wird Konrad sehr ungehalten. Wenn sie weint, fühlt er sich von ihr vereinnahmt, und ihm wird ganz hart ums Herz. Auch ihre häufigen Telefonanrufe empfindet er als lästige Einschränkung: „Wer bin ich eigentlich, dass ich mich von ihr so rumkommandieren lasse?!" Da er sich nicht traut, mit ihr über seine Gefühle zu sprechen, wächst sein Frust. Er zeigt sich zunehmend abweisend, ist aber am Boden zerstört, als die Freundin die Beziehung schließlich beendet.

In Konrads Erleben, wie es sich in der Therapie, aber auch in seinen Beziehungen zeigt, wird ein seelischer Grundkonflikt deutlich, der ihn schon seit Jahren begleitet: Er wünscht sich Nähe, kann diese aber aus Angst vor Vereinnahmung, Kontrolle, Unterwerfung und Manipulation nicht zulassen. Die Angst, im Stich gelassen zu werden, nicht um seiner selbst willen geliebt zu werden, führt zu einer tiefen Isolation und Einsamkeit in seinem Leben. Zu Konrads unerfüllten Beziehungswünschen trägt die Abwehr der dramatischen Leere in seiner Kindheit bei. Er hat Angst, wieder auf seine frühere Verzweiflung und Einsamkeit zu treffen. Um diese Gefühle zu vermeiden, verzichtet er auf eine innige Beziehung. Durch Entwertung schaffte er Distanz. Auf dem Weg der Genesung bricht Konrad eines Tages in Tränen aus und stößt weinend hervor: „Ich brauche emotionale Verlässlichkeit für meine Entwicklung."

Geht ein traumatisierter Mensch mit desorganisiertem Bindungsstil als Erwachsener eine Partnerschaft und damit eine womöglich heilsamere Beziehung ein, dann lässt er die vernichtenden Bindungspersonen zwar los, dieses Loslassen indes bedeutet nicht, dass er damit die innere Loyalität gegenüber den Eltern (oder anderen Bindungspersonen) aufgibt.

Wie wir bei unserem Abstecher in die Theorie der Bindungsforschung gesehen haben, bleibt der traumazentrierte Bindungsstil konstant bis ins Erwachsenenalter erhalten und führt zu einer unterschwelligen Erwartung von Unheil. Da das Trauma oft nicht bewusst erinnert werden kann, werden die schädigenden Eltern oftmals aus reinem Selbstschutz mit verklärtem Blick betrachtet. Die Abwehr des Schreckens und zugleich die Sehnsucht nach bedingungslosem Halt und Geborgenheit münden in das viel zitierte Liebesideal. Ein desorganisierter Bindungsstil bleibt auch dann aktiv, wenn eine Partnerschaft mit der Illusion begonnen wird, Liebe allein würde für das Gelingen einer Beziehung reichen und sei zugleich die Erlösung von inneren Qualen.

In der neuen Situation des ersten Kennenlernens greifen beide Partner auf bewährte Muster der Vorsicht und Anpassung zurück, damit auch ja nichts schiefgeht. Man will Eindruck aufeinander machen und so werden Wünsche von den Augen abgelesen und alles funktioniert erst einmal beunruhigend gut, zumindest solange nur die innere Unsicherheit unter Kontrolle bleibt. Hoffnungen und Befürchtungen wechseln einander ab, da man noch nicht weiß, wie die neue Partnerin oder der neue Partner reagieren wird. Die Aufgeregtheit ist groß, wie bei einem Abenteuer mit ungewissem Ausgang. Jeder gibt sein Bestes, um die eigene Ambivalenz zu kaschieren, doch gleichzeitig wird die Zeit der Verliebtheit genutzt, um Hinweisschilder strategisch zu platzieren. Spätere Übertretungen der Gebote oder vielmehr Verbote läuten das Auftauchen der traumazentrierten Beziehungsstörung ein, die ihren Anfang jedoch Jahrzehnte zuvor genommen hat.

Die ehemalige Not des traumatisierten Kindes wird durch wahre Kämpfe abgewehrt, im Inneren, vor allem jedoch im Außen. Der Gegner ist nun der Partner, die tatsächliche Krisenenergie entstammt jedoch dem damaligen Trauma. Da beide Liebespartner das nicht erkennen, entsteht auf der Beziehungsebene ein heftiger Streit, der wiederum das Leid im Inneren anstößt. Doch ohne Verbindung zum Kindheitstrauma bleibt das Grauen unerkannt und kann infolgedessen auch nicht geheilt werden.

Die Falle schlägt zu, das Paar gerät durch die Abwärtsspirale in den Sog der Trennung. Diese Zusammenhänge lassen sich in einer Übersicht besser darstellen, die ich ausgehend vom Bindungsstil desorganisiert gebundener erwachsener Liebespartner entwickelt habe (s. Abb. 1).

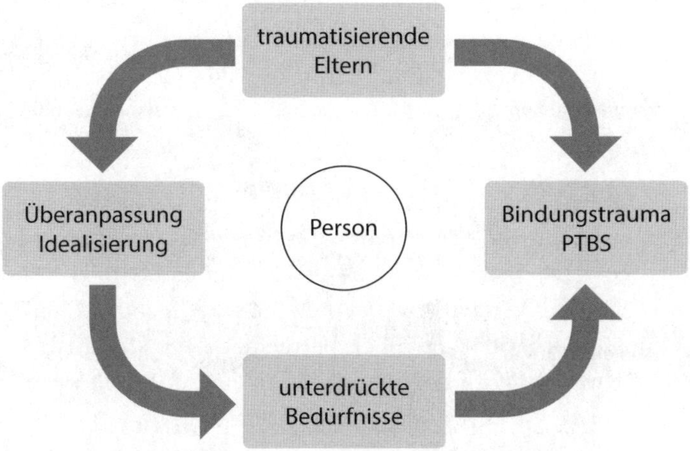

Abbildung 1: Das traumazentrierte Bindungs-Schema

Das traumazentrierte Bindungs-Schema liefert wertvolle diagnostische Hinweise, wodurch sich die Arbeit mit traumatisierten Paaren fachkundig gestalten lässt.

Die traumatisierenden Eltern bewirken beim Kind eine Überanpassung und diese führt oftmals zu einem idealisierten Bild von Familie, Liebe und Beziehung. Die Sehnsucht nach Halt und Geborgenheit ist gerade bei traumatisierten Menschen dringlich, muss jedoch zurückgehalten werden, aus Angst vor weiteren Verletzungen. Genau diese Konstellation mündet in den traumazentrierten Bindungsstil und die vielfältigen Symptome der komplexen Posttraumatischen Belastungsstörung. Jeder der beiden Partner hat unterschiedliche Kindheitserlebnisse und geht in anderer Weise damit um.

Da in jeder traumatisierten Person dieser Abwehrkampf aktiv ist, muss bei einem Paar von zwei gegenläufigen oder sogar paradox sich ergänzenden Bindungs-Schemata ausgegangen werden, die sich regelrecht potenzieren (s. Kapitel 3). Deswegen ist das oben dargestellte Schema zwar ausgesprochen aussagekräftig, doch wir brauchen zusätzlich eine Differenzierung nach dem spezifisch schädigenden Eltern-Typ und dem daraus entstehenden individuellen Trauma.

2.3 Der Zentralkonflikt: Alles liegt in einer Szene

Zu Beginn einer Partnerschaft ist bei Paaren mit traumazentriertem Bindungs-Schema die Idealisierung bei gleichzeitiger Überanpassung aktiv. Die traumatisierenden Kindheiten sollen der Vergangenheit angehören und die aktuelle Hoffnung auf Glück und Harmonie ist groß.

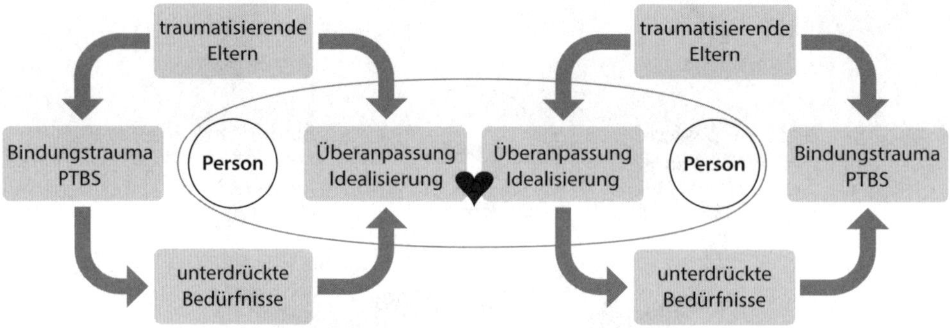

Abbildung 2: Die Zeit der Idealisierung und Überanpassung

Leider lassen sich nicht wie erwünscht oder erträumt die zum Bindungs-Schema gehörenden Anteile einfach ausklammern oder abspalten. Die Idealisierung und Überanpassung ist Resultat der komplexen PTBS und die eine Seite eines Stocks lässt sich nicht ohne die andere Seite aufheben. Die Idealisierung von Liebe und Partnerschaft bei gleichzeitiger Überanpassung an die Erwartungen des Partners könnten schon allein Hinweise auf das Vorliegen einer traumazentrierten Beziehungsstörung sein. Bis das Bindungstrauma im weiteren Verlauf der Partnerschaft unweigerlich aktiviert wird, ist es nur eine Frage der Zeit.

Traumatisierte Menschen, die eine Partnerschaft miteinander eingehen, haben niemals eine wirklich sichere, haltgebende, schützende Beziehung erlebt. Die Sehnsucht danach ist groß, doch wegen der entwicklungsschädigenden Bindungserfahrung fällt es ihnen schwer, eine vertrauensvolle Basis zu schaffen. Die Paarbeziehung entpuppt sich über kurz oder lang als stressig sowie ängstigend und erinnert somit diffus an die ursprünglichen Kindheitserfahrungen. Hierzu passt das rüde Erwachen eines besonders voneinander verzauberten Paares.

Fallbeispiel: Marlis und Sam

Marlis und Sam besuchen das Paarseminar in „Begleitung“ ihrer Kuscheltiere. Unentwegt sehen sie sich verliebt in die Augen. Ihre Kleidung und ihre gesamte Habe sind geschmückt mit Herzchen und Engeln. Bei jeder Übung hängen sie mit verklärten Blicken aneinander und verbreiten Lieblichkeit und Seelennähe.

Ein paar Jahre später erscheint das Paar zu Einzelsitzungen. Es stellt sich heraus, dass Sam in der rosaroten Kennlernzeit Kontakte zu anderen Frauen pflegte. Als sie ihrem angebeteten Sam auf die Schliche kommt, ist Marlis entsetzt. Sie erkrankt, von ihrer inneren Not bis an die Grenze der körperlichen Behinderung gebracht.

Nun sitzt das verzweifelte Paar vor mir und beide entdecken die unendliche Traurigkeit, die sie schon so lange in sich tragen. Marlis wurde von ihrer kriegstraumatisierten Mutter auf übelste Weise geschlagen und verunglimpft. Sams Vater litt an einer schweren Depression, da der eigene Vater im Krieg verfolgt wurde und früh starb. Sam erlebte schreckliche allnächtliche Streitereien seiner Eltern. Dies war so furchtbar für ihn, dass phasenweise sein Bewusstsein aussetzte. In der Kindheit war das ein Schutz für ihn, aber heute ist es für Marlis ein Graus. Jeder noch so fürsorglichen Erziehungsmaßnahme seiner Partnerin kann er auf die Weise entwischen.

Wir sehen uns beides nebeneinander an: das Bild des Paares mit den vielen Herzen und Liebesbeteuerungen und die Zeichnungen mit den beiden verlassenen und gekränkten Kindern von damals. Die Sehnsucht nach der erhofften Rettung ist bei Marlis und Sam zur Beziehungsfalle geraten. Aus den traumatisierenden Bindungsmustern, der Idealisierung von Liebe, der Furcht vor erneuten Verletzungen und den tatsächlichen Krisen in der Partnerschaft ist ein Teufelskreis entstanden. Beide Partner sind hilflos und ohnmächtig in einer Negativspirale gefangen. Der Partner wird zur Gefahr, man selbst wird zum Opfer und nirgendwo tut sich ein Ausweg auf. Die eigene Beziehung, von der man sich endlich Schutz und Halt erhofft hat, sozusagen als Gegenentwurf zur Kindheit, wird nicht selten zur Quelle des Grauens. Beide Partner sind in diesem Paradox gefangen und kommen mit ihren Hoffnungen und Ängsten dann zur Paartherapie.

Traumatisierte Paare machen oftmals eine erste Szene für den Beginn der Abwärtsspirale verantwortlich. Am Anfang gelingt es noch, jederzeit wieder in die anstrengende Anpassung der ersten Zeit zurückzufinden. Doch die Chance eines wirklich gedeihlichen und neuen Beziehungsaufbaus wird durch die übervorsichtigen Bemühungen um Harmonie vertan. Für die Begleitung traumatisierter Paare ist es deswegen bedeutsam, nach der erstmals auftretenden Unstimmigkeit zu fragen und dort forschend zu verweilen. Das ist nicht besonders schwierig, denn die Schilderung dieser ersten und für alles Übel verantwortlich gemachten Szene sprudelt beim ersten Kontakt in der Beratungspraxis regelrecht heraus. Nach meiner Erfahrung wiederholt sich diese erste Szene in unterschiedlichen, im Detail aber unwesentlichen Varianten immer wieder.

Bei der tieferen Ergründung dieses Zentralkonflikts ist Beharrlichkeit gefragt, denn hier werden die Weichen für das Täter-Opfer-Retter-Dilemma gestellt. Vielleicht klingt das alles sehr abstrakt. Deshalb will ich von Elli und Thomas berichten.

Fallbeispiel: Elli und Thomas

Die smarte Managerin Elli will sich von Thomas trennen, da sie keine Liebe mehr für ihn empfindet. Thomas fällt aus allen Wolken und drängt seine widerstrebende Frau zur Paartherapie. Elli sei schon immer sehr kühl und geschäftsmäßig mit jedem Konflikt umgegangen. Warum sie nun eine eigene Wohnung sucht, ist dem erfolgreichen Geschäftsmann absolut unverständlich. Elli sitzt, an das Coverbild eines Hochglanzmagazins erinnernd, gefasst und abgeklärt an seiner Seite. Thomas ist kaum davon abzubringen, die gelungene Ehe, die klugen Kinder, das schöne Haus und die beruflichen Erfolge als Argument gegen das in seinen Augen unsinnige Trennungsanliegen vorzubringen. Allerdings gibt er zu bedenken, dass ihn Ellis Distanziertheit, die auch ich beobachte, schon immer gestört habe.

Ich frage, ob Elli schon immer so gewesen sei. „Ja, so war sie von Anfang an. Aber genau das mochte ich an ihr. Sie war schon immer besonnener als ich. Ich bin eher ungeduldig und neige zum Trübsinn. Elli war stets positiv, gut gelaunt und nahm alles in die Hand."

Thomas lässt Elli kaum zu Wort kommen. Deswegen bitte ich ihn um Erlaubnis, ein wenig mit seiner Frau reden zu dürfen, was er sofort kooperativ „gestattet".

„Wie sehen Sie das, Elli? Ihr Mann meint, Sie wären eher kühl und unnahbar." Elli fängt an zu weinen, während sie von ihren Versuchen berichtet, zu Thomas durchzudringen. Nach der Geburt der Kinder habe sie sich total überfordert gefühlt und ihr Mann sei immer später von der Arbeit nach Hause gekommen. „Mein Mann kann überhaupt nicht damit umgehen, wenn ich schwach bin."

Dass Elli nun weint, macht Thomas sichtlich verlegen. „Schatz, so kenne ich dich ja gar nicht. Hör doch auf zu weinen, es wird alles wieder gut." Er streichelt sie liebevoll und reicht ihr ein Taschentuch. An mich gewandt erklärt er: „Meine Frau weint sonst nie."

Wieder bitte ich darum, mit Elli eine Weile reden zu dürfen, ohne dass er sich zu Wort meldet. Er fühlt sich ertappt und nimmt sich wieder zurück.

„Elli, erzählen Sie mir doch bitte, wie Sie auf Thomas zugekommen sind, damals, als Sie sich so überfordert fühlten." Obwohl sie versucht, die Tränen zurückzudrängen, schluchzt Elli: „Ich habe es ihm immer und immer wieder gesagt. Doch das Geschäft ging stets vor. Ich war ihm nie wichtig genug."

Bevor ich dem Glauben schenke, was ich über ihr erfolgloses Drängen höre, frage ich konsistent nach. Wann und wie und wie oft genau hat Elli Thomas von ihrer Not berichtet? Immer wieder kommen nur sehr vage Angaben. „Erzählen Sie mir doch bitte ganz genau von einer dieser Situationen."

Elli druckst herum. Nach vielem Nachfragen, Präzisierungen und Hinführungen ist sie schließlich bereit einzugestehen. „Genau genommen habe ich es nur angedeutet. Ich habe es nie konkret ausgesprochen."

„Sie hat es *nie* gesagt!", schießt es aus Thomas heraus, der kaum an sich halten kann. Wir recherchieren gemeinsam und kommen auf drei kurze und verstohlene Tränensituationen in 15 Ehejahren. In der ersten Situation war Thomas abgelenkt von einer beruflichen Krise und seiner „Alles-wird-wieder-gut"-Mentalität. Für Elli bestätigte sich jedoch: In der Ehe zählten ihre Bedürfnisse ebenso wenig wie in ihrer extrem einsamen Kindheit. Thomas ist anscheinend auf eine verlässliche Partnerin angewiesen, da sein Vater ausgesprochen autoritär war und nur außergewöhnliche Leistungen ihn gnädig stimmten.

Die Bedürfnisse eines traumatisierten Menschen sind oft sehr drängend und von Leid geprägt. So auch bei Thomas, dem es kaum möglich war, seiner Partnerin zuzuhören, geschweige denn auf sie einzugehen. Es ging sogar so weit, dass er Ellis Sichtweise nicht zulassen wollte, was die Auflösung des Beziehungskonfliktes erheblich erschwerte. Die beschriebenen Situationen reichten Jahre zurück und konnten aufgrund des traumazentrierten Bindungsstils beider Partner nur mühsam gelöst werden. Thomas, stets auf der Suche nach der heilen Welt, wusste nicht, ob er Elli wirklich von der Trennung abhalten wollte. „Ich weiß gar nicht, ob ich Elli liebe oder nur meinen Lebensentwurf." Dies gab er im weiteren Verlauf der Therapie zu bedenken. Der berufliche Erfolg, die Bilderbuchfamilie und der Luxus des Hauses hatten ihm nämlich endlich die Anerkennung seines Vaters beschert. Es war ihm auch im weiteren Verlauf unserer Arbeit kaum möglich, Ellis Not zu sehen, so sehr ging er davon aus, dass seine Frau grausam mit ihm umging und ihn aus purer Berechnung verlassen wollte, während Elli sich während der Beratung schier in Tränen auflöste. Ihr Überlebensmuster sah nicht vor, dass sie etwas anderes tun könnte, als ihre Qualen zu erdulden. Stets hatte sie sich schon als Kind stumm in ihr Leid gefügt und die schlimme Einsamkeit stoisch ertragen. Ihre Eltern erwarteten von der Tochter Bedürfnislosigkeit, wie Thomas Vater seinem Sohn Disziplin und Gehorsam abverlangte.

„So sollst du sein!" Diese Erwartung der Eltern ist typisch für den erlernten, wenn nicht gar erlittenen Bindungsapell, der tapfer in der aktuellen Partnerschaft aufrechterhalten wird, als ginge es regelrecht um Leben oder Tod. Wie in der Kindheit dürfen die wahren Bedürfnisse nicht geäußert, das echte Erleben darf nicht gezeigt werden. Und dennoch bricht irgendwann die Mauer der mühsamen Abwehr zusammen, wie bei Sabina und Will.

Fallbeispiel: Sabina und Will

Nach einer erfolglosen Paarberatung kommen Sabina und Will, beide noch sehr jung, zu mir. Sie seien wie Elefant und Schmetterling, da würde nur eine Trennung helfen.

Gleich zu Beginn berichten beide von den ständigen Streitereien. Sabina habe Phasen, da würde sie nur noch zittern, weinen und sich verzweifelt im Bad einschließen. Will würde Sabina „ständig" anschreien, da er von ihren „Anfällen" überfordert sei. Diese „Unsensibilität" habe Will schon immer an den Tag gelegt und Sabina reagiere mit der Zeit immer verzweifelter. Die Paartherapeutin habe zur Trennung geraten, aber sie würden sich doch so sehr lieben. Letztens habe es sogar „Handgreiflichkeiten" gegeben. Sabina war auf Will losgegangen, nachdem er sie wüst beschimpft hatte. Beide haben Angst vor einer Trennung und doch sehen sie keine andere Lösung für ihre Kämpfe.

Ich schlage dem Paar vor, eine Szene aufzumalen, an die sich beide noch gut erinnern. Dafür müssen sie nicht lange nachdenken, denn erst vor Kurzem hat Sabina wieder einmal sehr geweint und im Bad Schutz vor dem uneinfühlsamen Will gesucht. Er habe sie nicht in Ruhe gelassen und wiederholt an die verschlossene Badezimmertür gehämmert und schließlich die Tür gewaltsam eingetreten. Völlig panisch kauerte Sabina an der Heizung und Will stürzte vorwurfsvoll auf sie zu. Er habe sich absolut überfordert gefühlt, da er nicht wusste, was hinter der verschlossenen Tür womöglich Schreckliches geschah.

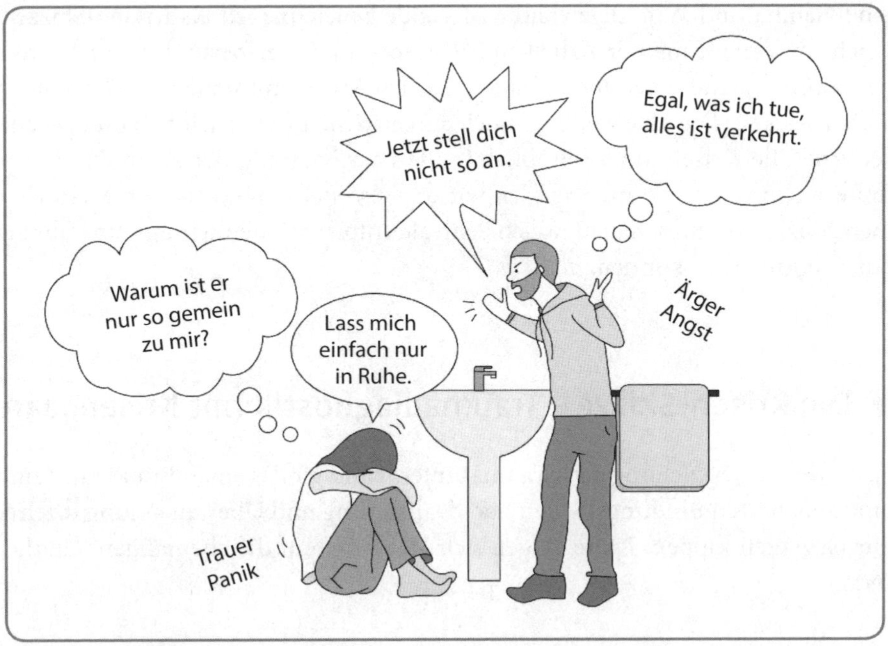

Abbildung 3: Das Bild der Badszene – Krisen-Skizze von Will und Sabina

Beide sind ratlos. Wieso wiederholen diese Dramen sich so oft, warum können sie nicht anders miteinander umgehen? Zu diesem Zeitpunkt weiß ich noch nichts über die Kindheit der beiden. Auf meine Nachfrage berichtet Sabina nahezu ton- und gefühllos von den sexuellen Übergriffen ihres Stiefvaters. Sie erzählte ihrer Mutter davon und diese warf die Tochter mit 14 Jahren aus dem Haus. Wills Mutter litt an einer Alkoholerkrankung. Eines Tages fand er sie blutüberströmt im Bad. Alkoholumnebelt war sie in die gläserne Duschabtrennung getorkelt. Seither fühlte sich Will den Schwächeattacken seiner Mutter hilflos ausgeliefert.

Mit erkennendem Schrecken blicken Will und Sabina auf ihre **Krisen-Skizze**. „Als würde ich mich vor meinem Stiefvater verstecken", raunt Sabina und streicht ehrfürchtig über die Zeichnung. Auch Will sieht, wie sehr er um das Leben seiner Mutter gefürchtet hat. Er ist deswegen mit Sabinas Verzweiflung so überfordert und reagiert mit hilflosen Wutanfällen.

Am Beispiel von Will und Sabina wird deutlich, welch heftige Projektionen am Werke sind, wenn ein traumatisiertes Paar streitet. Will sieht in Sabina seine alkoholkranke Mutter, die er als Junge nicht retten konnte, und seine wütend-ohnmächtigen Kontrollversuche wecken in Sabina die tief eingegrabene Panik vor dem missbrauchenden Stiefvater und das Gefühl, ihm schutzlos ausgeliefert zu sein.

Die bei Sabina und Will angewandte Methode bezeichne ich als Krisen-Skizze. Sie hat sich im Verlauf meiner Arbeit mit Paaren – und hier besonders für Paare mit Traumahintergrund – zu einem diagnostischen Mittel mit hohem Erklär-Potenzial weiterentwickelt. Die oft emotional hoch aufgeladene Energie flaut ab und gleichzeitig eröffnet die Krisen-Skizze Einblick in die Paardynamik, der allein durch Worte kaum erreicht werden kann. Wenden wir uns also der diagnostischen Methode der Krisen-Skizze zu und schauen, welch zentrale Informationen wir aus einer einzigen Sequenz entnehmen können.

2.4 Die Krisen-Skizze – Traumadiagnostik mit Krisenpaaren

In fast jeder Paarbeziehung mit Traumahintergrund gibt es einen Punkt, an dem die traumazentrierten Bindungs-Schemata Idealisierung und Überanpassung regelrecht in ihr Gegenteil kippen. Dann zeigen sich Hinweise auf die ehemaligen Kindheitswunden.

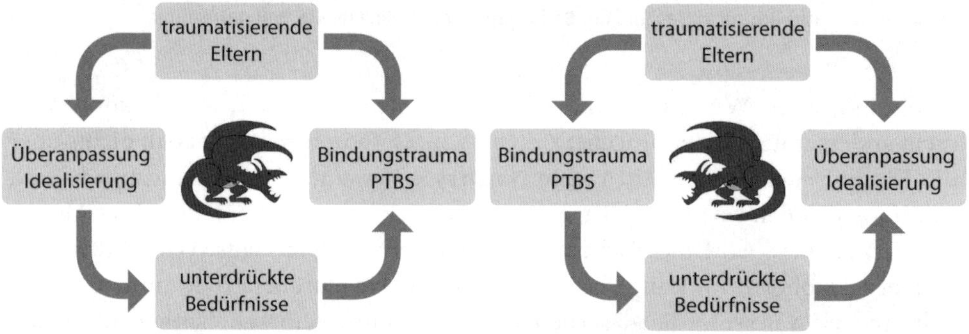

Abbildung 4: Die Zeit der Dramen

Vorrübergehend wirkt es, als habe der Partner / die Partnerin sich in ein Monster verwandelt. Die Liebe droht zu zerbrechen, die Beziehung zu scheitern. Die Angst steigt, die unterdrückten Bedürfnisse melden sich mit zerstörerischer Kraft. Für das Paar heißt das: Dieses „Kippen" gilt es mit aller Macht und großer Gefühlsbeteiligung rückgängig zu machen, um den ursprünglichen Anfangszustand von Idealisierung und Überanpassung wiederherzustellen. Doch was ist die Folge dieser Bemühungen? Streit und nochmals Streit. Deswegen hegen beide heimliche Hoffnungen oder Ängste: Der Partner ist wirklich ein Monster und man hat sich böse täuschen lassen.

Oder man selbst ist das Ungeheuer und die inneren Schuldgefühle sind berechtigt. Aber vielleicht kennt der Paartherapeut bessere Kommunikationstechniken, damit hoffentlich die Romantik wieder Einzug halten kann.

Diesem Wunsch des Paares entspreche ich nicht. Ich philosophiere auch nicht über das Richtig oder Falsch der Probleme. Stattdessen untersuche ich ein spezielles Drama des Paares ganz genau, wie unter einem Mikroskop. Was dem Paar als Katastrophe erscheint, enthält die Chance zu echtem Wachstum und wahrer Heilung. Auch wenn viele Streitpaare irritiert sind, warum wir die fiesen und peinlichen Einzelheiten, schmachvollen Worte und verletzenden Gefühle am Höhepunkt ihres Kampfes ans Licht zerren, eröffnet sich hier ein erstes Verständnis für die Qualen der Kindheit.

Die Methode der Krisen-Skizze habe ich aus unterschiedlichen Ansätzen entwickelt. Angeregt durch die „Strukturierte Trauma-Intervention" (STI) von Dorothea Weinberg wollte ich eine nähere Beleuchtung der krisenhaften Erfahrungen meiner Klienten-Paare ermöglichen. Die Krisen-Skizze zerlegt die wahrgenommenen Gefühle, sinnlichen Stimulationen und Dialoge sowie Gedanken, Bilder und Fantasien während einer für das Paar typischen Krisensituation und fügt diese dann wieder zu einem Gesamtbild zusammen. Ich zitiere Dorothea Weinberg (2006, S. 120): „Das Ergebnis ist die komplette Rekonstruktion und Integration des Erlebten. Das Ziel ist, dass spezifische Erinnerungen ihr Bedrohungspotenzial verlieren."

Um die Krisen-Skizze sinnvoll zum Einsatz zu bringen, ist eine achtsame Vorgehensweise erforderlich. Erst nach einer ausführlichen Information entscheiden die Klienten-Paare, ob sie mit dieser Methode arbeiten wollen. Als Rekonstrukteure ihrer Krisensituation haben die Paare die volle Kontrolle über den Ablauf und die Darstellung. Aus einer Position der kritischen Beurteilung heraus werden sie zu Experten ihres Erlebens.

- Durch die gemeinsame Konzentration auf ein Blatt Papier und die Darstellung der Ereignisse gelingt dem Paar der Wechsel von der Krisenstimmung zur kompetenten Mitwirkung.
- Durch die ruhige konzentrierte Atmosphäre, die durch das Zeichnen und Erklären entsteht, verflüchtigen sich Gefühle von Scham und peinlichem Berührt-Sein.
- Das Gespräch führt zu einer Erhellung der Paarprobleme und einer ganz neuen Authentizität im Erleben des Paares.
- Mit emotionsbesetzten Themen wie Streit, Drama und Konflikten wird würdevoll umgegangen. Nicht zuletzt deshalb bietet die Methode gerade Menschen, die in ihrer Integrität verletzt wurden, eine Heilungschance an. Ihre persönlichen Grenzen bleiben bei einem Höchstmaß an Offenheit und Achtsamkeit gewahrt.

Die zentrale Botschaft zeigt sich in der Zeichnung. So werden Rückschlüsse auf die Beziehungsdynamik möglich und es zeigt sich besonders deutlich, wie beide im Kontakt miteinander mit Gefühlen umgehen.

Doch wie genau erarbeite ich mit den Paaren eine typische Streitsituation mithilfe der Krisen-Skizze? Zuallererst erkläre ich den Paaren, wie aufschlussreich es ist, eine typische Krisensituation haarklein zu zerlegen, denn so wird deutlich, wie das Paar in Konflikten interagiert. Die genaue Illustration einer Krisen-Sequenz ist ein Fokus, mithilfe dessen man die Paardynamik wie durch ein Brennglas betrachten kann. Wir brauchen eine genaue Darstellung, denn wir wollen uns eine einzige Szene einer heftigen Auseinandersetzung vorstellen und sie festhalten.

Vor uns liegen ein DIN-A3-Block und bunte Filzstifte. So kann das Paar auf das Papier schauen, anstatt mir in die Augen blicken zu müssen oder wieder aufeinander loszugehen. Oft spreche ich auch von Schauspielern und dem, was sie gerade tun, denken, fantasieren, fühlen oder sagen. Die Klienten können so eine gewisse Distanz zu sich selbst gewinnen. Mit verschiedenen kleinen Tricks beruhige ich die Krisenenergie. So verwechsle ich zum Beispiel die Kappen der Filzstifte oder male extra stümperhaft und wir lachen über mein mangelndes Zeichentalent.

Um zu verdeutlichen, wie die Methode der Krisen-Skizze funktioniert, will ich die Arbeit mit einem Paar beschreiben, das zum Zeitpunkt der Arbeit seit 30 Jahren miteinander verheiratet war.

Fallbeispiel: Hans und Anna

Hans und Anna haben kaum noch Sex. Beide zeigen kaum Emotionen und beide waren in ihrer Kindheit schwer vernachlässigt und beschämt worden. In ihrer Interaktion auf meiner Therapie-Couch wirken sie sehr ruhig, werfen sich jedoch ständig unterschwellige Gemeinheiten an den Kopf. Beide hatten sehr erfolgreiche Eltern, die ihre Kinder emotional nicht wahrgenommen haben. Annas und Hans schmales Gefühlsspektrum verwundert deshalb nicht.

In einer Therapiestunde zeigt sich, welch seelisches Leiden hinter der Fassade der ruhigen Distanz steckt. Anna hat Herzprobleme, ignoriert aber die Gefahr dieser Erkrankung. Hans ist fremdgegangen. Als er das wie nebenbei erwähnt, bin ich etwas geschockt. „Wissen Sie davon?“, will ich von Anna wissen, die kaum auf diese Offenlegung reagiert. Sie wirkt zerstreut, macht eine abrupte Kopfbewegung in Richtung Hans. „Weiß ich davon?“, überlegt sie. „Nein, ich glaub nicht. Das ist auch egal. Ich habe mal zu Hans gesagt, er soll sich für den Sex eine Geliebte nehmen. Dann hast du es wohl gemacht.“ Sie schaut ihn kurz an und will dann mit der Therapie fortfahren. „Das ist jetzt auch egal, da kann ich eh nichts mehr dran ändern. Wo waren wir gerade?“

Für die Krisen-Skizze wollen wir uns der Frage zuwenden, warum Anna kein Interesse an der Sexualität mit Hans hat. Dies ist der Grund, warum Hans überhaupt der Paartherapie zugestimmt hat. Da beide nach langer Zeit einen sehr krisenhaften sexuellen Abend miteinander verbracht haben, bietet es sich an, dieses jüngste Erlebnis für die Krisen-Skizze zu nutzen. Ich lege ein Blatt und Stifte bereit. „Wo fangen wir an? In welchem Raum befanden Sie sich?“ Nach kurzer Beratung entscheiden sie sich für das Schlafzimmer. „Wie zeichne ich die Szene? Von oben oder von der Seite? Wo steht das Bett im Raum? Wo ist die Tür, wo der Schrank, das Fenster?“ Vor unseren Augen entsteht ein grober Grundriss des Schlafzimmers. Anna legt Wert auf die genaue Anzahl der Kerzen. Diese soll ich einzeichnen. Hans lacht: „Ich hatte einige Kerzen aufgestellt. Anna hatte Angst wegen der Feuergefahr. Sie hat sich später über meine Leichtsinnigkeit beklagt.“ Hierfür erntet Hans einen unwilligen Blick von Anna. Meine Frage, ob ich die Kerzen an die richtige Stelle male, lenkt die Aufmerksamkeit beider wieder auf das Blatt.

Nach der korrekten Anordnung der Einrichtungsgegenstände können wir uns nun den Hauptakteuren zuwenden. Der Mann soll auf dem Bauch, nur mit seiner Unterhose bekleidet auf seinem Bett liegen. Die Frau sitzt in ihr Nachthemd gehüllt auf seinem Po und massierte ihn. „Wo male ich denn die Hände des Mannes hin?“ Ich zögere bei meiner Zeichnung. Beide überlegen eine Weile. Sie verstehen, wie wichtig jedes einzelne Detail ist. Im nächsten Schritt füge ich wie bei einem Comic in Sprechblasen die gesprochenen Worte hinzu. „Was sagt der Mann?“ Anna schaut nachdenklich auf die Zeichnung. „Tja, ich hab gar nichts gesagt und Hans hat ‚Oh, wie schön‘ gesagt.“ Ich schreibe die Worte in die Sprechblase. „Hat er sonst noch Geräusche gemacht?“ „Ja, ich habe voller Genuss geseufzt“, erinnert Hans sich leicht peinlich berührt. Neben seinen Kopf schreibe ich nun: „Seufz.“ Beide lachen. „So nun kommt der nächste Part. Was haben Sie gedacht oder welche Bilder waren in Ihrem Kopf?“ Um meine Aussage zu unterstreichen, zeichne ich eine kleine Wolke und Gedankenbläschen. Hans sinnt lange nach. „Ja, ich habe gedacht, hoffentlich haben wir danach Sex.“

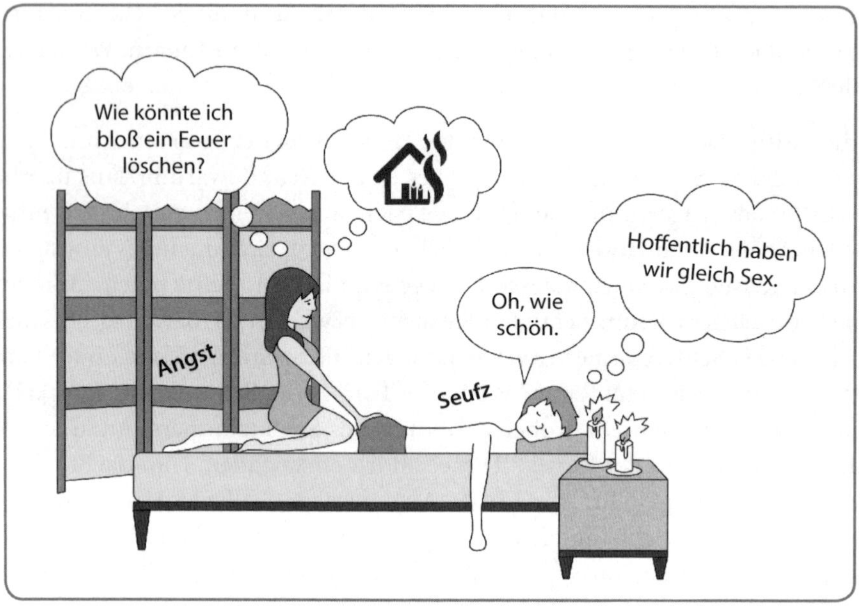

Abbildung 5: Krisen-Skizze – Hans und Anna

„Aha, ahnte ich es doch!", entfährt es Anna ärgerlich, während ich die Worte einfüge. „Und was haben Sie gedacht, Anna?" „Mir war das mit den Kerzen zu gefährlich und ich habe überlegt, wie ich einen Brand löschen könnte." Sie dreht ihren Kopf in Richtung Hans und blickt ihn kampflustig an. Im weiteren Verlauf überlegen wir, ob Hans auch auf Annas Wünsche eingehen könnte. Augenblicklich bricht Anna in verzweifeltes Weinen aus.

Die Kontakt- und Emotionslosigkeit zwischen diesem Paar wird hier aufs Bitterste deutlich. Anna litt an einem bedrohlichen Herzproblem, was jedoch ebenso wenig Thema war wie die Affäre von Hans. Vermutlich machte beides Anna sehr viel mehr aus, als sie sich eingestand, was sich womöglich in ihrer Angst vor einem Feuer niederschlug. Hans dachte an Sex, während Anna sich mit einem womöglich todbringenden Brand beschäftigte. Ansonsten ignorierte Hans die Not seiner Frau und ging lieber fremd, als sich mit ihren Wünschen auseinanderzusetzen. Dies zeigte sich auch daran, dass Anna ganz und gar auf ihn einging und sich komplett zurücknahm. Erst nachdem ich es ansprach, konnte Anna ihre Verletzung zeigen.

Die Bedrängnis seiner Frau wurde Hans erst bei der Betrachtung der Krisen-Skizze klar. Fast wie in Trance berichtete er im weiteren Verlauf von seinem distanzierten Vater, der ihn völlig unbeteiligt zu einer Operation im Krankenhaus abgeliefert hatte, als Hans fünf Jahre alt war. Drei Wochen musste er ganz allein in der Klinik bleiben und keiner besuchte ihn. Danach konnte er nicht mehr sprechen. Anna war die Jüngste von sechs Geschwistern, wieder ein Mädchen. Sie lebte wie eine Dienstbotin in einem eiskalten Dachzimmer und allzu oft vergaß die Familie die Jüngste. So erlebte Anna eine isolierte und einsame Kindheit. In ähnlicher Kälte gestalteten Hans und Anna nun ihre Beziehung miteinander, wie sie beide mit Schrecken feststellen mussten.

Welche erstaunlichen Erkenntnisse die Methode der Krisen-Skizze hervorbringen kann, zeigt auch die Therapie mit einem anderen Paar.

Fallbeispiel: Manfred und Marianne

Manfred und Marianne sind ziemlich isoliert von ihrer Umwelt herangewachsen. Als Reaktion hat Manfred eine sehr einschränkende Zwangsstörung entwickelt und seine Frau leidet unter ausgeprägtem Selbstwertmangel mit einem Hang zum Suizid. Beide sind extrem schüchtern und leiden darunter, dass die Sexualität nicht gelingen will. Erst durch die Krisen-Skizze begreife ich das ganze Ausmaß ihrer sexuellen und persönlichen Probleme.

Die schlimmsten Krisen auch dieses Paares ereignen sich im Schlafzimmer. Nach der Darstellung des Zimmers, des Bettes und der Stellung der beiden Personen beginne ich mit den Sprech- und Gedankenblasen. Der Mann liegt nackt auf dem Rücken. Die Frau liegt neben ihm und stimuliert seinen Penis mit der Hand. Der Mann denkt: „Hoffentlich klappt es dieses Mal." Als Marianne ihre Gedanken oder Bilder beschreiben soll, lacht sie sehr nervös. „Also, mir ist das jetzt sehr peinlich. Ich will meinen Mann ja nicht verletzen. Doch ich will schon sagen, welches Bild ich da vor mir hatte. Also, da habe ich an den Mann gedacht, der einzige Mann, mit dem ich mal Sex vor meiner Ehe hatte. Oh, mein Gott, ist mir das jetzt peinlich. Was soll es. Also ich sah den Penis dieses Mannes vor mir." Ich unterbreche Marianne mit meinen Fragen zur genauen Darstellung dieses Bildes. „Wie soll ich den Penis malen?" Marianne wirkt nun sehr konzentriert. „Also, der Penis, der war sehr viel steifer als der von Manfred." Ich skizziere einen erigierten Penis. „So?" „Ja, genau. Und da kam dann was raus aus seinem Penis." Sie giggelt wie ein Teenager und Manfred putzt sich umständlich die Nase. „Kam da das Sperma raus?" Ich male eine kleine Fontäne über den Penis. Völlig unbefangen verbessere ich mein „Kunstwerk". „Ist das jetzt so richtig gemalt?" Marianne nickt mit hochrotem Kopf und sucht hilflos den Blick ihres Mannes. Manfred grinst etwas gezwungen.

Mir ist nicht ganz klar, warum Marianne so schonend mit ihrem Mann umgeht. Offensichtlich will sie mich auf etwas hinweisen, was ihr wichtig ist, was Manfred aber wohl sehr verletzen würde. Sie tätschelt sein Bein und wendet sich an ihn. „Ist es sehr schlimm für dich? Ich will ja nur, dass wir Hilfe bekommen." Marianne forscht nach Zeichen der Zustimmung. Er nickt zerstreut. „Doch, doch, mach nur." So erteilt er seine Erlaubnis und schaut mich dann sehr offen an. „Also gut", fährt Marianne fort, „Manfreds Penis ist nie steif." Es scheint, als müsse sie allen Mut zusammennehmen. „Dann mal ich mal den Penis hier von dem Mann auf dem Bett anders." Geschäftig schraube ich Stifte auf und zu. Während dieses Ablenkmanövers forscht Marianne noch mal in Manfreds Mine. Er lächelt ihr zu. Marianne leitet mich an, den Penis zu zeichnen. Als Ergebnis haben wir jetzt eher eine gebogene Wurst statt einer geraden Stange. „Ja doch, so sieht es bei Manfred aus." Mariannes Blick scheint zu fragen: „Und jetzt?" Irgendwie begreife ich nicht richtig. „Ja, gut", versuche ich es, „wie sieht denn der Penis aus, wenn ihr Sex habt?"

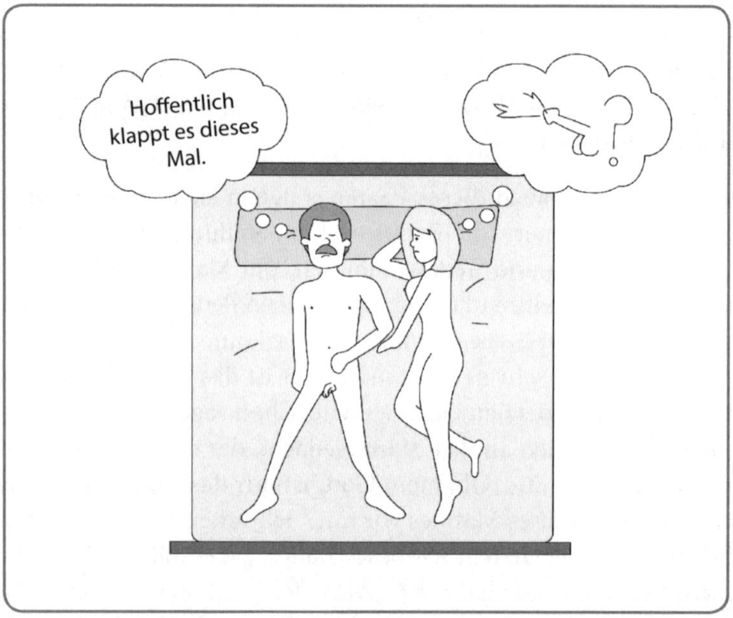

Abbildung 6: Krisen-Skizze – Marianne und Manfred

Meine Stiftspitze wandert zu dem kleinen Springbrunnen des Ergusses in Mariannes Gedankenwolke. „Na ja." Manfred schaltet sich jetzt ein. „Bei mir geht das eben nicht." Es fällt mir schwer, zu begreifen. „Wie macht ihr denn dann Sex?", frage ich erstaunt und muss jetzt all meine therapeutische Feinfühligkeit aktivieren. „Ich möchte euch ja nicht zu nahe treten, doch irgendwie würde mir eine Information sehr helfen. Manfred, wie ist es denn, wenn du dich selber berührst und dich selbst stimulierst?" Manfred zieht hilflos die Schultern hoch: „Nein, das gefällt mir nicht!" Marianne grinst mich an, als wolle sie alle Schuld auf sich nehmen. „Augenblick mal", langsam dämmerte mir etwas. „Wollt ihr damit sagen, ihr hattet noch nie Sex?" Manfred nickt stumm und sieht jetzt sehr klein und hilflos aus. Sofort dämme ich mein Erstaunen ein und schalte auf Anerkennung um. Ich lobe die beiden für ihren Mut und ihr Vertrauen, so offen über ihr Erleben zu sprechen. Jetzt wächst Manfred zusehends und breitet seine ganze Qual vor mir aus. Er fühle sich nicht als Mann, er habe große Angst, dass er nicht normal sei. Marianne schaut ihn voller Ehrfurcht an.

Die beiden waren zu dem Zeitpunkt schon eine ganze Weile bei mir. Ich bin deshalb davon überzeugt, dass Mariannes und Manfreds sexuelle Störung allein durch das Gespräch, ohne die Krisen-Skizze, niemals ans Licht gekommen wäre. Das merkte ich daran, wie unsicher und schamvoll die beiden sich die Frage stellten, ob mit ihnen auch alles in Ordnung sei. Beide hatten, obwohl Anfang Vierzig, noch niemals Sex miteinander gehabt. Manfred kannte keinen Orgasmus. Er konnte sich sogar nur an einen einzigen nächtlichen Samenerguss erinnern, der eher schmerzhaft für ihn war. Das Paar wünschte sich ein Kind und war auch deswegen zur Paartherapie gekommen. Wir brauchten eine ganze Weile, um die Hintergründe zu erhellen. Manfreds Mutter war bei der Geburt fast gestorben. Seine und auch Mariannes überängstliche Eltern waren schon älter gewesen, bis sich schließlich das heißersehnte Kind ankündigte. Beide waren als Einzelkinder in Familien mit Angst- und Zwangsstörungen aufgewachsen. Marianne war als junge Frau wegen ihrer zwanghaften Gedanken bereits in psychiatrischer Behandlung. Beide fantasierten ständig von der Gefahr, mit ihren Gedanken Menschen töten zu können. Nahezu gleichzeitig mit dem ersten gelingenden sexuellen Kontakt lösten sich diese Ängste auf. Es war ein ganzes Stück intensiver Arbeit, die Panik vor dem Sex einzudämmen. Mitte Vierzig wurde Marianne zu ihrer großen Freude dann tatsächlich schwanger.

Neben den Beschreibungen, wie die Methode der Krisen-Skizze als wirkungsvolles Mittel zum Einsatz in der Paartherapie mit traumatisierten Paaren kommt, werden auch die Hintergründe traumatisierter Paare deutlich. Ich bin den Paaren, die sich auf dieses Experiment einlassen, stets sehr dankbar. Mit ihnen und von ihnen konnte und kann ich sehr viel lernen. Die Offenheit, das dahinter liegende Leid und sodann die Lösung der Krisen lassen mich immer wieder staunen. Diese Frauen und Männer, die ihre tiefsten Ängste offenbaren, sind trotz allem sehr starke Persönlichkeiten. Ich hoffe sehr, dass die „Technik" der Krisen-Skizze zu einem Mehr an Wahrhaftigkeit und Aufrichtigkeit beiträgt.

2.5 Anleitung zum Erstellen der Krisen-Skizze

Um die Methode der Krisen-Skizze optimal zu nutzen, hier eine Anleitung zum genauen Verlauf. Im Online-Kurs „Krisen beenden in 10 Schritten“ gibt es zum Erstellen der Krisen-Skizze ein Erklär-Video[3]. Unter Mithilfe eines Paares aus der Weiterbildung zeige ich dort, wie ich die Krisen-Skizze zeichne.

1. Personen als Strichmännchen

Malen Sie zuerst nur die Personen als Strichmännchen, die in der Krisensequenz anwesend sind. Wenn Sie ein Paar begleiten, dann helfen diese Hinweise:

- Interpretationen gilt es auszuschalten, indem die Konzentration auf die Zeichnung gelenkt wird.
- Es ist wichtig, niemals etwas vorzugeben.
- Alle Erzählungen des Paares, die von der Situation fortführen, sollen vorsichtig auf die Szene zurückgelenkt werden.
- Beim Zeichnen der Personen sind die Körperhaltung und die Mimik bedeutsam. Wie soll ich den Arm malen? Wohin schaut die Frau? Wie ist der Mund des Mannes? Ist die Drehung des Kopfes so richtig? Wo hat der Mann die Hand?

2. Worte, Töne und Geräusche

Überlegen Sie mit dem Paar genau, was jede der Personen gesagt hat. Hier können sich Paare gegenseitig helfen. Sie können die Worte in Sprechblasen schreiben, wie in einem Comic. Das erleichtert die Übersicht.

Es ist wichtig, diese Anleitung zu beachten:

- Fragen Sie nach den Worten, Tönen und Geräuschen. Lassen Sie sich am besten diktieren, was genau in die Sprechblase soll.
- Eine Aussage möglichst auf den Punkt bringen.
- Keine langen Sätze aufschreiben. Darin sind vor allem oft alte Geschichten enthalten. Geschichten sind Interpretationen – „Das ist so, weil …“ – und führen dann wieder in den Streit.
- Was hat die Person genau gesagt?

---

3 Siehe ↗ http://www.aufwindinstitut.com

3. Gedanken

Dann erfragen Sie die Gedanken. Was hat jeder während der Krisenszene gedacht. Optimalerweise zeichnen Sie eine Wolkenstruktur um die nicht ausgesprochenen Worte. Die Gedanken sind sehr aufschlussreich, da diese das Überlebensmuster des ehemals traumatisierten Kindes bereits treffend abbilden. Wenn wir in Kapitel 4 den Schutzmechanismus der naiven Traumatheorie und das innere Muster erarbeiten, können Sie aus diesen Gedanken bereits wichtige diagnostische Hinweise gewinnen.

4. Emotionen

Am schwierigsten sind die Emotionen. Aussagen wie „Ich fühle mich eingeengt" oder „Du verletzt mich damit" sind keine Emotionen, sondern Interpretationen. Diese gilt es zu vermeiden. Deswegen ist es sehr sinnvoll, die Basisemotionen (Angst, Trauer, Ärger, Verachtung, Schuld, Scham, Freude) abzufragen und mit rotem Stift in das Bild zu schreiben.

5. Innere Bilder

Wie wir bei den Krisen-Skizzen zur Sexualität gesehen haben, sind auch innere Bilder wichtig. Deswegen fragen Sie ebenfalls danach und fügen das innere Bild in einem umrandeten rechteckigen Extra-Kästchen zur Zeichnung hinzu.

Das Instrument des traumazentrierten Bindungs-Schemas, verbunden mit den Ergebnissen aus dem Beziehungstrauma-Fragebogen, und schließlich der Krisen-Skizze gibt uns bereits vielfältige Informationen über das traumatisierte Paar. Wie diese Erkenntnisse zu einem schlüssigen Bild zusammengefügt und die Intervention bereits in den ersten bedeutsamen Therapiestunden heilsam für das Paar gestaltet werden können, wird unser Ansinnen im weiteren Verlauf sein. Paare in Not brauchen schnelle und wirkungsvolle Hilfe, da die Hoffnung auf Erlösung allzu oft an eine mögliche Trennung vom Partner gekoppelt ist. Eine Trennung wird jedoch den Glauben an haltgebende und heilsame Beziehungen ein wiederholtes Mal untergraben und die Wunde des Traumas vertiefen.

Zusammenfassung

Das traumazentrierte Bindungs-Schema, hergeleitet aus der Bindungstheorie, ist ursächlich beteiligt an den krisenhaften Konflikten traumatisierter Paare. Aufgrund der Sehnsucht nach einer schützenden und haltgebenden Beziehung werden Liebe und Partnerschaft idealisiert. Eine sichere Basis kann jedoch schwerlich auf der Grundlage eines traumazentrierten Bindungsstils aufgebaut werden, erst recht dann nicht, wenn das eigene Kindheitstrauma nicht wahrgenommen werden darf. Über kurz oder lang gesellt sich zu den schwer ertragbaren Symptomen der komplexen Posttraumatischen Belastungsstörung der Kampf mit dem Partner hinzu.

Aus den Komponenten des desorganisierten Bindungsstils
- traumatisierende Eltern,
- Idealisierung von Beziehung,
- Unterdrückung des tatsächlichen Leidens,
- Symptome der PTBS

wurde das traumazentrierte Bindungs-Schema zusammengestellt.

Dieses Schema erklärt, warum dieser Bindungsstil in sich paradox ist, zu Dramen führt und eine Sollbruchstelle für das Scheitern von Beziehungen in sich birgt. Der Kipp-Punkt wird von traumatisierten Paaren in endlosen Streits debattiert, um den befürchteten Zusammenbruch der Partnerschaft verzweifelt abzuwenden. Die Krisen-Skizze beleuchtet genau diese spezielle erste Szene, die immer wieder aufflammt. Anhand dieser Methode gewinnen wir erste wichtige Hinweise zum Kindheitstrauma der beiden Liebespartner.

3. Raus aus dem Drama – Streit ist aktive Empathie-Vermeidung

„Die Ergebnisse von offener Streitkultur und Gefühle-Zeigen sind nicht überzeugend. Diese Ratschläge basieren nicht auf psychologischer Forschung, sondern auf den Überzeugungen der jeweiligen Autorinnen und Autoren. Einer wissenschaftlichen Überprüfung halten diese Ansichten von der positiven Wirkung offener Streitkultur nicht stand."

(Christian Thiel 2007, S. 30)

Nachdem wir Eskalationen und Dramen als mögliche Folge einer komplexen Traumafolgestörung erkannt und daraufhin das paradoxe Beziehungsmuster traumatisierter Paare näher angeschaut haben, erklärt sich nun, warum Streit kaum zur Bereinigung emotionaler Unstimmigkeiten beitragen kann. Ganz abgesehen davon, dass traumatisierte Menschen zu starken Gefühlsausbrüchen neigen, sowie Wut, Angst und Schuldzuweisungen in fataler Weise gegen den häufig ebenfalls traumatisierten Partner richten, erzeugt Streit grundsätzlich ein hohes Stresslevel. Stress verursacht einen dem Trauma nicht unähnlichen Ausnahmezustand. Außerdem belegt die neurobiologische Traumaforschung, dass ein erlittenes Trauma das Stressverarbeitungssystem nachhaltig beeinträchtigt. Selbst nicht traumatisierte Menschen reagieren bei lang anhaltendem Stress mit gesundheitlichen Problemen. Wie mag es erst traumatisierten Menschen ergehen, deren Stressverarbeitungssystem in ständiger Alarmbereitschaft ist?

Das traumazentrierte Bindungs-Schema, welches wir im zweiten Kapitel kennengelernt haben, spielt eine entscheidende Rolle beim Streben nach einer idealisierten Beziehung. Ausgehend von diesem Bindungs-Schema will ich die besondere Krisendynamik traumatisierter Paare erklären. Streit führt dazu, dass Pseudobeziehungen aufrechterhalten werden, und ist in mehrfacher Hinsicht von Vermeidung geprägt. Streitpaare vermeiden die Gestaltung einer wahrhaft erwachsenen Beziehung. Sie umgehen das jeweilige Wachstum zur stabilen Persönlichkeit und allem voran scheuen sie die Wahrnehmung befreienden emotionalen Schmerzes.

Das Drama-Dreieck aus der Transaktionsanalyse passt hervorragend zum Bindungs-Schema des desorganisierten Bindungsstils und verdeutlicht zugleich, warum desorganisiert gebundene Menschen zum heftigen Austausch negativer Emotionen tendieren. Wir betrachten des Weiteren den manipulativen Trauma-Dialog unter dem Aspekt von Täter, Opfer oder Retter und verknüpfen dieses Dreiergespann mit dem traumazentrierten Bindungs-Schema. Dadurch wird die kaschierende Wirkung von Streit und Krisen bei Traumapaaren ersichtlich.

Was traumatisierte Paare aneinander auszusetzen haben, will ich anhand einer Analyse von 30 Paaren, also von insgesamt 60 Männern und Frauen aus meiner Praxis aufzeigen. Die gegenseitigen Vorwürfe dieser Paare werde ich mit einer Befragung vergleichen, in der sich 60 weitere Personen zur Wirkung von Streit geäußert haben. An diesem Vergleich wird die Wichtigkeit des Streitausstiegs offensichtlich. Der Streitausstieg ist eine der zentralen, wenn nicht die zentrale Methode in der traumasensiblen Paarberatung, denn sie hilft dem Paar, den wachstumsvermeidenden Trauma-Dialog zu überwinden. An konkreten Fallbeispielen und Arbeitsanleitungen will ich nun zeigen, wie ich mit Traumapaaren die Eskalation stoppe.

3.1 Der Trauma-Dialog des Drama-Dreiecks

Wie bereits ausgeführt, geht die Bindungstheorie John Bowlbys von verschiedenen Bindungsstilen aus. Die Transaktionsanalyse nach Eric Berne (2002) arbeitet demgegenüber mit Ich-Zuständen: einem Eltern-Ich und einem Kind-Ich und der Einschätzung des Erwachsenen-Ichs: „Ich bin o. k. / ich bin nicht o. k." beziehungsweise „Du bist o. k. / du bist nicht o. k.". Wenden wir dies auf die Bindungsstile an, dann geht ein sicher gebundener Mensch davon aus, dass jeder der beiden Beziehungspartner im Grunde in Ordnung ist. Unsicher gebundene Personen empfinden entweder sich als o. k. und den anderen als nicht o. k. oder sich selbst als nicht o. k. und den anderen aber als o. k. Beim desorganisierten Bindungsstil sehen sich beide Beziehungspartner als nicht o. k. an Insgeheim fürchten sie, auch der andere könne nicht o. k. sein, hegen aber fatalerweise die Hoffnung auf gegenseitige Rettung.

Aufgrund der Sehnsucht nach einer sicheren Beziehung wird der Partner anfangs häufig idealisiert – ein Trugbild, das im Verlauf der Partnerschaft in sich zusammenfällt. Um die Gefahr einer endgültigen Desillusionierung zu bannen, entspinnt sich sehr bald ein erbitterter Angriffs- und Verteidigungs-Dialog. Der Partner, der zu Beginn der Beziehung mehr als in Ordnung ist, bemüht sich, dem rosaroten Traumbild zu entsprechen. Zeigt er aber sein wahres Gesicht, droht alles auseinanderzudriften. Viele traumatisierte Menschen fühlen sich nur dann wohl, wenn sie umsorgt, gehalten und beschützt werden. Entpuppt sich dies als Illusion, empfinden sie es schnell so, als hätten sie Schutz und Liebe überhaupt nicht verdient. Es ergibt sich eine schwindelerregende Abfolge von Wechseln zwischen „Ich bin o. k., ich bin nicht o. k." und „Du bist o. k., du bist nicht o. k.". Der desorganisiert gebundene traumatisierte Mensch sieht dann sich selbst, seine Beziehung und seinen panischen Wunsch nach Rettung am Rande eines Abgrunds. Dem Drama sind Tür und Tor geöffnet. Das fragile Gleichgewicht ist in Gefahr und mit ihm die darauf aufgebaute Paarbeziehung.

Zur Klärung der tiefen Verunsicherung hilft dem verzweifelten Paar, den paradoxen Bindungsstil und die Gesetzmäßigkeiten des Drama-Dreiecks zu verstehen. Lassen Sie mich diese Zusammenhänge anhand eines Fallbeispiels erklären:

Fallbeispiel: Dagmar und Johannes

Dagmar lernt Johannes auf einem Coaching-Seminar kennen. Johannes ist der Assistent des Dozenten und Dagmar dessen Geliebte. Dagmar fühlt sich vom Seminarleiter missbraucht und ausgebeutet. Sowohl finanziell wie seelisch ist sie am Ende. Johannes steht nach einem überstandenen Herzinfarkt und einer Burnout-Krise wieder in seiner männlichen Kraft. Die Trennung von seiner unselbstständigen ersten Ehefrau hat er mehr schlecht als recht überwunden. Die schöne und hilflose Dagmar berührt sein Herz.

Dagmar hat noch niemals ein wirkliches Zuhause gehabt. Ihre Mutter hatte sie als kleines Mädchen früh in ein Kinderheim abgeschoben. In Johannes sieht sie ihren Ritter in schimmernder Rüstung, zumal er über Geld und Einfluss verfügt. Johannes wiederum erscheint Dagmar in ihrer engelsgleichen Anschmiegsamkeit als Inbegriff von Weiblichkeit. In seiner Kindheit war er, nach dem Selbstmord seines Vaters, von drei Frauen (Mutter, Oma und Tante) dominiert worden. Johannes und Dagmar verlieben sich auf der Stelle ineinander.

Das Leben außerhalb des Schutzraumes Seminar entpuppt sich jedoch nicht als ganz so romantisch wie erträumt. Dagmar leidet unter dem vertrauten Kontakt zwischen Johannes und der ersten Ehefrau. Zwar unterstützt Johannes Dagmar finanziell, doch verschlingen in ihren Augen die Exfrau und der Sohn aus dieser Verbindung das Geld, das ihr selbst zusteht. Johannes begreift nach und nach, dass Dagmar niemals vorhatte, ihren eigenen Unterhalt zu verdienen. Da sie ebenso unselbstständig ist wie die Expartnerin und zudem noch fordernder, regt sich bei ihm Widerstand. Dagmar verweigert ihm im Gegenzug die emotionale und sexuelle Zuwendung. Ihre Vorstellung von einer sicheren Familie, die sie ja nie hatte, bekommt ernsthafte Risse. Sie bedrängt den 16 Jahre älteren Johannes, er möge sich in Therapie und ärztliche Behandlung begeben. Sie habe schließlich Ansprüche. Im Coaching-Seminar sei er so männlich aufgetreten.

Johannes gibt schließlich nach und stimmt einer Paarberatung zu. Erschwerend ist hinzugekommen, dass Dagmar sich in einen sehr viel jüngeren Mann verliebt hat. Sie verlangt von Johannes die Duldung dieses „Trostes", bis Johannes seine ausstehende Entwicklung in der Therapie nachgeholt habe. Von Dagmars Retter, der sie aus den Fängen des missbrauchenden Trainers befreite, ist Johannes zum Opfer der

Anspruchshaltung zweier Frauen degradiert worden. Dagmar sieht sich ebenfalls als Opfer und bezeichnet Johannes als Vertragsbrecher, der ihr den Himmel auf Erden versprochen und nun trotz seines Reichtums ihre monatliche Überweisung gekürzt habe.

Dagmar und Johannes haben in ihrer Kindheit instabile Bindungserfahrungen gemacht. Beide sehnen sich nach der „großen" bedingungslosen Liebe. Beide sehen sich als Opfer der Umstände. Beide wurden herumgestoßen und suchten jeweils Rettung beim anderen. Schon bald werfen sie sich gegenseitig vor, ausgenutzt zu werden. Johannes fühlt sich von Dagmars herrschsüchtigem Wesen paralysiert. Dagmar leidet darunter, dass Johannes sie ständig allein lässt und sie sich in dem großen Haus wie eine Gefangene vorkommt. Beide fühlen sich durcheinander und unverstanden.

An diesem Fallbeispiel lässt sich das Drama-Dreieck der Transaktionsanalyse hervorragend erklären. Die drei Rollen von Täter, Opfer und Retter spiegeln die Bewertungen der beiden Ich-Zustände Kind- und Eltern-Ich. Dem Täter wird oftmals die Rolle des Bösen zugedacht. Für Johannes war Dagmar die Böse, die ihm sein Geld raubte und ihn zudem mit dem jüngeren Mann betrog. Für Dagmar war Johannes der Böse, der sie immerzu allein ließ und ihr seine Liebe und finanzielle Unterstützung entzog. Der Täter agiert „vorgestellt" aus dem „überlegenen" Eltern-Ich heraus. Zum Beispiel sah Johannes sich im Recht, wohingegen Dagmar sein Verhalten zu dominant erlebte und sich abhängig fühlte. Johannes forderte Dagmar niemals heraus, eigenes Geld zu verdienen. Im Gegenteil, er gab Dagmar stets mehr, als sie tatsächlich zum Leben brauchte. Doch auch ein Mensch im unselbstständigen Kind-Ich wirkt durch emotionale Erpressung ausbeutend. Dagmar empfing ihren Mann oft weinend, wenn er nach Hause kam. Sie habe sich den ganzen Tag ohne ihn gelangweilt. Die Opfer-Attitüde der vernachlässigten Gattin erzeugte in Johannes Schuldgefühle. Damit appellierte sie zugleich an Johannes Zuwendung, ohne jedoch Verantwortung zu übernehmen. Über Schuldgefühle war Johannes überaus manipulierbar. Er war bereit, sogar den Liebhaber zu tolerieren, nur um nicht als egoistischer Materialist dazustehen. Gerne übernimmt auch das Opfer aus einer Position der moralischen Erhöhung heraus eine Retter-Funktion, um das „verkommene Wesen des Bösen" zu läutern. Dagmar wusste genau, welcher nächste Schritt anstand, damit Johannes seine maßlose Exfrau in die Schranken wies.

Wie bei Dagmar und Johannes wechseln diese Rollen von Täter, Opfer und Retter bei traumatisierten Paaren ständig hin und her, angeheizt durch Kritik, Rechtfertigung, Geringschätzung oder Zuwendungs- beziehungsweise Gesprächsverweigerung.

Alle drei Rollen des Drama-Dreiecks verkennen die Realität. Der Dialog zwischen dem Paar ist manipulativ. Zuweisungen von „Ich bin o.k., du bist nicht o.k." gegenüber „Wieso bin ich für dich nicht o.k., aber du bist o.k.?“ fliegen beliebig hin und her. Der Ich-Zustand des erwachsenen, verantwortlich Handelnden wird durch diesen realitätsfremden Dialog ebenso ausgeblendet wie die Not des traumatisierten Kindes. Auf das Traumasymptom wird aufs Bitterste eingehackt wie auf ein Schutzschild im Nahkampf. Beide haben so ihren Anteil an der Ignoranz gegenüber dem tatsächlichen Opfer, dem ehemals traumatisierten Kind.

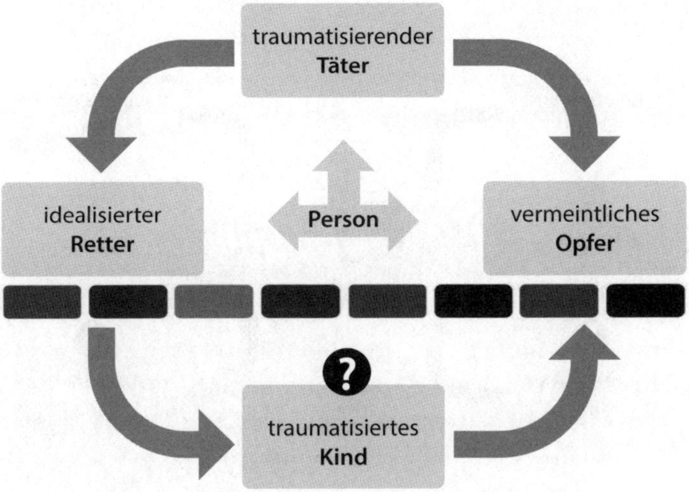

Abbildung 7: Das Drama-Dreieck im Bindungs-Schema

In Verbindung mit dem Drama-Dreieck verdeutlicht das traumazentrierte Bindungs-Schema, dass die Symptome der komplexen Traumafolgestörung in Beziehungen den Opferstatus regelrecht zementieren. Beide Partner werden in das ehemalige Trauma zurückgeworfen, ohne die Qualen des damaligen Kindes auch nur wahrzunehmen. Für die Betroffenen muss es sich anfühlen, als würde jeder für die Folgen des erlittenen Kindheitstraumas zusätzlich bestraft, ohne indes die Zusammenhänge zu erkennen.

Das Modell des Drama-Dreiecks ist aufschlussreich, es berücksichtigt jedoch nicht die stattgefundenen Verletzungen in der Kindheit. Die Transaktionsanalyse fokussiert sehr stark auf den Dialog, in dem die Rollen Opfer, Täter oder Retter mal von der einen, mal von der anderen Person übernommen werden. Diese Betrachtungsweise ermöglicht zwar einen erweiterten Blick auf den Drama-Dialog bei traumatisierten Paaren, doch erst wenn wir das traumazentrierte Bindungs-Schema hinzunehmen, wird klar, dass beide Partner auch einen verdeckten Dialog im Inneren zwischen innerem Täter, vermeintlichem inneren Opfer und dem herbeigesehnten Retter führen. Letzteres geschieht, ohne ein Bewusstsein für das eigene Trauma der Kindheit zu entwickeln. Aber auch das traumazentrierte Bindungs-Schema liefert ohne das Drama-Dreieck der Transaktionsanalyse nicht ganz so viel Brisanz. Bringen wir jedoch beide Modelle zusammen, bekommen wir eine erste Ahnung von der tatsächlichen Dynamik traumatisierter Paare. Deren ganzes Drama offenbart sich, wenn wir den inneren Dialog mit dem äußeren Dialog zusammenbringen. Die Betroffenen selbst jedoch blicken nicht im Geringsten durch und finden keinen Ausweg.

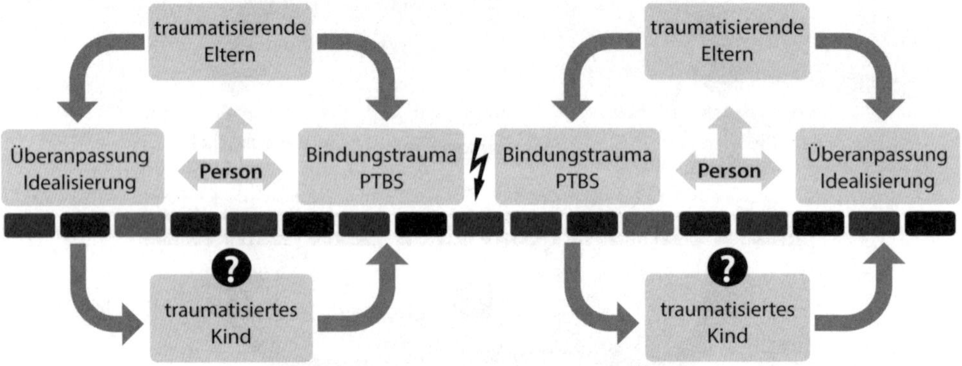

Abbildung 8: Innerer und äußerer Dialog

Zwei Muster subjektiv erlebter Wirklichkeiten treffen hier aufeinander und doch debattiert das Paar über eine objektive „Wir"-Realität, die es so gar nicht geben kann. Die Retter-Funktion des Partners wird schnell entmystifiziert und gnadenlos wie ein Betrugsdelikt geahndet. Zudem verhindert der zwischen dem Paar stattfindende Schein-Dialog, dass das Kindheitstrauma aufgedeckt wird. Wenn die begleitende Fachperson aus Beratung und Therapie diese paradoxe Aushandlung nicht durchschaut, sitzt sie der Trauma-Verschleierungs-Taktik des Paares auf und lässt die Klienten – ohne es zu wollen – im Stich. So werden Paartherapeutinnen und Paarberater ungewollt zu Komplizen der schädigenden Eltern und tragen zudem zur gesellschaftlichen Tabuisierung des Traumas bei. Traumatisierte Paare brauchen jedoch einen Therapeuten, der Licht in die oben abgebildeten traumazentrierten Bindungs-Schemata bringt, also keinen Therapeuten, der sein eigenes nicht bewusstes Bindungs-Schema mit seinem inneren Drama-Dreieck den Bindungs-Schemata des Paares hinzufügt.

Der Dialog des Drama-Dreiecks soll den Täter, das „Monster" im Inneren der Partnerin / des Partners entlarven: „Mir scheint, als wäre er / sie manchmal ein völlig anderer Mensch, den ich nie geheiratet hätte." Er soll an die Retterfunktion der Partnerin / des Partners appellieren: „Früher warst du immer so hilfsbereit." Und er soll Mitleid für das Opfer empfinden infolge des Traumasymptoms: „Was kann ich denn dafür, dass ich ständig krank bin? Willst du mir das nun auch noch vorwerfen?"

Immer aufgeregter und emotional aufbrausender wird gestritten und gekämpft. Erlösung, Heilung oder Erkenntnisse werden in dieser Weise nicht erlangt. Im Gegenteil: Die Fronten verhärten sich, Feindseligkeit macht sich breit, die Liebe schwindet. Der Drang zum Streiten artet zum Zwang aus. Das Austragen von Konflikten entwickelt eine Eigendynamik. Womöglich fühlen sich traumatisierte Menschen von der Dramatik regelrecht aufgeputscht. Selbst wenn Leid zum Dauerzustand wird, mag der Zustand von Qual und Pein dennoch eigentümlich vertraut und heimelig sein.

Streit, das Ausagieren von Gefühlen und Problemgespräche tragen in solchen Fällen nicht zur gesunden Lebendigkeit in Paarbeziehungen bei. Selbst wenn Bücher und Workshops faires Streiten, die Kunst des Streitens, richtiges oder kluges Streiten empfehlen oder anleiten: Streit löst keine Probleme! Streit verhindert wegen des enormen Stressfaktors die Klärung von Konflikten. Deswegen bringe ich den Paaren sehr bald schon bei, aus jedem Streit auszusteigen. Die größte Herausforderung sind hierbei die starken Emotionen. Ebenso diffizil gestaltet sich die Sensibilisierung für den Umstand, dass Gesprächsverweigerung ebenso zum Krieg beiträgt wie Kritik oder Vorwürfe.

Streit ist wegen der Impulsivität ein großes Thema bei traumatisierten Paaren. Streit wird leidvoll erlebt, ist aber zugleich der Ausweg, um in Kontakt miteinander zu treten, ohne sich den Ängsten und Verletzungen zu stellen. Eine wahrhafte Begegnung kann so nicht stattfinden; dazu müssen erst die früheren Traumata aufgearbeitet werden. Leiden könnte befreien, doch das war im Zusammenleben mit den schädigenden Eltern tabu. Heute will man sich sein eigenes Leid nicht mehr anschauen und auch der Partner wird sanktioniert, wenn er leidet oder auf Kummer hinweist. Stattdessen wird gestritten, ohne den Umstand der Vermeidung wahrzunehmen. Jeder weist die eigene Problematik weit von sich. „Ich habe nur *ein* Problem, und das bist du."

Wirkliche Nähe kann nur dann zwischen zwei Menschen entstehen, wenn sie die Erschütterung in der Begegnung mit dem Gegenüber ertragen und die eigene Verletzlichkeit genauso zulassen können wie die des anderen. Streit hat die Funktion, Leiden in einer gefühlsreduzierenden Form zum Ausdruck zu bringen, ohne den Status quo der Beziehung infrage zu stellen. Zwar kommt auch so die Not der Kindheit auf einem Umweg zum Ausdruck, sie ist jedoch kaum noch zu erkennen und macht deswegen nicht so viel Angst. Das Austragen hoch emotionaler Konflikte ist somit der Versuch, sich dem anderen mitzuteilen oder den anderen verstehen zu wollen und gleichzeitig die Panik vor dem wirklichen Erkennen zu mindern. Daraus entsteht eine innere Einsamkeit, die vom anderen isoliert, und trotzdem darf die Entfremdung als solche nicht erkannt werden.[4]

3.2 Was sagen Experten zum Thema Streit?

Wenn wir uns weiterhin mit der Bedeutung des Streitens bei der Begleitung traumatisierter Paare beschäftigen, dann ist eine Definition von Streit hilfreich. Es gibt zwar sehr viele Anleitungen für faires, richtiges oder kluges Streiten, aber leider kaum wissenschaftliche Untersuchungen zur tatsächlichen Wirkung von Streit auf die Partnerschaft. So zeigte beispielsweise die Langzeitstudie, die Kurt Hahlweg (2008), Professor für Klinische Psychologie, Psychotherapie und Diagnostik an der Technischen Universität Braunschweig, im Rahmen des Deutschen Kongresses für Psychosomatische Medizin und Psychotherapie vorstellte, dass ein lauter emotionsgeladener Konflikt auf eine baldige Trennung hindeutet.

Das treffendste Verständnis zur Problematik impulsiver Beziehungskämpfe beziehe ich aus den Untersuchungen des amerikanischen Paarforschers John M. Gottman, der herausfand, dass glückliche Paare, anstatt in schlechter Stimmung über Probleme zu reden, lieber bei guter Gestimmtheit nach Lösungen suchen. Sie vermeiden vor allem Vorwürfe, Rechtfertigungen, Geringschätzung oder Kommunikationsverweigerung. Frauen bringen die Knackpunkte in der Beziehung sehr viel häufiger vor als Männer. In erfolgreichen Partnerschaften reagieren Männer achtsamer und wertschätzender auf die „behutsame" Ansage der Frauen. Dies fand Gottmann heraus, der über Jahrzehnte 7000 Paare in einem Ehelabor beobachtete. Er stellte fest: „Es gibt bestimmte Formen von Negativität, die sich, wenn ihnen freier Lauf gelassen wird, auf eine Beziehung derart tödlich auswirken können, dass ich sie die ‚vier apokalyptischen Reiter' zu nennen pflege" (Gottman 2008, S. 41 f.).

Die starke Metapher der apokalyptischen Reiter entnahm Gottman sicherlich der Bibel, in der von vier aufeinanderfolgenden Reitern die Rede ist, die wie Vorboten die nahende Apokalypse, also den bevorstehenden Weltuntergang, ankündigen. Mit diesen Geißeln der Menschheit vergleicht der amerikanische Eheforscher die häufig anzutreffende Negativität in Paarbeziehungen. Und er bezieht sich dabei nicht explizit auf traumatisierte Paare.

---

4 Diese Zusammenhänge habe ich bereits in meiner Doktorarbeit anhand des Ansatzes von Frieder Wölpert (1983) zur Kompromissbildung beschrieben. K. Klees (1992): Partnerschaftliche Familien.

Die vier apokalyptischen Reiter:

Kritik / Vorwurf: Dieser Reiter zielt nicht auf das Verhalten, sondern auf die Person und ihren Charakter und soll Schuld zuweisen und verurteilend wirken.

Geringschätzung / Verachtung: Hierzu zählen vor allem nonverbale Gesten und Untertöne, wie bissiger Spott, Augenrollen, Auslachen, Hohn, Grinsen, abschätziges Kopfschütteln und jeder mimische Ausdruck negativer Gedanken. Dieser Reiter drückt aus, dass es ungelöste Probleme gibt, die sich in Wut, Drohungen, Provokation und Streitsucht äußern.

Rechtfertigung: Hiermit versucht der eine Partner dem anderen die Schuld wieder zurückzuschieben. Rechtfertigungen lassen den Konflikt eskalieren, da dem anderen nachgewiesen werden soll, wie dumm und ungerechtfertigt die Kritik ist.

Rückzug / Mauern: Hier trägt der eine Partner scheinbare Gleichgültigkeit zur Schau, indem er schweigt, das Zimmer verlässt, resigniert, Gesten des Zuhörens zurückhält oder wie eine reglose Wand wirkt.

Traumatisierte Paare streiten sich oft heftig. Für diese Paare ist es sehr aufschlussreich, zu Beginn der Beratung die apokalyptichen Reiter kennenzulernen. Wenn sie hier sensibilisiert werden, gelingt es ihnen vielleicht, ganz auf Angriff, Rechtfertigung, Geringschätzung oder Gesprächsverweigerung zu verzichten. Der Paartherapeut Tobias Ruland (2015, S. 69) greift den Ansatz von Gottman auf und gibt zu bedenken: „Es gibt eigentlich nicht vier, sondern nur einen apokalyptischen Reiter in zwischenmenschlichen Beziehungen, der noch nicht einmal ein eleganter Reiter ist, sondern ein gnadenloser apokalyptischer Berserker: Machtausübung in einer Hierarchie, die als unangemessen empfunden wird.“ Die Botschaft des apokalyptischen Berserkers der Macht kommt nach Tobias Ruland (2015, S. 217) beim Gegenüber in einer ganz bestimmten Weise an: „Ich möchte dir meine innersten Gedanken und Gefühle mitteilen, und du erwartest von mir, dass ich dich damit nicht behellige, weil du die Wahrheit nicht erträgst und nicht in der Lage bist, dich mit meinen innersten Gedanken und Gefühlen konstruktiv auseinanderzusetzen.“

Und damit ist nicht gemeint, dass ich dem anderen erkläre, was er / sie falsch macht, wo er / sie mir schadet oder was am Charakter nicht stimmt. Es geht hierbei um Selbstoffenbarung, eine Form der Intimität, in der ich mich nicht abhängig von der positiven Reaktion des Partners mache. Und wieder hat Tobias Ruland (2015, S. 109) dies wunderbar auf den Punkt gebracht: „Intimität bedeutet, dass sich ein Mensch in Gegenwart eines anderen selbst versteht und offenbart. Intimität bedeutet, durch das, was man tut oder sagt, sich selbst, sein Innerstes, seine eigenen innersten Gefühle und Gedanken wahrhaft nach außen zu tragen und sich selbst bei dieser Selbstpreisgabe zu erleben."

Um dem Phänomen des emotionalen Wortgefechtes in traumatisierenden Paarbeziehungen näher zu kommen, ist auch die Auffassung eines auf dem Weg der Selbsterkenntnis weit vorangeschrittenen Autors Gay Hendricks (2010) zum Thema Streiten sehr aufschlussreich: „Kritik und Schuldzuweisungen sind eine Sucht, eine kostspielige Sucht. Denn unter all den Faktoren, die in einer engen Partnerschaft die Vertrautheit zunichtemachen, sind sie der Spitzenreiter."

Die Darlegung des bekannten Mystikers Eckhart Tolle (2004, S. 157 f.) zum Streit in einer Beziehung bringt uns einer Definition ebenfalls einen ganzen Schritt näher: „Es scheint, dass die meisten Liebesbeziehungen sehr bald zu Hassliebe-Beziehungen werden. (…) Es mag so aussehen, als müsste man nur die negativen und zerstörerischen Zyklen ausrotten, und schon wäre alles gut, schon würde die Beziehung wundervoll aufblühen. (…) Die Polaritäten bedingen sich gegenseitig. Beide sind in Wirklichkeit verschiedene Aspekte derselben Funktionsstörung."

Jeder Beziehungsstörung, die sich im gegenseitigen Bekämpfen manifestiert, liegt demnach Negativität zugrunde. Negativität ist die Weigerung, eine Veränderung zum Guten aktiv anzugehen. Was meint Eckhart Tolle jedoch mit dem Begriff der Funktionsstörung, die seiner Meinung nach den Schwierigkeiten in negativ geprägten Paarbeziehungen zugrunde liegt? Er führt dazu aus: „Jede Abhängigkeit entsteht aus der unbewussten Weigerung, deinen eigenen Schmerz anzuschauen und zu durchleben. Jede Sucht beginnt mit Schmerz und endet mit Schmerz. Man benutzt jemanden, um seinen Schmerz zuzudecken. Deshalb gibt es nach dem Abklingen der ersten Euphorie so viel Unglück, so viel Schmerz in intimen Beziehungen. Sie sind nicht die Ursache für Schmerz und Unglück. Sie bringen den Schmerz und das Unglück, die schon da sind, zum Vorschein" (Tolle 2004, S. 162).

In einer gesunden, entwicklungsfördernden Beziehung treffen Mann und Frau unter anderem auch Absprachen, von Tobias Ruland (2015, S. 127) als Allianz bezeichnet. Er meint, es gibt eine wichtige Grundregel für eine konstruktive Allianz: „… die Anliegen des Allianzpartners so wichtig zu nehmen, wie die eigenen Anliegen. Das heißt nicht, dass man immer alle Anliegen teilen muss, es bedeutet lediglich, dass man seine eigenen Anliegen nicht wichtiger nimmt als die Anliegen des Partners und umgekehrt."

Streit ist zudem kein Zeichen entgleister Kommunikation: „Die gebetsmühlenartig vorgetragene Botschaft vieler psychologischer Berater und Ratgeber, die meisten zwischenmenschlichen Konflikte seien eigentlich auf Kommunikationsprobleme zurückzuführen, und man müsse die Menschen nur die richtige Weise lehren, miteinander zu kommunizieren, halte ich für vollkommen irreführend, denn es trifft überhaupt nicht den Kern des mit weitem Abstand häufigsten Problems: fehlender Respekt. Und dieser fehlende gegenseitige Respekt drückt sich durch Schaffung unangemessen empfundener sozialer Hierarchien aus" (Ruland 2015, S. 74).

Diese Aussagen der wenigen Experten, die Streit in einer Partnerschaft nicht als normal, reinigend oder als Zeichen mangelnder Kommunikation betrachten, können wir nun zusammenfassen und kommen sodann zu einer **Definition von Streit**:

Streit – also in schlechter Stimmung über Probleme zu reden – ist die Weigerung, den eigenen Schmerz anzuschauen oder sich mit dem Leid des Partners konstruktiv auseinanderzusetzen. Die grundsätzliche Negativität verhindert Absprachen und ist zugleich Anzeichen mangelnden Respekts füreinander und feindseliger Machtausübung gegeneinander. Streit ist eine generelle Funktionsstörung in Beziehungen, um sich durch Schuldzuweisungen, Geringschätzung und Distanzierung voreinander zu verbergen.

Argumente und Kritik treten an die Stelle echter, wahrhafter und entwicklungsfördernder Wahrnehmung. Männer und Frauen stehen einander als Feinde, Fremde oder im Kampf Verbündete gegenüber. Das erlebte Trauma ist demnach mitnichten an den Inhalten der Debatten zu erkennen, durchaus jedoch an der Schärfe oder Brisanz der Emotionen.

Doch lassen wir die Betroffen selbst zu Wort kommen. Wie denken streitende Paare über das Streiten? Worüber wird gestritten und wie wird der Disput erlebt? Nachdem wir uns die Meinung der Experten in Sachen Theorie und Forschung angeschaut haben, widmen wir uns nun den Experten aus dem wahren Leben.

3.3 Aussagen von Männern und Frauen zur Wirkung von Streit

Ich habe Behandlungsprotokolle von 30 traumatisierten Paaren ausgewertet, die im Verlauf eines bestimmten Jahres zur Beratung ins Aufwind-Institut gekommen sind. Galt bis vor einigen Jahren noch, dass hauptsächlich Frauen Opfer von Gewalt und Trauma in der Familie waren und Männern die Rolle des Täters zukam, so ändern sich diese Zuschreibungen mittlerweile. Die Gewalt, die auch Söhnen angetan wird, zeigt sich an den zunehmenden Hemmungen von Männern in Liebesangelegenheiten. Die Grausamkeit von Müttern bildet die verzweifelte Wut der Frauen gegen ihre Partner ab.

Es gibt durchaus geschlechtstypische Unterschiede im Streitverhalten traumatisierter Paare und oft reklamieren immer noch Frauen die Opferrolle für sich und machen ihren Männern Vorwürfe. Aber längst sind erfolgreiche Frauen finanziell nicht mehr so abhängig wie Dagmar in unserem letzten Fallbeispiel. Mir fallen in meiner Praxis in letzter Zeit viele Frauen auf, die ihre Männer verbal beschämen, an ihnen herumkritisieren und sich ärgerlich beschweren. Diese Frauen sind frustriert und kratzbürstig, ihre Partner sind ratlos, ohnmächtig und lassen die Schimpftiraden oftmals ohne Widerstand über sich ergehen, fühlen sich also vermehrt ebenfalls als Opfer. Manche Männer ziehen sich zurück, arbeiten übermäßig, da sie sich zu Hause nicht mehr wohlfühlen. Viele haben Schuldgefühle, da die Vorwürfe der Partnerin im Kern Richtiges enthalten. Viele akzeptieren die Definition ihrer Frauen, dass die vorgebrachten Probleme gelöst werden müssen.

In der Beratung nimmt die Klage von Frauen über den Mann großen Raum ein, als sei er Ursache ihrer Unzufriedenheit. Der Mann wird als Trottel oder Ignorant bezeichnet und manchmal wirkt es, als seien diese Frauen regelrecht fixiert auf ihren Frust. Nicht selten vertreiben sie ihre bessere Hälfte mit ihrer Kritik und beschweren sich gleichzeitig über die häufige Abwesenheit. Die Aushandlung, wer Täter und wer Opfer ist, nimmt in der Paarberatung unter dem Aspekt, wer recht hat oder wer schuld ist, einen breiten Raum ein.

Was jedoch beklagen aggressive Frauen genau an ihren Männern? Im Wesentlichen leiden sie unter der häufigen Abwesenheit ihrer Partner, ihrer emotionalen Unzugänglichkeit und dem Ausweichen bei Gesprächen. Die Frauen fühlen sich im Stich gelassen, zurückgewiesen, unbeachtet, überfordert, benutzt und stehen gelassen. Die Männer widmen sich in extremer Weise ihrem Beruf, stürzen sich in aufwendige Hobbys, sitzen ständig am Computer, schauen fern oder finden andere Gründe, einer Begegnung auszuweichen. In extremen Fällen gehen sie fremd, betrinken sich oder verschleudern ihr Geld mit PC- oder Telefonsex. Viele Männer halten die Frauen hin, lehnen gefühlvolle Nähe oder Gespräch ab, lügen oder halten sich nicht an Absprachen. Die folgende Aussage einer Frau bringt die Entfremdung der Paarebene gut auf den Punkt:

„Ich fühle mich von meinem Mann als Frau nicht beachtet. Ich habe versucht, ihn darauf aufmerksam zu machen, kam damit aber überhaupt nicht rüber. Er fand mich extrem egoistisch. Er versteht mich nicht im Ansatz und ich frage mich, hat er überhaupt noch Gefühle für mich? Ich soll meine Pflicht erfüllen und mal bereit zum Sex sein. Er sagt dazu, dass ich mir das einbilde. Er erscheint mir schon immer eher hart, unerbittlich und unnahbar, als sei eine dicke fette Mauer aus Metall um ihn herum. Er bezeichnet mich als Träumerin, die keine Ahnung von der Welt hat, von der Realität, wie sie wirklich ist. Dann kam die Sache mit unserer Nachbarin. Er hatte ein

Verhältnis mit ihr. Er hat mich belogen und betrogen. Ich war zutiefst verletzt. Er sagte, er habe die Beziehung beendet, doch es kam heraus, dass das nicht stimmte. Als er dann auszog, fühlte ich mich merkwürdig befreit. Als er dann doch wieder zurückkam, wurde alles sehr schnell wieder wie zuvor."

Oftmals zweifeln die Klientinnen an ihrer Wahrnehmung, da ihre Unzufriedenheit und die ausgedrückte Wut von den Partnern als Begründung für die männliche Distanzierung benannt werden. Diese Klientin weiß nicht mehr, was sie glauben soll:

„Ich fühle mich von ihm allein gelassen. Er ist immer mit Freunden fort, auf ein Bierchen und hat Vergnügen, während ich zu Hause arbeite. Ich habe ihm deswegen bittere Vorwürfe gemacht. Er sagt, ich führe ständig Kaugummigespräche, eben weil er mich vorverurteilt. Er fühlt sich von mir bevormundet und herabgesetzt. Dabei braucht eben er sehr lange, bis er sich auf Kompromisse einlässt oder etwas einsieht. Er weiß immer alles besser und verdreht die Dinge. Er beleidigt mich, wenn ich mich verteidigen will. Wenn ich das zur Sprache bringe, sieht er es als persönlichen Angriff. Ständig sitzt er vor der Glotze. Wenn ich den Abend anders gestalten will, dann scheitert das. Also ziehe ich mich zurück und tue mir selbst leid. Ich habe nun genug Zurückweisungen erlebt. Er sagt, ich würde ihn psychisch fertig machen."

Für die Frauen stellt es sich häufig so dar, dass ihre Männer mit Gefühlen, Gesprächen oder Nähe nicht viel anfangen können.

„Mein Partner will sich in bestimmten Situationen nicht mit mir auseinandersetzen. Ich fühle mich schuldig, wenn ich etwas anspreche und ihn in seiner Angst erlebe. Ich habe dann das Gefühl, alles kaputt gemacht zu haben. Wenn er sich dann zurückzieht, erlebe ich große Verlassenheitsängste. Dann will ich lieber gehen, weil ich ja sowieso verlassen werde."

Zwei Männer berichten, wie es ihnen mit dem Wunsch ihrer Partnerin nach Austausch geht:

„Meine Partnerin möchte reden. Ich kann das nicht und verstumme dann. Ich erzähle ihr vor allem nicht, dass ich mein eigenes Leben nicht auf die Reihe bekomme. Ich lasse sie in dem Glauben, alles sei in Ordnung. Ich kommuniziere zu wenig mit ihr, teile mich nicht mit und versuche, vieles mit mir selbst auszumachen."

„Ich habe in meinem Leben viel Angst. Ich falle oft in eine apathische Haltung. Bei Auseinandersetzungen fühle ich mich schnell angegriffen und ungerecht behandelt. Meine Partnerin setzt mich unter Druck. Ich kann mich dagegen nicht wehren. Ich fühle mich wie von einem Gewitter überfallen, hilflos und ausgeliefert."

Es hat den Anschein, dass die Männer mit ihren Gefühlen nicht umgehen können oder gar mit ihrem eigenen Leben nicht zurechtkommen, mit Ängsten kämpfen und in gleichem Maße die Partnerin auf Abstand halten wie ihre eigenen Emotionen. Der Mann einer weiteren Klientin schreibt ihr regelmäßig Unlogik zu, nur um sich nicht mit den Anliegen der Frau nach gefühlvollem Austausch auseinandersetzen zu müssen:

„Mein Mann begegnet Streitpunkten mit Aussagen wie: ‚Deine Unzufriedenheit hat nichts mit mir zu tun, es entsteht alles in deinem Kopf. Du machst dich ganz alleine unglücklich. Du kannst andere nicht ändern, nur dich selbst. Es ist nicht immer so, wie du es wahrnimmst.' Damit ist meine Kritik vom Tisch. Diese Psychosprüche machen mich rasend. Ihm ist insbesondere wichtig, nicht der Auslöser zu sein oder der Schuldige."

Die Vermutung liegt nahe, dass diese Männer Angst vor sich selbst haben und die Angst nur in Schach halten können, wenn sie sich die konfrontative Frau vom Leibe halten. Wenn man bedenkt, von welch schrecklichen Erfahrungen und Verletzungen die Männer aus ihren Kindheiten berichten, dann wundert diese Gefühlsmauer in keiner Weise. Der Autor und Wissenschaftler Rolf A. Villon (2003, S. 50), der sich intensiv mit der eigenen Problematik auseinandergesetzt hat, stützt die Richtigkeit dieser These mit folgender Bemerkung: „In uns ist ein Meer an Tränen, das diese Kränkungen hinterlassen hat, und wir suchen gewissermaßen Anlässe, um diese Tränen vergießen zu können. Wehe der Frau, die uns zu nahe kommt. Sie wird recht bald die dünne Wand durchstoßen, die unsere Traurigkeit bislang zurückhielt, und sie wird mit unserem Schmerz konfrontiert, der doch gar nicht ihr gilt."

Auch wenn offensichtlich wird, dass die Abschottung der Männer vermutlich weniger mit den Klagen der Partnerin zu tun hat, werden Vorwürfe, Kritik oder Geschrei ebenso wenig eine Auflösung dieses Dilemmas bringen, wie der Rückzug und das Schweigen der Männer. Analysieren wir die Aussagen der Männer und Frauen, wird deutlich, dass beide Partner vor allem unter den starken Emotionen leiden. Angst, Trauer, Wut, Schuld und Scham werden als peinigend erlebt und nicht selten am Partner festgemacht. Ich nenne es gerne das „Weil-du-Drama". Jeder steht mit erhobenem Zeigefinger vor dem Partner und weist jedwede Beteiligung am Streit weit von sich. Zwischen beiden wächst eine unüberwindbare Mauer und jeder hat sein Herz in eine Kiste verbannt, um nur nie wieder verletzt zu werden. Genau dieses Bild entstand einmal aus einer Krisen-Skizze mit einem traumatisierten Paar.

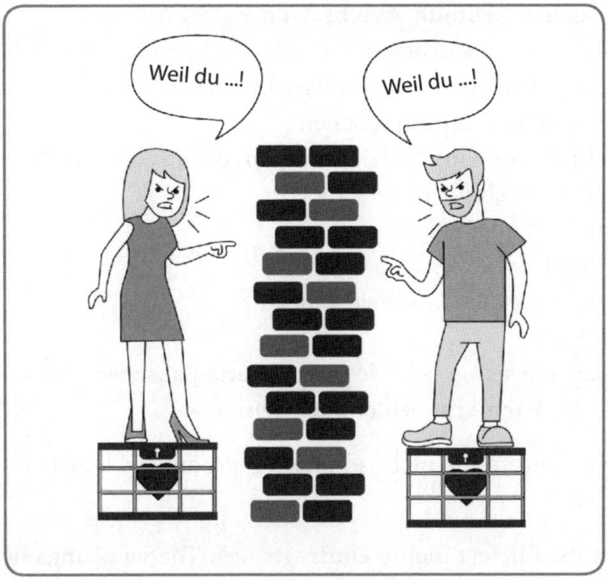

Abbildung 9: Weil-du-Drama

Auf meine Frage, seit wann denn das Herz verbannt sei, schrieben beide das Datum einer traumatisierenden Kindheitserfahrung auf die Kiste. Dieses sehr aussagekräftige Bild steht seither im Aufwind-Institut für die unerkannte Ursache des Streitens und führt bei den Paaren, die das Bild anschauen, zu einer gewissen Einsicht. Die Skizze zeigt zudem, wie notwendig es ist, mit den gegenseitigen Schuldzuweisungen aufzuhören und jeden Streit konsequent zu beenden.

Wir werden uns in Kapitel 4 anschauen, was in der Kindheit geschah, dass die Männer eher gefühlsdistanziert wirken und die Frauen oft zu einem regelrechten Klärungszwang neigen. Solange der Kriegszustand weiter anhält, traut sich niemand, die eigenen Kindheitswunden zu zeigen. Trifft dieser kaum auszuhaltende Stress dann zusätzlich auf eine hirnphysiologisch gespeicherte Traumaerfahrung aus der Kindheit, wird klar, warum Streit extrem schädigend ist.

Der häufigste Grund, warum diese 30 exemplarischen traumatisierten Paare eine Beratung oder Therapie aufsuchten, ist eben dieser unangenehme Zustand des Streitens. Mithilfe einer objektiven Person soll geklärt werden, welcher Standpunkt denn nun der richtige sei. Ausgehend von dieser Vorstellung wird die eigene Sichtweise umfassend vorgetragen. Die Therapeutin bekommt dabei Hilfestellung, den Irrtum, die Fehler oder gar die Charaktermängel des Liebespartners besser einschätzen zu können. Zusammengefasst wurden von den 60 Männern und Frauen diese Gründe für ihren Streit benannt. Sie wollten:

- sich mit der eigenen Meinung durchsetzen
- Macht über den anderen ausüben
- sich der Klärung eines ganz bestimmten Themas widersetzen
- unangenehmen Emotionen ausweichen
- die Ursache eines Problems finden, um dann das Problem zu beheben
- das eigene unlautere Handeln verschleiern
- Kontakt vermeiden oder erzwingen
- vom Partner Energie bekommen
- alte Verletzungen aus der Kindheit lindern
- Abhängigkeit lösen
- endlich mal sagen, was sie sich nie gewagt hatten auszusprechen
- dem Partner / der Partnerin Fehler nachweisen

Die Erklärungen klingen alle nicht sonderlich produktiv, konstruktiv oder gar beziehungsförderlich.

Weitere Erkenntnisse liefert meine Umfrage zum Thema „Umgang mit Streit". An ihr beteiligten sich nicht Klienten meines Instituts, sondern weitere 60 Männer und Frauen, die meinem Aufruf folgten, fünf kurze Fragen über die Bedeutung von Streit zu beantworten.

1. Wie oft führt Streit zu einem guten Ergebnis?
2. Wie würden Sie Streit definieren?
3. Was hilft, wenn Sie miteinander streiten?
4. Welche Erfahrungen machen Sie mit dem Streiten?
5. Was ist das Schlimmste beim Streiten?

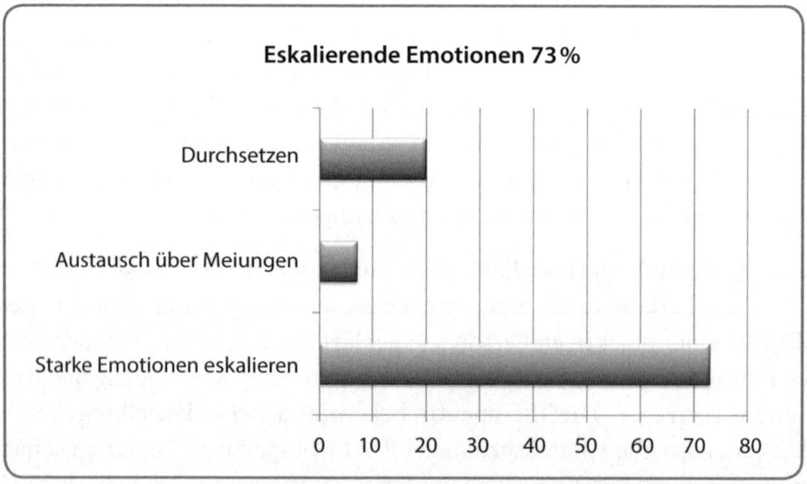

Abbildung 10: Umfrage zur Bedeutung von Streit

73 Prozent waren der Meinung, Streit entstehe wegen der eskalierenden Emotionen. Nur insgesamt 23 Prozent fanden während des Streitens eine gute Lösung. 55 Prozent glaubten an bessere Kommunikationsstile, obwohl bei 64 Prozent vernünftiges Reden wegen der kaum auszuhaltenden Emotionen nicht mehr möglich war.

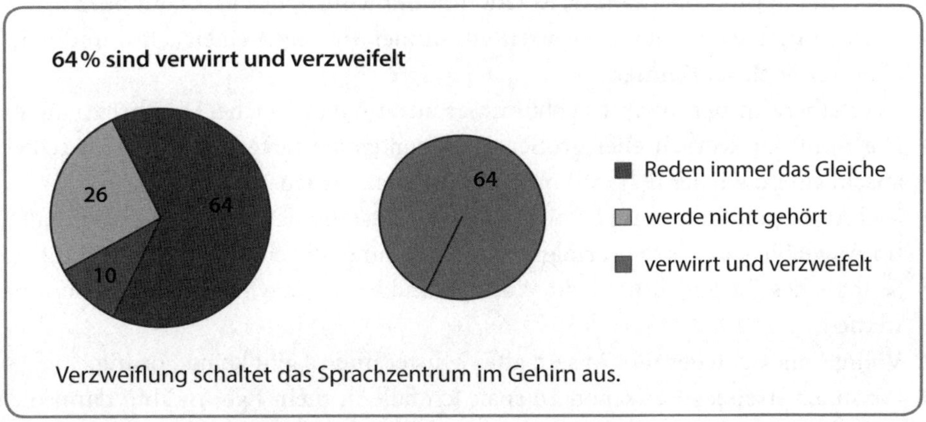

Abbildung 11: Welche Auswirkungen hat Streit?

Die Einstellungen zum Streiten konnten in eigenen Worten wiedergegeben werden. Die guten Gründe, die für Streiten sprechen, benannten 10 von 60 Befragten folgendermaßen:

- Alle Bedürfnisse kommen auf den Tisch.
- Sachliche Äußerungen führen zu nichts.
- Streit zeigt Konflikte auf.
- Streit öffnet eine allzu klebrige Harmonie.
- Erst dann wird einem klar, was man selber möchte.
- Streit gibt die Kraft, endlich kritische Gedanken auszusprechen.
- Streit klärt Positionen.

Es wurden aber deutlich mehr negative Auswirkungen genannt und so beschrieben:

- Streit hat noch nie zu einem guten Ergebnis geführt. Meistens beharren beide auf ihrem Standpunkt. Je mehr Streit es gibt, desto schlechter ist dies für die Beziehung.
- Streit ist sehr zeit- und energieraubend.
- Es kostet Kraft, ist zu 99 Prozent frustrierend im Ergebnis und steigert die Wut auf den anderen.
- Streit ist ein Machtspiel. Streit entsteht aus der Hilflosigkeit, sich nicht ruhig, sachlich und liebevoll auszutauschen.

- Streit bringt selten etwas Gutes. Häufig ist er ein Machtgeplänkel und macht die Liebe kaputt.
- Deprimierende Wiederholungen, zermürbend, kindliche Gefühle.
- Es lebt sich ohne Streit deutlich angenehmer. Die beim Streit aufkommenden Emotionen treiben uns auseinander. Das eigentliche Problem liegt woanders.
- Streit trennt uns voneinander, ist laut und unsachlich, das Fass läuft über.
- Streit ist destruktiv, richtet sich wie ein Bumerang gegen einen selbst und macht alles nur noch schlimmer.
- Es eskaliert immer mehr. Es geht immer nur um das Gleiche. Es führt zu nichts.
- Die Konflikte werden eher größer. Die Fronten verhärten sich. Es fällt schwer, anschließend wieder liebevoll miteinander umzugehen.
- Viel Aufregung mit wenig Erfolg. Oft ist der Zustand danach schwer auszuhalten. Im Augenblick des Streits erfolgte eine Entladung, die einem danach leid tut.
- So manches Gesagte hinterlässt Wunden und kann nie wieder zurückgenommen werden.
- Völlig unnötig. Jeder fällt in sein altes Muster und es gibt keine Lösung.
- Wenn ich streite, ist es schon zu spät. Ich falle in mein Ego und bin dann nicht mehr bei mir oder aufmerksam.
- Streit zerstört die Beziehung und ist Salz in die Wunden.
- Ich hasse Streit. Er ist gefährlich.

Seltener erlebten die Befragten Streit im Wechsel mal positiv, mal negativ. Nahezu 67 Prozent finden Streit negativ und 22 Prozent sehen darin eine Chance, die eigenen Bedürfnisse zum Ausdruck zu bringen. Addiert man noch die unschlüssigen Aussagen, die im Kern aber negative Einstellungen zum Streiten beinhalten, hinzu, dann kann man behaupten: Streit schadet der Liebe!

Trotz dieser erhellenden Einsichten der 60 Befragten sind Paare ihren Konflikten hilflos ausgeliefert. Auch das Schweigen der Männer und das Debattierbedürfnis der Frauen ändert nichts an der destruktiven Wirkung der Wortgefechte. Die verbreitete Meinung, Frust müsse heraus und das Besprechen von Problemen bringe Erleichterung, trägt ebenfalls nicht dazu bei, Krisenpaaren zu helfen. Streitende Paare leiden und wollen durchaus zueinander finden. Wenn ein Paar irgendwann eine Paarberatung aufsucht, ist die Not so groß, dass die Bereitschaft steigt, sich dem ursächlichen Leid zuzuwenden.

Jack Kornfield, Vertreter der buddhistischen Psychologie, sagte einmal: „Es gibt zwei Arten des Leidens. Das Leid, vor dem wir wegrennen, weil wir uns der Wahrheit des Lebens nicht stellen wollen. Und das Leid, das wir durchleben, wenn wir bereit sind, vor den Problemen der Welt nicht mehr wegzulaufen. Nur die zweite Art führt zur Freiheit“ (2008, S. 15).

Das Leiden in und an der Beziehung ist irgendwann größer als die Angst vor der Aufdeckung der Kindheitsqualen. Dann steigt die Bereitschaft, das Nicht-Wahrhaben-Wollen hinter sich zu lassen und den durchaus schmerzhaften Weg der Aufdeckung mithilfe einer Paartherapie anzugehen. Es ist nicht leicht, einem streitenden Paar Einhalt zu gebieten, zumal die Auffassung von der reinigenden Kraft eines aggressiven Gewitters auch in den Köpfen der Klienten spukt. Deswegen stelle ich jedem Paar die gleichen Fragen, damit die eigene Einsicht die Motivation zum Streitausstieg erhöht.

- Wie oft bewirkt Streit Positives?
- Wie lange dauert in der Regel ein Streit?
- Wie sind die Gefühle nach dem Streiten?
- Wie ist das Verhältnis von unfreundlichem Umgang im Vergleich zu freundlichem Miteinander?

Die Antworten sind stets gleich: Streit bringt gar nichts, im Gegenteil. Streit schadet eher. Streitphasen dauern mehrere Stunden bis Tage, bis es wieder einigermaßen rund läuft. Nach der heftigen Austragung eines Konflikts geht es beiden Beteiligten extrem schlecht.

Alle Paare erleben Krisen, haben Probleme, unterschiedliche Auffassungen und viele Menschen haben voneinander abweichende Lebensstile. Aufschlussreich ist hier die Art, wie beide mit Interessenskonflikten umgehen. Es geht also nicht darum, worüber man streitet, sondern *wie* das Paar mit Zwistigkeiten umgeht. Wichtige Einsichten gewinnen Paare auch, wenn ich die Mechanismen des Streitens im Gehirn erkläre. Die Erkenntnisse aus der Neurobiologie über die Auswirkungen eines Traumas auf das menschliche Gehirn zeigen klare Parallelen zum Streiten auf.

3.4 Wie kommt die Beziehung ins Gehirn, und wann kommt Streit dabei heraus?

Die komplexen Vorgänge im Gehirn, die in Beziehungen zum Streit führen, haben für traumatisierte Paare einen hohen Erklärungswert. Deswegen will ich hier in sehr einfacher Weise die personale Neurobiologie bei Trauma, Stress und gestörter Affektregulierung erklären. Eine allzu wissenschaftliche Theorie wird den Paaren in Not nicht gerecht. Deswegen habe ich im Laufe der Jahre einen Text entwickelt, der laiengerecht aufbereitet ist und trotzdem alle wichtigen Informationen enthält. Der Blick ins Gehirn erklärt hervorragend, warum Streit, Krisen und Konflikte emotional in den Keller katapultieren. Aus der modernen Neurobiologie und dem Wissen über die Reaktionsweisen des Gehirns sind wir gut darüber informiert, was bei starkem Stress passiert. Im Wesentlichen führt ein Trauma zu einer Stressverarbeitungsstörung. Nicht bewältigbarer Stress fokussiert den Menschen auf Gefahrenreize. Die Anfälligkeit des Stresssystems ist demzufolge chronisch erhöht. Streit und Konflikte bewirken ebenfalls Stress und verhindern zusätzlich die Aufnahme von Informationen. Dies ist von hoher Relevanz für die Begleitung traumatisierter Paare.

In meiner Praxis male ich die Zusammenhänge in einem gut nachvollziehbaren Bild auf einen Zeichenblock. Diese Visualisierung erleichtert das Verstehen, bleibt bei den Paaren präsenter, kann langsam aufgebaut werden und lässt Platz für Nachfragen. Ich habe schon oft erlebt, dass nach der Darstellung der Abläufe im Gehirn bei Stress und Trauma die Streitanfälligkeit der Paare eklatant zurückging. Das neurobiologische Konzept meines Therapieansatzes für traumatisierte Paare gibt Betroffenen die Sicherheit, endlich richtig verstanden und gesehen zu werden. Was jeder im Inneren irgendwie wusste, macht nun Sinn, findet Erklärung und Bedeutung. Scham und Schuld lassen nach, da die im Gehirn aktiven Automatismen vom Bewusstsein kaum beeinflussbar sind. Ab und an löste sich sogar ein Stoßseufzer: „Warum hat uns das noch niemand erklärt?"

Wenn die Zeichnung komplett ist, sieht es in etwa so aus:

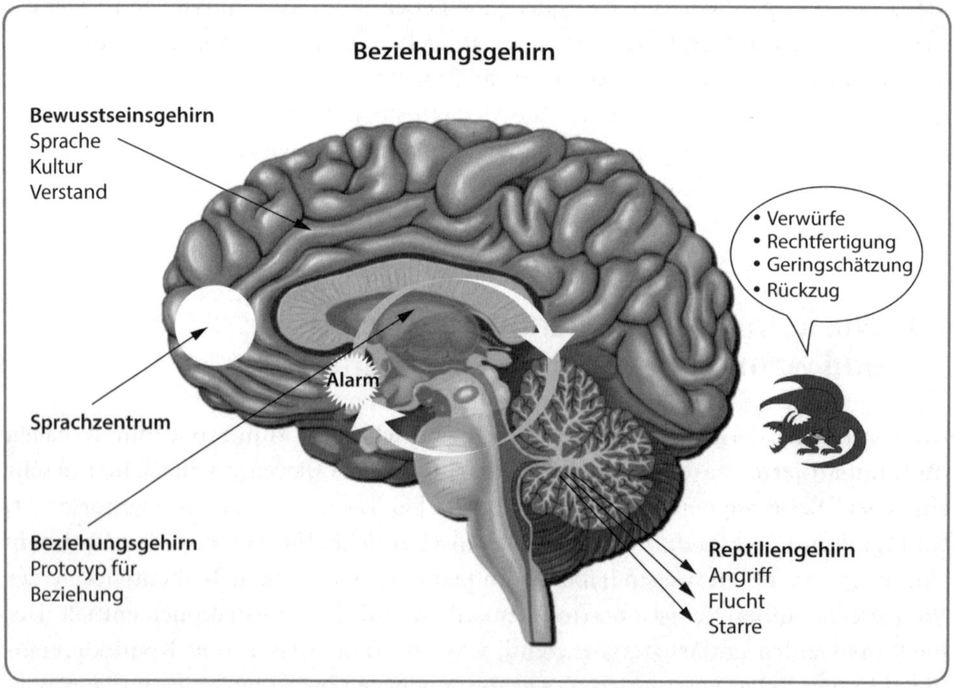

Abbildung 12: Was passiert im Gehirn?

Unser Gehirn besteht aus drei Teilen, dem Reptiliengehirn, dem limbischen System und dem Neocortex. Jeder dieser Teile entstand im Verlauf der Evolution vom Tier zum Menschen und jeweils zu anderen Zeitpunkten. Durch die Entwicklung des Gehirns vom Reptil zum Säugetier und weiter zur Entwicklung des bewusstseinsfähigen Gehirns bildeten sich unterschiedliche neuronale Strukturen heraus. Die drei Teile des Gehirns funktionieren in anderer Weise und Abfolge. Die unterschiedlichen Funktionen interagieren dennoch reibungslos miteinander. Wenn ein Mensch sich in Gefahr wähnt, übernimmt das Reptiliengehirn die Herrschaft.

Das Reptiliengehirn ist der älteste Teil und dient allein dem Überleben. Wenn ein Wesen bedroht wird - bei einem Streit in einer Beziehung, in einer gefährlichen Situation in der Kindheit oder bei einem anderen schrecklichen Ereignis – reagiert das Reptiliengehirn auf drei verschiedene Weisen. Der Mensch greift an, flieht oder erstarrt. Der Thalamus und die Amygdala – Schaltzentrale für Bedrohung und emotionale Bewertung – leiten die eingehende Information bei Gefahr direkt vom emotionsverarbeitenden Teil des Gehirns hinüber in das Reptiliengehirn. Dort geht es dann nur noch um das nackte Überleben. Es werden Hormone ausgeschüttet, um den Angriff, die Flucht oder das Erstarren zu ermöglichen. Das Sprachzentrum, die Broca-Region im vorderen Hirnareal hinter der Stirn, schaltet sich aus. Dazu Wikipedia[5]: „Die Immobilitäts- oder Erstarrungsreaktion ist ein Überlebensmechanismus, der vom Reptilienhirn aktiviert wird. Wenn eine Bedrohung unmittelbar bevorsteht, können wir kämpfen, fliehen oder erstarren. In dieser emotionalen Erregung, in der oft Angstgefühle überwiegen, verwandelt sich nun eine fehlgeschlagene Kampfreaktion in Wut und eine fehlgeschlagene Fluchtreaktion weicht dem Gefühl der Hilflosigkeit. In diesem Zustand ist der Mensch immer noch in der Lage, zu einem Gegenangriff überzugehen oder zu fliehen, wenn sich die Möglichkeit dazu bietet."

Das limbische System entwickelte sich später in der Evolution, mit dem Leben der Arten in Herden und sozialen Gefügen und kann deswegen auch als Beziehungsgehirn bezeichnet werden. Im Beziehungsgehirn wird der Prototyp für menschliche Verbindung gespeichert: „So geht die Liebe!" Dort sind alle Informationen zu den Eltern-Kind-Interaktionen aufbewahrt, selbst wenn man nur noch wenig davon weiß. Im limbischen System geht nichts verloren. Dort sind alle Verbote, Zurechtweisungen, Belehrungen, Bestrafungen und auch alle Belohnungen und Zuwendungen der Eltern eingebrannt. Wenn die Mutter ein Kind allein ließ oder wenn sie zu vereinnahmend war, lernt das Kind brav zu sein oder rebellisch und verhält sich später in

5 ↗ https://de.wikipedia.org/wiki/Trauma_(Psychologie)

der Partnerschaft entsprechend. Hier sind vor allem die konflikthaften Erfahrungen gespeichert. Dort befindet sich eine Art Blaupause der immer und immer wieder erlebten Situationen aus der Kindheit. Aus der Quersumme mehrerer realer Erlebnisse, bildet sich ein Prototyp, der alle Erfahrungen repräsentiert. Das daraus entstehende Beziehungsmuster enthält etwas, was vielleicht nie in genau dieser Weise geschehen ist, und dennoch nichts, was nicht wirklich geschehen wäre. So entwickelt man schon als Kind eine Vorstellung davon, wie man sich selbst sieht, wie andere einen sehen, wie das Kind die anderen einschätzen kann und was gut und böse, falsch oder richtig ist. Das heißt, das Kind entwickelt ein Konzept von „So bin ich in Beziehung zu anderen". Sigmund Freud nannte diesen Teil unseres Gehirns das „Unbewusste". Zum limbischen System haben wir keinen Zugang. Wenn wir also in einer Beziehung mit den immer gleichen Reaktionen auf Verlassenheit, Zurückweisung, Verweigerung oder Angriff reagieren, hilft uns der Verstand in keiner Weise weiter.

Genau genommen ist es eine Chance, wenn in der Partnerschaft alte Muster auftauchen. Doch die meisten Paare glauben lieber an ein klar zu benennendes „Problem" und wollen dieses ausmerzen, damit es wieder besser geht. Es gibt Paare, die können die aufbrausende Traumaenergie kaum aushalten, bekämpfen sich wie Feinde und erklären dennoch voller Überzeugung, eine schöne Kindheit gehabt zu haben. Ich frage meine Klienten-Paare dann: „Warum gehen Sie dann nicht liebevoller miteinander um?" Bei näherem Nachforschen entdecken wir wenig Entwicklungsförderndes, dafür aber Schläge, Streit der Eltern, Missbrauch, psychische Erkrankungen oder traumatische Verluste. Die besonders grausamen Erlebnisse aus der Kindheit sind im limbischen System regelrecht eingekapselt. Dann wird der böse Papa oder die böse Mama in einer separaten Parzelle des Beziehungsgehirns untergebracht, um mit dem lieben Papa oder der lieben Mama weiter leben zu können. Dies ist ein sehr gesunder Schutzmechanismus des Kindes, damit es nicht verrückt wird. Dieser Automatismus ist ein Reflex des Gehirns, der ohne unser aktives Zutun von allein abläuft[6].

Im **Neocortex** liegen die Zonen des Bewusstseins, die uns zu Menschen machen: das Zeitverständnis, die Logik, der Humor, die Sprache, die Kulturleistungen, das religiöse Verständnis, unser Wissen von Geburt und Tod, das Denken, die Verhandlungskompetenz, Problemlösefähigkeiten, das Organisations- und Strukturvermögen und vieles mehr.

Das limbische System verständigt sich mit dem Neocortex über den Präfrontalcortex, der sich hinter der Stirn befindet. Dorthin werden affektive Impulse weitergeleitet und als Emotionen wahrgenommen.

6 Dies stammt aus dem Aufsatz „Trauma und Gehirn" von Gerald Hüther aus dem Buch „Bindung und Trauma" von Karl Heinz Brisch.

Der **Präfrontalcortex** ist Sitz sozial akzeptierter Bewertungen und Bedeutungen. Hier werden die Reaktionen der Bezugspersonen auf das Verhalten des Kindes eingeordnet und infolge dieser Interaktionen bildet sich ein Bewertungssystem sozialverträglicher Reaktionen. Hier befindet sich das oberste Kontrollzentrum für situationsangemessene Entscheidungen. Die wahrnehmbaren Emotionen, die aus dem limbischen System kommend den Präfrontalcortex erreichen, werden im Frontallappen in sozialverträgliche Handlungen umgewandelt. „Das kann ich jetzt nicht tun, da wird die Mama böse." „Wenn ich meine Wut verberge, dann hat der Papa mich wieder lieb." Durch das Zusammenwirken des limbischen Systems mit dem Präfrontalcortex bilden sich Deutungsmuster und Glaubenssysteme über die generelle Funktion von Beziehungen.

Der berühmte Säuglingsforscher Daniel Stern (1996) untersuchte die Grundlagen sozialer Entwicklung bei Säuglingen und Kleinkindern. Er gelangte zu der Erkenntnis, dass sich Muster von Interaktionen, Überzeugungen und Grundannahmen durch ständige Wiederholungen herausbilden.

An der Streitdichte und -häufigkeit in einer Partnerschaft kann auf eine abgekapselte Speicherung verletzender Erlebnisse im limbischen System geschlossen werden. Wenn ein Paar oft streitet, dann gab es womöglich schreckliche Kindheitserfahrungen, die nicht mehr zugänglich sind. Dies gilt für beide Beziehungspartner gleichermaßen. Kaum ein Liebender beteiligt sich an einer destruktiven Auseinandersetzung, wenn er aufgrund liebevoller Eltern über die Fähigkeit zur Versöhnung verfügt oder sich klar abgrenzen könnte. Stellen wir uns diese Einkapselung wie ein trojanisches Pferd inmitten des Beziehungsgehirns vor. Sein Nachteil besteht zusätzlich darin, dass es nur von außen zu öffnen ist, z. B. in einer haltgebenden Partnerschaft oder einer guten Therapie. Dadurch wird die ehemalige Verletzung geheilt und der kindliche Anteil befreit, was zu wahrer Lebendigkeit und Lebensfreude führt sowie zu echter Nähe und Liebe. Die Frage ist nun, wie kommt ein solch vertracktes trojanisches Pferd in unser limbisches System und schadet dort der Partnerschaft?

In unser Gehirn ist ein **Alarmsystem** eingebaut. Die Amygdala hat die Aufgabe, eingehende Sinneseindrücke zu bewerten und zu filtern. Ihre Funktion kann mit einem Bewegungsmelder verglichen werden. Kaum geht jemand vorbei, geht das Licht an. Im Bruchteil einer Sekunde entscheidet die Amygdala, ob der Sinneseindruck Gefahr signalisiert. Bei Bedrohung springt augenblicklich das Alarmsystem an, ohne eine besonnene Überprüfung zuzulassen. Auch ein Bewegungsmelder an einem Haus geht an, egal ob ein Einbrecher sich nähert oder eine streunende Katze.

Das Alarmsystem schützt uns reflexartig. Wenn im Straßenverkehr ein Auto auf uns zurast, dann haben wir keine Zeit zum Nachdenken. Die Amygdala sorgt dafür, dass wir das Steuer herumreißen und uns retten. In Gefahrensituationen aktiviert das Gehirn einen blitzartig funktionierenden Kreislauf, der nach anderen Gesetzen funktioniert als das abwägende Entscheiden. Selbst die Entscheidung, ob eine Bedrohung vorliegt oder nicht, wird von der Amygdala völlig autonom getroffen; da hat der Verstand kein Mitspracherecht. Ob es ein Stock ist, der am Boden liegt, oder eine Schlange, die mich vergiften wird, ist uninteressant, wenn es um das mögliche Überleben geht. Langes Überlegen und logische Schlussfolgerungen sind bei echter Gefahr tödlich. Deswegen ist dieser kurze Stresskreislauf – wenn auch manchmal unsinnig – dennoch ein Schutzsystem. Die Amygdala entscheidet ohne Einbezug des Neocortex, wohin eine Sinnesinformation transportiert wird, wenn ein Feind oder eine Gefahr geortet wurde. Die Informationen landen umgehend im Reptiliengehirn und dort lösen sie Angriff, Flucht oder Starre aus. Der kurze Stresskreislauf sichert so das Überleben bei Katastrophen, Krisen und Krieg.

Hieran wird wieder sehr deutlich, wie fatal es ist, zu streiten. Die Amygdala katapultiert uns umgehend ins Reptiliengehirn und wir verwandeln uns in reaktive Tiere oder Steinzeitkreaturen. Jeder, der schon einmal heftig gestritten hat, kennt die nun stattfindende physische Reaktion des kurzen Stresskreislaufes: Das Herz schlägt wie verrückt, das Blickfeld ist eingeschränkt, die Lunge pumpt, das Sprachzentrum dreht durch. Streitende reden in der Regel „dummes Zeug". Selten sind die Inhalte, die in diesem Zustand ausgetauscht werden, auf einem höheren Niveau. Darauf haben wir nur geringen Einfluss, denn das Schutzsystem der Amygdala wird hormonell gesteuert. Ist die Amygdala der Meinung, es drohe ein Unglück, dann schüttet sie in Sekundenschnelle Stresshormone aus, wie zum Beispiel Kortisol und Noradrenalin. Diese Substanzen befähigen uns, vom Ruhemodus augenblicklich in den Kampfmodus zu wechseln. Aus diesem Grund ist ein Streit fatal und hochgradig destruktiv, was nicht heißt, dass traumatisierte Paare ihn so einfach lassen könnten. Je schrecklichere Krisen sich aus der Kindheit im limbischen System eingekapselt haben, desto eher ist die Wahrscheinlichkeit, dass das Warnsystem im Gehirn Schaden genommen hat. Es wirkt dann eher wie ein defekter Bewegungsmelder.

Stellen wir uns eine Spirale vor: Wird diese zu weit auseinandergezogen, verliert sie für immer ihre elastische Spannung. Umso mehr Stress ein Kind erleben musste, desto stärker wird die Funktion des Warnsystems überstrapaziert. Das Stressverarbeitungssystem ist nicht mehr in der Lage, vor Bedrohungen zu schützen. Eine traumatisierte Person hat vermutlich auch die Fähigkeit eingebüßt, sich gegen Angriffe wirkungsvoll abzugrenzen.

Wenn ich dies den Paaren erkläre, kommt Erleichterung auf. Sie können nichts dafür, alles wird von Hormonen gesteuert, wenn sie ausrasten. Was nicht bedeutet, dass wir nichts ändern könnten. Doch langsam begreift das Paar, dass Reden oder eine bessere Kommunikation nicht wirklich hilft. Wenn der Stresskreislauf angetriggert wird, schaltet sich die Broca-Region, das Sprachzentrum im Neocortex, aus. Dies konnte man mithilfe von bildgebenden Verfahren bei der Erinnerung an extreme Krisen nachweisen. Man kann sich nicht vornehmen, ruhiger zu reagieren: Das liegt außerhalb des Entscheidungsspielraums, solange das Gehirn Stresshormone ausschüttet.

Dass Streit Stress verursacht, Stress zur Eskalation beiträgt, die Eskalation Stresshormone ausschüttet und damit wiederrum den Streit anheizt: Fast alle Paare kommen an diesem Punkt zu dieser Erkenntnis und sind bereit zum Streitausstieg.

3.5 Der kontrollierte Ausstieg aus dem Streit

Wie ich mit einem Paar den Streitausstieg erarbeite, möchte ich nun am Beispiel der Eheleute Winter erklären. Die Arbeit mit diesem Paar ist ziemlich exemplarisch. Allerdings brauchen andere Paare normalerweise sehr viel länger, um mit Vorwürfen und Kritik, Rechtfertigung, Geringschätzung oder Kommunikationsverweigerung abschließen zu können.

Fallbeispiel: Eduard und Britta Winter

In meinem Therapieraum für Paare steht eine rote Dreisitzer-Couch mit vielen Kissen und einer bunten Decke. Auf dieser Couch sitzen nun Eduard und Britta Winter mir gegenüber. Ich gieße heißen Tee in gläserne Tassen und scheinbar bemerke ich gar nicht, dass schlechte Stimmung herrscht.

„Wir streiten nur noch, meine Frau will sich trennen, ich bin totunglücklich."

Das mit der Dreisitzer-Couch habe ich deswegen erwähnt, damit Sie sich vorstellen können, dass zwischen den Winters Platz wäre für eine ziemlich dicke dritte Person. Eduards Augen glänzen feucht und rot und er hat seine Beine fest umeinandergeschlungen. Britta sitzt mit verschränken Armen da und beide schauen in entgegengesetzte Richtungen. „Mögen Sie auch Tee, Eduard?", lenke ich die Stimmung in ungefährlichere Gefilde. „Nein, später", lehnt er mürrisch ab. Ich bitte um eine Schilderung der aktuellen Paarsituation. Eine ganze Weile folge ich interessiert dem wortreichen Gemetzel, Brittas abfälligem Kopfschütteln und Eduards aufbrausenden Zurechtweisungen.

„Mit dir kann man kein vernünftiges Gespräch führen“, bellt Eduard. Britta zuckt zusammen und pariert den Schlag: „Wenn du *so* mit mir sprichst, musst du dich nicht wundern. Ich bin nicht deine Angestellte. So kannst du mit unseren Mitarbeitern reden, aber nicht mit mir.“ Eduard bläst die Backen auf. „Also, auf diese Tour musst du mir hier gar nicht kommen. *Ich* (er betont das Wort herablassend) rede immer freundlich mit den Mitarbeitern. Doch seitdem *du* (er betont auch dieses Wort voller Häme) mich permanent bei der Arbeit störst und zu jeder unpassenden Zeit *einfach* (wieder die abfällige Betonung) ins Büro stürmst …“

Hier fällt Britta ihm ins Wort: „Das eine will ich hier mal klarstellen, wenn du *nie* (vorwurfsvoll und langgezogen) nach oben kommst und ich schon dreimal zum Essen gerufen habe und die Kinder auf dich warten und du kommst einfach nicht … Du kannst gleich in deinem dämlichen Büro übernachten“, faucht Britta empört und Eduard übernimmt: „Also, jetzt übertreibst du aber. Ich war letzte Woche jeden Abend pünktlich zu Hause.“ Er tippt nachdrücklich mit dem Finger auf sein Knie. Britta rollt die Augen und macht eine wegwerfende Handbewegung. „Jetzt gibst du wieder maßlos an. Du warst nur Mittwochabend, nein es war Donnerstag, als ich die Kinder wieder mal allein abgeholt habe, obwohl es deine Aufgabe gewesen wäre, da warst du ausnahmsweise da, aber wirklich nur ausnahmsweise…,“ holt Britta Luft. „Neeeeiiin! *Ich* hole die Kinder immer Donnerstag ab, *du* willst, dass ich sie auch Mittwoch abhole.“ Und so weiter und so fort.

Irgendwann unterbreche ich die furchtlose Debatte: „Darf ich Sie etwas fragen?“ Nach einer befremdeten Schweigepause, als sei beiden erst jetzt aufgefallen, dass ich ja auch noch da bin, kommt ein betretenes Kopfnicken. „Welche Erfahrung haben Sie mit dieser Art der Diskussion gemacht? Bringt es Ihnen etwas? Wenn es Ihnen etwas bringt, dann machen Sie ruhig weiter.“

„Nein, wir können endlos so weitermachen und es bringt überhaupt nichts. Ganz und gar nichts.“ Eduard seufzt und schaut hilflos in seinen Schoß. Dieses Mal stimmt Britta ihm zu. „Ja, Edi hat recht. Es ist absolut sinnlos. Wir verstricken uns immer mehr. Es ist wie im Hamsterrad, es wird immer schneller und schlimmer und wir finden keinen Ausgang. Das machen wir jetzt seit zehn Jahren.“ Britta wagt einen ersten scheuen Blick zu Eduard, der jedoch stur in eine andere Richtung schaut. „Ich kann Ihnen gerne einen anderen Weg vorschlagen. Hier können Sie etwas anderes lernen“, empfehle ich dann. Beide lächeln wie bei einer Schandtat ertappte Kinder. „Jetzt mag ich doch einen Tee“, lenkt Eduard ein und beugt sich zur Tasse vor. Britta weicht spontan zurück, Eduard hebt verletzt die Augenbrauen.

An dieser Stelle erkläre ich in der Regel, dass diese Art der Auseinandersetzung uns Menschen sofort in den Teil des Gehirn katapultiert, den wir mit den Reptilien gemeinsam haben. Britta und Eduard schlürfen aus ihren Tassen, vermeiden jeden Augenkontakt und hören schweigsam zu. Bei meinen Ausführungen zum Automatismus dieser archaischen Reaktionen erleben sie eine Entlastung. „Sie können nichts dafür, fast jeder wird durch diese Art des Streites ins Reptiliengehirn katapultiert." So tröste ich die zwei und habe fast ein Bild von einer bezopften vierjährigen Britta und einem rotznasigen Eduard vor mir, so kleinlaut lauschen mir die beiden „Schüler" auf ihrer Nachhilfecouch mit verrutschten Kissen. Als Nächstes folgt die Schilderung der Experimente des amerikanischen Paarforschers John M. Gottman, der an die 7000 Paare über Jahrzehnte in einem Ehelabor beobachtete und herausfand, dass glückliche und erfolgreiche Paare apokalyptische Reiter vermeiden.

Nach diesen Ausführungen lade ich Britta und Eduard ein, dass jeder von ihnen seine eigenen Reiter definiert. Ich teile Blätter und Stifte aus und beide sitzen konzentriert da und schreiben eifrig. „Sollen wir aufschreiben, was der andere falsch macht?", erkundigt Britta sich. „Nein", führe ich geduldig aus, „Sie schreiben auf, was Ihnen bei sich selbst auffällt. Jeder hat ja seine bevorzugten Reaktionen. Und jeder ist nur für seine eigenen Handlungen verantwortlich." Britta macht folgsam eine zustimmende Kopfbewegung und Eduard schielt auf ihr Blatt und streicht dann entschlossen eine Zeile seiner eigenen Aufzeichnungen durch. Eduard überlegt angestrengt und lässt seinen Kuli zwischen den Fingern tanzen, Britta zwirbelt eine Haarsträhne.

Ohne auf die jeweiligen apokalyptischen Reiter noch einemal einzugehen, deren Wirkung ich oft wie auf Blumen gegossenes Gift im Beziehungsgarten beschreibe, ermutige ich das Paar nun, ein wenig zu üben. Dazu wählen Britta und Eduard die Frage nach dem nächsten Urlaub.

Ich unterbreche jedes Mal, wenn ich einen Reiter zu erkennen meine, und frage: „Welcher Reiter ist das jetzt? Wie fühlt sich der andere, der diesen Reiter abbekommen hat? Was möchten Sie nach diesem Reiter am liebsten zurückgeben." Nach spätestens zehn freundlich und sachlich vorgebrachten Interventionen haben beide verstanden. Der Effekt zeigt sich unmittelbar in ihrer Körperhaltung. Eduard hat seinen linken Arm auf die Rückenlehne gelegt und Britta ihren rechten. Sie sehen einander nun an und jetzt hätte nur noch eine sehr dünne dritte Person zwischen dem Paar Platz gefunden. Dafür hat jedes Ende der Couch ein wenig Luft zum Atmen gefunden.

Ein erstes Lächeln stiehlt sich in Eduards Gesicht und Britta weint, vermutlich weil sie etwas erkannt hat. „Oh, wie schrecklich. Was haben wir uns nur all die Jahre angetan?" Sie schluchzt nun. Eduards Daumen streicht zärtlich über ihren Handrücken und seine dankbare Frau lässt ihre Hand liegen und putzt umständlich mit links ihre laufende Nase. Irritiert blickt Britta auf, in ihrem Blick liegt Erstaunen und Dankbarkeit. „Jetzt könnte ich meinen Mann knuddeln", erwidert sie auf sein Versöhnungsangebot. Britta und Eduard haben seit vielen Monaten keine körperliche

Nähe mehr miteinander ausgetauscht. „Was machen wir denn zu Hause ohne Sie?" Der große stattliche Mann schaut mich hilflos an.

Ich verordne meinen Paaren gern ein kleines Büchlein, in das sie jeden Abend drei Erfolge ihrer neuen Strategie eintragen. Und dabei ist jeder für sich selbst verantwortlich. „Darf ich Edi daran erinnern, wenn er nicht daran denkt? Das kenne ich ja schon an ihm. Erst verspricht er was … Upps, war das jetzt Geringschätzung?" Eduard grinst nachsichtig.

„Ich verrate Ihnen einen wirklich guten Trick." Ich warte, bis beide wieder aufmerksam zuhören. „Eduard, was halten Sie davon, wenn Sie Ihrer Frau sagen, was Ihnen an ihr gefallen hat. Ich empfehle gerne, dass Sie sich regelmäßig nette Dinge sagen. Wieder dreimal täglich. Mögen Sie es mal probieren?" Das mag ein wenig albern klingen, doch dies ist keineswegs zu Beginn der Therapie eine Selbstverständlichkeit für seit vielen Jahren streitende Paare. Eduard schaut skeptisch drein und versucht es dann, sichtlich peinlich berührt. „Also, dass du das gerade zurückgenommen hast, das fand ich richtig klasse." Und als Britta mit Tränen in den Augen lächelt, fasst er Mut. „Und ich fand es auch toll, dass du mir gerade ganz lange zugehört hast, ohne – wie du es oft tust – deinen Kopf zu schütteln. Das verletzt mich nämlich sehr." Er versinkt fast in Brittas Augen. Die zarte blonde Frau weint wieder und haucht. „Es tut mir so leid." Dann richtet sie sich auf und erklärt feierlich: „Und ich finde es richtig super, wie du dich um unser Geschäft kümmerst."

Eduard blüht vor meinen Augen auf und verwandelt sich in einen geradezu glücklichen Menschen.

So schön, herzergreifend und erfolgreich dieser Einstieg in die gemeinsame Arbeit ist, so sehr stehen wir noch ganz am Anfang. Doch der Ausstieg aus dem Streit ist notwendig, damit wir überhaupt unsere Reise planen können. „Und was machen wir, wenn wir wieder in unsere Reptiliengehirne rauschen?", fragt Eduard berechtigterweise, wendet seinen verliebten Blick von seiner tief ergriffenen Frau ab und fixiert mich prüfend.

An diesem Punkt erarbeite ich mit dem Paar den Vier-Schritt-Ansatz, den ich in dem Buch von Talane Miedaner (2002, S. 34) fand. Mit folgendem Satz wendet sie sich an ihre Leser: „Wann immer jemand etwas tut oder äußert, dass Sie verletzt oder aufregt, geschieht dies mit Ihrer Zustimmung."

3.6 Die vier Schritte der Abgrenzung

Schritt 1: Aufmerksamkeit wecken: Derjenige, dem es gelingt, den Streit als solchen wahrzunehmen und ihn stoppen will, kann sagen: „Mir fällt gerade auf, dass wir streiten." Besser ist, das Wort „streiten" durch ein weniger gebräuchliches Codewort zu ersetzen. Meine Paare sind da sehr findig: wir zündeln, reden über bunte Kühe, verkanten uns, landen im Keller, kommen in den Abwind und versuchen, in den Aufwind zu kommen.

Wem von beiden auffällt, dass es zum Streit kommt, hört sofort auf, bleibt möglichst ruhig und gefasst und vermeidet umgehend jeden der vier apokalyptischen Reiter.

Schritt 2: Die Bitte um Ausstieg aus dem Streit: Wenn dieser erste Schritt nicht dazu führt, dass der Partner mit den Angriffen oder negativen Gesten aufhört, dann kommt: „Ich bitte dich, lass uns aufhören zu streiten (zündeln, über bunte Kühe zu reden etc.). Äußere deine Kritik doch besser als Wunsch an mich."

Schritt 3: Konsequenzen benennen: Sollte auch diese Aufforderung nicht helfen, greift der aufmerksamere Partner zur Benennung der zuvor verhandelten logischen Konsequenz. Er erklärt: „Ich möchte dich nochmals bitten, dass wir mit dem Streiten (Zündeln, Verkanten) aufhören. Wenn du meinen Wunsch übergehst und meine Grenze missachtest, werde ich jetzt für 30 Minuten weggehen."

Ausstieg und Rückzug werden, wie schon erwähnt, in einer gemeinsamen Vereinbarung festgelegt. Falls auch das nicht hilft, geht es weiter.

Schritt 4: Den Ort der Krise verlassen: Nun wird konsequent umgesetzt, wozu das Paar sich entschlossen hat. Der Rückzug wird angetreten mit der Andeutung: „Wir können keine konstruktive Lösung für unser Problem finden, wenn wir miteinander streiten. Deswegen gehe ich jetzt für 30 Minuten und komme zurück, wenn wir wieder liebevoll miteinander umgehen können." In dieser Auszeit hat jeder die Gelegenheit, zu sich selbst zurückzufinden. Ablenkungen sind nicht sinnvoll. Deswegen stelle ich meinen Paaren die gemütsberuhigende Trance „Ausstieg aus dem Streit" zur Verfügung.

Wenn das Paar später wieder zusammentrifft, ist es wichtig, dem anderen die Chance zur Klärung einzuräumen und für einen späteren Zeitpunkt einen Besprechungstermin auszumachen. Diese Vier-Schritte-Abgrenzungs-Methode hat laut Miedaner (2002, S. 36 f.) einen sehr positiven Aspekt, der nicht nur für Paare gilt: „Wenn Sie diese Grenzen erst einmal gezogen haben, werden Ihre Mitmenschen gar nicht mehr auf die Idee kommen, sich abschätzig über Sie zu äußern. Viele befürchten, dass Ihre Mitmenschen sich wegen Ihrer Grenzen von Ihnen abwenden können. Doch genau das Gegenteil ist der Fall. Sobald Sie klare Grenzen gesetzt haben, wird man Sie endlich nicht mehr wie einen Fußabtreter behandeln. Ihre Grenzen machen Sie zu einer starken Persönlichkeit und Ihre Mitmenschen werden Ihnen endlich Respekt entgegenbringen."

Dergestalt instruiert verließ das Ehepaar Winter den Therapieraum. 14 Tage später stand ein strahlendes Paar händchenhaltend vor meiner Praxistür. Auf der Therapie-Couch berichtete Eduard begeistert: „Was auch immer Sie mit uns gemacht haben, Frau Klees. Ich weiß es nicht. Doch wir haben zwei der schönsten Wochen in diesem Jahr, ach, was sage ich denn, in den letzten zehn Jahren hinter uns. Ich habe meinen besten Freund angerufen und ihm alles erzählt. Er hat sich solche Sorgen um uns gemacht. Nun ist er froh, mich zur Paartherapie gedrängt zu haben. Ich war ja so skeptisch." Vor mir saß ein verliebtes Paar. Doch nicht immer läuft es so gut. Die beiden Winters sind ein Paar voller Einsicht, Achtsamkeit und liebten einander noch immer. Wie schon erwähnt, braucht es üblicherweise eher sechs bis zehn Termine, bevor ein Paar bereit ist, die vier Schritte des Streitausstiegs zu testen.

Ich halte es zudem für sehr wichtig, in der Paarberatung nicht in erster Linie auf die inhaltlichen Argumente einzugehen, sondern auf die emotionale Gestimmtheit des Paares zu achten. Ein guter Gradmesser ist das eigene innere Mitschwingen. Wenn ich mich unwohl fühle oder mein Herz heftig beginnt zu schlagen, dann stoppe ich die hitzige Debatte.

Zusammenfassung

Das Streitverhalten oder die distanzierte Kälte bei traumatisierten Paaren zementiert die komplexe Posttraumatische Belastungsstörung beziehungsweise die traumazentrierte Beziehungsstörung und ist zugleich eine Folge eben dieser Störung. Die Absurdität des traumatisierenden Dialogs wird anhand der Koppelung zwischen traumazentrierten Bindungs-Schema und dem Drama-Dreieck der Transaktionsanalyse deutlich. Die hoch emotional geführten Debatten verhindern echte Begegnung sowie die Heilung der erlittenen Kindheitstraumata und beruhigen zugleich die Panik davor, dass solche Qualen auftauchen könnten.

Die Aussagen der wenigen Experten, die sich gegen das Streiten aussprechen, ergeben eine schlüssige Definition der Funktion des Streitens: durch feindselige Negativität vermeidet Streit heilsamen Schmerz und wahre Nähe. Frauen übernehmen hierbei eher den Part der vorwurfsvollen Konfrontation und Männer eher den des defensiven Rückzugs. Objektiv betrachtet löst Streit in keiner Weise die Themen, um die gefochten wird. Dies ergeben die Aussagen der befragten Paare und Einzelpersonen zur Wirkung von Streit.

Subjektiv wird die Energie, die zur emotionalen Eskalation führt, nahezu zwanghaft und suchtartig im Paarkonflikt entladen und verwandelt sich sodann in resignierte Erschöpfung. So entschärft der Streit die Angst vor der Wiedererinnerung. Diese Angst verliert in dem Maße an Bedeutung, in dem der Überdruss gegenüber der Krisendynamik wächst.

Da Streit in zahlreichen Büchern und von Fachleuten noch immer und fatalerweise zur Emotionsabfuhr und zum Interessensabgleich empfohlen wird, erschwert diese – wissenschaftlich unhaltbare – Ansicht die Beendigung von Kämpfen. Sobald das Paar die angeblich effektive Wirkung des emotionalen Austragens von Konflikten an den tatsächlich verheerenden Folgen für die Beziehung misst, ist der Weg zu friedlichen Lösungen geebnet.

Paaren leuchtet vor allem das Sinnbild der vier apokalyptischen Reiter ein. Auch die Kenntnis über die hirnphysiologischen Zusammenhänge führt zu einer grundlegenden Beruhigung, die wir brauchen, um uns dem Kindheitstrauma überhaupt zuwenden zu können. Nun ist die Basis erarbeitet, um die traumakonfrontierende Methode des Emotions-Skripts anzugehen. Solange das Paar noch streitet und sich gegenseitig verletzt oder voreinander verbirgt, ist keine Basis für eine heilsame Beziehung gegeben. Bevor dem Partner / der Partnerin oder sogar sich selbst die schlimmste Not offenbart werden kann, muss der Rosenkrieg beendet sein. Deswegen steht der Ausstieg aus dem Streit vor dem Herantasten an das Trauma der Kindheit. Die Beendigung des Streitens macht in der traumasensiblen Paartherapie den Therapieraum zum sicheren Ort.

4. Im Labyrinth der Bestie – Two-Face-Eltern im Kopf des Paares

„Von der unmittelbaren Kriegstraumatisierung waren Kinder ebenso wie Eltern betroffen. Die nationalsozialistische Erziehungshaltung bewirkte eine Bindungstraumatisierung, die subtil, infiltrierend und emotional vergiftend war. Sie trennte Kinder seelisch von ihren Eltern und Eltern von ihren Kindern."

(Bettina Alberti 2015, S. 88)

In Kapitel 2 haben wir das Trauma-Bindungs-Schema herausgearbeitet, mit den vier Komponenten: traumatisierende Eltern, Idealisierung von Beziehung, Unterdrückung des tatsächlichen Leidens und Symptome der komplexen Posttraumatischen Belastungsstörung. In Kapitel 3 wurde deutlich, wie durch den Drama-Dialog des Paares zwischen den beiden miteinander verbundenen traumazentrierten Bindungs-Schemata Streit in einer Partnerschaft entsteht. Dieser Streit deckt das Kindheitstrauma zu und so ist eine echte Verbindung auf der Paarebene schwer möglich. Zudem ist der Streitausstieg maßgeblich für das Gelingen der Paartherapie. Solange die komplexe Posttraumatische Belastungsstörung beider Partner sich weiterhin im Streit zur traumazentrierten Beziehungsstörung potenziert, entsteht ein hoch energetisches Kraftfeld. Dieses Kraftfeld wirkt wie der Kontrakt eines Paares, die Mauer zum tatsächlichen Trauma um den Preis wahrhafter Begegnung aufrechtzuerhalten. Dagegen kommen der beste Paartherapeut, die wohlmeinendste Paarberaterin nicht an. Aus diesem Grunde wird uns das Bild mit den beiden traumazentrierten Bindungs-Schemata und dem Drama-Dialog sowie der Energiebündelung der eskalierenden Krisen weiterhin beschäftigen.

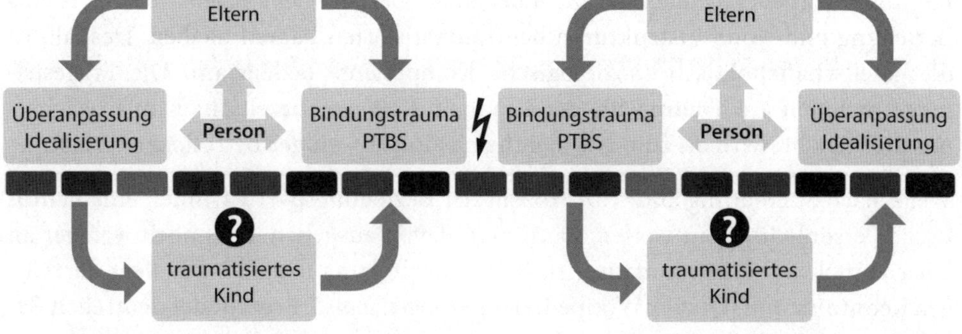

Abbildung 13: Traumazentrierte Bindungs-Schemata, Drama-Dialog und eskalierende Krisen

In Krisenzeiten handeln Paare fortwährend aus, wer Schuld an der bevorstehenden Trennung trägt, wer Opfer ist und wer wem die wohlverdiente Rettung aus dem Beziehungsdilemma vorenthält. Auch der Paarberater wird in dieses abstruse Aushandeln verwickelt, wenn er die Zusammenhänge nicht durchschaut. Beim Paar selbst ist der Drang zum Drama-Dialog nahezu zwanghaft. Wie magnetisch hängen die beiden traumazentrierten Bindungs-Schemata aneinander und der Ausstieg aus dem Streit kommt einer Unterbrechung des Magnetfelds gleich. Augenblicklich erwacht die Angst, der Schutzwall könne zerbrechen. Wenn wir uns aber in das Labyrinth des Monsters wagen, brauchen wir starke Nerven, gutes theoretisches Handwerkszeug und einen Köder für das Ungetüm. Verloren haben wir immer dann, wenn wir den Klienten unterbreiten, die Eltern seien grauenvolle Unmenschen gewesen. Wenn wir jedoch der Bestie anbieten, die Eltern ebenfalls als Opfer zu sehen, dürfen Liebe und Loyalität bleiben.

Um das Untier zu bannen, schauen wir uns vier Aspekte, passend zu den vier Komponenten des traumazentrierten Bindung-Schemas an:
1. Was macht Eltern zu traumatisierenden Bezugspersonen?
2. Wie kommt es zur Idealisierung der Eltern?
3. Wie konnte es gelingen, das Trauma in eine unerreichbare Gruft zu verbannen?
4. Wieso kommt eine traumazentrierte Beziehungsstörung dabei heraus?

Hierzu brauchen wir ein Vorgehen, welches die vier Komponenten zu einem schlüssigen Konzept verbindet. Überzeugend finde ich die Anmerkungen des Autors und Paartherapeuten Dietmar Stiemerling (2000, S. 32). Er listet zuallererst die verschiedensten „Konzepte über die menschliche Paarbeziehung und die Mechanismen ihrer Störung“ auf. Das Scheitern von Paarbeziehungen sieht er als multikausal verursacht an und empfiehlt deswegen, unterschiedliche Ebenen einzubeziehen: die Biologie, die Persönlichkeitsstruktur, die Paarbeziehung, das soziale Umfeld, die Lebensumstände und die Gesellschaft. Alles andere sei zu bruchstückhaft. Dem stimme ich zu.

Für unser Vorgehen, wollen wir nicht bei einer oberflächlichen Debatte zum Thema Beziehung und Konfliktstrukturen bei traumatisierten Paaren bleiben. Deshalb ist die gesellschaftspolitische / soziologische Komponente bedeutsam. Die Fragestellung, inwieweit ein Trauma aus der Kindheit die Krisenbereitschaft im Erwachsenenalter erhöht, wird oft zum Nischenthema einiger weniger Betroffener erklärt.

Wenn nach Stiemerling „nur“ 27 Prozent der Beziehungspartner/innen eine neurotische Persönlichkeit aufweisen, kann man davon ausgehen, dass noch weniger an einer komplexen Posttraumatischen Belastungsstörung leiden. Nach dem derzeitigen Kenntnisstand (Quelle: Wikipedia) unterliegen 2 bis 7 Prozent der deutschen Bevölkerung dem Risiko, eine Traumafolgestörung zu erleiden, selbst wenn geschätzte 90 Prozent in „irgendeiner“ Weise mit einem Trauma in Berührung kamen. Nehmen wir die Quote für Scheidungen (2014 lag sie bei 43 Prozent) und die für Trennungen unverheirateter Paare hinzu, ergibt sich, dass fast die Hälfte aller Beziehungen irgendwann auseinandergehen. Diese – wenn auch grob überschlagenen – Werte lassen folgenden Schluss zu: Das Scheitern einer Partnerschaft ist ein „normales" Risiko im menschlichen Leben. Ob für das Scheitern ein zurückliegendes Trauma der Grund sein könnte, ist damit noch nicht gesagt. Hier müssen wir schon tiefer gehen.

In den vergangenen 25 Jahren kamen ca. 1500 Paare in mein Aufwind-Institut. Die meisten dieser Klienten wurden in den 1950er- bis 1970er-Jahren geboren. Bei fast allen waren die Eltern in irgendeiner Weise in den Zweiten Weltkrieg involviert und erlebten während dieser Zeit Schreckliches. Schaut man sich diese Erlebnisse von etwa 3000 Elternpaaren an, berichtet von ihren Kindern, dann kommt eine nicht unbeträchtliche Anzahl an Daten zusammen.

Das Grauen des Krieges wurde in den Herkunftsfamilien der Paare ebenso tabuisiert wie die Folgen des Nazi-Regimes für die Seelen der Menschen in der Nachkriegsgesellschaft überhaupt. Dankenswerterweise gibt es mittlerweile eine beträchtliche Anzahl von Publikationen über Kriegskinder, Kriegsenkel und die Nachkriegsgeneration. Die meisten Eltern sind dem Alter nach Kriegskinder und können durchaus als traumatisiert bezeichnet werden.

Kriegstraumatisierte Eltern geben das Erlittene und Erlebte an ihre Kinder weiter. Selbst wenn die Traumafolgesymptome wie impulsive Wut, „unerklärliche" Trauer, Panik und Angst oder emotionale Stumpfheit nicht gegen die Kinder gerichtet wurden – was unwahrscheinlich ist –, sind die Kinder dennoch Zeugen von Depressionen, Selbstmord, Alkoholismus, Streit, Gewalt oder emotionalen Zusammenbrüchen der Eltern. Das Trauma des Vaters und / oder der Mutter nimmt Einfluss auf die Erziehung und damit auf die Persönlichkeit der Kinder. Für die traumasensible Paartherapie ist es deshalb ein zentraler Punkt, die Auswirkungen des Kriegstraumas der Eltern auf die Beziehungsfähigkeit und die Beziehungsstörungen der Kinder zu beleuchten. Die Wurzeln der dysfunktionalen Beziehungsmuster liegen genau in dieser prägenden Zeit; so bringt es auch Dietmar Stiemerling (2000, S. 65 f.) zum Ausdruck: „Ich bin der festen Überzeugung, dass es in erster Linie eine verformte Persönlichkeitsstruktur ist, die die Bemühungen einer Person, eine dauerhafte und befriedigende Beziehung zu leben, immer wieder zunichtemachen." Welchen Einfluss indes der Krieg und das Erleben von Gewalt, Tod, Flucht und Verfolgung auf die Erziehungs- und Beziehungsfähigkeit nimmt, dies ist in der Literatur zum Thema Paartherapie / Paarberatung ebenso selten Gegenstand wie die Traumatisierung der Kinder durch die Verstörtheit der Kriegsgeneration. Ob und wie die Persönlichkeitsstruktur der Kinder durch das Trauma der Eltern verformt wurde, ist deshalb das zentrale Thema dieses Kapitels.

Häufiger als die Fachwelt oder das Paar es selbst wahrhaben will, wird das Trauma der Eltern an die Kinder weitergegeben. Deshalb wollen wir uns außerdem mit der Entstehung und Ausprägung des Entwicklungstraumas beschäftigen. In den diagnostischen Manualen für die Psychotherapie gibt es keine konkrete Diagnose für das Entwicklungstrauma und deswegen stelle ich für die heilsame Begleitung traumatisierter Paare Beurteilungskriterien zusammen.

Doch nicht nur eine gute Diagnose ist meiner Meinung nach ausschlaggebend. Wichtig ist auch, dass das Paar den Zusammenhang von traumatisierenden Kindheitserfahrungen und aktuellen Paarkonflikten selbst erkennt. Hierzu ist die Methode des Emotions-Skripts besonders gut geeignet. Anhand dieser aufschlussreichen Vorgehensweise – abgeleitet von Dorothea Weinbergs Strukturierter Traumaintervention – wird mit den Klienten eine Vorstufe zum traumazentrierten Bindungs-Schema erarbeitet. Auch ohne Kenntnis der theoretischen Zusammenhänge des zweiten und dritten Kapitels leuchtet jedem Paar die zwingende Logik des daraus entstandenen Beziehungsmusters sofort ein.

Ein Emotions-Skript richtig zu deuten ist nicht ganz einfach. Aus diesem Grunde werde ich einige dieser Skripte von Paaren aus meiner Praxis vorstellen und eine Anleitung zur Durchführung in der Paararbeit geben.

4.1 Krieg, Trauma-Tabu und schwarze Pädagogik: Was Eltern weitergeben

Zu der Frage, welchen Einfluss die NS-Zeit, der Krieg sowie die Nachkriegszeit und die Pädagogik dieser Jahre auf die Elterngeneration der Paare hatte, was von den Eltern an die Kinder weitergegeben wurde und ob dies die spätere Beziehungsfähigkeit beeinträchtigte, habe ich eine weitere kleine Umfrage erstellt, an der insgesamt 110 Personen, die nicht meine Klienten sind, teilnahmen.

Die Befragten konnten mit Mehrfachnennungen ankreuzen, was Vater und Mutter im Krieg erlebten, welches Verhalten die Eltern im Miteinander zeigten, wie sie mit den Kindern umgingen und welche Auswirkungen diese Erfahrungen möglicherweise auf die Beziehungsfähigkeit der befragten Personen hatten. Die Ergebnisse aus der Umfrage habe ich anhand der einschlägigen Literatur und relevanter Studien aufgearbeitet, um die Erzählungen meiner Klienten damit zu ergänzen.

In etlichen Herkunftsfamilien machten die Eltern traumatisierende Kriegserfahrungen, wie Flucht, Gefangenschaft, Hunger, Armut, Bombenhagel, Folter, Vergewaltigung oder unfreiwilligen Kontakt mit Leichen oder Verletzten. In der von mir durchgeführten Umfrage haben 65 Prozent der Eltern Bombenangriffe erlebt, 50 Prozent hatten Kontakt zu Verletzten sowie Toten und 60 Prozent haben enge Familienangehörige verloren.

Auch die Berichte meiner Klienten zu den Erfahrungen der Eltern sind ausnahmslos sehr erschütternd.

Klienten berichten über ihre Eltern

„Meine Mutter war eine gebrochene Frau. Sie war acht Jahre alt, als der Krieg ausbrach. Ihre beste Freundin wurde in ein Konzentrationslager gebracht und sie selbst in ein Kinderheim. Dort wurde sie von Nonnen verprügelt. Sie erlebte den Angriff von Tieffliegern, hungerte und trug stets zu kleine Schuhe. Diese Frau hatte ein steinernes Herz. Meine Mutter konnte mir keine Liebe geben. Ihr Herz hatte buchstäblich die Größe einer Vierjährigen, denn so alt war sie, als ihr Vater starb. Mein Vater wurde mit 16 Jahren eingezogen und musste die Schützengräben von Leichen säubern. Er war Zeuge, wie sein Bruder in eine Tellermine trat und sein Bein abgerissen wurde. Sein Vater hat ihn dafür fast zu Tode geprügelt. Auch meine geliebte Oma schlug ihre Söhne voller Hass. Mein Vater war ein innerlich toter Mensch, der nur dann lebendig wurde, wenn er mich quälte."

„Meine Mutter war etwa fünf Jahre alt, da musste die ganze Familie vor den Russen fliehen. Die Mutter meiner Mutter hatte noch ein ganz kleines Baby. Alle hatten Hunger und draußen war es eiskalt. Meine Oma hat ihren Sohn im Schnee getötet. Meine Mutter wollte ihr Brüderchen retten. Doch ihre Mutter hat sie nur verprügelt. ‚Entweder verhungerst du oder dieses Balg.'"

„Die Bomben fielen und mein Vater umklammerte panisch die Hand seines Onkels. Sein Vater war Soldat und hatte die Familie verlassen. Wie durch ein Wunder überlebte mein Vater. Er war damals acht Jahre alt. Vor lauter Begeisterung wollte er schon losrennen und seine Mutter umarmen. ‚Wir haben es geschafft.' Da blickte er voller Panik auf die Hand seines Onkels. Die Hand war noch da, doch der Onkel war fort."

„Als meine Mutter 13 Jahre alt war, wurden im Dorf die Frauen zusammengetrieben. Alle mussten sich in einen Kreis stellen. Meine Mutter musste zusehen, wie eine Frau nach der anderen von den Russen vergewaltigt wurde."

„Immer beim Kaffeetisch legte mein Vater mit bebender Stimme los. Er war in eine Grube gesprungen als die Panzer kamen. Die Panzer rollten über ihn und seine Kumpels. Mein Vater ist fast erstickt. Doch er konnte sich später ausgraben. Mir blieb stets der Kuchen im Halse stecken. Mein Vater fing dann immer an zu weinen."

Diese Erzählungen ließen sich fortführen. Doch vermutlich kennt jeder weitere Schreckensgeschichten über die Kriegserfahrungen der eigenen Eltern oder Großeltern. Manche Väter oder Mütter sprachen nie wieder über den Krieg, andere überforderten ihre Kinder mit detaillierten Berichten, wieder andere gaben die erlittene Gewalt direkt an die nächste Generation weiter. Es ist heute kaum vorstellbar, was die Menschen damals fühlten, während sie durch die Straßen rannten, um den Bunker noch rechtzeitig zu erreichen, über verkohlte Leichen stolperten oder ihr Zuhause nach dem Angriff in Schutt und Asche vorfanden. Ein 1940 geborener Klient erzählte, er habe an der Hand seines Opas fasziniert in den Himmel geschaut, die Nacht erhellt von Hunderten leuchtender „Christbäume", die den Bomben vorausflogen. Der wirkliche Schrecken begann für diesen Jungen jedoch erst, nachdem der Vater aus dem Krieg heimgekehrt war und seinen Sohn tagtäglich misshandelte. Wie dieser geprügelte Klient bekamen viele Kriegskinder die Auswirkungen des Kriegsgrauens unmittelbar zu spüren. Bei den zu der Zeit Erwachsenen hielten die gravierenden Folgen des überlebten Schreckens jahrelang, wenn nicht gar für den Rest ihres weiteren Lebens an.

Eine von Prof. Dr. Michael Ermann in den Jahren 2003 bis 2009 an der Universität München durchgeführte Studie umfasst Interviews mit 100 Menschen, die während des Zweiten Weltkriegs Kinder waren. Noch im Jahr 1955 zeigten 40 Prozent der Befragten Spätfolgen wie psychisch bedingte Erkrankungen. Die Kriegserfahrungen führten laut Michael Ermann (2008) bei diesen Menschen zu Extremtraumatisierungen.

„Allen voran der Bombenkrieg, der etwa die Hälfte der deutschen Bevölkerung der damaligen Zeit, also auch etwa die Hälfte der Kinder der damaligen Jahre, betroffen hat. Alarm und immer wieder auf den Koffern sitzen und auf Abruf schlafen, um in Straßenkleidung auf dem Bett liegend, von Großmutter, Mutter oder der großen Schwester aufgeweckt, am Arm gezogen und in den Keller gezerrt zu werden. Verschüttungen, Verletzungen, selbst erlittene und beobachtete. Die Schreie und das Rufen. Der Feuerschein und die Dunkelheit. Der Geruch und der Staub. Unauslöschbare optische, akustische, sinnliche Erlebnisse. Zerstörung, das Donnern der Erde, wenn man in den Bunkern sitzt, die Mauern, die zusammensinken, wenn man anschließend durch die Straßen eilt, der Schutt, der Rauch. Das andauernde Gefühl von Angst und existenzieller Bedrohung."[7]

Die Nachkriegszeit war von Wiederaufbau und kollektiver Verdrängung geprägt. Das erste deutsche Familienministerium forcierte die Gründung von Familien. Das Wirtschaftswunder und der Aufschwung beherrschten die politischen Programme. Die Kinder dieser Kriegsgeneration waren ratlose Zeugen der Depression, Sprachlo-

7 Michael Ermann, Vortrag 2008.

sigkeit und Schuldgefühle ihrer Eltern. Für Kummer, Panik oder die Aufarbeitung des kollektiven Traumas war keine Zeit, gab es kein Verständnis, niemand war wirklich kompetent, eine Posttraumatische Belastungsstörung zu behandeln. Es musste weitergehen, Gefühle waren hinderlich, wenn nicht gar schädlich. Michael Ermann (2008) spricht sogar von einer Kriegskind-Identität. Die emotionale Erstarrung führte dazu, dass die kriegstraumatisierten Väter und Mütter sich nicht in ihre Kinder einfühlen konnten. Dies wurde von 74 Prozent der von mir befragten 110 Personen bestätigt und auch Ermann (2008) stellt fest: „Diese gemeinsame Kriegskind-Identität zeigt sich in einem Mangel an Selbsteinfühlung und Gefühlsferne in Bezug auf eigene Empfindungen. Sie äußert sich in einer gewissen Rücksichtslosigkeit gegenüber sich selbst, einer bestimmten Zähigkeit, mit der viele von ihnen durchs Leben gehen, einer Unauffälligkeit des Funktionierens und sozialer Angepasstheit. Sie beruht auf einer Fremdheit gegenüber sich selbst, die bewirkt, dass sie sich schwer äußern können, gegenüber anderen fremd fühlen und auch anderen fremd bleiben."

Klienten berichten über die Gefühlsferne ihrer Eltern

Eine Klientin beschreibt sehr eindrücklich, welchen Einfluss diese „Identität der Gefühlsferne" und der Zwang zur Harmonie im Elternhaus auf ihre Entwicklung nahm:

„Meine Eltern sind beide Kriegskinder, Jahrgang 1937. Die Geschichte meiner Mutter ist die typische Flucht aus Ostpreußen 1945. Meine Großmutter ist mit ihren zwei Kindern und Verwandten vor den Russen geflohen, in Polen gestrandet und auf abenteuerlichen Wegen irgendwie im Westen gelandet. Meine Mutter war da sechs Jahre alt. Der Vater war im Krieg gefallen. Mein Vater hat Bombenangriffe erleben müssen. Seinen Vater hat er kaum gekannt, denn dieser wurde 1939 sofort in den Krieg eingezogen; damals war mein Vater zwei Jahre alt. 1944 kam sein Vater dann in Russland um. Meine Großmutter war selbst ein Kriegskind des Ersten Weltkriegs und neigte dazu, ihren Sohn körperlich zu züchtigen und ihn zur Strafe stundenlang in die Besenkammer zu sperren. Aus meinem Vater wurde ein Frauenhasser und Choleriker.

Meine beiden Eltern waren vollkommen gefangen in ihren Traumata. Ihnen war das aber in keiner Weise bewusst, sie hielten sich selbst für normal und gesund. Ich war ein Wunschkind und wurde 1963 auf den Namen Sonja getauft und Sonnie genannt. Ich glaube, dieser Name Sonnie war als Programm gedacht. Mit mir sollte alles wieder heilen und das Schlimme beendet werden. Meine Eltern gaben mir zu verstehen, dass ich ein Sonnenschein sein sollte, problemlos, positiv, umgänglich, gefügig. Mit

Schwierigkeiten wurden sie dagegen nicht fertig. Ich sollte nicht traurig sein, nicht ängstlich, nicht trotzig, nicht eigensinnig, nicht zu lebendig, nicht fordernd. All dies versetzte meine Eltern in hektische Unruhe, sie waren nicht in der Lage, sich in mich hineinzuversetzen. Ich lernte auf diese Weise sehr früh, dass ich nicht auf sie zählen konnte und meine Angelegenheiten besser alleine regele. Gleichzeitig ist diese Einsamkeit, das Gefühl nicht verstanden und unterstützt zu werden, nicht sein zu dürfen, wie ich wirklich bin, und nicht dazuzugehören, mein tiefstes Trauma. In meinen schlimmsten Augenblicken bin ich das fünfjährige Kind, das sich vollkommen einsam und ungeliebt fühlt und zugleich weiß, dass diese Hilflosigkeit absolut verboten ist! ‚Wer zuerst weint, hat verloren.' Das ist die nonverbale Botschaft meines Vaters, die mir noch immer zu schaffen macht. Es hat mich jahrzehntelange beharrliche Arbeit gekostet, diese Zusammenhänge zu durchschauen. Die Auswirkungen meiner Prägung sind auch heute noch oft zu spüren."

Ein anderer Klient berichtet Ähnliches:

„Mein Vater war Jahrgang 1921 und eher ein schmächtiger Junge mit Interesse für Musik und Lesen. In der Hitlerjugend musste er Boxen lernen. 1940 wurde er in den Krieg eingezogen. Das waren schreckliche Erlebnisse. Im ersten Winter in Russland war er konfrontiert mit Erfrierungen, mit der Armut der Landbevölkerung, mit Nahkampf und Häuserkampf. Er musste Meldegänge alleine durchführen. 1943 wurde er verwundet, was zur Amputation seines linken Arms führte. Ein schmerzhafter und langwieriger Heilungsprozess folgte. Nach eigenen Worten hatte er noch jahrelang Albträume. Meine Mutter wurde 1924 geboren und ging gerne zum Bund deutscher Mädel, um der Gefühlskälte ihres Elternhauses zu entkommen. Sie erlebte den Bombenhagel und ihr Elternhaus wurde teilweise zerstört.

Die Kriegserlebnisse meiner Eltern saßen immer mit am Mittagstisch, wurden aber oft nur andeutungsweise besprochen. Mein Vater kanzelte regelmäßig meine Mutter ab und sie suchte Trost bei mir. Mir wurde vermittelt: Reiß dich zusammen! Ich wurde von beiden geschlagen. Gefühle zeigte man nicht."

Mittlerweile gibt es eine stattliche Anzahl von Büchern und Zeitschriftenartikeln zu den Themen Kriegskinder, Kriegsenkel und zur Trümmergeneration. Diese Publikationen eröffnen den Menschen Einblicke in die Ursprünge der Verstörung ihrer Eltern. Eine Therapeutin, die sich auf die Behandlung des transgenerationalen Traumas spezialisiert hat, beobachtet die Weitergabe der unverarbeiteten Katastrophen des Krieges an die eigenen Kinder.

„In den Jahrzehnten nach dem Krieg kam es in vielen deutschen Familien zu einer brisanten Situation: Damals wurden die Kriegskinder selbst Eltern. Weil sie jedoch ihre Traumata nie verarbeiten konnten, agierten sie gegenüber ihren Kindern oftmals einfach ihre Traumata aus: Gewaltausbrüche, Gefühlskälte, Alkoholmissbrauch. In anderen Familien wiederum litten die Eltern still vor sich hin. Kinder spüren es aber, wenn etwas mit ihren Eltern nicht stimmt. Kinder in solchen Familien neigen generell dazu, das Leid ihrer Eltern mildern zu wollen. Sie werden zu Eltern ihrer Eltern."[8]

Mittlerweile suchen die Kriegsenkel Hilfe in Beratung oder Psychotherapie. Auch meine Paare gehören der Generation der Kriegsenkel an. Die Ängste der Eltern, die Wutanfälle, der Alkoholmissbrauch, die schrecklichen Ehekriege oder die innere Leere und emotionale Stumpfheit beherrschten neben dem zwanghaft zelebrierten „Wir spielen Frieden und sind alle glücklich" den Alltag der Paare, die das Aufwind-Institut aufsuchen.

Die Eltern der 110 von mir Befragten Nicht-Klienten litten nach dem Krieg zu 46 Prozent an Ängsten, Wutausbrüchen, Depressionen und emotionaler Stumpfheit. Am häufigsten wurde jedoch (von 60 Prozent der Befragten) das Streiten der Eltern benannt. Ob das Kriegstrauma ursächlich für die verbale Gewalt der Eltern ist, können wir nicht wissen. Eklatante und bizarre Formen, die von vielen meiner Klienten in der Kindheit beobachtet wurden, legen jedoch die Vermutung nahe, dass es hier Zusammenhänge gibt. Die Paare in meiner Praxis beschrieben ihre Kindheitserfahrungen, wodurch zugleich deutlich wird, welche Verhaltensweise die Eltern an den Tag legten.

Kindheitserfahrungen von Klientinnen und Klienten

Nicola ist Lehrerin von Beruf. Sie hatte Angst vor einer Beziehung, weil ihre Eltern sich immer so schlimm stritten. „Es war wirklich jede Nacht. Meine Mutter verschloss die Haustür, damit mein Vater nicht ins Haus konnte. Mein Vater stieg dann immer durch das Fenster direkt neben meinem Kinderzimmer ein. Er hat öfter sogar die Scheibe zerschlagen. Dann ging das los. Meine Mutter schrie und kreischte. Mein Vater brüllte zurück. Das war wirklich jede Nacht. Ich konnte keine Nacht in Ruhe schlafen. Ich hatte entsetzliche Angst. Wenn ich aufstand, um nachzusehen oder in meiner Panik Hilfe zu bekommen, dann gingen sie auf mich los. Sie schrien mich an. Ich solle zusehen, dass ich Land gewinne. Ich habe regelmäßig in den Flur gekotzt. Es war furchtbar." Nicola stellte sich auch die Frage, welche Erfahrungen hinter den Streiten ihrer Eltern liegen mochten. Sie wusste noch, dass zwei Schwestern der Mutter umgekommen waren. Ihre Mutter war damals gerade mal fünf Jahre alt.

---

8 Vererbtes Trauma. „Kriegsenkel haben oft das Gefühl, sie würden versagen". Interview mit Ingrid Meyer-Legrand, SRF, 9. Februar 2017.

Miriam berichtete von ihrem alkoholkranken Vater. Sie stand als kleines Mädchen immer hinter der Tür ihres Kinderzimmers, da sie nicht wusste, was passieren würde, wenn der Vater wieder einmal betrunken nach Hause kam. Er war dann stets sterbenskrank und zog sich sofort ins Schlafzimmer zurück. Miriams Mutter ließ dem Ehemann indes keine Ruhe. Sie drangsalierte ihn mit ihren Vorwürfen und Fragen nach anderen Frauen. Der Vater wankte dann immer ins Bad und übergab sich. Die Mutter verhöhnte und verachtete ihn. Stets ging der Streit so aus, dass die Mutter an Miriams Bett weinte, während Miriam erstarrt und panisch da lag. Beide Eltern waren im Krieg noch Kinder. Miriams Mutter war ohne Vater aufgewachsen und ihr Vater hatte den großen Bruder im Krieg verloren.

Clemens Vater war ein schweigsamer Mann, der tapfer der Waffen-SS gedient hatte. Clemens bewunderte die zwei schwarzen Buchstaben unter der Achselhöhle seines Vaters, der Menschen gefoltert und getötet hatte. „Damals galt ich was. Später wurde ich verfolgt." Den Stolz und zugleich die Schmach konnte Clemens nicht verbinden. Clemens Mutter hatte nur Verachtung für ihren Mann übrig. Sie beleidigte vor allem seine Männlichkeit. „Du bist doch vom Weltlichen ab. Du kannst ja noch nicht mal eine Frau befriedigen." Regelmäßig ging der Vater mit dem Küchenmesser auf seine Frau los und scheuchte sie wutentbrannt durch die Küche. Die Mutter rannte schreiend auf die Straße und schrie immer nur „Mörder, Mörder. Mein Mann ist ein Mörder!" Clemens war zeit seines Lebens nicht in der Lage, Liebe zu empfinden, obwohl er eine Frau und Kinder hatte.

Viele Väter meiner Klienten waren Soldaten, sind gefallen oder lebten Jahre in Gefangenschaft. Sie oder die zurückgebliebenen Mütter konnten ihre Kinder nicht schützen und oft nicht einmal sich selbst. Von 60 Prozent der Befragten haben die Eltern Familienangehörige im Krieg verloren. In ihrem Buch über die Schatten des Kriegstraumas spricht Bettina Alberti (2010) von drei Millionen gestorbenen und zwei Millionen vermissten Vätern.

Von den Eltern nicht getröstet oder behütet, verlassen oder zum Familienoberhaupt genötigt, hatten die Familien in der Nachkriegszeit mitnichten ein emotionales Fundament für die Erziehung der eigenen Kinder. Worauf sollten sie auch zurückgreifen, um eine sichere Bindungsbeziehung aufzubauen? Nicht zuletzt deswegen wurde bestimmt dankbar und häufig auf den Erziehungsratgeber von Johanna Haarer zurückgegriffen: „Die deutsche Mutter und ihr erstes Kind". Die Erstauflage des Buches der nazigetreuen Autorin und Lungenfachärztin war 1934 erschienen. Auch lange nach 1945 fand es sich bis in die 1970er-Jahre in einer entschärften Fassung in fast jedem Haushalt der Bundesrepublik Deutschland wieder und erreichte bis 1987 eine Gesamtauflage von ca. 1,2 Millionen Exemplaren (Quelle: Wikipedia). Noch in den 1960er-Jahren diente das Werk als Lehrbuch in Berufs- und Fachschulen, etwa bei der Ausbildung zur Hauswirtschaftslehrerin, wo dieses „Wissen" wiederum den Schülerinnen weitergegeben wurde. Unter Erziehung verstand Johanna Haarer eine technische Fertigkeit, die durch die Ablehnung von Freude, Zuneigung oder Trost gekennzeichnet war. Das „Kind wurde als Feind" betrachtet" (Chamberlain 2000). Haarer empfahl allen Müttern, das Baby weinen zu lassen, es in einem dunklen Raum sich selbst zu überlassen und es auf keinen Fall auf den Arm zu nehmen oder zu trösten. „Dann, liebe Mutter, werde hart! Fange nur ja nicht an, das Kind aus dem Bett herauszunehmen, es zu tragen, zu wiegen, zu fahren oder es auf dem Schoß zu halten, es gar zu stillen".[9] Nahezu jeder hat von Haarers Empfehlung gehört, ein Baby nach einem festen Zeitplan im Abstand von vier Stunden zu füttern. Wenn eine Mutter dies beherzigte, tat sie ihrem Kind jedoch etwas Furchtbares an.

Fallbeispiel: Gieshard

Gieshard, 1953 geboren, zeichnet sich durch seine hagere Gestalt und sein trauriges Wesen aus. In einer Therapiesitzung widmen wir uns einer speziellen Traumatherapie-Methode, auf die er besonders anspricht. Seine ganze Gestalt bebt und nahezu erstickt schnappt er nach Luft. Irgendwann entrinnt seiner Kehle ein archaischer Schrei, sodass ich sofort erkenne: Das ist die Not einen Säuglings, die hier zum Ausdruck kommt.

Nachdem Gieshard gut versorgt, getröstet und gehalten in die heutige Zeit zurückgefunden hat, ist er wie elektrisiert von dieser Erfahrung. Zum nächsten Treffen bringt er zwei Dinge mit: Eine zerfledderte Ausgabe des Buches von Johanna Haarer – das abgenutzte und sichtbar häufig gelesene Exemplar seiner Mutter – und ein gut erhaltenes Foto. Er zeigt das sepiafarbene Bild von Klein „Giesi" im Alter von etwa zwei Monaten und erbärmlich schreiend. Die Augen sind glasig und panisch aufgerissen, die kleinen Hände zu Fäusten verkrampft, die Lippen dunkel und das Gesicht kalkweiß. Ein trauriges Bündel Not, Panik und Krampf.

Während Gieshards Partnerin sich über den Fotografen – Gieshards Vater – aufregt, der eher an das Fotoalbum dachte als an sein Kind, liest Gieshard aus dem Buch von Haarer vor. Er wirkt dabei wie ein hochgradig aufgeregter Forscher, den Geheimnissen seines Lebens unmittelbar auf der Spur. „Hören Sie sich das an. Danach hat meine Mutter mich behandelt."

9 ↗ http://www.mattes.de/buecher/psychohistorie/978-3-930978-55-7_chamberlain.pdf

Den Frauen, die 1934 Mütter waren, aber auch denen, die es nach dem Krieg bis in die 1970er-Jahre hinein wurden, wurde gepredigt, das Schreien-Lassen kräftige die Lungen eines Säuglings. Außerdem dürfe man dem Kind seinen Willen nicht lassen, es werde sonst zum Diktator. Heute wird Johanna Haarers Buch der Schwarzen Pädagogik zugerechnet, einer durch Zwang und Gewalt gekennzeichneten Erziehungsweise. Im Lexikon der Psychologie findet sich folgende Definition:

„Dabei geht es um eine Erziehung, die darauf ausgerichtet ist, den Willen eines Kindes zu brechen und es mithilfe offener oder verborgener Machtausübung, Manipulation und Erpressung zum gehorsamen Menschen zu machen. Dazu gehören alle intentionalen Handlungen, mit denen ein Kind unter Einsatz körperlicher oder seelischer Mittel zu bestimmten Handlungen bzw. zu einem bestimmten Verhalten gebracht werden soll."[10]

Die 110 von mir befragten Nicht-Klienten wurden zu 43 Prozent mit Liebesentzug bestraft, zu 49 Prozent beschimpft, angeschrien und gedemütigt, was bei 56 Prozent den Selbstwert des Kindes untergrub. 47 Prozent gaben an, geschlagen worden zu sein. Sie wuchsen mit Sprüchen heran wie: „Wer seine Rute schonet, der hasset sein Kind, wer es liebt, der züchtigt es bald." Auf dem Kind zerbrochene Kochlöffel oder Besenstile waren keine Seltenheit.

Kinder wurden wie selbstverständlich und durchaus brutal geschlagen, doch wie sehr und wie schädigend, dass erfuhr kaum jemand, bis Ingrid Müller-Münch im Jahre 2013 etliche Prügelopfer befragte. Die Autorin erklärt die Kinder der Nachkriegszeit zur geprügelten Generation. Mit ihrem Buch, so Müller-Münch, kam eine Lawine ins Rollen. Ob die Eltern wirklich nicht wussten, was sie taten, wie im Resümee zu lesen ist, wage ich jedoch zu bezweifeln. Besenstiele oder Kochlöffel sind sehr robust im Vergleich zu den fragilen Körpern heranwachsender Kinder. Vor allem die Männer unter meinen Klienten wurden zum Teil täglich geschlagen. Besonders furchtbar wurde der Verrat der Mutter empfunden, die den Vater beim Nachhause-Kommen zur Züchtigung des Sohnes anhielt. Diese Männer leiden noch heute an Migräne, Depressionen oder mangelndem Selbstwertgefühl. Sie neigen selbst zu Wutanfällen oder können sich schlecht abgrenzen.

Was mögen die Schläge, die Demütigungen, das häufige Allein-gelassen-Werden und allem voran die mangelnde Einfühlung in die Bedürfnisse des Kindes für die Bindungsentwicklung bedeuten? Aus der Traumaforschung wissen wir, dass Schläge das Vertrauen in Beziehungen nachhaltig zerstören und die Trauer über das Verlassen-worden-Sein in einer Partnerschaft immer wieder aktiviert wird. Die erlebte

---

10 Quelle: ↗ http://lexikon.stangl.eu/16400/schwarze-paedagogik/ Online Lexikon für Psychologie und Pädagogik

Machtausübung und die damit einhergehende Ohnmacht führen zudem zu einer eingeschränkten Konfliktlösekompetenz und einem tief sitzenden Gefühl mangelnden Selbstwerts. Ebenso fatale Auswirkungen hatten die emotionale Kälte und die fehlende Empathie der Eltern auf die Entwicklung ihrer Kinder. Knapp die Hälfte der 110 Befragten wurden verprügelt und bei 75 Prozent wurden ihre Bedürfnisse missachtet. Eine solche emotionale Taubheit der Eltern kann auf das Vorliegen einer Posttraumatischen Belastungsstörung hindeuten.

Gefühle brauchen nicht nur einen Ausdruck, sondern auch ein Gegenüber. Werden die Empfindungen nicht aufgenommen oder beantwortet, bricht auch der Kontakt nach innen ab. Dies birgt Probleme für die spätere Paarbeziehung. Und so wird interessanterweise die emotional distanzierte Beziehung mit 46 Prozent am zweithäufigsten genannt, direkt nach den emotionalen Ausbrüchen gegenüber dem Partner / der Partnerin (48 Prozent).

Kinder neigen dazu, die Schuld bei sich selbst zu suchen und ihre Eltern zu schonen. Oftmals erzählen die Menschen in meiner Praxis, sie hätten ganz normale Kindheiten erlebt und seien glücklich gewesen in einem intakten Elternhaus. Bei näherer Betrachtung der Herkunftsfamilie finden wir hinter diesen Behauptungen oft Prügel, emotionale Leere, Alkoholkonsum, Depressionen oder Schlimmeres. Die Befragten meiner Studie wurden geschlagen, angeschrien, allein gelassen oder emotional vernachlässigt. Die Mehrzahl der Eltern konnte sich in keiner Weise in die Bedürfnisse ihres Kindes einfühlen. Über 60 Prozent gaben an, beschämt, degradiert und gedemütigt worden zu sein. 10 Prozent erlitten sogar sexuellen Missbrauch und 8 Prozent gaben an, in der Kindheit regelrecht misshandelt worden zu sein.

Kaum jemand wagt es jedoch, die eigenen Eltern anzuklagen. Meine Klienten schützen ihre Eltern, wie schrecklich diese auch in der Kindheit zu ihnen gewesen sein mögen. Das Schweige-Gebot der Kriegsgeneration überträgt sich also auf die Kinder. Lassen Sie mich beschreiben, wie ein beispielhaftes Paar mit der emotionalen Vernachlässigung durch die Eltern umgegangen ist.

Fallbeispiel: Tina und Ulrich

Ulrich sitzt teilnahmslos und wie weggetreten neben seiner emotional aufgebrachten Partnerin. Wir haben einen Zusammenhang zwischen Tinas Problemen und ihrem eiskalten bis feindseligen Elternhaus festgestellt. Tina wünscht sich, dass wir auch Ulrichs Kindheit betrachten. „Da gibt es nichts. Ich hatte eine ganz normale Kindheit. Meine Mutter war sehr liebevoll. Mein Vater hatte zwar nie Zeit. Doch ich hatte alles, was ein Kind braucht.“ Dies bringt Ulrich mit tonloser Stimme und blassem

Gesicht vor. Seine Augen fixieren irgendeinen unsichtbaren Punkt an der Wand. „Allerdings habe ich keine Erinnerungen mehr an meine Kindheit." Also frage ich nach speziellen Bindungssituationen beim Schlafengehen, bei Krankheit, bei Kummer oder einer Verletzung. Ulrich kann sich an überhaupt keine solche Situation erinnern. Er kann sogar nicht einmal erklären, wie er den Umgang seiner Mutter mit seinen eigenen Kindern erlebt. Tina scheint wie auf glühenden Kohlen zu sitzen und schaut ihren Mann unverwandt an. Schließlich platzt sie mit einer Beschreibung der Schwiegermutter heraus. „Sie ist furchtbar, Ulli. Sie ist künstlich, sie ist übergriffig, sie tut immer nur fröhlich. Sie steht völlig neben sich. Sie merkt nie, wie es den Kindern geht, was sie wirklich brauchen. Immer geht es nur um sie, wie toll sie ist, was für eine gute Mutter sie ist. Wenn deine Eltern da sind, dann bist du innerlich gar nicht mehr da. Wie ein Zombie."

Ich gebe zu bedenken, dass die „künstliche" Mutter gerne eine gute Mutter sein wollte und Ulrich seine tatsächlich empfundene Einsamkeit nicht fühlen durfte. Tina entschuldigt sich nach fast jedem Satz, den sie gegen Ulrichs Mutter vorbringt. Zu Hause hat ihr Mann ihr jede Kritik an seiner Mutter verboten. Das hebe ich hervor. „Dürfen Sie Ihre Mutter womöglich nicht so sehen, wie sie wirklich ist? Ihre Partnerin lässt sich ja gerne in die Schranken weisen." Beide nicken beklommen. Sofort entspinnt sich ein Dialog zwischen dem Paar, was denn nun Schreckliches mit den Eltern geschehen würde, würde man die tatsächlichen Empfindungen aus der Kindheit aufspüren. Ich wende ein, dass die emotional distanzierte Partnerschaft so belebt werden könnte. Doch beide äußern Zweifel, ob der Preis dafür nicht zu hoch sei. Lieber wollen sie entfremdet weiterleben als die Eltern anklagen.

Nicht der Vater, nicht die Mutter, nein, der Partner oder die Partnerin wird mit all der Wut oder Verzweiflung konfrontiert, die sich im Inneren aufgestaut hat. Doch die Zusammenhänge werden nicht erkannt und wenn, dann trägt dies nicht zur Erkenntnis bei. Schlimmste Eskalation oder kaum auszuhaltende Entfremdung sind die Folge. Es wird gelogen, betrogen, verlassen, beschuldigt, ausgesperrt und vertröstet.

In der Umfrage habe ich die Symptome der komplexen Posttraumatischen Belastungsstörung abgefragt. Vor allem die mangelnde Impulskontrolle und das Überrollt-Werden von grauenvollen Gefühlen sind hier typisch und beides wurde von 48 Prozent der Befragten angekreuzt. Streit mit einer Neigung zur Eskalation benannten 39 Prozent, 45 Prozent gaben an, sich bei Konflikten schweigend zurückzuziehen und 30 Prozent leben mit einem Partner zusammen, bei dem eine psychische Störung diagnostiziert wurde. Auch sexuelle Störungen wie erektile Dysfunktion, Anorgasmie oder schädigendes sexuelles Verhalten wurden von 38 Prozent der Befragten angegeben.

Die eigenen Worte zum Zustand der Partnerschaft als vermutete Reaktion auf die Kriegstraumatisierung der Eltern sind ebenfalls sehr eindrucksvoll. Die Befragten schrieben, der Partner würde sie nicht wahrnehmen oder zeige ein verachtendes und demütigendes Verhalten. Es sei schwer, Vertrauen zu entwickeln oder um Unterstützung zu bitten. Der Partner zerstöre die Beziehung systematisch, nur um keine Nähe zulassen zu müssen. Es wird von regelrechter Sucht nach Streit geschrieben und es werden schmerzhafte Trennungen, Beziehungsunfähigkeit oder jahrelange Einsamkeit erwähnt. Konflikte enden in bodenloser Einsamkeit, die Kinder werden dem Partner vorgezogen. Oder jemand leidet an der Beziehung zu einem Menschen mit einer Borderline-Störung. Es gäbe keinen inneren und keinen äußeren Frieden.

Ein Mann schrieb: „Eine traumatische Erfahrung in Kindheit und Jugend führt zu einer Neigung zu ewigem Streit. Dieses Konzept habe ich sofort verstanden. Sowohl ich als auch meine Partnerin haben traumatische Erfahrungen gemacht.

Die von mir befragten 110 Personen lassen sich in zwei Hauptkategorien einteilen:

1. Personen mit eklatanten Beziehungsproblemen, deren Eltern durch schlimme Kriegserfahrungen traumatisiert waren
2. Personen ohne Beziehungsprobleme, deren Eltern durch schlimme Kriegserfahrungen traumatisiert waren

In Zahlen ausgedrückt ergibt sich folgendes Bild: 94 Prozent der heute erwachsenen Personen, deren Eltern ein Kriegstrauma erlebt haben, leiden unter eklatanten Beziehungskrisen.

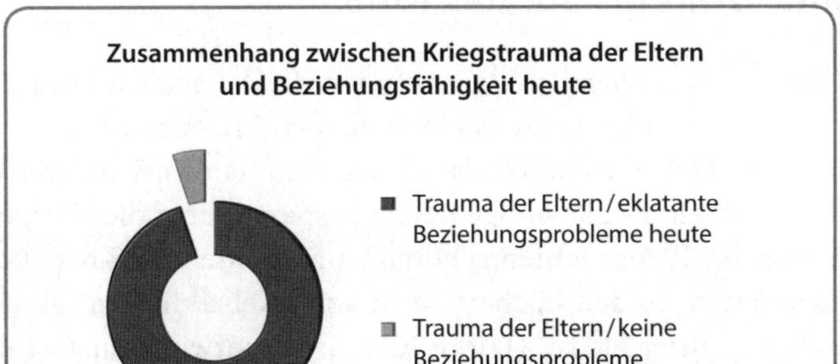

Abbildung 14: Kriegstrauma der Eltern – Beziehungsfähigkeit der Kinder

Lediglich 6 Prozent der Befragten mit durch schlimme Kriegserfahrungen traumatisierten Eltern zeigten keinerlei Symptome der komplexen Posttraumatischen Belastungsstörung.

Nun ist meine Befragung nicht repräsentativ und sicherlich haben vor allem Menschen teilgenommen, die sich von der Fragestellung aus einer eigenen Betroffenheit heraus besonders angesprochen fühlten. Viele von ihnen erlitten in ihrer Kindheit Schläge, Demütigungen und vor allem mangelnde Einfühlung in die eigenen Bedürfnisse. Nehme ich die Paare hinzu, die seit etwa 30 Jahren Hilfe im Aufwind-Institut suchen und deutliche Symptome einer komplexen Posttraumatischen Belastungsstörung zeigen, dann bestätigt sich jedoch das oben angeführte Ergebnis: Traumatisierte Eltern wirken traumatisierend auf ihre Kinder ein und beeinträchtigen damit die spätere Beziehungsfähigkeit.

Doch was ist förderlich für die Entwicklung der Beziehungsfähigkeit eines Menschen, was ist schädlich? Was passiert vor allem in der sensiblen Phase der Gehirnentwicklung im Kind? Welchen Einfluss nimmt die Empathie-Störung der traumatisierten Eltern auf die Beziehungskompetenz der nächsten Generation? Das wollen wir uns nun ansehen, mit einem besonderen Augenmerk auf die vielfach zitierte fehlende Einfühlung in die Bedürfnisse des Kindes. Die fehlende Resonanz der Eltern auf die Emotionen des Kindes führt meines Erachtens zu mangelnder Affektregulation, einem zentralen Kriterium der komplexen Posttraumatischen Belastungsstörung. Die mangelnde Affektregulation führt bei traumatisierten Paaren zu eskalierenden Krisen oder zur Entfremdung.

4.2 Umgang mit dem Grauen: Einwirkung des Trauma-Umfelds auf das Kind

Bei einem Kind, das von Eltern großgezogen wurde, die beide unverarbeitete Traumata wegen des Krieges oder den reglementierenden Erziehungsidealen der NS-Zeit in sich trugen, schwebte vermutlich das Grauen wie ein unsichtbarer Geist durch die Räume der Kindheit. Es gibt einige Literatur speziell über die Nachkriegskinder, die in den 1950er- bis 1970er-Jahren geboren wurden. Meine Paare entstammen genau dieser Generation. In den Büchern wird von „Nebelkindern“ geschrieben, die im „Traumaschatten ihrer Eltern“ (Lohre 2016, S. 42) aufwuchsen. Gefühle mussten eingemauert werden, wodurch zwischen Eltern und Kindern eine diffuse Fremdheit entstand. Die Autorin Anne-Ev Ustorf (2008, S. 208) befragte etliche „Kinder der Kriegskinder“ und kam zu dem Schluss: „Das Interesse am Innenleben der Kinder habe sich in Grenzen gehalten. Viele Kinder empfanden die Eltern schlichtweg als unerreichbar. Die Väter seien emotional abwesend gewesen, die Mütter mit der Organisation von Haushalt und Familie so beschäftigt, dass kein Raum für intensive Gespräche blieb. Auch Zuneigung sei eher verhalten vermittelt worden.“

Wenn wir also davon ausgehen, dass die Kriegserfahrungen und der krude Umgang in der Nazizeit traumatisierend wirkten, dann entwickelte eine nicht unbeträchtliche Anzahl der Eltern in der Nachkriegszeit eine Posttraumatische Belastungsstörung. Gleichzeitig war es gesellschaftlich nicht erwünscht, sich mit den seelischen Folgen von Krieg und Faschismus zu beschäftigen. Im Mittelpunkt standen das Funktionieren-Müssen und der Wiederaufbau. Sicherlich spürten die Kinder, dass es tabu war, Empfindungen wahrzunehmen. Wenn die Eltern also innerlich abgestumpft, traurig oder leer waren und dieses Leiden nicht gespürt werden durfte, gerieten die Kinder in eine Zwickmühle. Brachen zusätzlich impulsive Ausbrüche der Eltern spontan, unverständlich und aus heiterem Himmel in die Kinderzimmer-„Idylle" hinein, traumatisierten eben solche Überfälle das Kind. Lassen Sie mich dies an einem Beispiel verdeutlichen:

Beispiel: Heidi

Heidi berichtet in der Therapie von einer Erfahrung mit ihrem Vater, die sich in verschiedenen Varianten regelmäßig wiederholte. „Wir lagen zusammen auf dem Boden und spielten Kuschel-Kitzeln und alberten herum. Es war wundervoll, da mein Vater so selten Zeit für mich hatte. Ich war überglücklich und hopste auf ihm herum. Irgendwas muss ich da wohl falsch gemacht haben. Auf einmal wurde mein Vater total wütend. Er schnappte mich, trug mich in mein Kinderzimmer und schlug auf mich ein, bis ich vor Panik schrie. Er brüllte mich an, ich solle aufhören zu schreien. Er donnerte mich auf mein Bett. Mir verging Hören und Sehen. Ich habe mich krampfhaft bemüht, nicht mehr zu schreien. Sobald ich die Schläge ohne irgendeinen Mucks über mich ergehen lassen konnte, hörte er schwer keuchend auf. Mein Schreien oder Kreischen muss ihn in den Wahnsinn getrieben haben. Ob ich nun lachte oder vor Schmerzen schrie, das war einerlei. Ich lag nach den Schlägen heulend unter meiner Bettdecke und biss in mein Kissen. Wenn mein Vater mich hören konnte, kam er wieder. Er drohte, mich wieder zu schlagen, damit ich endlich still war. Es war der absolute Horror. Und ich dämliche Kuh ließ mich immer wieder auf seine Kuschelspiele ein."

So wie Heidi, die ihre Gefühle nicht zeigen durfte, weil sonst bei ihrem Vater die Sicherungen durchbrannten, erging es vielen meiner Klienten. Die Folgen der Traumatisierung durften nicht gesehen, nicht erwähnt, nicht wahrgenommen und nicht angesprochen werden. Für viele Kinder mag der Alltag mit der unsichtbaren Trauma-Bestie einem Irrgang durch ein Labyrinth gleichgekommen sein. Es gab keine Logik, keine Sicherheit, nichts Vorhersehbares. Irgendwann schlug das Monster völlig unberechenbar zu. Angesichts solcher Willkür muss ein Kind vorsichtig werden. Es bildet womöglich ein Übermaß an Spürsinn aus, um die Gefahr rechtzeitig kommen zu sehen. Dies gelingt, indem sich der kleine Mensch hypersensibel auf Vater oder Mutter einstellt. Der Körpertherapeut Karl-Klaus Madert (2012, S. 30) hat diesen Vorgang sehr treffend beschrieben:

Das traumatisierte Kind übernimmt „unbewusst Haltungen, Einstellungen, Intentionen, Kognitionen des Täters über das Opfer und die traumatische Situation mittels empathischer Einfühlung. Im Opfer entsteht ein gefühltes ‚Abbild' im eigenen Körper von dem, wie sich der Täter bewegt, was ihn bewegt, was er fühlt, was seine Absichten, seine Handlungsoptionen in den nächsten Momenten sein dürften. Damit erfasst das Opfer ‚intuitiv' die Richtung der Handlungsgestalt, in die die gefährliche Situation sich bewegen oder entwickeln könnte."

Das Problematische bei Schädigungen durch die eigenen Eltern ist die existenzielle Abhängigkeit des Kindes von Halt und Zuwendung. Wie bei Heidi ist der Vater mal liebevoll und zugänglich, dann wieder brutal und grausam. Diese janusköpfige Gestalt eines geliebten Menschen verunsichert ein Kind zutiefst. Das Trauma und der Schutz vor Gefahren sind in einer Person, der des Vaters oder der Mutter vereint. Da das Böse ausgeblendet werden muss, wird das Liebesobjekt idealisiert und das vollständige Bild im Inneren aufgespalten. Nur so kann die Bindung zu den Eltern ertragen werden.

„Das gequälte Kind hat keine andere Chance, als sich dem folternden Elternteil auch auf der Suche nach Schutz, Trost und Hilfe zuzuwenden. Der Verrat darf nicht bemerkt werden. Der Anpassungsmechanismus der Dissoziation ist daher nicht nur eine Abwehr der überwältigenden Qual, der Überstimulation und der entsetzlichen Gefühle, sondern auch eine primäre Technik, um in äußerst brutalen und chaotischen Situationen Bindung aufrechterhalten zu können" (Hüther 2003, S. 102).

Dieser Umstand ist für das Kind besonders traumatisierend, da es kaum ausweichen kann. Nach Gerald Hüther kommt es durch diese unkontrollierbare Stressreaktion sogar zu einem Zusammenbruch der neuronalen Regelmechanismen. Bleibt nur, die Erinnerung an das Schreckliche auszuklammern, „Verbotszonen", „Umgehungsstraßen" oder „Umleitungen" im Gehirn zu implementieren mit den Folgen der bekannten Symptome der komplexen Posttraumatischen Belastungsstörung (vgl. Hüther 2013, 103). Wegen der Traumatisierung durch eine Bezugsperson kommt es bisweilen sogar zur Funktionsumkehr eines gesunden Beziehungsschemas, „das die Fähigkeit verliert, zwischen nützlichen und schädlichen Beziehungsangeboten zu unterscheiden und gleichzeitig noch die Grenzziehung zwischen Selbst und Außenwelt". Es kann sogar sein, dass „schädliche Einflüsse gezielt aufgegriffen und dem Selbst zugeschlagen, nützliche ‚Nährstoffe' dagegen an die Umwelt abgegeben" werden (Fischer & Riedesser 2009, S. 93).

Zum Trauma des Kindes tragen nicht nur die Schädiger bei, sondern auch diejenigen, die wegsehen, das Kind nicht schützen, es zurückweisen, nicht zuhören und seine Symptome falsch deuten oder sich abwenden. Viele traumatisierte Kinder schicken so lange Notsignale in die Welt, bis sie einen Weg gefunden haben, irgendeine Form der Bedeutung zu finden und eine wie auch immer geartete soziale Anerkennung zu erhalten. Sei es Lob für Schulleistungen, Geld für Gehorsam, das Lachen der Freunde für alberne Faxen, den Stolz der Mutter für Rettungsdienste oder die Sorge wegen einer schwachen Gesundheit. So legen sich traumatisierte Kinder oftmals eine kompensatorische Eigenschaft als Gegenentwurf zur traumatischen Erfahrung zu, z. B. extreme Unabhängigkeit, überdurchschnittliche Leistungen, unterwürfige Anpassung, unverhältnismäßiges Dienen, devoten Gehorsam oder großspuriges Angeben. Die Nichtbeantwortung der Notsignale bewerten Gottfried Fischer und Peter Riedesser (2009, S. 103) im Lehrbuch der Psychotraumatologie als besonders fatal.

„Es werden Konsequenzen aus der traumatischen Erfahrung gezogen und kompensatorische Gegenmaßnahmen entworfen, die die Kontrolle des Schreckens und zukünftige Wiederholungen vermeiden sollen. Im Kind bildet sich eine naive ‚retrospektive Präventionstheorie', mit der es sich die merkwürdige und paradoxe Welt von Trauma, Verleugnung und Normalitätszwang zurechtbiegt: ‚Wenn ich nur immer brav bin, niemals wütend werde, alles tue, nie weine, nichts will, alles allein schaffe, es allen zeige, dann bin ich richtig, dann kriege ich es hin, dann finden mich alle toll, auch wenn ich so ein schlechtes Kind bin, da ich diese erniedrigende Behandlung wohl offensichtlich verdient habe.'"

Diese Kompensationsform als Reaktion auf die fehlende Empathie und den nichtvorhandenen Beistand der Menschen im sozialen Umfeld sichert dem im Stich gelassenen Kind nun einen Platz in eben diesem gleichgültigen Milieu. Da seinem Bedürfnis nach Sicherheit nicht entsprochen wurde, trägt das Kind die sozial anerkannte Maske, die Uniform, die Hülle zur Schau und entspricht damit den Erwartungen. Aus dieser Tragik heraus wird eine Pseudopersönlichkeit kreiert, ein Korsett, was zur Tortur wird. Hinter dieser Pseudopersönlichkeit verschwindet die Hoffnung des Kindes, jemals Hilfe zu bekommen. Dieser vom Kind als positiv bewertete Persönlichkeitsanteil – positiv, da die Anerkennung nun gewiss ist – wird zum gesellschaftlich anerkannten und zugleich unerkannten Gefängniswärter des Opferanteils.

Durch die dargestellten Umstände entsteht im Kind das bereits beschriebene traumazentrierte Bindungs-Schema. Von den 110 Befragten gaben zwei Drittel an, die Eltern hätten Depressionen, Ängste, Wutanfälle und psychische sowie psychosomatisch bedingte Erkrankungen gezeigt, also Symptome der Posttraumatischen

Belastungsstörung. Der Umgang mit den Kindern war entsprechend geprägt von Schlägen, Demütigungen, Vernachlässigung, Alleingelassen-Werden, mangelnder Einfühlung und schlimmsten Beschimpfungen. Die Botschaft der Eltern an das Kind war, es möge schweigen, brav und angepasst sein, funktionieren und nichts infrage stellen. Um dem zu entsprechen, musste das Kind seine Not, sein Leiden, seine Panik und den Schmerz niederkämpfen und unterdrücken. Nur so konnte es ihm gelingen, die Eltern als gut, die Kindheit als „harmonisch" anzusehen.

Dieser Kraftakt trägt dazu bei, dass aufgrund der Unausweichlichkeit und Paradoxie der Bedrohung bei gleichzeitiger Tabuisierung ein Höchstmaß an Stress entsteht, der unmittelbar zur Entwicklung einer komplexen Posttraumatischen Belastungsstörung beiträgt.

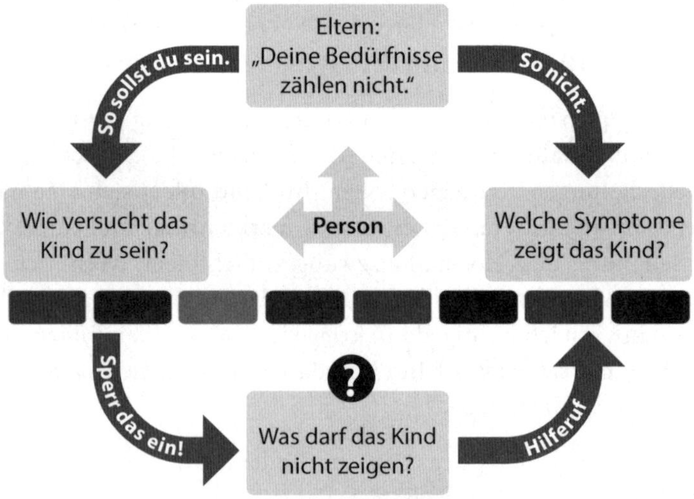

Abbildung 15

Um dieses konkretisierte traumazentrierte Bindungs-Schema des Entwicklungstraumas in der Kindheit samt dem Drama-Dialog aus der Transaktionsanalyse für die Paartherapie nutzen zu können, brauchen wir zunächst ein Verständnis für die Umstände, die Eltern oder andere nahe Bezugspersonen zu traumatisierenden Schädigern gegenüber Kindern machten. Deswegen frage ich in jedem Fall beide Partner nach den Hintergründen der Eltern. Wie Sie bereits ahnen, berichten die Paare in meiner Praxis fast ausnahmslos von furchtbaren Kriegserfahrungen.

Weitere Erkundigungen nach der Beziehung zwischen Eltern und Kind bleiben im Resultat dagegen oft unergiebig. Die krasseste Reaktion erhielt ich einmal von einem

Klienten: „Meine Kindheit war ganz normal. Ich war glücklich. Und jetzt will ich darüber nicht mehr reden. Alles andere ist nur Psychogeschwafel." In der Tendenz treffe ich auf ähnlich knappe, inhaltlich wenig informative Aussagen. Schnell wenden sich die beiden Krisenparteien wieder den Charaktermängeln des Partners zu, gehen aufeinander los, seltener auf mich, oder boykottieren eine weitere Bearbeitung durch Ausweichmanöver.

Auffallend ist, dass die Eltern meiner Klienten mit ihren Emotionen oder denen ihrer Kinder nicht umgehen konnten. Die Beschreibungen zu unangenehmen und damit prägenden Erlebnissen in der Kindheit beziehen sich fast ausschließlich auf emotional hochgradig aufgeheizte oder unterkühlte Reaktionen der Eltern in der Ehe oder im Umgang mit ihrem Kind. Es gab fast nie körperliche Nähe, Kinder wurden in Jähzornattacken verprügelt oder eingesperrt, Beschämung war ein wesentlicher Faktor in der Erziehung, Kinder wurden Zeuge extremer Gewalt der Väter gegen die Mütter oder erlebten lebensbedrohliche Streitigkeiten zu nachtschlafender Zeit. Die vernachlässigten Mütter fielen in Depressionen oder brachten sich gar um. Die alkoholisierten Männer neigten zu Verzweiflungsaktionen und die Kinder standen ratlos vor verschlossenen Türen, retteten die Eltern oder standen ohnmächtig hinter dem Vorhang, während das Ehedrama seinem Höhepunkt zustrebte. Die Ausführungen aus Sicht der Männer und Frauen im Aufwind-Institut verdeutlichten die Brisanz der emotionalen Einsamkeit.

Wie Klientinnen und Klienten ihre Eltern erlebten

„Mein Vater war regelmäßig monatelang auf Dienstreise. Meine Mutter hat ihn oft begleitet, auch als wir noch kleine Kinder waren. Wir wurden zu Verwandten gebracht. Das verbinde ich aber nicht mit besonders schrecklichen Erinnerungen. Ich wurde nach dem Motto erzogen: ‚Wenn du brav bist und das tust, was wir wollen, dann lieben wir dich.' Ansonsten wurde ich mit Missachtung und Liebesentzug bestraft. Ich wurde ein braver Junge. Probleme und Streit kehrten meine Eltern unter den Teppich. Sie maulten oder liefen weg. Ich denke, meine Eltern sind noch heute nicht erwachsen."

„Ich hatte immer das Gefühl, hier auf der Welt ist kein Platz für mich. Mein Vater kam oft betrunken heim und wollte irgendwann auch meine Mutter schlagen. Ich wollte meine Mutter beschützen und bekam die Schläge ab. Da habe ich mich im Bettkasten versteckt. Meine Mutter nahm Tabletten und ich hätte ihr so gerne geholfen. Mein Vater kam mir immer unwichtig und verlogen vor."

„Meine Mutter war sehr ehrgeizig. Sie riss eine Seite aus meinem Schulheft, wenn es nicht gut genug geschrieben war. Ich saß oft stundenlang an meinen Hausaufgaben, aus reiner Schikane. Auch aus meinen Hobbys machte meine Mutter einen Zwang. Aufgrund ihres Alkoholkonsums gab es mit ihr ständig Streit. Sie betreibt noch heute Telefonterror. Nun ist sie wegen einer drohenden Lebererkrankung trocken und benutzt diese als Druckmittel."

Sobald sich ein Paar weigert, Ursachenforschung in der Kindheit zu betreiben, sind wir auf verlorenem Posten. Ich beteilige mich ungern an der Deutung, das Problem liege am Partner. Als Therapeuten geraten wir damit in die Position, Komplize der Anklägerin oder des Anklägers zu werden, doch wahrscheinlich ohne Mandat für das womöglich ehemals traumatisierte Kind. Hilfreich sind hier Anleihen an das Erwachsenenbindungs-Interview, das Karl Heinz Brisch für traumatisierte Klienten weiterentwickelt hat[11]. Fragen wir nach eher normalen Situationen, ergibt sich ein deutlicheres Bild der Bindungserfahrungen. Oft gibt es kaum Erinnerung an Zubettgeh-Situationen, an Trost nach einer Verletzung oder emotionalem Kummer. War das Kind krank, war die Mutter zwar versorgend, aber emotional wenig präsent. Es kommt auch vor, dass besonders traumatisierende Erfahrungen unauslöschlich in Erinnerung bleiben, wie etwa Schläge, sexueller Missbrauch, eingesperrt oder allein gelassen zu werden, Streit der Eltern oder die körperliche Erkrankung eines Elternteils. Dennoch ist es eher üblich, dass beide Teile des Paares kaum eine aussagekräftige Schilderung der Kindheit vorbringen können.

Wenn Sie meinem Verständnis zur Entstehung von Beziehungskonflikten zustimmen, sind auch Sie davon überzeugt, dass die Ursachen von Krisen in der Partnerschaft auf die frühe Interaktion zwischen Eltern und Kind zurückzuführen sind. Diese Ansicht teilen nicht alle Fachleute und noch seltener die Paare, die eine Paartherapie aufsuchen. Sobald wir Szenen aus der Kindheit näher beleuchten, finden wir erstaunliche Parallelen zwischen den naiv-kindlichen Glaubens- oder gar Überlebensmustern und der speziellen Dramaturgie der Beziehungsprobleme. Da sich die bruchstückhaften Erinnerungen aus der Kindheit kaum eignen, um die Hypothese zu überprüfen, ob und in welcher Weise traumatisierende Erfahrungen mit den Eltern zu einem traumazentrierten Beziehungsmuster führen, brauchen wir eine schlüssigere Methode als das übliche Frage-Antwort-Verfahren. Die Sprachfunktion ist zudem bekanntermaßen bei traumabedingten Störungen infolge der Stressreaktion im Gehirn extrem eingeschränkt.

Hier eignet sich nach meiner Erfahrung ganz besonders die Methode des Emotions-Skripts.

---

11 George, C.; Kaplan, N. & Main, M.: Adult Attachment Interview (AAI). Leitfaden von Karl-Heinz Brisch: ↗ https://www.khbrisch.de/media/fragenbogen_zum_aai_adult_attachment_interview_brisch_dt801009__2_.pdf

4.3 Das Emotions-Skript: die Wirkung der naiven Traumatheorie auf das Paar

Die strukturierte Trauma-Intervention – ursprünglich zur Heilung akuter und einmaliger Traumata bei Kindern eingesetzt – habe ich für die Arbeit mit Paaren zur Methode des Emotions-Skripts weiterentwickelt. Dieses comicartige Malen von belastenden Szenen aus der Kindheit nutze ich zur Abbildung einer ganz bestimmten Schlüsselerinnerung. Das Emotions-Skript bildet eine emotional bedeutsame Vergangenheitserfahrung in einer Abfolge von Szenen ab und fügt den aufeinander folgenden Bildern die wahrgenommenen Gefühle, sinnlichen Stimulationen, die Dialoge sowie Gedanken und Fantasien hinzu, ganz ähnlich wie in der Krisen-Skizze.

Zuvor vermittle ich dem Paar, was ein solches Emotions-Skript aufzeigen kann. Ich erkläre, dass in der Kindheit durch die Interaktionen mit den Eltern Muster von emotionalen Reaktionen entstehen. Diese frühen Beziehungsmuster wirken auf die Partnerschaft ein und sind von daher für das Verständnis der Krisendynamik wesentlich. Auch wenn manche Klienten negative Erlebnisse gerne hinter sich lassen würden, betone ich, dass sich Speicherungen im Gehirn nicht so einfach unwirksam machen oder gar auslöschen lassen. Ich gebe zu bedenken, wie empfänglich gerade in jungen Jahren das kindliche Gehirn für emotionale Eindrücke ist. Die kognitiven Fähigkeiten eines Kindes sind noch nicht in gleicher Weise ausgebildet wie das Gefühlsleben. Deswegen entwickeln sich in den ersten Lebensjahren emotionale Modelle, die in einer Art neuronaler Struktur im limbischen System gespeichert sind. Umso überwältigender diese Erfahrungen waren, desto tiefer ist das Muster eingebrannt. Das leuchtet jedem Paar durchaus ein. Mithilfe des Emotions-Skripts, also der geführten Rekonstruktion einer emotional schwierigen Situation aus der Kindheit, können wir die Reaktionsmuster im Inneren zu einem Gesamtbild zusammentragen und das Verstörende der Kindheitserfahrung herauslesen.

Wenn ein Paar mit dem Emotions-Skript arbeitet, ist die wohl entscheidendste Frage: Was wird sich dadurch in der Partnerschaft verändern? Das Emotions-Skript führt dem Paar den Ablauf der jeweiligen Überlebensmuster vor Augen und stellt zugleich den Bezug zu den Beziehungskonflikten in der Partnerschaft her. Die Aufarbeitung beider Emotions-Skripts ermöglicht das Aufspüren des zentralen Krisenthemas des Paares, welches sich aus den reaktiven Beziehungsmustern der Kindheiten der Liebespartner speist.

Hinter jedem heftigen Streit verbergen sich Emotionen, die sich kaum ertragen lassen. Diese Emotionen sind der Grund, warum Dramen sich immer wieder aktivieren und Themen nicht geklärt werden können. Nach der Analyse der ausgewählten Kindheitsszenen entsteht häufig die Einsicht, dass in der Partnerschaft immer wieder die gleiche Argumentationsfolge abgespult und dadurch echter Kontakt vermieden wird. Im Emotions-Skript erkennen wir die Gesetzmäßigkeiten der typischen Reaktionsmuster, die üblicherweise im Elternhaus vorherrschten, und können eine neue Lösung angehen.

In der Regel bin ich mit einem Paar schon einen gewissen Weg gegangen, bevor ich dieses Vorgehen zum Einsatz bringe. Das Paar sollte auf jeden Fall in der Lage sein, in Konfliktsituation nicht durch Streit in Ausweichmanöver zu verfallen. Um ein Verständnis für emotionale Verletzungen aus der Kindheit zu ermöglichen, wählen beide eine jeweils bedeutsame Szene aus der Kindheit aus. Fast jeder kennt gewisse Situationen, an die noch eine klare Erinnerung besteht. Oft wird diese von den Worten „Das werde ich nie vergessen“ begleitet.

Jeder malt nun sieben Bilder einer Szene, quasi wie eine Art Comic auf einen Malblock und beginnt mit der ersten Zeichnung links unten, wo noch alles gut war. Danach wird die letzte Zeichnung rechts unten ausgeführt, wo bereits alles wieder gut war. Als dritte Zeichnung wird ganz oben die schwierigste Situation gemalt. Danach gestaltet jeder mit Strichmännchen die weiteren Zeichnungen von links unten bis zur schlimmsten Situation nach oben und weiter nach rechts unten, wo es wieder gut war. Zuerst werden nur die Bildchen mit Strichmännchen eingefügt, danach die Worte und Töne, dann die Gedanken und zum Abschluss Gefühle und Körperempfindungen. Die anschließend eingefügten Dialoge, Gefühle, inneren Bilder und Gedanken geben so nach und nach ein sehr aufschlussreiches Bild über die tatsächlichen Vorkommnisse von damals.

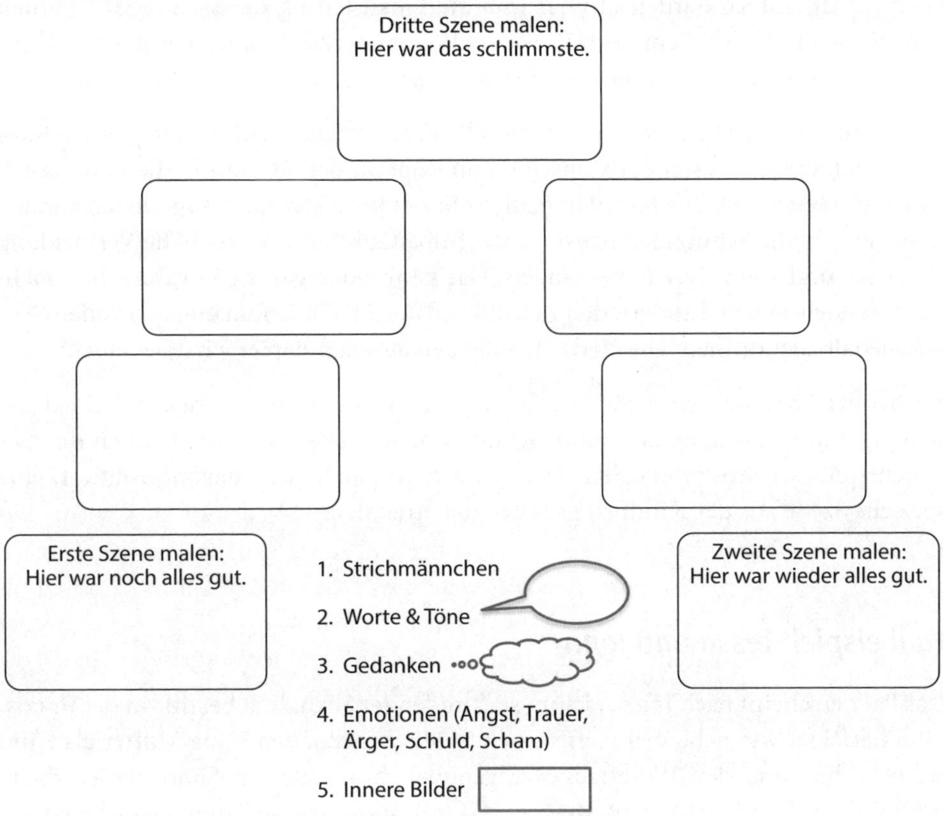

Abbildung 16: Vorlage zur Erstellung des Emotions-Skripts

Die Anfertigung eines Emotions-Skripts vereint eine Vielzahl an Vorteilen: Die ehemalige Szene aus der Kindheit, die womöglich bedrohlich oder nur noch in Bruchstücken erinnerbar ist, fügt sich durch das Zeichnen wieder zu einer Einheit zusammen. Meine Klienten erleben das als sehr entlastend. Was zuvor in einem kaum zugänglichen Teil des Gehirns gespeichert war, bekommt eine konkrete kontinuierliche Gestalt in Form einer gezeichneten Geschichte. Die Erinnerungen werden wieder zusammengefügt. Weil zuerst ein relativ harmloser Anfang und dann ein glimpfliches Ende gemalt werden, erscheint das Schreckliche nicht ganz so unverbunden in der ansonsten vielleicht alltäglichen „Normalität" des kindlichen Erlebens. Liegt das Emotions-Skript erst einmal in kompletter Form vor, ist etwas zur Realität geworden, was gerne als nicht so schlimm abgetan wurde. Das Kind von damals erhält Aufmerksamkeit im Hier und Jetzt. Die Partnerin oder der Partner wird Zeuge und die Einsamkeit wird erträglicher. Das positive oftmals allzu gnädige

Licht auf die Eltern wird relativiert und die Idealisierung der „schönen" Kindheit wird als Wunschtraum entlarvt. Dorothea Weinberg (2006, S. 137) hebt genau diese von mir beobachtete Wirkung der Methode hervor:

„Dadurch, dass das Erfahrene einen visuellen Niederschlag auf dem Papier da draußen findet, verliert es seine Abkapselung im Kopf. Zudem bekommt die Trauma-Erfahrung einen Realitätsgehalt, den man ihr bisher subjektiv nicht zugestehen konnte. Denn sowohl die Schutzmechanismen der Selbsttäuschung als auch die Vermeidung affektiver und kognitiver Dissonanzen (Das kann doch gar nicht wahr sein – mein Papa ist doch so lieb) hindern den Betroffenen daran, der Erfahrung den vollen Realitätsgehalt zuzuordnen. Durch das Erscheinen auf dem Papier wird sie realer."

Nachvollziehbar werden diese Ausführungen, sobald wir das Vorgehen bei der Erstellung eines Emotions-Skripts in Aktion erleben. Hierzu will ich Ihnen die Geschichte eines Paares vorstellen. Tessa und John haben sehr davon profitiert, eine spezielle Szene aus der Kindheit genauer zu betrachten.

Fallbeispiel: Tessa und John

Das Paar erscheint nach Jahren kaum stattfindender Sexualität bei mir in der Praxis. John berichtet wie nebenbei vom sexuellen Missbrauch, den seine Mutter als Kind erfahren hat, und den Wutattacken gegenüber ihrem kleinen Sohn. Ich erarbeite mit John ein Emotions-Skript, welches das traumazentrierte Bindungs-Schema aus seiner Kindheit aufdeckt und zugleich das Beziehungsmuster mit Tessa beleuchtet. John schwankt zwischen Entsetzen und Erleichterung.

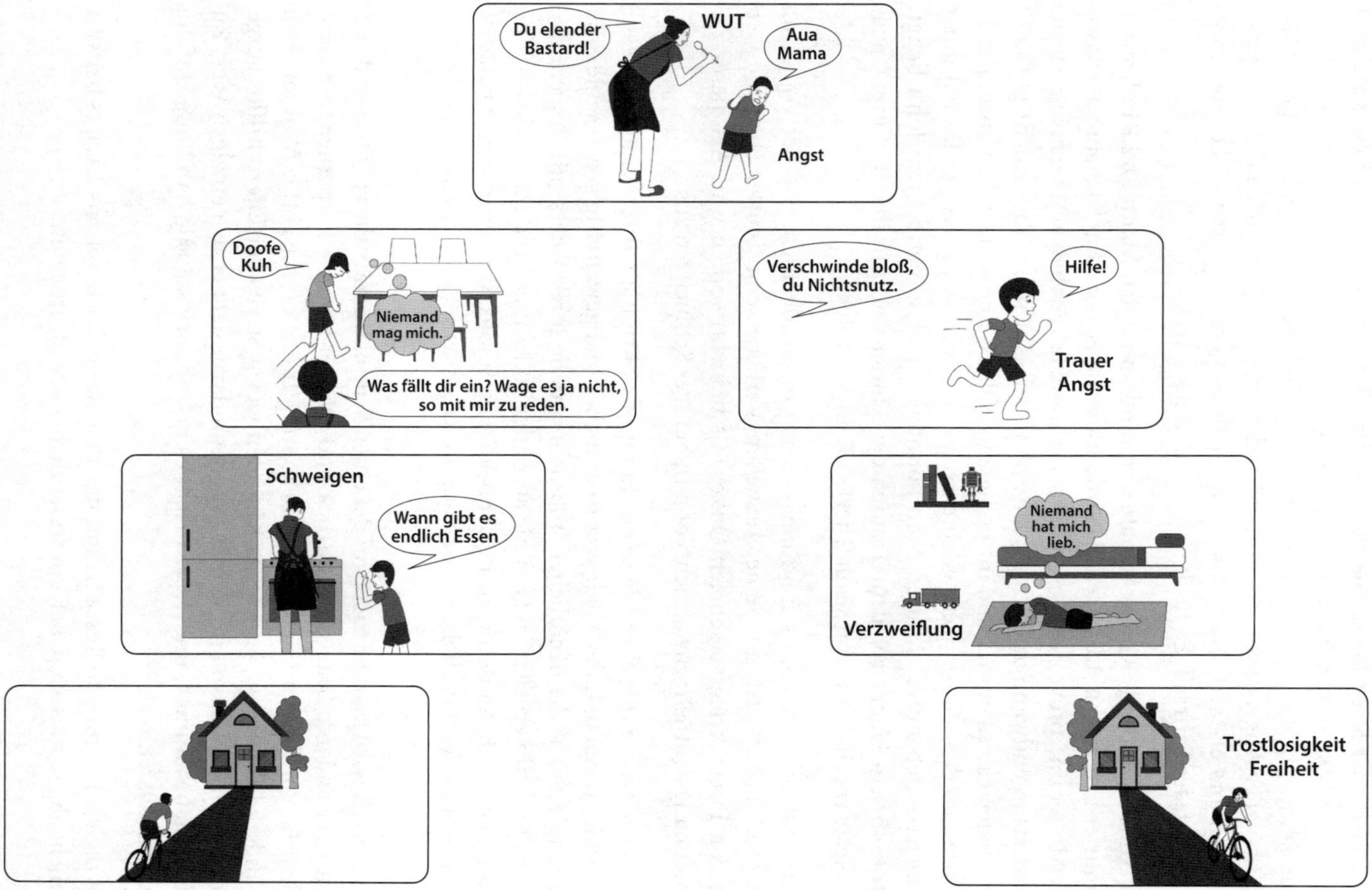

Abbildung 17: Emotions-Skript: John

John fährt mit dem Fahrrad von der Schule nach Hause. In der Küche schaukelt sich ein fürchterlicher Streit hoch. Die Mutter wird immer wütender, da John sie ärgert. John geht ins Esszimmer nach nebenan und ist unendlich allein und traurig. Die Mutter kommt hinter ihm her und verprügelt ihn. John fühlt sich völlig wehrlos und läuft voller Angst davon. In seinem Kinderzimmer rollt er sich auf dem Teppich zusammen und erstarrt. Nach einer ganzen Weile geht er aus dem Haus und fährt draußen wieder Fahrrad. Er fühlt sich leer und doch frei.

Johns Mutter wurde als Kind traumatisiert und konnte sich Mann und Kind gegenüber nur eiskalt zeigen. John, sensibel und klug wie er war, durchschaute die Starre seiner Mutter und provozierte sie, bis ihre emotionale Taubheit aufbrach. Die Mutter explodierte irgendwann und schlug den Sohn, sodass er sich völlig erniedrigt fühlte. Diese Szenen gab es immer und immer wieder. Durch Johns Piesacken löste sich die frostige Kälte der Mutter. John erlebte, wenn auch um den Preis der Demütigung, eine negativ „lebendige“ Mutter. Man könnte es auch so betrachten: John beugte symbolisch sein Haupt vor dem Trauma der Mutter und gab ihr die Ehre. Genau diese Geste war für ihn zum sexualisierten Reiz geworden.

Erst die Analyse von Johns Emotions-Skripts macht deutlich, wie der vorher als „Perverser“ Etikettierte mit seiner sexuellen Vorliebe seine Mutter ehrt, die viele Jahre von ihrem kriegsversehrten Onkel missbraucht worden war. Als dieser Zusammenhang deutlich wird, bricht John in heftiges Schluchzen aus.

Auch Tessa malt in gleicher Weise ein Emotions-Skript aus ihrer Kindheit. Tessas Eltern stritten viel und der Vater war so manches Mal gewalttätig gegen seine Frau. Tessa reagierte auf die nächtlichen Tobsuchtsanfälle ihres Vaters mit Erstickungsanfällen. Sie erinnert sich an Gefühle absoluter Todesangst und schrecklicher Ausweglosigkeit. Nach der Betrachtung der beiden Emotions-Skripte erkennen beide die Auswirkungen der Kindheitswunden auf die krisenhafte Interaktion in ihrer Beziehung.

Johns Muster wird klar: Er sucht auf der einen Seite extreme Nähe zu Tessa und zieht sich auf der anderen Seite völlig zurück und arbeitet bis zum körperlichen Zusammenbruch. Vor diesem Hintergrund bekommt Tessas ohnmächtige Wut auf John eine andere Bedeutung. Sie war als Kind den vielen Streits der Eltern hilflos ausgeliefert. John lässt sich von ihr demütigen, denn darin sieht er den einzigen Weg, Zuneigung zu bekommen, und Tessa macht es rasend, sich ständig handlungsunfähig fühlen zu müssen.

Die Arbeit mit John und Tessa ist mit der Erstellung des Emotions-Skripts bei Weitem nicht abgeschlossen. Doch ein wesentlicher Schritt ist getan.

Diese Methode aus der Arbeit mit traumatisierten Kindern, angewendet in der traumasensiblen Paartherapie, offenbart den Zusammenhang zwischen den Kindheitsmustern und dem Paarkonflikt auf eine einleuchtende Art und Weise. Meine Klienten sind stets überrascht und tief berührt, wenn die Parallelen schwarz auf weiß notiert vor uns liegen. Die Bilder, die Emotionsmuster und die oftmals frappierend ähnlichen Verhaltensweisen in der aktuellen Beziehung erreichen das Paar unmittelbar und sind der besten Widerstandsanalyse weit überlegen.

Nach der Erstellung des Emotions-Skripts erarbeite ich nach einer ganz bestimmten Vorgehensweise mit jedem Klienten / jeder Klientin das emotionale Reaktionsmuster. Zum einen schaue ich nach der Abfolge der Interaktionen zwischen Eltern und Kind. Danach erstelle ich mit dem jeweiligen Klienten einen ersten Entwurf für das traumazentrierte Bindungs-Schema und erfrage nacheinander:

Fragen für den ersten Entwurf des traumazentrierten Bindungs-Schemas

1. Welche Botschaft gaben die Eltern dem Kind?
2. Wie versuchte das Kind zu sein?
3. Was zeigte das Kind möglichst nicht mehr?
4. Was kommt trotz des Trauma-Tabus immer wieder zum Ausdruck?

Zuvor will ich jedoch erklären, was ich aus der Interaktion zwischen Elternteil und Kind herauslese. Hierzu beziehe ich mich auf die Arbeit mit einer weiteren Klientin.

4.4 Die fünf Bewegungen der Liebe: Wie das Entwicklungstrauma entsteht

Während der Analyse des Emotions-Skripts interessiert mich vor allem das Zusammenspiel zwischen Bezugsperson und Kind. Wunderbar zusammengefasst fand ich diese mir seit Jahren vertrauten Bewegungen aus der Theorie der körperzentrierten tiefenpsychologisch fundierten Psychotherapie in dem Buch von Laurence Heller und Aline Lapierre „Entwicklungstrauma heilen“. Anhand des Emotions-Skripts einer Klientin lässt sich sehr gut nachvollziehen, wie es von der Hinbewegung des Kindes über die Zurückweisung der Mutter zur verstärkten Emotion kam, bis schließlich der Kontakt unterbrochen wurde. Während dieses „Tanzes“ zwischen traumatisierender Bezugsperson und herausforderndem Kind kann, je nach Grad der Unzumutbarkeit, ein Entwicklungstrauma entstehen.

Die erste Bewegung des Kindes: Vertrauen

Zu Anfang geht das Kind stets vertrauensvoll und unbefangen auf die Bezugsperson zu. Es ist eine Bewegung der Liebe, getragen vom Wunsch nach Nähe und Kontakt. Heller & Lapierre (2013, S. 23) kleiden den oftmals entstehenden Vertrauensbruch aus der Sicht des suchenden Kindes in treffende Worte: „Werden die zentralen Ausdrucksformen der Lebenskraft nicht unterstützt, beziehungsweise wird auf sie nicht angemessen reagiert oder verhindert, dass sie sich ausdrücken können, erhöht sich die Aktivierung."

Nehmen wir als Beispiel das Emotions-Skript von Barbara, einer Klientin, die sich innig wünscht, ihr Partner möge andere Menschen nicht so oft bevorzugen. Gegenstand von Barbaras Emotions-Skript ist die Herabsetzung durch die Mutter am Mittagstisch. Barbara folgte der Mutter anschließend in die Küche und konfrontierte sie. Nun kam der erste zentrale Ausdruck der Lebenskraft, wie in dem Zitat oben erklärt.

Die zweite und dritte Bewegung des Kindes: Nachdruck und Protest

Da Barbaras Mutter nichts anfangen konnte mit dieser gesunden Hinwendung ihrer Tochter, um den Kontaktverlust zu korrigieren, geriet Barbara in Not. Ein Kind wünscht sich nichts sehnlicher, als wieder mit der Mutter im Einklang zu sein. Deswegen verstärkt es sein Bemühen. Wie Heller & Lapierre (2013, S. 23) es ausdrücken, entsteht nun Wut. Das Kind will Einfluss nehmen: „Wenn Kernbedürfnisse nicht erfüllt werden, ist die Reaktion zunächst einmal Protest, der schließlich in Wut umschlägt. Wut ist eine Reaktion, die für unser Überleben durchaus hilfreich ist. Sie zielt darauf ab, auf ein Umfeld einzuwirken, das uns nicht gibt, was wir brauchen."

Barbara würde in diesem Fall ihren Ärger zum Ausdruck bringen. Genauso hat sie es in ihrem Emotions-Skript gemalt. Der Ausdruck von Wut ist eine durchaus normale Reaktion des Kindes. Hierdurch erhält die Bezugsperson die Gelegenheit, das eigene Verhalten noch einmal zu überdenken, um zu erkennen, wie ungerecht womöglich die eigene Handlung war. Die unterbrochene Beziehung könnte so wieder in ein Gleichgewicht kommen und die Unachtsamkeit der Mutter bei Tisch wäre in guter Weise aufgehoben. Wenn eine Mutter jedoch keinen Kontakt zu sich selbst spürt und infolgedessen nicht in der Lage ist, auf ihre Tochter einzugehen, wird sie die Auflehnung der Tochter als ungeheuerlich empfinden und die dritte Bewegung, den nun folgenden stärkeren Protest zurückweisen, hemmen oder sogar sanktionieren. Damit nimmt sie ihr Kind nicht ernst und lässt es mit dem Wunsch nach Verbindung allein. So war es leider bei Barbara.

Die vierte Bewegung des Kindes: Verzweiflung

Da ein Kind existenziell abhängig von der Liebe, dem Verstehen und der Zuwendung der Eltern ist, verstärkt sich der Impuls der Hinwendung. „Kommt auf das Bedürfnis des Kindes (wieder) keine angemessene Reaktion, so schaltet das autonome Nervensystem einen Gang höher: Das Kind fordert zunehmend lautstärker, es protestiert gegen die ausbleibende Reaktion und bricht schließlich in ein wahres Wutgeschrei aus“ (Heller & Lapierre 2013, S. 23). Erneut erhält die Mutter eine Chance, ihre eigene Einstellung zu korrigieren und adäquat der Tochter zu begegnen. Sie könnte reflektieren, ob sie vielleicht zu abweisend war, und das verzweifelte Mädchen in den Arm nehmen.

Barbaras Mutter war jedoch sehr erbost. Sie schlug ihre Tochter und untergrub damit weiter die Verbindung zwischen Mutter und Kind. Der völlig normale Impuls des Kindes wurde von der Mutter so zurückgewiesen und aktiv unterdrückt. Eine Person, die emotional präsent ist, kann sich in ihr Gegenüber einfühlen und wird sich von den Emotionen eines Kindes nicht infrage gestellt fühlen. Wenn die Mutter jedoch ihre Empfindungen abschneidet, um den eigenen inneren Schmerz nicht mehr zu spüren, wird die Infragestellung des Kindes zur Bedrohung des fragilen inneren Gleichgewichts. Diese Gefahr gilt es zu bannen. Das Kind muss unter allen Umständen zum Schweigen gebracht werden. Barbaras Mutter griff sogar zum Messer und signalisierte ihrer Tochter, sie würde sie umbringen, wenn sie nicht endlich aufgibt. Dies war zumindest der Eindruck, der bei Barbara haften blieb.

Die junge Frau zeichnete eine ganze Stunde an ihrem Emotions-Skript und weinte während der gesamten Zeit.

Die fünfte Bewegung des Kindes: Rückzug

Barbara wurde ein sehr zurückhaltendes Mädchen und entwickelte zu ihrem Schutz einen gewissen Trotz, der sie in die Eigenständigkeit trieb. Sie zeigte keine Wut mehr, ihre Trauer und Resignation ließen sich indes nicht verbannen. Es gab des Öfteren ähnliche Vorfälle mit der Mutter und Barbara zog sich immer mehr in sich selbst zurück. Der Vater war auch keine Hilfe für das Kind. Barbara fühlte sich von beiden Eltern im Stich gelassen. Dabei brauchte sie so dringend das Statement des Vaters: „Du bist in Ordnung, mein Kind.“ Leider blieb dieser Trost aus. „Was zurückbleibt, sind Beklemmungen, übermäßige Reizbarkeit, eine Neigung zu Gefühlsausbrüchen, Ängstlichkeit oder sogar Panikattacken“ (Heller & Lapierre 2013, S. 23). Diese Empfindungen können dann später in das Störungsbild der komplexen posttraumatischen Belastungsreaktion münden.

Barbaras Mutter war eine sehr harte Person, die keinerlei Empathie für ihre Tochter aufbrachte. Barbaras Erfahrung lässt sich schwerlich in die Kategorie strenge Erziehungspraktik einordnen, damit würden wir Barbaras Schicksal nicht gerecht. Diese zweifelte ständig an sich selbst und ging irgendwann überhaupt nicht mehr auf die Eltern zu. Sie hatte das Vertrauen völlig verloren. Zur Volljährigkeit warf die Mutter die kaum Erwachsene aus dem Haus.

Heller und Lapierre (2013, S. 24) schließen ihre Betrachtungen mit folgender Bemerkung ab: „Bleibt die Einstimmung auf das Kind anhaltend aus, überlastet dies das Nervensystem. Das Kind resigniert, stellt seine wütenden Proteste ab und legt auch das Bedürfnis selbst still. Es verfällt in eine Erstarrungsreaktion, es friert ein. Dieser Abschaltprozess löst zwar nicht das zugrunde liegende Problem, betäubt aber wirksam die kindliche Wahrnehmung eigener Bedürfnisse und Emotionen."

Diese fünf Bewegungen bilden den Auftakt zum Entwicklungstrauma, besonders dann, wenn stets in ähnlicher und wiederkehrender Weise mit dem Kind verfahren wurde. Doch selbst die Schilderung einer einzelnen Situation aus der Kinderstube legt den traurigen Verdacht nahe, dass dies kein Einzelfall war. Selbstverständlich rückversichere ich mich bei den Klienten. Die Wahrscheinlichkeit, dass es sich um ein typisches Reaktionsmuster handelt, verstärkt sich, sobald wir den betroffenen Partner um Mitwirkung bitten. Barbaras Mann Rafael ist verblüfft, wie passend die analysierte Reaktion des resignierten Rückzugs noch heute Barbaras Krisenverhalten wiedergibt.

Fassen wir die – wie ich sie nenne – fünf Bewegungen der Liebe noch einmal zusammen:

Die fünf Bewegungen der Liebe

1. Das Kind drückt seinen Wunsch oder sein Bedürfnis nach Kontakt und Nähe voller Vertrauen aus.
2. Wird der Erfüllung des Wunsches Widerstand entgegengebracht, protestiert das Kind.
3. Wird dieser Angriff ebenfalls zurückgewiesen, wird der Protest heftiger
4. Erreicht das Kind mit dieser heftigeren Reaktion wieder keine Wirkung, verliert es das Vertrauen in seine Selbstwirksamkeit und erstarrt in einer Art Schockreaktion.
5. Passiert dies immer wieder, entsteht ein Reaktionsmuster, das in späteren Beziehungen immer wieder aktiviert wird.

Durch diese fünf Bewegungen wird dem Kind von den Eltern eine ganz bestimmte Botschaft vermittelt. Barbaras Mutter gab ihrer Tochter zu verstehen, dass sie nicht willkommen war und zudem unfähig, es der Mutter recht zu machen. Daraufhin entwickelte das Kind ein emotionales Modell von Beziehung. Barbara wurde brav, unterwürfig und übermäßig selbstständig. Wut zeigte Barbara gar nicht mehr. Dass sie oft und schnell resigniert, wird Barbara vermutlich kategorisch ablehnen. Genauso sieht die junge Frau sich und ihr Mann Rafael bestätigt diesen Eindruck.

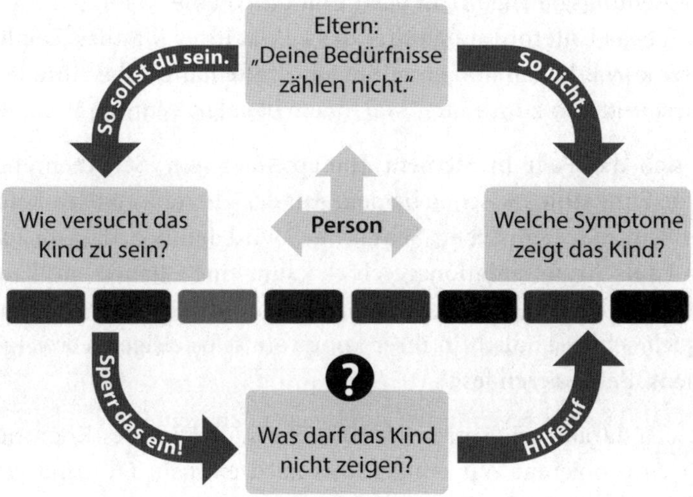

Abbildung 18

Die vier Aspekte erarbeite ich mit meinen Klienten aus dem Emotions-Skript und übertrage diese in das traumazentrierte Bindungs-Schema. Dabei erfrage ich die Botschaft der Eltern, ermittle, wodurch das Kind den Vorstellungen der Eltern entsprechen wollte und welche Gefühle es fortan nicht mehr zeigen durfte. Immer gibt es auch eine Reaktionsweise, die, obwohl heftig bekämpft, dennoch zum Ausdruck kommt. Dies ist der Schatten der Bestie, in dem Fall der Schatten des Traumas. Das Kind verwandelt dieses Zerrbild in ein real erlebtes Ungeheuer, was nun vorgestellt in ihm lebt und dort bekämpft werden muss. In Barbaras Fall waren es unerklärliche Trauerattacken. Sie stritt nun nicht mehr mit der ungeheuerlichen Reaktion der Mutter, sondern mit sich selbst.

Bevor ein Paar bereit ist, die beiden gegenübergestellten traumazentrierten Bindungs-Schemata anzunehmen, muss zuvor diese paradoxe innere Logik erläutert werden. Dies ist ein hartes Stück Arbeit in der traumasensiblen Paartherapie, da die

Argumentation der eigenen naiven Traumatheorie häufig nahezu wasserdicht ist und in dieser Verzerrung absolut stimmig erscheint. Diese verzerrte naive Kompensationstheorie möchte ich an einem Paar verdeutlichen:

Fallbeispiel: Tabea und Paul

Tabea und Paul sind zum Zeitpunkt der Konsultation seit 16 Jahren verheiratet. Bisher ist das Beziehungsgleichgewicht bestimmt durch eine Abfolge von Pauls Anweisungen und Tabeas Unterordnung unter das Diktat ihres Mannes. Unglücklich und am Ende ihrer körperlichen und emotionalen Kräfte hatte Tabea ihre letzten Reserven mobilisiert und sich zum ersten Mal einem banalen Wunsch Pauls widersetzt.

Nun findet sich das Paar in meinem Therapieraum ein. Seit mehreren Monaten herrscht totale Funkstille zwischen beiden. Auf der Therapiecouch erwacht der reizbare Logiker Paul zu neuem Leben. Sehr schnell wird deutlich, dass die introvertierte Tabea gegen Pauls Argumentationsgeschick kaum eine Chance hat. Paul debattiert jeden Hauch eines Protestes in Grund und Boden. Tabeas bisher unterdrückter Widerstand gipfelt schlussendlich in ihrer kompromisslos eisigen Verweigerung jeglichen Sprechens. Beide sitzen fest.

Paul verlegt sich darauf, sein wortreiches und beeindruckendes Kognitionsgeschick auch an mir zu probieren. Wir einigen uns nach einigem Hin und Her, dass wir alle verlieren, sollte es Paul gelingen, mich zu manipulieren. Der smarte Manager wirkt geradezu erleichtert: „Wenn ich Sie manipulieren könnte, dann können wir auch gleich zu Hause bleiben." Dem kann ich nur zustimmen und seine Einsicht anerkennen.

Paul benötigt meine mehrmalige Versicherung, dass ich ihm nichts Böses zufügen werde. Er vermittelt den Eindruck einer umfassenden Ausdrucksschwäche für Gefühls- und Affektzustände. Ich biete ihm an, in seinen Körper zu spüren, da er die Gefühlstaubheit selbst als unangenehm empfindet. Folgsam beschreibt der brillante Denker nun sein klopfendes Herz, die angehaltene Atmung, die verspannten Beine und die Enge im Hals. Auf einmal wird der hochgradig beherrschte Mann ganz weich. „Es geht mir schließlich nicht darum, dass Sie mich mögen. Doch mir ist sehr wichtig, dass Sie authentisch sind." Schnell übergeht er diese Passage und ich werfe ein: „Sie sind mir durchaus sympathisch und das meine ich auch so." Pauls Gesicht wird rot und Tränen treten in seine wachen Augen. Danach ist er wie ausgewechselt und stellt sein Maschinengewehrfeuer logischer Schlussfolgerungen ein. Später erfahre ich von der militärischen Dressur seines Vaters, der zu Kriegszeiten aktiver Nazi war. Seine Mutter hatte das Kind tagsüber fast täglich sich selbst überlassen.

Nun kann ich mich Tabea zuwenden. Nach meiner ersten Frage löst sich die schlanke Frau augenblicklich in Tränen auf, doch genauso schnell stellt sie den hervordrängenden Strom an Trauer wieder ab. Dieser rasche Wechsel reicht jedoch aus, ihre tiefe Verzweiflung zu erahnen.

Ich frage sie, wie ihr das gelingt und was sie genau macht. „Wieso?“, kontert sie pikiert und ein wenig schnippisch. „Sie haben gerade Ihre Tränen weggedrückt. Was wollen Sie nicht zeigen?“ Langsam hangeln wir uns von Vermeidung zu Vermeidung. Die Kette ihrer Quintessenzen ist bei jedem einzelnen Schritt schlüssig, am Ende jedoch insgesamt widersprüchlich.

Tabea unterdrückt ihren Wunsch nach Nähe, um das erwartete eisige Schweigen zu vermeiden. Ihre Mutter hatte sie stets mit Liebesentzug bestraft, denn sie war eine Anhängerin der Erziehungsideale der Autorin Johanna Haarer. Die Grausamkeit dieser Bestrafung wird in Tabeas Emotions-Skript deutlich. Gleichzeitig behandelt sie ihren Ehemann in gleicher Weise, wie seinerzeit die Mutter mit ihr verfahren ist. Mit der Unterdrückung ihres Wunsches nach Nähe erreicht Tabea jedoch genau das, was sie am meisten fürchtet.

Nach der Reflexion ihres Emotions-Skripts ist Tabea erschrocken, dass sie das Schweigen als Strategie einsetzt, wenn sie nicht mehr weiterweiß. Wenn Tabea nicht das tat, was die Mutter wollte, hatte diese wochen-, manchmal auch monatelang mit der kleinen Tochter geschwiegen. Tabea durfte niemals etwas Eigenes tun. Nach dieser Erkenntnis sitzt sie verwirrt und unglücklich und immer noch meilenweit von Paul entfernt auf der Couch. Als Kind litt Tabea unter absoluter Hilflosigkeit und einer Ohnmacht, die ihre traumatisierende Beziehungserfahrung in ihr auslöste. Um wenigstens ein bisschen Einfluss auf die Interaktion zu gewinnen, legte sich das ohnmächtige Mädchen eine eigene Theorie zu. Fischer und Riedesser (s. o.) bezeichnen diesen Hang des Kindes, vermeintlichen Einfluss auf eine völlig ausweglose Lage zu nehmen, als „retrospektive Präventionstheorie“.

Ich zitiere noch einmal: „Es werden Konsequenzen aus der traumatischen Erfahrung gezogen und kompensatorische Gegenmaßnahmen entworfen, die die Kontrolle des Schreckens und zukünftige Wiederholungen vermeiden sollen. Im Kind bildet sich eine naive ‚retrospektive Präventionstheorie‘, mit der es sich die merkwürdige und paradoxe Welt von Trauma, Verleugnung und Normalitätszwang zurechtbiegt“ (Fischer & Riedesser 2009, S. 103).

Tabea hat möglicherweise einen Kompensationsanteil entwickelt, der Schwäche nicht mehr nach außen zeigt, um so die gefürchteten Eiszeiten zu verhindern. Ihre naive retrospektive Präventionstheorie könnte lauten: „Wenn ich bei allem nachgebe, dann werde ich geliebt. Wenn das nicht hilft, dann schweige ich.“ Dieses nach innen genommene Beziehungsmuster hat Tabea aus ihrer Kindheit übernommen und spornt sich hiermit selbst bis zur kompletten Verausgabung an und verweigert ihrem Mann seit Kurzem kategorisch die Erfüllung seiner Wünsche. Irgendwann in ihren jungen Jahren wird Tabea ihren Widerstand aufgegeben haben. Vermutlich erfolgte auf Tabeas Protest das monatelange Bestrafungsschweigen der Mutter. Während dieser Zeit wird die kleine Tabea sich sehr nach Kontakt und Nähe gesehnt haben. Da die Mutter unbarmherzig ihre Tochter schnitt, könnte in Tabea die Überzeugung entstanden sein, sich Nähe gar nicht mehr zu wünschen. Womöglich entstand daraus die Formel: „Wenn ich keine eigenen Bedürfnisse mehr habe und mich stets zurückhalte, werde ich nie wieder unter eisiger Distanz leiden müssen.“ In ihrer Ehe erlebt Tabea nun wieder genau diese entsetzliche Kälte. Das, was sie verhindern wollte, ist grausamer Alltag geworden.

Die Schutzformel oder retrospektive Präventionstheorie mag in der Kindheit funktional gewesen sein. Doch genau diese inneren Überzeugungen führen zu hässlichen Konflikten in der Partnerschaft. Die retrospektive Präventionstheorie oder Schutzformel entsteht nach der fünften Bewegung der Liebe, wenn ein Kind keinerlei Chance hat, gegen die Eltern anzukommen, und führt im späteren Leben zu eklatanten Beziehungskonflikten.

4.5 Connie und Knut: Widerborstiges Opfer nervt ambivalenten Retter

In nächsten Fallbeispiel will ich alle vier Elemente, die wir bis hierher erarbeitet haben, zusammenführen:

- die fünf Bewegungen der Liebe
- die retrospektive Präventionstheorie
- die beiden Trauma-Bindungs-Schemata
- den Drama-Dialog

Anhand der Arbeit mit einem Paar möchte ich vorstellen und aufzeigen, welche Auswirkungen die Erstellung der beiden Emotions-Skripte auf die Partnerschaft nehmen kann.

Fallbeispiel: Connie und Knut

Connie kommt zum ersten Termin allein. Sie ist seit neun Jahren mit Knut zusammen und beide haben eine siebenjährige Tochter. Connie hat gerade eine vierwöchige Reha-Maßnahme wegen ihrer psychischen Probleme hinter sich. In der ersten Viertelstunde kann sie kaum sprechen, so sehr weint sie. Ich entzifferte aus ihren unzusammenhängenden Sätzen, dass sie unter der gereizten Antriebslosigkeit ihres Mannes leidet.

Beim nächsten Termin lerne ich einen schüchternen und sanften Mann kennen. Knut ist sofort außerordentlich kooperativ und berichtet von Connies Zusammenbrüchen. Sie würde des Öfteren in ihr Bett fliehen und dann blieben die Arbeit im Haushalt und das Kind an ihm hängen. Ständig würde sie weinen, Rückenschmerzen haben, ihn anfauchen und immer wieder verbringe sie lange Zeiten in einer Klinik. Er sei mit seiner Kraft am Ende.

Connie verkriecht sich während Knuts Schilderung mit hochgezogenen Knien in die hinterste Ecke des Therapie-Sofas. Beide haben ihre Eltern früh verloren. Knuts Mutter verließ ihren Mann und Knut sah seinen Vater oder die heiß geliebten Großeltern kaum noch. Connies Mutter war an Krebs gestorben, da war sie zehn Jahre alt. Ihr Vater starb kurze Zeit später.

Nachdem das Paar die Streit-Skizze angefertigt hat und beide mit dem Streitausstieg gut zurechtkommen, kehrt etwas Frieden ein. Knut und Connie wollen unbedingt die einschneidenden Erfahrungen aus der Kindheit beleuchten. So sitzen sie zur abgesprochenen Zeit aufgeregt und angespannt, zugleich aber mutig und entschlossen vor mir. Ich erkläre, wie das Emotions-Skript zu erstellen ist und beide legen sofort los. Sie schreiben und malen hoch konzentriert. Connie wirkt sehr friedlich und Knut eher unsicher. Zuerst nehme ich mir Connies Emotions-Skript vor.

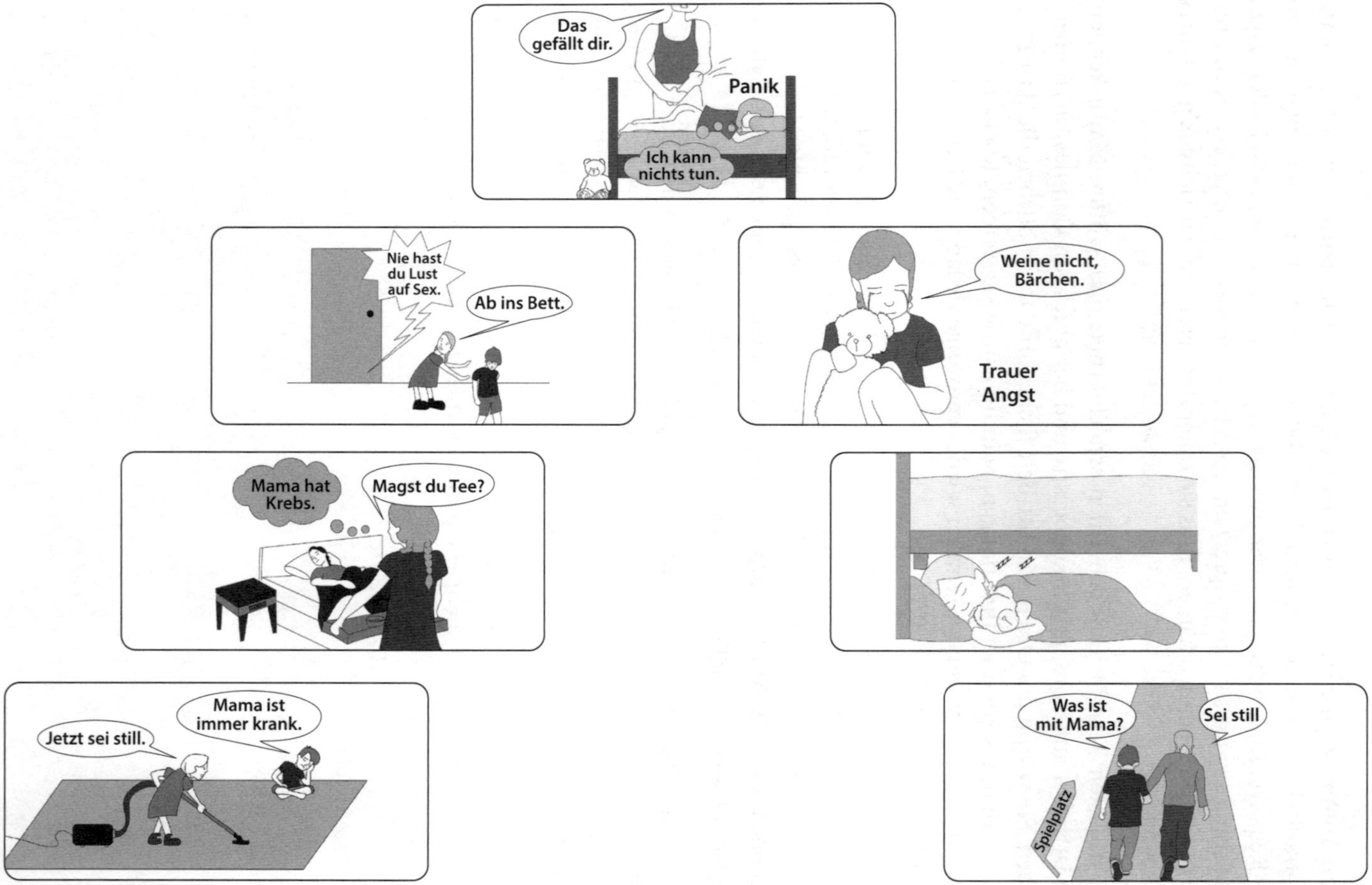

Abbildung 19: Emotions-Skript: Connie

Connie erklärt mir, ihre Mutter sei immer sehr krank gewesen. Deswegen musste Connie ständig auf den kleinen Bruder aufpassen. Sie erhoffte, von der Mutter Lob zu bekommen. Doch zu dieser Zeit war die Mutter schon viel zu schwach und habe fast den ganzen Tag im Bett gelegen. Niemand hatte Connie erklärt, was mit der Mutter geschah. Sie hatte Sorge, nicht brav gewesen zu sein, und dass es deswegen der Mutter so schlecht ginge. Aus ihrem Emotions-Skript wird deutlich, dass der Vater Connie sexuell missbrauchte. Er machte sich des Nachts an die achtjährige Tochter heran, die halb betäubt vor sich hindämmerte.

Connie hat Weinkrämpfe, während sie von den nächtlichen Attacken des Vaters spricht. Ihre Brust hebt und senkt sich hektisch und ihre Hände greifen ins Leere. „Aber ich brauche jemanden, der mir hilft, der mich rettet. Da war ja keiner." Sie stammelt und schluchzt. „Was brauchen Sie jetzt, Connie? Gibt es heute jemanden, der Sie halten kann?" Ruckartig rutscht sie auf ihren Mann zu und klammert sich an ihn. Knut lächelt befangen, legt jedoch hilfsbereit seine Arme um die bebende Frau. Da Connie Anzeichen einer beginnenden Dissoziation zeigt, forderte ich sie auf, in Knuts Gesicht zu schauen. Der Blick in seine beunruhigten Augen bringt sie wieder in die Gegenwart zurück. Sie himmelt ihn an wie ein kleines Mädchen.

„Kann es sein, dass Ihr Mann manchmal ein guter Vater für Sie sein soll?", frage ich deswegen. Sie stutzt und setzt sich abrupt in seinen Armen auf. „Da komm ich doch besser mal höher," grinst sie verlegen. Sofort scheint Knut sich behaglicher zu fühlen.

Dann sehen wir uns an, welche Botschaft ihr Vater ihr vermittelt hat. Nach einigen Überlegungen entscheidet Connie sich für die Drohung des Vaters: „Du hast keine Chance, ich kann mit dir machen, was ich will." Connie hatte stets versucht, ganz brav und sehr fleißig zu sein. „Es ist wie im Märchen, wo das arme Kind auf Rettung hofft." Connie ist erschüttert. Als Kind musste sie ihren Wunsch nach Halt verbergen. Körperliche Nähe gab es nur in sexuellen Übergriffen und war von daher hochgradig gefährlich. Die Angst ließ sich nicht verbannen. Jeden einzelnen Tag ihres Lebens hatte die Angst Connie fest im Griff. Ich schreibe die Sätze, die Connie gefunden hat, in das Bindungs-Schema.

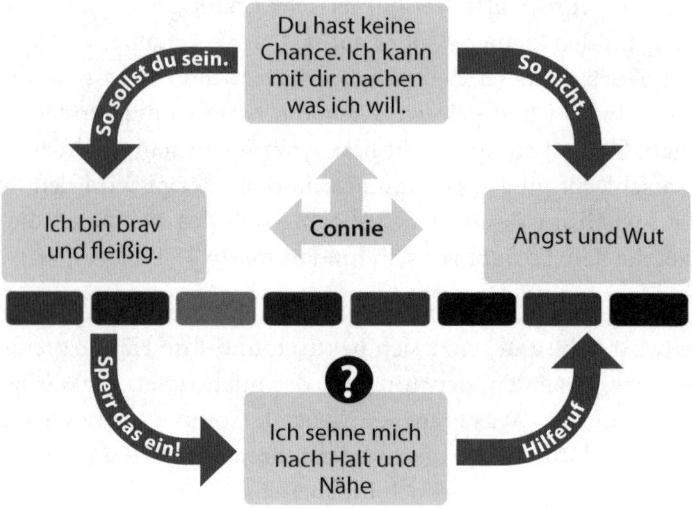

Abbildung 20: Bindungs-Schema: Connie

Dann frage ich Knut, ob Connie zum Ausdruck bringt, wenn sie Halt braucht. „Nein, nie. Ich habe eher den Eindruck, ich kann machen was ich will, ich habe keine Chance. Sie kann richtig giftig werden." Knut zeigt mit dem Finger auf den obersten Kasten ihres Bindungs-Schemas. „So fühle ich mich. Ich habe absolut keine Chance." Connie umklammert mittlerweile eines meiner Couchkissen wie damals ihren Teddy. Sie schüttelt fassungslos ihren Kopf. „Ich zeige tatsächlich nie, dass ich Halt brauche. Wie schrecklich ist das denn?" Sie sieht Knut erkennend an. „Und den ganzen Tag rödle und arbeite ich, bis ich nicht mehr kann. Bis ich zusammenbreche."

„Connie versucht ständig, ihre Angst in den Griff zu kriegen." Knut lächelt versöhnlich seine Partnerin an. Connie gibt zu bedenken: „Ja, aber das gelingt mir nicht. Meine Angst ist immer und überall dabei." Connie umklammert das Kissen, wirkt nun ruhig, gefasst und getröstet.

Dann sehen wir uns gemeinsam Knuts Emotions-Skript an. Als Siebenjähriger war er oft in großer Not, wenn die Mutter Männerbesuch empfing. Der eine oder andere Mann wurde zudringlich. Die Mutter litt unter den Übergriffen, schützte sich jedoch nicht davor. Knut war mit im Zimmer und so manches Mal sogar mit im Bett, wenn es zu sexuellen Handlungen kam. Er hatte Angst, war voller Sorge und wollte der Mutter helfen. Zugleich brauchte er dringend selbst Schutz und flehte um Aufmerksamkeit. Seine Mutter sah und hörte ihren Sohn nicht. Knut fühlte sich unsichtbar und von der Mutter völlig ignoriert.

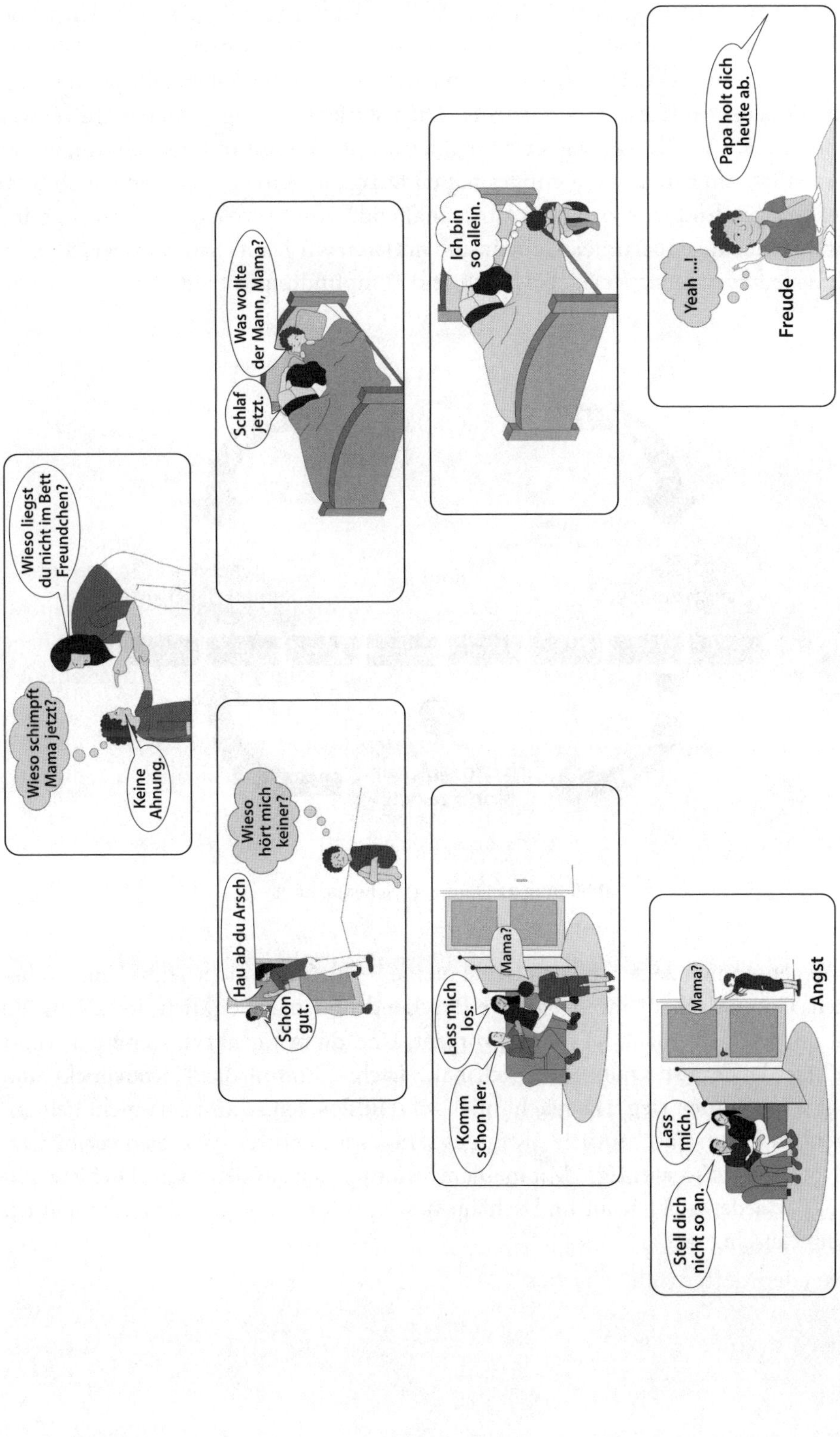

Abbildung 21: Emotions-Skript: Knut

Knut erzählt weinend, wie er erstarrt im Bett lag, während ein fremder Mann neben ihm mit seiner Mutter Sex hatte. Er hatte sich schlafend gestellt. „Da habe ich schon Jahre nicht mehr dran gedacht. Komisch, wieso fällt mir das jetzt ein?" Connie und er beugen sich interessiert über Knuts Bildchen. Auch für Knut erstelle ich die Botschaft, die seine Mutter ihm vermittelte: „Du bist nicht wichtig." „Meine Mutter war so ignorant. Ich war für sie wie Luft", ergänzt Knut. Daraufhin frage ich ihn, wie er geworden ist, um mit all dem einigermaßen fertig zu werden. „Ich habe mich total zurückgezogen und wurde extrem zurückhaltend." Knut verbarg seine Angst, seine Gefühle schluckte er herunter. Gemeinsam notieren wir Knuts Sätze, wobei ich mich bei ihm stets rückversicherte, ob es auch seine Empfindungen trifft.

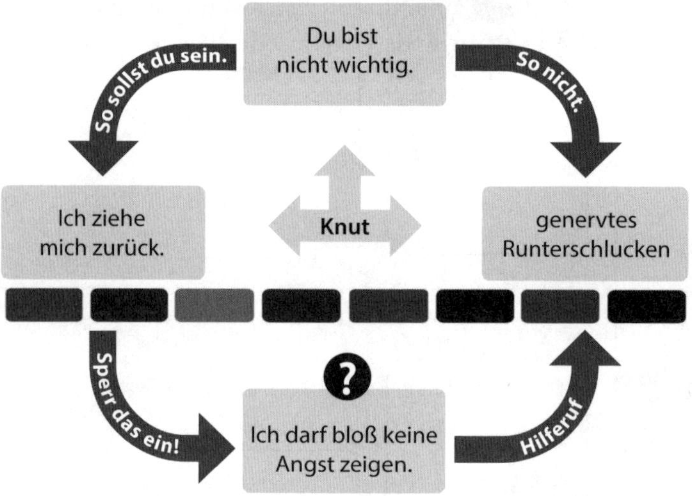

Abbildung 22: Bindungs-Schema: Knut

„Genau genommen zeige ich auch heute meine Bedürfnisse nicht", gibt Knut zu bedenken. Connie schaut ihren Partner forschend und nachdenklich an. „Nein, du zeigst mir wirklich nicht, was in dir vorgeht. Und du bist genervt, wenn ich Angst habe." Sie deutet auf Knuts Sätze. Ich hake nach: „Stimmt das?" Knut nickt und drängt seine Tränen weg. „Es macht mich total hilflos. Ich kann ihr ja nicht helfen." Er greift zu einem Taschentuch. „Kann es sein, dass Sie Ihrer Partnerin vermitteln, ihre Not sei nicht so wichtig?" Mit meinem Stift tippe ich auf den Satz: „Du bist nicht wichtig." Wieder nickt Knut und schlägt beschämt und weinend das Taschentuch vor sein Gesicht.

Mir ist Knuts Ambivalenz aufgefallen, während er Connie wie von ihr gewünscht umarmt. Ich überprüfe meine Hypothese, ob er sich von Connies Ängsten überfordert fühle. Wieder nickt er stumm. Nun flammt Panik in Connies Miene auf. „Aber dann bekomme ich ja wieder nicht, was ich brauche." Aufgebracht sucht sie meinen Blick. Noch immer hat sie das Kissen eng an ihre Brust geschmiegt. Ich schlage deshalb vor, in diesem Kissen die kleine schutzlose Connie zu sehen. „Wenn Sie sich selbst um die kleine Connie kümmern, dann kann ihr Mann Sie als erwachsene Frau festhalten." Glücklich strahlt Connie erst mich, dann Knut an. „Ginge das? Bitte!" Er nickt selig und breitet seine Arme aus. Beide strahlen sich an. Endlich bekommt Connie Halt und Knut fühlt sich nicht mehr verantwortlich für die Not seiner Partnerin.

Abschließend bringe ich beide traumazentrierten Bindungs-Schemata zusammen. Wir sehen hier die retraumatisierende Dynamik der Paarbeziehung von Knut und Connie.

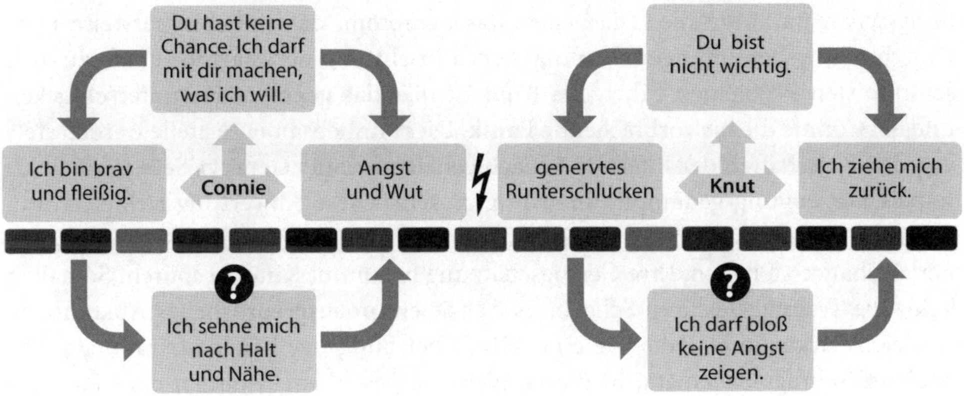

Abbildung 23: Die retraumatisierende Dynamik der Paarbeziehung von Knut und Connie

Wie wir aus Kapitel 3 wissen, findet in Connie und in Knut ein innerer Dialog statt zwischen innerem Täter, vermeintlichem inneren Opfer und dem herbeigesehnten Retter, wobei die Not des traumatisierten Kindes völlig außer Acht gelassen wird. Dieser innere Dialog steht für die retrospektive Präventionstheorie und soll das weggesperrte Kind vor weiteren Schäden schützen.

Schauen wir uns das Schema an und überlegen, wie Connies Präventionstheorie lauten könnte: Sie erzählt sich, dass sie brav und fleißig sein muss, letztendlich um Rettung zu verdienen. Gleichzeitig sieht sie keinerlei Chance, jemals Schutz zu finden. Würde sie auf ihre Qual aufmerksam machen, könnte ihr wieder Gefahr drohen. Deswegen darf sie unter keinen Umständen ihr Bedürfnis nach Halt und Nähe zeigen. Besonders heftig kämpft Connie mit der Angst, die sie um alles in der Welt verbergen möchte, die aber immer wieder aus ihr herausbricht. Mit dieser Angst und dem stummen Schrei nach Hilfe wendet sie sich nun an Knut. Zugleich gibt sie ihm zu verstehen, dass er keine Chance hat, ihr zu helfen. So ist sie zugleich fordernd vorwurfsvoll und hält ihm sein Versagen vor Augen.

Knut ist mit der inneren Not beschäftigt, sich unsichtbar zu machen und zurückzuziehen. Er würde nicht wagen, etwas für sich zu beanspruchen, da er sich innerlich für zu unwichtig hält. Er erlebt seine Ohnmacht, will helfen, doch seine Angst vor Überforderung darf er nicht zeigen. Er kämpft mit seiner eigenen Sehnsucht nach Schutz, die er niemals zugeben würde. Und nun sieht er sich mit einer Frau konfrontiert, die ihre Angst zwar zeigt, doch ebenso wenig wie er damit im Reinen ist. Knut verachtet sich für seine Ohnmacht und Connies Hilflosigkeit nervt ihn.

Mir ist bei der Arbeit mit unzähligen Paaren und deren traumazentrierten Bindungsschemata aufgefallen, dass stets das Symptom, das unliebsamerweise trotz Unterbindungsbemühungen ständig hervorbricht, in der Partnerschaft zu den schlimmsten Problemen führt. Bei Knut ist dies das genervte Herunterschlucken und bei Connie die hervorbrechende Panik. Diese unliebsamen Anteile werden stets von den Botschaften der Eltern in Schach gehalten. Knuts Genervt-Sein wird durch seine Überzeugung gedämpft, unwichtig zu sein. Diese Abwertung richtet er nun gegen die Partnerin. Connies Angst wird von der inneren Stimme ausgebremst, keinerlei Chance zu haben. Ihre Geringschätzung bekommt Knut zu spüren. So halten beide die Trauma-Bestie in Schach. Es ist wie ein unausgesprochenes Abkommen. Zugleich wirkt dieser Pakt wie eine Wiederbelebung der Kindheitstraumata. Die beiden Bindungs-Schemata, in dieser Weise aufgeschlüsselt, öffnen dem Paar die Augen und stets ähnelt die Reaktion einem Erkennen nach dem Motto „Ertappt!" und schuldbewusstem Erschrecken. Doch zugleich wird hierdurch die Bestie entlarvt. Das Ungeheuer zu kennen führt zu einer ersten großen Erleichterung. Bei jedem Paar.

Wie mit den Bindungs-Schemata weiterhin gearbeitet wird, wie daraus die Beziehungs-Dynamik deutlich wird, ist Gegenstand des nächsten Kapitels. Die wertvollen Informationen, die wir aus dem Emotions-Skript gewinnen können, werden durch die Kenntnis der emotionalen Grundkonflikte erweitert. Dadurch kann dem Paar noch sehr viel effektiver geholfen werden. Die verborgen gehaltenen Emotionen spielen eine große Rolle für die Art und das Ausmaß des Traumas.

Zusammenfassung

Gegenstand eines handfesten Beziehungsdramas ist sehr häufig die Aushandlung der Zuschreibungen, wer Täter und wer Opfer ist und wer wem die zustehende Rettung vorenthält. Dieser Kampf kann nicht fair ausgetragen oder gar gelöst werden, solange die wahre Tat und die eigentlichen Täter nicht erkannt sind. Dieser Drama-Dialog hat das Ziel, die Aufdeckung zu verhindern und den damit verbundenen Schmerz zu vermeiden.

Das Trauma der Eltern, die Folgen des Krieges und der Nazizeit werden auf diese Weise verbannt. Die Kindheiten meiner Paare waren jedoch hiervon überschattet. Sie durften die Traumatisierungen durch die Eltern nicht wahrhaben. Sie waren abhängig vom Schutz und Wohlwollen ihrer Bezugspersonen und mussten sowohl mit der emotionalen Stumpfheit, wie den Impulsdurchbrüchen von Vater und Mutter zurechtkommen. Wie die Eltern so verleugneten auch die Kinder das Grauen. Die Eltern anzuklagen wäre einer Schuld gleichgekommen. So versuchten die Kinder den Vorstellungen zu entsprechen, die die Eltern von ihnen hatten, und gut zu sein. Ein gutes Kind darf die Taten der Eltern nicht benennen. Ein gutes Kind sperrt das „Böse", das Erkennende in sich selbst ein. Hierdurch wird jedoch auch die Hoffnung auf Rettung zunichtegemacht.

Diese Aufgabe wird nun an den Partner / die Partnerin delegiert. Das traumazentrierte Bindungs-Schema, was hierdurch im Inneren einer traumatisierten Person entsteht, strapaziert bis zur Unerträglichkeit das eigene Belastungsvermögen. Der innere Stress wird deswegen in der Paarbeziehung entladen. Die Methode des Emotions-Skripts verdeutlicht dem Paar die Parallelen zwischen Kindheitsmuster und Beziehungsmuster auf eine sanfte und schonende Weise.

Die Erkenntnis wird vor allem dann zwingend, sobald das traumazentrierte Bindungs-Schema mit den entsprechenden Informationen gefüllt ist. Die Botschaft der Eltern an das angepasste Kind, der Zustand des eingesperrten Kindes und der nicht zu unterdrückende Hilferuf verdeutlichen dem Paar, dass beide diese Reaktionsmuster auch gegeneinander richten, was für heftigen Unfrieden sorgt. Durch dieses Erkennen wird dem Kraftfeld des Drama-Dialoges die Trauma-Energie entzogen.

5. Täter-Typen und Typen-Trauma Zur Bedeutung der Emotionen

„Das äußere Ereignis wird als Bestätigung der schlimmsten inneren Ängste und unbewussten Fantasien wahrgenommen. Als Folge werden die traumatische Gegenwart und die psychische Vergangenheit ununterscheidbar."

(Marianne Leuzinger-Bohleber 2007, S. 51)

Ausgehend von der komplexen Posttraumatischen Belastungsstörung, die zu einer traumazentrierten Beziehungsstörung beiträgt, über das aus der Bindungstheorie hergeleitete traumazentrierte Bindungs-Schema zum Drama-Dialog aus der Transaktionsanalyse, welcher den traumaverdeckenden Sinn des Streitens in der Partnerschaft verständlich macht, wissen wir nun, dass die traumasensible Paartherapie zum „Verrat" an den Eltern ermutigen muss. Die unlösbaren Krisen des Paares lenken nicht nur vom ehemaligen Trauma ab, anhaltender Streit festigt zudem eine ungesunde Loyalität zur Herkunftsfamilie. Der Zusammenhang zwischen einem Kriegstrauma der Eltern und Beziehungsstörungen in der nachfolgenden Generation verdeutlicht, wie wichtig die traumasensible Paartherapie ist. Wagen wir uns also tiefer in das Labyrinth der Bestie. Die Aufgabe, traumatisierten Paaren zu helfen, bleibt komplex. Um uns nicht in den verschlungenen Windungen der traumazentrierten Beziehungs-(Un)Logik zu verirren, brauchen wir eine klare Struktur.

Die Logik der Affekte und die emotionalen Grundkonflikte, welche wir in diesem Kapitel in den Mittelpunkt stellen, werden uns dabei unschätzbare Dienste leisten. Wir werden die Basisemotionen mit den kindlichen Entwicklungsphasen verknüpfen und sie auf emotionale Grundkonflikte beziehen, um daraus emotionstypische Trauma-Bindungs-Schemata bilden zu können. Die emotionstypischen Trauma-Bindungs-Schemata beinhalten die vier bereits bekannten Aspekte: die Botschaft der Eltern, die Idealisierung der Herkunftsbeziehungen durch kompensatorische Überanpassung, das tabuisierte tatsächliche Trauma und das spezifische Symptom der Traumafolgestörung. Durch die Zuordnung der daraus ableitbaren inneren Beziehungsdynamik sind wir bestens gerüstet, das Paar mit der eigenen Trauma-Bestie zu konfrontieren. Die emotionstypischen Trauma-Bindungs-Schemata enthalten eine Fülle an Erkenntnissen und darüber hinaus diagnostische Informationen. Diese Hinweise sind deswegen so aufschlussreich, da wir derart gewappnet den Verteidigungswall der Paare sanft umgehen können.

Wir entschlüsseln mit den Trauma-Bindungs-Schemata diese vier inneren Anteile:

1. Täter-Typ (die Botschaft der Eltern als urteilende Instanz im eigenen Inneren)
2. Opfer-Typ (die Gegen-Identifizierung mit den Symptomen der Traumafolgestörung)
3. Rettungs-Typ (das Ich- und Beziehungsideal der kompensatorischen Überanpassung)
4. Typen-Trauma (die Tabuisierung des tatsächlichen Traumas und das entsprechende Kindheits-Muster)

In der Paar-Kombination wird das ehemalige Trauma wie in einem Wiederholungszwang auf einer Art „Bühne" inszeniert. Hierzu liefert die Gegenüberstellung der Trauma-Bindungs-Schemata beider Partner wichtige Bezugspunkte. Durch diese „Drama-Bühne" können wir, wie bei einem Schatten- oder Negativabbild, Rückschlüsse auf die tatsächlichen Vorkommnisse ziehen und so die wichtige Metaperspektive einnehmen. Dies ist ein zentraler Vorteil für die Begleitung umherirrender Liebesleid-Verbündeter.

In diesem Kapitel folgt nach den diagnostisch aussagefähigen Trauma-Bindungs-Schemata eine Anleitung, wie die vier inneren Anteile in der traumasensiblen Paartherapie gefunden werden. Verzweifelte Krisenpaare sind eher unempfänglich für die theoretischen Hintergründe der eigenen Beziehungsdynamik. Oft ist ihr wichtigstes Anliegen, es möge einfach nur aufhören wehzutun. Nicht jedes Paar ist deswegen bereit, die vier inneren Anteile gemeinsam zu finden. Die Kenntnis über den theoretischen Zusammenhang ist jedoch sehr wertvoll für die Therapeutin / den Therapeuten. Wie wichtig die Zusammenführung beider Schemata ist, will ich durch eine Paargeschichte verdeutlichen.

Fallbeispiel: Sina und Sigurt

Nach einem Paarseminar kommen Sina und Sigurt zur Paartherapie. In rasanten Schritten durchlaufen beide eine sehr erfolgreiche Entwicklung. Vor allem Sina saugt die Anregungen regelrecht auf und setzt alles um, was wir miteinander angehen.

Eines Tages sieht Sigurt keine Notwendigkeit mehr, zu den Sitzungen zu erscheinen. Sina berichtet von der mangelnden Präsenz ihres Partners bei der Sexualität. Bisher traute sie sich kaum, Sigurt darauf anzusprechen. Jedes Mal zog er sich „gekränkt" zurück. So wundert es mich nicht, dass Sina sich in einen anderen Mann verliebt hat. Sie beichtet mir ihren Seitensprung und wirkt dabei wenig zerknirscht, sondern wunderschön und leuchtend.

Alarmiert kommt daraufhin Sigurt wieder mit zur Therapie. Im Schutz meiner Anwesenheit schüttet Sina dem niedergeschmetterten Ehemann ihr Herz aus. Dieser sitzt erstarrt neben seiner Partnerin und sagt kein Wort. Irgendwann erhebt er sich schweigend, zieht Sina hoch in seine Arme und hält sie weinend fest. In den weiteren – wieder gemeinsamen – Therapiestunden stellen die beiden sich den bislang tabuisierten Beziehungsthemen.

Nach erfolgreichem Heilungsverlauf wollen Sina und Sigurt unbedingt ihr Beziehungs-Schema ausfüllen. Sie schreiben, überlegen und denken nach – mit verblüffendem Resultat. Wie etwas sehr Wertvolles halten beide die Kombination ihrer Beziehungs-Schemata in den Händen. Sie weinen und sehen sich immer wieder an. Sinas Stimme versagt fast: „Wenn ich das vorher gehabt hätte, wäre es niemals so weit gekommen." Sigurt erkennt nun, wie er zu Sinas „Untreue" beigetragen hat. In ihrer Herkunftsfamilie ist Sina mit einem ganz besonderen Trauma-Tabu aufgewachsen. Sie durfte um nichts in der Welt über das sprechen, was sie wahrnehmen konnte. Deswegen zog sie sich immer weiter zurück und suchte sich woanders Trost. Sigurt war von beiden Eltern für ein ganzes Jahr allein gelassen worden. Er war damals vier Jahre alt und verstand die Welt nicht mehr. Seine Verlassenheitsangst hatte dazu geführt, dass er Sina die Luft zum Atmen nahm.

Ich betrachte lange Zeit das Beziehungs-Bild von Sina und Sigurt und erkenne, dass dem Paar viel erspart geblieben wäre, hätten wir die Beziehungs-Schemata der beiden früher erstellt.

Welche Bedeutung die emotionalen Grundkonflikte haben, was sie über die Person aussagen und welches Typen-Trauma zu welchem Partnerschaftskonflikt führt, das werden wir im Folgenden Schritt für Schritt aufrollen. Darin liegt eine erstaunliche Kraft, die mich immer wieder verblüfft. Es saß schon so manches Paar fassungslos, berührt und erstaunt über seinem Beziehungs-Schema. Eine Familientherapeutin drückte es so aus: „Jetzt habe ich so viel gelernt und nie etwas von den Möglichkeiten dieser vier einfachen Kästchen erfahren."

5.1 Emotionale Grundkonflikte und Trauma-Arten

Wenn wir davon ausgehen, dass kriegstraumatisierte und durch die Pädagogik der NS-Zeit geprägte Eltern ihre Traumatisierung an die eigenen Kinder weitergeben, ist es sinnvoll und längst überfällig, die normalen kindlichen Entwicklungsphasen unter dem Aspekt zu betrachten, welchen Einfluss traumatisierte und traumatisierende

Eltern auf die einzelnen Phasen der Identitätsentwicklung und Beziehungsfähigkeit ihrer Kinder nehmen.

Welche Wirkung die Traumatisierung der Eltern auf die unterschiedlichen Bedürfnisse und Emotionen ihrer Sprösslinge hat, hängt im Wesentlichen vom Entwicklungsstand des Kindes ab. Ob ein völlig abhängiger Säugling bei fehlender empathischer Betreuung seine Panik zum Ausdruck bringt oder ob ein schon recht selbstständiges dreijähriges Kind voller Wut protestiert, kaum dass sein Autonomiestreben unsanft eingeschränkt wird, oder ob eine Fünfjährige ihre erste sexuelle Empfindung präsentiert und dabei beschämt oder missbraucht wird: Diese unterschiedlichen Situationen bewirken jeweils andere verschiedenartige Eindrücke auf die emotionalen Strukturen des Kindes.

In diesem Abschnitt gehe ich deswegen auf den Zusammenhang ein zwischen den emotionalen und körperlichen Bedürfnissen des Kindes sowie den verschiedenen Trauma-Arten – jeweils abhängig vom Lebensalter und den daraus resultierenden Beziehungsmustern. Wenn es uns gelingt, von der Art der Traumatisierung auf ein spezifisches Beziehungsmuster zu schließen, sollte dies auch umgekehrt gelingen. Das würde bedeuten, wir könnten am Beziehungsmuster die Art der Traumatisierung erkennen. Dies hätte den Vorteil, dass wir im traumaverdeckenden Drama-Dialog des Paares (Wer ist Täter, wer Opfer und wer enthält wem welche Rettung vor?) trotz des Ablenkungsmanövers Hinweise auf mühsam verborgene Traumata erhalten.

Die emotionstypischen Grundkonflikte, angewendet auf die spezifischen traumazentrierten Bindungs-Schemata, leisten dies durchaus. Wir wollen dafür die traumazentrierten emotionstypischen Bindungs-Schemata fünf verschiedener Ausprägungen unterschiedlicher Traumata an den nicht beherrschbaren Emotionen zwischen Eltern und Kind und der daraus entstehenden Überforderung messen und voneinander abgrenzen.

1. Angst → Panik
2. Trauer → Deprivation
3. Ärger → Machtmissbrauch
4. Schuld → Ausbeutung
5. Scham → Entwürdigung

Zu diesem Ansinnen – eine Verbindung herzustellen zwischen traumazentrierter Beziehungsstörung und Kindheitstrauma – findet man bisher kaum etwas, weder in der Literatur noch in der Fachwelt oder Wissenschaft. Lediglich Heller und Lapierre (2013) widmen sich der Gegenüberstellung von zurückgewiesener Emotion und Traumaausprägung. Deswegen lohnt die nähere Betrachtung dieses Ansatzes.

In ihrem Buch „Entwicklungstrauma heilen" beziehen sich Laurence Heller und Aline Lapierre auf die Charakterstrukturen von Wilhelm Reich und Alexander Lowen, ohne dies jedoch explizit hervorzuheben. Sie betonen, dass jedes psychische Organisationsprinzip – in ihrem Buch sind es Kontakt, Einstimmung, Vertrauen, Autonomie sowie Liebe und Sexualität – zu unterschiedlichen Überlebensmustern führt. Jedes Muster sei geprägt von der Scham, zu existieren, bedürftig zu sein, sich klein zu fühlen, rebellisch zu sein oder sich nicht liebenswert zu fühlen, und dem daraus entstehenden kompensatorischen Stolz, ein Einzelgänger, ein Helfer, eine Anführerin, ein Ausführender oder eine Perfektionistin zu sein. Daraus resultieren insgesamt fünf Scham-Identifizierungen gegenüber fünf Stolz-Identifizierungen:

Stolz	Scham
Einzelgänger zu sein	zu existieren
Helfer zu sein	bedürftig zu sein
Führer zu sein	sich klein zu fühlen
Ausführender zu sein	rebellisch zu sein
Perfektionist zu sein	unliebenswert zu sein

Tabelle 1: Stolz- und Scham-Identifizierungen

In diesen fünf Scham-versus-Stolz-Strukturen sind parallel zu den traumazentrierten Bindungs-Schemata jeweils fünf verschiedene innere Rettungsfantasien enthalten, die entweder sich selbst oder andere erlösen sollen oder jemandem gefallen wollen und Anerkennung suchen. Für Heller und Lapierre steht die Gegenidentifizierung des Stolzes für das Ich-Ideal. Für die emotionstypischen traumazentrierten Bindungs-Schemata entstehen dabei fünf verschiedene Ich-Ideale, die ausgehend von fünf unterschiedlichen Trauma-Ausprägungen zur kompensatorischen Überanpassung führen.

Fünf Ich-Ideale gegenüber fünf Trauma-Arten

1. Wenn ein Kind erlebt, dass seine Existenz nicht erwünscht ist, dann wird es seine Angst vor Abneigung und Vernachlässigung dahingehend kompensieren, dass es meint, niemanden zu brauchen und allein zurechtzukommen.

2. Wenn ein Kind Missachtung für seine Bedürftigkeit oder gar Strafe dafür erfuhr, dann wird es womöglich Trost darin finden, anderen Menschen Hilfe anzubieten und selbstlos zu wirken.
3. Ein Kind, das nicht klein sein durfte, da jede Schwäche mit Verachtung und Hohn quittiert wurde, wird sich in der Rolle des machtvoll Bestimmenden wieder kraftvoll fühlen.
4. Wurde ein Kind für sein Autonomiebestreben und seine grenzsetzende Wut geschlagen oder unterdrückt, mag es im Brav-Sein und Gehorsam einen Ausweg finden.
5. Wenn ein Kind erlebt, wie Erwachsene auf Sexualität und Lebendigkeit mit Abscheu oder Beschämung reagieren, findet es vielleicht Zuflucht in überkorrekter Perfektion.

Hinter jeder dieser Strukturen steckt eine andere „retrospektive Präventionstheorie" (Fischer & Riedesser 2009) oder, wie Heller und Lapierre es ausdrücken, „ein Überlebensmuster", was bei Wiederholung, entsprechendem Druck oder fehlenden Alternativen zur Traumatisierung des Kindes führt.

Die Autoren fassen den „Teufelskreis innerer Not" so zusammen: „Überlebensstrukturen beginnen als lebensrettende Anpassungsstrategien. Sie helfen uns in der Frühzeit unseres Lebens, schmerzhafte traumatische Erfahrungen zu bewältigen und zu überleben. Paradoxerweise werden genau diese Überlebensstrategien im Erwachsenenalter dann zur Ursache einer anhaltenden Dysregulation des Nervensystems und bewirken Dissoziationen und Probleme mit dem Selbstwertgefühl" (Heller & Lapierre 2013, S. 29).

Da sich wie bei Heller & Lapierre auch meine Ausführungen auf die Charakteranalyse Wilhelm Reichs beziehen, gehe ich von fünf unterscheidbaren Überlebensmustern aus, die ich „emotionale innere Beziehungskonflikte" nenne. Die fünf emotionalen Beziehungskonflikte lassen sich, ähnlich wie oben, einander gegenüberstellen:

Emotion	Beziehungskonflikt Balance zwischen Ich & Du		Trauma
Angst	Annahme	Ablehnung	Panik
Trauer	Verbindung	Verlust	Deprivation
Ärger	Wertschätzung	Abwertung	Machtmissbrauch
Schuld	Autonomie	Manipulation	Ausbeutung
Scham	Hingabe	Ausgrenzung	Entwürdigung

Tabelle 2: Gegenüberstellung der emotionalen Beziehungskonflikte

In dieser Tabelle sind vielfältige Zusammenhänge enthalten, die wir nun im weiteren Verlauf für jeden der fünf zugrunde liegenden Traumakonflikte erschließen. Letztere entstammen den Überlebensstrategien in den Entwicklungsphasen der frühen Kindheit. Zugleich sind darin zentrale Beziehungswerte enthalten. Jeder Mensch will in einer Liebesbeziehung angenommen werden, in Verbindung sein sowie sich wertgeschätzt fühlen und dennoch autonom handeln. Ebenfalls ist die sexuelle Hingabefähigkeit ein wesentlicher Motivator für eine Partnerschaft. In jedem dieser Beziehungswerte wirken bei Enttäuschung oder Verletzung die unterschiedlichen Basisemotionen nach Paul Ekman (Angst, Trauer, Ärger, Schuld, Scham, Ekel, Freude). Die Basisemotion der Freude ordne ich gerne der Scham zu, da Freude gerade in der Kriegsgeneration und der darauffolgenden Wiederaufbauzeit dem Funktionsprinzip und der Disziplin untergeordnet werden musste. Der Ekel mündet für mich in die Emotion der Verachtung, die dem Ärger nicht unähnlich ist, da dieser Kontrolle, Unterordnung und Abgrenzung braucht.

Der Umgang mit Emotionen fällt besonders traumatisierten Personen schwer. Wegen der auf Gefühlsunterdrückung ausgerichteten Nachkriegspolitik wurden die kriegstraumatisierten Eltern außerdem von ihren Emotionen entfremdet. Wie sollte es ihnen da gelingen, die eigenen Kinder beim Erlernen eines lebendigen und authentischen Umgangs mit emotionaler Resonanz zu begleiten? Emotionen waren so schließlich als lästig, unangenehm, unpassend und schlichtweg negativ verrufen. Die Motivation einer jeden Emotion hat jedoch stets einen guten Grund, ist immer wichtig und niemals falsch. Es gibt keine dysfunktionalen, negativen oder problematischen Emotionen. Im Kontext der Impulsentstehung ist eine Emotion immer positiv und sinnvoll. Selbst Angst, Trauer, Ärger, Schuld oder Scham – Emotionen, die sich unangenehm anfühlen – sind wichtige Hinweise auf die eigene Befindlichkeit und die Qualität der Interaktion in einer Beziehung. Der funktionale Bereich einer Emotion hängt vom Kontext ab, in dem wir uns befinden.

Das Wort Emotion hat seine Wurzeln im lateinischen „emovere" und bedeutet „bewegen" oder „wecken". Emotionen initiieren eine Bewegung, motivieren uns zu einer Handlung, und sobald etwas Unangenehmes abgewendet ist, lösen sie sich in ein Empfinden der Erleichterung auf. Im Kontext einer Interaktion beispielsweise soll die Emotion auf den Interaktionspartner Einfluss nehmen und etwas bewirken. Nimmt ein Kind zu viel Einfluss auf die Mutter oder nimmt die Mutter zu viel Einfluss auf das Kind, entsteht ein Ungleichgewicht. Es geht aber in beiden Fällen zulasten der Entwicklung des Kindes.

Wie wir es bereits in Kapitel 4 bei den Bewegungen der Liebe gesehen haben, wird eine Emotion verstärkt, um eine Reaktion der Eltern hervorzurufen. Gelingt dies nicht, verwandelt sich die ursprüngliche Emotion.

- Aus Angst wird zunächst Panik und letztendlich Grauen.
- Aus Trauer wird Verzweiflung und später Resignation.
- Aus Ärger wird Wut und schließlich Machtausübung.
- Aus Schuld entsteht ein Empfinden von Ungerechtigkeit und daraus resultiert das Bedürfnis nach Vergeltung.
- Die Scham verwandelt sich in Demütigung und mündet in entwürdigende Ausgrenzung.

Die Entwicklung der emotionalen Kompetenz beziehungsweise deren Störung hängt ganz wesentlich davon ab, wie stark oder schwach die Eltern reagieren (siehe auch die fünf Bewegungen der Liebe). Durchbricht ein Kind mit seiner verstärkten Emotion die Abwehr der Mutter oder des Vaters, wenn diese mit dem Protest des Kindes überfordert sind, dann erlebt sich das Kind als übermächtig, findet jedoch bei den Eltern keinen Halt. Dadurch entsteht ein abhängiges und anklammerndes bzw. fürsorgliches Beziehungsmuster. Wenn die Abwehr der Eltern hingegen lückenlos und unerbittlich ist, bleibt das Kind klein und ohnmächtig zurück. Es muss allein mit sich klarkommen, da jeder korrigierende Protest ins Leere lief oder gar gewaltvoll unterbunden wurde. Als Reaktionsmuster werden die Unabhängigkeit und das Freiheitsstreben überbetont. Kontaktlosigkeit und Beziehungsunverbundenheit sind in beiden Fällen das Los des Kindes.

Gibt es eine Balance zwischen dem Ich und dem Du, dem Kind und den Eltern oder den beiden Liebespartnern, dann kommen die Emotionen zur Ruhe und innerer Frieden kehrt ein. Bei einem Ungleichgewicht zwischen beiden Beziehungspersonen werden sich die Emotionen jedoch heftiger melden und sogar zu traumatisierenden Höhen oder vernichtenden Tiefen führen. Bei einer Übermacht der Bezugsperson wird die Angst ebenso zur Panik wie bei der absoluten Isolation durch die Abwesenheit der Eltern. Genauso wird die Trauer bei einer Übermacht der Bezugsperson in Verzweiflung münden, ob nun die Verbindung durch die innere Leere der Mutter oder den tatsächlichen Verlust einer unwiderruflichen Trennung ausgelöst wurde. Diese Zusammenhänge erschließen sich des Weiteren durch die Gegenüberstellung der Kompensationsanteile von Retter-Typ (Ideal-Ich) mit dem Traumafolgesymptom (Opfer-Typ) sowie der nach innen genommenen Identifizierung mit den traumatisierenden Eltern als urteilende Instanz (Täter-Typ) gegenüber dem zugrunde liegenden Typen-Trauma des Kindheitsmusters.

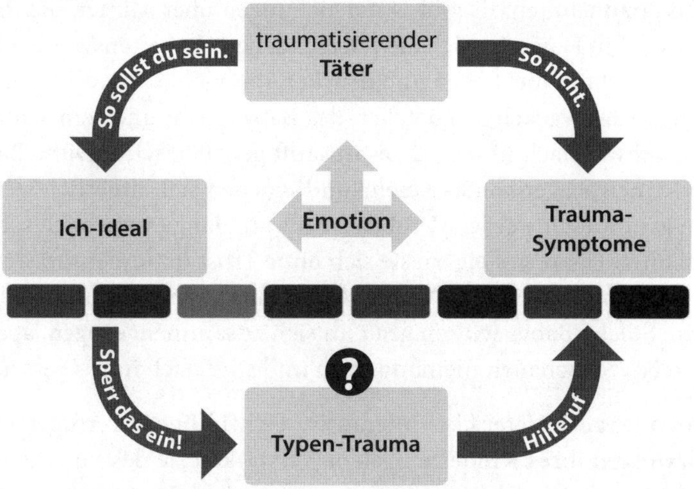

Abbildung 24: Das Schema der emotionalen Beziehungskonflikte

Füllen wir dieses Schema nun mit den fünf unterschiedlichen emotionalen Trauma-Konflikten aus Tabelle 2, dann erhalten wir ein wertvolles Navigationssystem für eine Vielzahl von inneren krisenhaften Überlebensmustern. Bringen wir beide Schemata des Paares zueinander, entstehen daraus 25 unterschiedliche Partnerschaftsproblematiken. Wären die fünf emotionalen Konflikte Farben, könnten wir damit eine Unzahl an Paar-Bildern gestalten. Das oben abgebildete Schema zu den emotionalen Trauma-Konflikten wird uns nun bei der Beschreibung der Grundkonflikte der kindlichen Entwicklung bis hin zur Beziehungs(un)fähigkeit begleiten. Für jeden der fünf Grundkonflikte werden wir die vier inneren Anteile bestimmen und später zum emotionstypischen traumazentrierten Bindungs-Schema zusammenfügen, um dies für die Begleitung in der traumasensiblen Paartherapie zu nutzen. Die diagnostischen Informationen ergeben sich zum einen aus den emotionalen Trauma-Konflikten und zum anderen aus den dahinter liegenden Hintergrundinformationen.

5.1.1 Der Angst-Konflikt: das Trauma der Ablehnung

Das traumatisierende Kindheitsmuster: zerstörtes Urvertrauen

Wird ein Kind geboren, dann ist die erste und wichtigste Erfahrung die Annahme oder Ablehnung seiner Existenz, und dies beginnt oft schon im Mutterleib. Gerade eine Mutter, die traumatisiert ist oder bisher kaum Rückhalt in ihrem Leben fand, ist nicht zwangsläufig glücklich über die Geburt ihres Kindes oder in der Lage, es zu lieben und anzunehmen. Es gibt Untersuchungen über Mütter, die ihr Kind von Beginn an ablehnen. Das zeigt sich an verschiedenen Verhaltensweisen: Sie schauen ihrem Säugling nicht in die Augen und drücken ihn nicht liebevoll an ihren Körper. Auch stützen sie das wackelige Köpfchen des Babys nicht und sein schwacher Hals ruckt oftmals schwer nach hinten, da es unsanft gehalten wird. Diese Babys suchen irgendwann keinen Augenkontakt mehr und machen sich innerlich steif, wenn sie auf den Arm genommen werden. Und da sie oft und lange vergeblich schreien müssen (siehe Johanna Haarer), steigern sie sich ohne Trost in immer größere Panik. Sie empfangen und empfinden keine Verlässlichkeit in dieser Welt und fühlen sich unendlich allein. Solche Babys wirken grau, in sich zusammengezogen, apathisch und wie kleine Greise. Sie schauen niemanden an und sind nach innen verschwunden.

Wenn Mütter oder auch Väter über interaktive Feinfühligkeit verfügen und spontan auf die Äußerungen ihres Kindes eingehen, verstärken sie dessen affektive Signale, mit dem Ergebnis, dass solche Säuglinge weniger und kürzer schreien. Diese Form der Kommunikation gibt dem Kind auf präverbaler Ebene ein Gefühl der Sicherheit und des Verstandenseins. Auf diese sichere Basis der Beziehung kann das Kind sich auch später verlassen, wenn es unsicher ist oder Unbekanntes kennenlernt.

Ein nicht erwünschtes Kind hingegen erlebt eine frühe latente oder offene Feindseligkeit. Die Ablehnung im Elternhaus und das Nicht-Aufgehoben-Sein empfindet es als existenzbedrohend. In solchen Fällen gibt es zwischen den Eltern häufig Ehekrisen, beide sind überfordert vom Stress des Alltags, den Anforderungen der Existenzsicherung und dem Verzicht auf die Erfüllung eigener Sehnsüchte. Die Eltern kommen kaum mit sich oder ihrem Leben zurecht, geschweige denn mit einem womöglich ständig schreienden oder quengelnden Neugeborenen, das seine Ansprüche geltend macht.

Nicht selten erlebt das abgelehnte Kind eine leere Kindheit mit nur wenig Aufmerksamkeit. Die Eltern verstoßen es emotional oder misshandeln es vielleicht sogar. Merkwürdigerweise entwickeln diese Kinder später starke Selbstzweifel, als seien sie verantwortlich für das Leid und die Vernachlässigung, die ihnen zuteil wurde.

Menschen mit dem Hintergrund eines derart traumatisierenden Kindheitsmusters verlieren den Zugang zu sich selbst, wahren Distanz und sind kaum in Kontakt mit anderen. Nähe zu anderen Menschen erleben sie als unangenehm und sie bleiben lieber abseits wie ein isolierter teilnahmsloser Beobachter.

Die urteilende Instanz: Zurückweisung

Menschen im Angst-Konflikt verdammen sich wegen ihrer Fehler und Schwächen. Sie lehnen sich selbst ab, üben vernichtende Selbstkritik und sind strenger mit sich als mit anderen Menschen. Letztendlich können sie nicht glauben, überhaupt daseinsberechtig zu sein. Sie wirken oft kühl, arrogant, unnahbar und desinteressiert, bisweilen auch richtig kratzbürstig und stachelig, nach dem Motto: „Komm mir nicht zu nahe!".

Weil sie sich selbst ablehnen, beuten sie sich oft selbst aus, vernachlässigen sich, hungern vergeblich (auch körperlich) nach Zuwendung. Dabei haben sie kaum Zugang zu ihrer Wahrnehmung, ihren Gefühlen, spüren bei Berührung Taubheit oder verlassen dann ihren Körper.

Unauffällig, selbst- und heimatlos irren sie durch ein Leben voll von bedrohlichen und negativen Erfahrungen. Sie erwarten keine Geborgenheit, kein Zuhause, nehmen resigniert und frustriert hin, dass sie immer wieder aufbrechen und weiterziehen müssen. Ihre Aufgabe ist nicht das Leben, sondern das Überleben. Sie legen keinen Wert auf Besitz, besitzen sie doch nicht einmal sich selbst oder ihren Körper. Lustvolles Empfinden, Spaß und Freude sind ihnen fremd.

Das Ich-Ideal in Beziehung zu anderen: Isolation

Die abgelehnte Person geht in den inneren Rückzug. Sie zieht sich von anderen Menschen zurück, von ihren Gefühlen, sogar aus ihrem Körper. Sie vermeidet die Wärme des Kontaktes, verzichtet auf ihre Bedürfnisse und lebt auf kleinster Lebensflamme. Es fällt ihr schwer, auf andere Menschen zuzugehen, als habe sie Angst davor, wieder abgelehnt und ignoriert zu werden. Dabei sehnt sie sich nach Wärme, Fürsorge, Behutsamkeit, Halt, Schutz und Zugehörigkeit. Gleichzeitig nimmt sie sich diese Bedürfnisse sehr übel. Eigentlich braucht sie eher eine Eltern-Kind-Beziehung als eine Partnerschaft und lebt in einer Beziehung tatsächlich oft wie das Kind des Partners. Nicht selten erfährt sie dort wieder eine menschenverachtende Behandlung und ist dennoch überzeugt davon, nichts Besseres verdient zu haben. Entsprechend ist sie wütend und enttäuscht vom Gegenüber, ohne sich darüber wirklich bewusst zu sein. Starke, vor allem aggressive Gefühle werden zurückgehalten. So schwindet ihre eigene Substanz Stück für Stück, als höhle sich das Innere aus, als friere die Person in innerer Emigration ein.

Mögliche Traumasymptome: Horrorgedanken

Ihr Zufluchtsort sind die Logik, das Denken, das Intellektualisieren, Philosophieren, der Verzicht, die Askese. Wie eine vergeistigte Person, die „darüber redet" und theoretisiert, oft abgehoben und versponnen, lebt sie in abstrakten Gefilden. Dort gibt es keine Ablehnung, keinen Schmerz, kein Leid. Über den Dingen, den Menschen, dem Dasein schwebend, hängt sie zuweilen fixen Ideen nach, die kaum Bezug zum echten Leben haben. Fernab der Realität ist sie von ihren Gedanken, ihren Grübeleien besessen und kreist immer wieder um erwartete Katastrophen, bedrohliche Zukunftsvisionen und bange Befürchtungen. Durch zwanghaftes Grübeln, ständiges Denken, ein Sein fast nur im Kopf, abgespalten von den Gefühlen und körperlichen Bedürfnissen verliert sie sich in Zerrissenheit und Zerstreutheit. Stundenlang vor dem Computer oder Fernseher zu sitzen oder ständig im Internet zu surfen mag für diesen Menschen eine moderne Form der Isolation bedeuten.

Das emotionale Beziehungsmuster im Angst-Konflikt

Da ein existenziell abgelehnter Mensch kaum Zuwendung oder Sicherheit erhalten hat, neigt der urteilende Anteil zur gnadenlosen Selbstkritik. Diese feindselige Abwertung wird in Krisensituationen auch gegen den Liebespartner gerichtet. Da der Kontakt zum Körper, den Gefühlen und der Intuition abgeschnitten ist, sucht dieser Mensch Anerkennung durch Selbstverzicht bis zum asketischen Opfer. Die abgelehnte Person macht sich selbst ständig zum Gegenstand ausgeprägter, durchaus angstbesetzter Reflexion. Angststörungen und Panikattacken sind oftmals eine Reaktion auf das erlittene Trauma der Ablehnung. Die Gedanken kommen selten zur Ruhe, die Gefühle und der Körper werden eher ausgeklammert oder betäubt. Das führt dazu, dass die Person sich selbst Schaden zufügt. Sie entscheidet, ohne auf sich oder die eigenen Belange zu achten. Die emotionale Bedürftigkeit verbirgt und negiert sie.

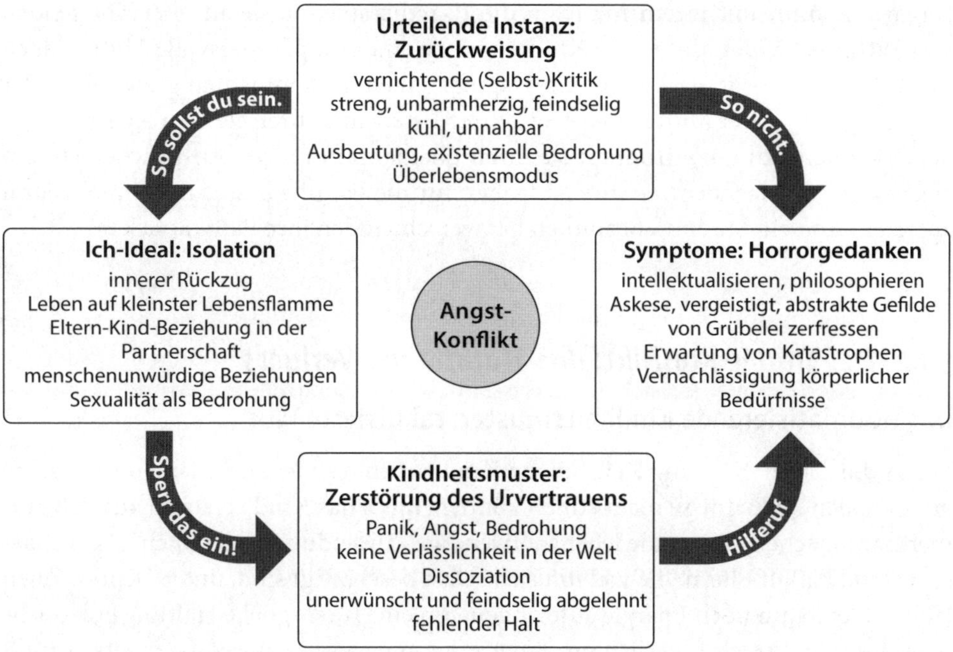

Abbildung 25: Schema Angst-Konflikt

Fallbeispiel: Dagmar

Dagmars Mutter hatte früh geheiratet. Dagmars Vater erwartete, dass seine junge Frau den Beruf aufgab, um ganz und gar für die Kinder und ihn da zu sein. Beide Eheleute waren im Krieg aufgewachsen und hatten Schreckliches erlebt. Vor allem Dagmars Vater war überaus ängstlich, da die Flucht vor den Russen ihn sehr geprägt hatte. Er lebte ständig in Angst und Schrecken.

Dagmar war das erste Kind. Ihre Mutter litt ständig darunter, dass sie ihren Beruf nicht weiter ausüben durfte. Der traumatisierte Ehemann war eine zusätzliche Last. Sie gab sich redlich Mühe, die kleine Tochter zu lieben. Doch Dagmar konnte sich kaum an liebevolle Situationen erinnern. Die Babyfotos zeigen ein apathisches Kind mit leeren Augen. Auf keinem der Bilder schaut sie ihr hübsches Mädchen an. Später erfuhr Dagmar von ihrer Mutter, sie habe die kleine Tochter häufig schreien lassen und sie kaum hochgenommen, weil dies damals so üblich war.

Dagmar kommt mit ihrem Mann in die Paartherapie, da sie an überwältigenden Panikattacken leidet. Ihren drei Kindern ist sie eine aufopferungsvolle Mutter, doch für sich selbst sorgt sie kaum. Als Dagmar einen Zusammenhang zwischen der Überforderung ihrer Mutter, der Angst ihres Vaters und ihren eigenen Angstzuständen erkennen kann, konfrontiert sie ihren Ehemann mit ihren Ansprüchen auf ein eigenes Leben. Nachdem sie ihre Aufgaben für die Familie besser mit ihrem Mann aufgeteilt und ein Studium begonnen hat, verschwinden ihre Panikattacken.

5.1.2 *Der Trauer-Konflikt: das Trauma des Verlusts*

Das traumatisierende Kindheitsmuster: tabuisierte Wut

Wenn die Eltern zu wenig Zeit für ihr Kind haben, es viel allein lassen oder seine emotionalen Bedürfnisse nicht stillen können, muss das Kind verstärkt auf sich aufmerksam machen, um so die lebensnotwendige Zuwendung zu erhalten. Das verlassene Kind hat oft Eltern, die viel mit sich selbst beschäftigt sind, unter Depressionen leiden oder kaum noch Energie aufbringen, um eine fürsorgliche Haltung einzunehmen. Ein Kind solch innerlich einsamer oder anderweitig abwesender Eltern fühlt sich verlassen und vergessen. Die Eltern wirken unerreichbar und sind auch durch Tränen, Betteln oder Protest nicht zu gewinnen.

Eine sichere Bindung zu einer einfühlsamen und verfügbaren Bezugsperson ist eine entscheidende Bedingung seelisch-geistiger Gesundheit. Das gestillte Bedürfnis nach Kontakt, Nähe, Sicherheit und Geborgenheit lässt das Kind wachsen und gedeihen. Wird früh im Leben eine Verbindung zu Bezugspersonen unterbrochen, sei es aufgrund äußerer Umstände oder der realen oder emotionalen Abwesenheit einer Bezugsperson, kann dies schlimme Folgen für die kindliche Entwicklung haben. Nicht selten reißt nach den ersten Lebensmonaten eine bestehende Beziehung immer wieder ab. Vielleicht leidet die Mutter an den krisenhaften Bedingungen ihrer Ehe und zieht sich deshalb von ihrem Kind emotional zurück. Vielleicht leidet die Mutter aufgrund einer eigenen schweren Verlusterfahrung (in Kriegszeiten leider nichts Seltenes) an einer Depression. Auch durch einen Krankenhausaufenthalt oder den Verlust eines Elternteils durch Tod oder Scheidung kann es zu einer frühen Trennung kommen.

Eltern wissen oft nicht, was sie ihrem Kind antun, wenn sie es ohne eine andere vertraute Person allein lassen. Die Beziehung wird unterbrochen, bevor das Kind ohne konstante Zuwendung zurechtkommen kann. Es ist, als würde ein Apfel zu früh vom Baum gepflückt. Werden die Bitten des Kindes ständig nicht erhört, gibt es schließlich auf. Die Arme fallen resigniert herab, die Brust sinkt ein, der Rücken rundet sich. Der Körper wird schlaff und energielos. Die Befürchtung wird zur Gewissheit: Es hat ja doch alles keinen Sinn.

Menschen mit dieser Vorgeschichte sind später oft wenig belastbar. In Kontakten halten sie sich zurück, negieren ihre eigenen Bedürfnisse, treten kaum für ihre Wünsche ein und gehen Konflikten aus dem Weg.

Die urteilende Instanz: Scheitern

Der zentrale innere Satz: „Das kannst du nicht, du wirst versagen“ wird im Trauer-Konflikt zum Verhängnis. Von einem verlassenen Menschen hören wir oft, dass etwas nicht geht oder keine wirkliche Bedeutung hat. Charakteristisch ist die Unfähigkeit, „Nein!“ zu sagen. Ein früh verlassener Mensch sagt eher, „Ich weiß nicht“ oder redet sich heraus und um ein heikles Thema herum. Den eigenen Standpunkt durch ein klares „Ja!“ hervorzuheben fällt ihm schwer.

Menschen, auf die diese Beschreibung passt, sind niemandem eine rechte Hilfe und stellen die Geduld eines Gegenübers wegen ihrer zurückhaltenden Unentschlossenheit auf eine harte Probe. Die dieser Haltung zugrunde liegende Hoffnungslosigkeit überträgt sich auf andere, eine gewisse Schwere breitet sich aus und jeder bekommt den Eindruck, sich in einem trüben Nebel zu befinden. In einer Beziehung verfallen Menschen im Trauer-Konflikt oft in die Haltung „Da kann man nichts machen“. Hinterher fragt der Partner oder die Partnerin sich, was da eigentlich passiert ist, während der Betreffende, selbst in seinem nicht zu bewältigendem Trauer-Thema bestätigt, mit hängenden Schultern davontrottet.

Das Ich-Ideal in Beziehung zu anderen: Bedürfnislosigkeit

Die Sorge, allein gelassen und verlassen zu werden oder zu wenig Kontakt zu haben, führt zu einem passiven Beziehungsverhalten. Aktives Zugehen, Kontaktherstellen oder die Beziehung halten – all das wird durch die abwartende Hoffnung ersetzt, der andere möge die Initiative ergreifen. Der verlassene Mensch vermeidet es, Wünsche zu äußern, seine Sehnsüchte und Bedürfnisse zu artikulieren. Für die eigenen Interessen einzutreten könnte einen Konflikt heraufbeschwören und diesen gilt es zu vermeiden. Ein Mensch im Verlassenheits-Konflikt flieht vor Auseinandersetzungen, kämpft nicht für seine Belange und maskiert seine Aggressionen hinter einem enttäuschten Lächeln. Er passt sich lieber an und nimmt kritiklos alles hin, anstatt selbst zu handeln, zu bestimmen oder aktiv zu werden. Er gibt sich wenig Mühe und wenn er nicht mehr freundlich sein kann oder im Falle einer Konfrontation wird die Beziehung auf kleiner Flamme gehalten.

Eine Möglichkeit, Zuwendung zu erhalten, ohne für sich selbst Verantwortung zu übernehmen, ist das aufopferungsvolle Umsorgen in einer Partnerschaft. Dem Partner / der Partnerin wird jeder Wunsch von den Augen abgelesen. Erfüllung wird im Glück des umsorgten Menschen und im eigenen Verzicht gesucht. Eine weitere Variante, Aufmerksamkeit zu erreichen, besteht darin, viel zu reden, Geschichtchen zu erzählen, ohne Punkt und Komma bedeutungsvolle Aussagen und belanglose Sätze aneinanderzureihen. Die Absicht besteht darin, nicht über die wirklichen Interessen zu reden oder die wahren Bedürfnisse einbringen zu müssen.

Mögliche Traumasymptome: Verweigerung

Der verlassene Mensch ist nicht entscheidungsfreudig. Er holt sich lieber Ratschläge, als selbst nachzudenken und zu reflektieren. Zur Umsetzung eines Rats fehlt ihm indes der Elan. So verschleppt er die notwendige Änderung unangenehmer Lebensumstände, versäumt Fristen, enttäuscht seine Beziehungspartner, kann sich auch in intimen Angelegenheiten nicht zur Eigeninitiative durchringen. Er macht sich von der Meinung anderer abhängig und bedenkt demgegenüber kaum die Konsequenzen, die andere aus der Zögerlichkeit ziehen.

Da ihm Strategien zur Zielerreichung und Problemlösung fehlen, wird er wegen seiner Unentschlossenheit oft ausgenutzt. Er macht sich nicht die Mühe, einen inneren Ratgeber zu kultivieren, um von den Entscheidungen anderer autonom zu werden. Wenn er dann übergangen, übervorteilt oder vernachlässigt wird, resigniert er. Der verlassene Mensch meidet Anstrengung und Tätigkeiten, die Disziplin erfordern. Er neigt zu flatterhaftem kreativem Tun, ohne allzu viel Ausdauer, Leistungsorientierung und Durchhaltevermögen. Diese Form der frühen Traumatisierung wird von Bettina Bonus (2008) sogar als „Anstrengungsverweigerung“ betitelt, da das verlassene Kind kaum jemals Unterstützung für seine Mühen erhielt. Auch wenn ein verlassener Mensch sehr unter der Resignation leidet, ist er in seiner Lebensführung eher chaotisch und lebt scheinbar ohne Alternative in Unordnung oder sogar Dreck. Ohne Plan lebt er in den Tag hinein, lässt sich leicht durch Ablenkungen verführen, ist zerstreut und erlebt sich oft als Opfer. Er mag keinen Stress, trödelt lieber ziellos herum, als an einer Sache dranzubleiben. Er neigt dazu, sich zu verzetteln. Sein Hang zur Nachlässigkeit lässt ihn auch seinen Körper geringschätzen. Er meidet schweißtreibende Bewegung und hält wenig von energieanhebendem Sport. Er macht bei körperlicher Belastung schlapp und fühlt sich infolge der fehlenden Ausdauermuskulatur schnell ermüdet.

Das emotionale Beziehungsmuster im Trauer-Konflikt

Die urteilende innere Instanz bezichtigt den Menschen im Trauer-Konflikt gern des Scheiterns und Versagens. Der innere Appell, sich zusammenzureißen und eigene Bedürfnisse zurückzuhalten, ergeht auch an die Partnerin oder den Partner. Eine früh verlassene Person ist in hohem Maße abhängig von der Zuwendung und Anerkennung im Außen, da diese in der Kindheit ausblieben. Der vermeintliche Verzicht auf die Erfüllung eigener Bedürfnisse wird durch übernommene Helferrollen ausgeglichen. Einem dermaßen zuvorkommenden Menschen kann kaum jemand etwas übel nehmen. Die zurückgehaltene Trauer und Wut wegen der unterschwelligen Sorge, doch wieder verlassen zu werden, verbergen sich in der kaum vorhandenen Zielstrebigkeit oder in grauer Hoffnungslosigkeit.

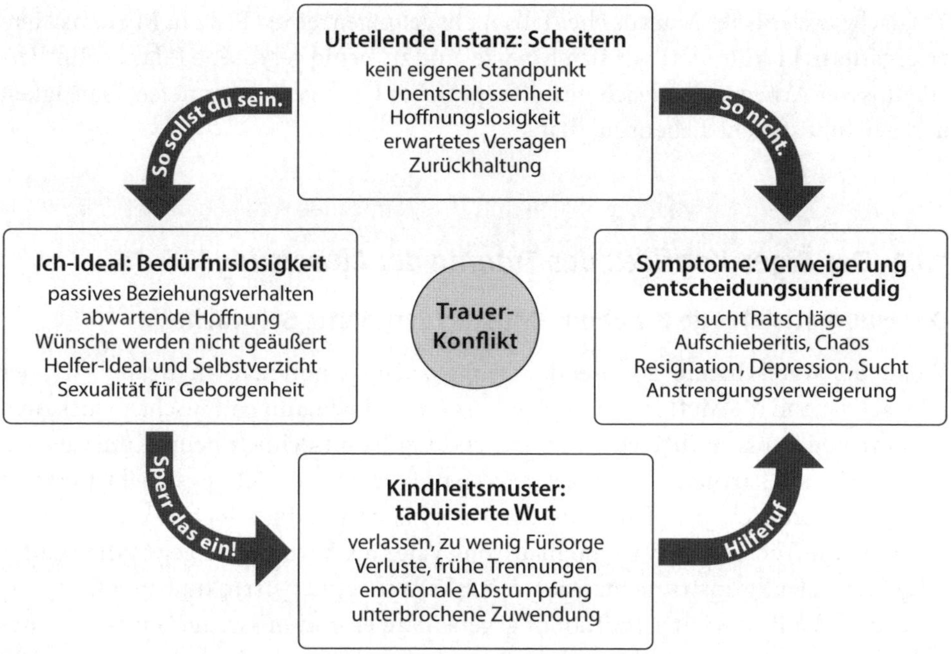

Abbildung 26: Schema Trauer-Konflikt

Fallbeispiel: Markus und Miriam

Markus hatte ohne Gegenwehr einer Scheidung zugestimmt und viele Jahre seine Interessen für die Kinder, die er nahezu allein versorgte, zurückgestellt. Nun hat er sich ganz frisch in eine Frau verliebt. Ständig schreibt er ihr Briefe und schickt ihr Rosen. In ihrer Gegenwart ist er kaum in der Lage, seine Zuneigung zu gestehen.

Miriam hat Markus in mein Paarseminar „geschleppt". Der hagere Mann bietet ein Abbild des Jammers. Er schleicht hinter Miriam her wie ein energieloser stummer Diener. Wie sehr sie das nervt, scheint ihm kaum aufzufallen. Es stellt sich heraus, dass Markus Vater kriegsversehrt war und seine Mutter an einer schweren Depression litt. Sobald Markus etwas wollte, konnte die Mutter nicht auf ihren Sohn eingehen. Das Kind protestierte, da es sich so verlassen fühlte. Doch das Herz der Eltern erreichte Markus damit nicht. Im Gegenteil, er wurde sogar verprügelt.

Tragischerweise ist es Markus ebenfalls nicht gelungen, einen Platz in Miriams Herz zu ergattern. Er kümmert vor sich hin wie eine zu wenig gegossene Pflanze. Im Verlauf unserer Arbeit stellt er sich mithilfe spezieller Übungen seiner tiefen Traurigkeit und gewinnt so neue Lebensqualität.

5.1.3 *Der Ärger-Konflikt: das Trauma der Abwertung*

Das traumatisierende Kindheits-Muster: verhöhnte Schwäche

Wenn der Vater häufig abwesend, streng, zudem emotional unzugänglich oder schwach ist und die Mutter sich infolgedessen vom Ehemann enttäuscht zurückzieht und ihr Bedürfnis nach Liebe und Zuwendung hauptsächlich beim Kind auslebt, wird dieses als Partnerersatz überhöht oder als ideales Beziehungsobjekt funktionalisiert. Hierdurch geht dem Sohn der Vater als notwendiges Identifikationsobjekt verloren, die Tochter wird womöglich vom Vater als Verbündete gegen die Mutter eingesetzt. Häufig instrumentalisieren rivalisierende, verwirrte und innerlich zerrissene Eltern ihre Kinder im Kampf gegeneinander und missbrauchen sie für ihre Interessen. Das Kind wird durch die falsche Aufmerksamkeit das eine Mal überhöht und benutzt, das andere Mal fallen gelassen und verhöhnt. Es fühlt sich in seinen wirklichen Belangen übersehen, durch die Zurückweisung ausgeliefert und wegen der Idealisierung seiner vermeintlichen Talente als Mutters „kleiner Mann" oder Papas „Liebling" auf ein Podest gehoben.

Jedes Kind ist überfordert, wenn es in Ehekonflikte hineingezogen wird. Erst wird es durch Schmeicheleien geködert und fühlt sich durch die Bedürftigkeit der Eltern aufgewertet. Wenn es dann wieder gut zwischen den Eltern läuft und seine unzulänglichen Dienste mit Spott bedacht werden, ist es halt- und schutzlos schmerzlichen Kränkungen ausgeliefert. Es mag sich noch so bemühen, dem Ideal der Eltern zu entsprechen, um Liebe und Zuwendung zu erhalten: Immer wieder wird das Kind erleben, dass seine hochgejubelten Fähigkeiten nicht zu wahrer Anerkennung führen. Irgendwann dreht es den Spieß um und trickst die Eltern aus. Von nichts und niemandem wird es sich mehr kleinkriegen lassen! Auf der Strecke bleiben die Bedürfnisse nach Schutz und Unterstützung. Am Ende dieser Entwicklung steht ein Mensch, der sich größer macht und überschätzt, der andere beherrscht, eigene Schwächen übersieht, kontrollierenden Einfluss ausübt und die selbst empfundene mangelnde Größe durch Opposition kompensiert.

Die urteilende Instanz: Abwertung

Solch ein Mensch stellt eigene Regeln und Normen auf, setzt andere unter Druck und seinen ausgeprägten Willen durch. Er hat fertige Ideen im Kopf, konfrontiert mit merkwürdigen Vorstellungen, die mit allen Mitteln durchgedrückt werden und seiner Meinung nach keine Absprache benötigen. Auch vor Lug oder Betrug schreckt dieser Typ Mensch nicht zurück, taktiert und intrigiert. Sein Hang zur Vermessenheit, der Zwang zur Abweichung und seine Eitelkeit ignorieren den zugefügten Schaden. Dass er hierdurch tyrannisch und diktatorisch erlebt wird, blendet er aus oder nimmt es billigend in Kauf.

Wer mit einer solchen Person zu tun hat, fühlt sich durch die häufige Abwertung wie ein kleines dummes Kind; unfähig, schlecht und unnütz. Sogar eine tiefe Scham kann sich einnisten und man überlegt, was man falsch gemacht hat oder was an der vernichtenden Kritik stimmen könnte. Das Entscheidende ist: Niemand wagt nachzufragen, was denn genau der Fehler war und was besser zu machen wäre. Und wenn jemand es täte, käme wahrscheinlich keine konkrete Antwort, sondern: „Ja, wenn du das noch nicht mal selber weißt.“ Dabei ist die vernichtende Kritik ein Schutz, nach dem Motto: Angriff ist die beste Verteidigung. Wer derartig abgekanzelt oder zurückgewiesen wurde, wird nicht sofort denken: „Er tut das ja nur, weil er von sich selbst denkt, er sei ein Nichts und davon ablenken will.“ Doch je geringer das Selbstwertgefühl, desto heftiger fällt die Abwertung anderer aus.

Das Ich-Ideal in Beziehung zu anderen: Überlegenheit

Aus Angst, erneut beherrscht und verraten zu werden, geht dieser Typ Mensch Beziehungen ein, in denen er der Stärkere ist. Durch Abwertung, Kontrolle, Missachtung und Geringschätzung hält er den anderen in Abhängigkeit. Sein Selbstwertgefühl basiert darauf, bewundert zu werden.

Sein Bedürfnis nach Nähe, Anlehnung und Halt verleugnet er, hält andere aus Angst vor dem Ausgeliefertsein lieber von sich fern. Er kritisiert und mäkelt, will alles bestimmen, stellt kleinliche Bedingungen und ist kaum jemals versöhnlich oder vergebend. Er kann schlecht zuhören, weil er schon alles und zudem viel besser weiß. Einfühlung ist ihm nicht möglich, Bestätigung kann er nicht geben, Konflikte kann er nicht austragen, soll es doch immer um ihn, seine Sichtweise und sein Recht gehen.

Einem solchen Menschen kann man nichts recht machen. Er verstrickt sich in frustrierende Diskussionen, hackt auf den Schwachpunkten anderer herum und ist dabei blind für die eigenen Fehler. Er verleugnet seine Gefühle, kann sich schlecht einfügen oder anpassen. Im Miteinander fühlt er sich nicht wohl, den Wert von Gleichwertigkeit erkennt er nicht und innige Nähe erträgt er nicht. Eine Person im Ärger-Konflikt ist voller Misstrauen und erwartet immer, übervorteilt und hintergangen zu werden. Kommt ihr jemand zu nahe oder fühlt sie sich erkannt, unterbricht sie den Kontakt.

Mögliche Traumasymptome: Betrug

Da er immer etwas Besonderes sein musste, versucht ein solcher Mensch weiterhin sein Überflieger-Image hochzuhalten. Das geht nicht ohne Druck und deshalb kann er kaum seine wahren Talente und Begabungen entfalten. Und warum sollte er sich anstrengen? Er ist doch ohnehin allen überlegen. Sein Image ist ihm wichtiger als wahre Werte, Status und Äußerlichkeit sind spannender als eine innere und durch Erfahrung gewachsene Größe. Er spielt lieber eine Rolle, als sich zu zeigen, wie er wirklich ist.

Eine Person im Ärger-Konflikt nimmt, was sie kriegen kann, lebt gerne verschwenderisch und in Glanz und Glorie. Sie sonnt sich im Glanz der sich selbst zugeschriebenen Großartigkeit, braucht aber gleichzeitig immer Druck und Anspannung. Auch das unterstreicht die eigene Wichtigkeit. Sich dem Schicksal ergeben, in den Zufall vertrauen oder demütig loslassen – all das fällt diesem Menschen schwer.

Das emotionale Beziehungsmuster im Ärger-Konflikt

In Krisen neigt ein Mensch im Ärger-Konflikt zu Wutanfällen, herablassender Kritik und gnadenloser Verachtung. Doch er verachtet nicht nur andere, sondern auch sich selbst – wurde er doch früher instrumentalisiert. Und diesem Gefängnis versucht ein Mensch im Ärger-Konflikt durch Taktieren, Lügen und unsaubere Machtspielchen zu entkommen. Der Drang, etwas Außergewöhnliches zu sein, wird absichtsvoll in Szene gesetzt und täuscht zu Beginn des Kontakts jeden Beziehungspartner. Schwäche und Kleinheit gilt es um jeden Preis zu überspielen. Doch wer immer gewinnen muss. landet unweigerlich im Burnout.

Mit Wertschätzung, Gleichwertigkeit und Anerkennung in Beziehungen kann ein funktionalisierter Mensch wenig anfangen.

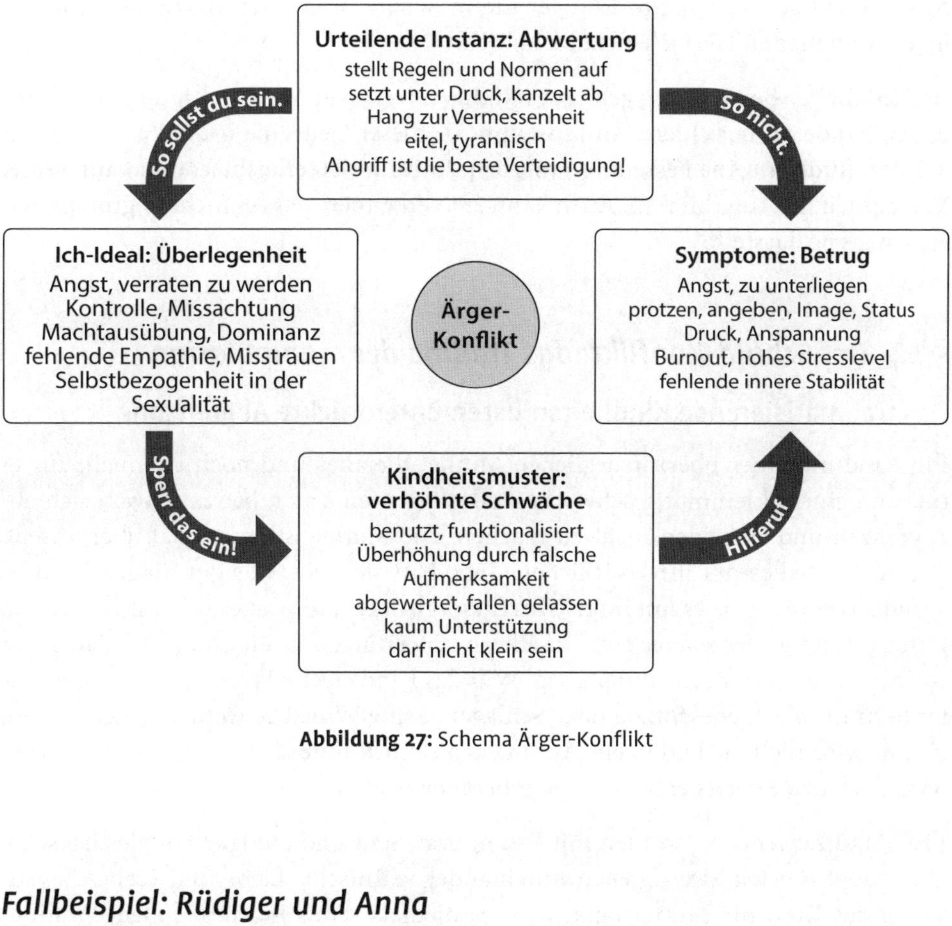

Abbildung 27: Schema Ärger-Konflikt

Fallbeispiel: Rüdiger und Anna

Mit wehender Lockenmähne und stolz geschwellter Brust kommt Rüdiger in die Praxis. Schnell widmet er sich am Handy noch einem wichtigen Kunden und nimmt dann raumergreifend auf der Therapie-Coach Platz. Seiner Partnerin schenkt er kaum Beachtung. Aufgeräumt und locker plaudert Rüdiger mit mir und ist bester Dinge. Anna schildert verzweifelt, dass Rüdiger seinen vielfältigen Frauenbekanntschaften sehr viel Zeit widmet, seine Zusagen ihr gegenüber hält er jedoch nicht ein. Anna spricht von Trennung, Rüdiger lacht in bemühter Hochstimmung.

Wegen der Hungersnot im Zweiten Weltkrieg und aufgrund einer Vergewaltigung war Rüdigers Mutter überängstlich und einschränkend in ihrer Erziehung. Für ihr eigenes Seelenheil sperrte sie ihren Sohn geradezu in die Wohnung ein. Rüdiger konnte nur entkommen, indem er die Mutter nach Strich und Faden belog. Sein Vater litt an einer schweren psychischen Störung. Zu jeder Mahlzeit berichtete der gebrochene Mann mit bebender Stimme von seiner Kriegsgefangenschaft. Der lebensuntüchtige Vater nahm Rüdiger nie in Schutz, wenn die Mutter den Sohn in ihrer zwanghaften Herrschsucht klein hielt.

Im Verlauf der Behandlung gelingt es Rüdiger, von einer Vergewaltigung durch eine Jugendbande zu berichten. Anna ist ihm in dieser Zeit eine große Stütze. Später beichtet Rüdiger seine Fesselungsfantasien. Er fühlt sich erleichtert und kann seiner Verzagtheit ins Auge blicken. Auch kann er anerkennen, dass er nicht so groß ist, wie er sich gerne darstellt.

5.1.4 *Der Schuld-Konflikt: das Trauma der Manipulation*

Das traumatisierende Kindheitsmuster: unterdrückte Abgrenzung

Ein Kind mit einer überfürsorglichen Mutter, die alles und noch viel mehr für es tut, und einem kleinmütig schwachen oder unreifen Vater, hat es schwer, sich abzugrenzen und es beiden recht zu machen. Die Mutter ist emotional überpräsent, überschüttet alles mit ihrer süßlichen Güte. Nur sie weiß, was gut für ihr Kind ist – und so erdrückt sie es mit ihrer Überfürsorglichkeit, nimmt es unter ihre warmen Fittiche, engt es dabei aber ein. Die Eltern unterstützen ihren „Augapfel“, aber nur solange er tut, was sie für ihn planen. Will das Kind eigene Wege gehen, wird es bitter bestraft, mit Liebesentzug oder Schlägen. Seine Wünsche werden gedeckelt, ein „Nein“ wird nicht geduldet, ein Aufmucken schnell unterdrückt. Das Herzenskind wird doch den Eltern keinen Kummer bereiten wollen?

Liebe und Zuwendung werden mit Essen, Brav-Sein und Süßigkeiten gleichgesetzt. Überhaupt werden zwei Ebenen miteinander vermischt: Liebe und Liebesdienste. Wenn das Kind die Mutter liebt, wird es niemals etwas Eigenes wollen. Wenn es sich abgrenzt und seinen Willen entwickeln will, ist es kein liebes Kind mehr. Dann erhält es Prügel, wird mit Liebesentzug oder Geschenken wieder gefügig gemacht. Manche Eltern sehen das Kind als ihren Besitz an, walzen jeden Widerspruch mit gut gemeinter „Liebe“ nieder und erwarten dafür bedingungslose Dankbarkeit. Diese Erziehung oder eher Manipulation führt zu Duckmäusertum, mürrischer Gefolgschaft, zur Unterdrückung eigener Impulse und nebenbei zum Übergewicht. Ein solcher Mensch wagt nicht mehr aufzumucken und wird zum heimlichen Boykotteur, der nur schwer von seinem Elternhaus loskommt.

Die urteilende Instanz: Manipulation

Das Leben ist ein einziges Jammertal und kein Ausweg ist in Sicht. So kommt dem manipulierten Menschen die Welt zuweilen vor. Infolgedessen werden Abmachungen nicht eingehalten und auch wenn anschließend Besserung gelobt wird, verläuft irgendwann doch immer alles im Sande. Ein Mensch im Schuld-Konflikt weicht gerne aus, man kriegt ihn schlicht nicht zu fassen. Ewig ist er hin- und hergerissen, er ist unentschlossen, zögert, zweifelt und zaudert. Entscheidet er sich für einen Weg, könnte er womöglich zur Rechenschaft gezogen werden. Also wartet er lieber ab, wie sich die Dinge entwickeln – und am Ende bleibt doch alles offen.

Die ständigen Klagen stimmen andere ungeduldig, machen sie gereizt und immer frustrierter. Glaubt man beispielsweise, mit einem solchen Menschen eine Einigung erzielt zu haben, steht man am Ende oft verwirrt und doch mit leeren Händen da. Vermutlich wird nichts eingehalten oder höchstens ganz wenig.

Der Schuld-Typ zeigt eine auffallende Unentschlossenheit und Unverbindlichkeit. Er bleibt unklar und verworren und bringt andere damit an den Rand des Wahnsinns. Nicht selten verurteilen ihn andere deshalb oder werden wütend auf ihn.

Das Ich-Ideal in Beziehung zu anderen: Aufopferung

In dieser Konfliktstruktur gibt es häufig völlig ungleichgewichtige Beziehungskonstellationen: einer dominiert, der andere gehorcht. Wer als gehorchender Part auf diese Weise unterdrückt wird, kann sich weder eindeutig für den Partner entscheiden noch sich von ihm trennen. In fortwährender Ambivalenz bleiben solche Menschen an der Beziehung hängen, jammern und klagen aber über schlechte Behandlung. Sie ergehen sich lieber in Selbstmitleid oder Selbstbeschuldigungen, anstatt zu sagen, was ihnen nicht gefällt und was sie gerne anders hätten. Andererseits sind sie gehorsam und brav, erdulden auch Demütigungen und beugen sich unter Qualen den Forderungen des Partners oder der Partnerin, da sie nichts ablehnen können.

Sie können aber auch nicht wirklich geben. Und wenn sie etwas geben, dann nur, was von ihnen erwartet wird – und zwar innerlich grollend. Zu echter Liebe und einem partnerschaftlichen Miteinander sind sie nicht fähig, denn dann müssten sie zu sich selbst und ihren Gefühlen stehen. Liebe verwechseln sie mit Diensten für den anderen und erwarten nicht selten, dass der andere etwas Bestimmtes für sie tut, um seine Liebe zu beweisen. Da diese Menschen aber nie genau sagen, was sie brauchen oder was sie nicht möchten, sind ihre Partner/innen entsprechend verwirrt und ratlos.

Mit manipulierten Menschen Konflikte auszutragen ist nicht möglich, denn sie trauen sich nicht, Stellung zu beziehen. Sie reden rechts um den heißen Brei herum, wenn sie um ihre Meinung gebeten werden, und links um den heißen Brei herum, wenn der andere um konkretere Aussagen bittet. Statt Probleme anzupacken und etwas zu verändern, klagen sie lieber oder machen Vorwürfe.

Mögliche Traumasymptome: Ambivalenz

Menschen im Schuld-Konflikt essen viel – und das oft wahllos. Sie wirken infolgedessen oft gedrungen rundlich, dazu immer etwas kindlich oder tanten- bzw. onkelhaft. Sie sitzen viel, warten lange und harren aus. Das führt zu innerem Druck, der sich auch körperlich zeigt. Typisch sind der Stiernacken oder Witwenhöcker und der treue Blick von schräg unten. Diese Menschen können viel ertragen, muten sich selbst immer zu viel zu, sind ständig überanstrengt, laden sich aber trotzdem lächelnd ein weiteres Paket auf den Buckel. Sie hüten sich, etwas Eigenes zu entwickeln, Kreativität zu entdecken, geschweige denn die Begabungen zu zeigen, und finden so nicht ihren eigenen Weg oder Wert. Sie entfalten ihr Können und Wissen nicht, sind überhaupt nicht risikobereit oder wagemutig. Zu Hause auf dem Sofa ist es vielleicht langweilig, es ist dort aber sicher. Sie stapeln tief, verpassen Lebenschancen und vergeuden ihre Talente. Stattdessen hamstern, sammeln und horten sie. Wer braucht schon Bewegung, Beweglichkeit und Impulsivität?

Das emotionale Beziehungsmuster im Schuld-Konflikt

Der urteilende Anteil im Schuld-Konflikt wähnt sich stets in Abhängigkeit und quält sich durch unhaltbare Situationen. Die innere Ambivalenz setzt auch den Partner/die Partnerin unter Druck und löst im Gegenüber Schuldempfindungen aus. Die Unfähigkeit, ins Handeln zu kommen, eigene Werte zu entwickeln, den eigenen Standpunkt zu vertreten, eigene Entscheidungen und die eigene Befindlichkeit zu verantworten, ist der zentrale Konflikt. Ihre Impulsivität, also das Empfinden und den Ausdruck eigener Gefühle, haben diese Menschen unterdrückt. Nach außen zeigen sie sich als lustige und gesellige Wesen, die kaum „Nein“ zu etwas sagen können und denen Abgrenzung schwerfällt. Anforderungen von außen werden deshalb häufig innerlich grollend ausgeführt, sie werden aber auch gerne aufgeschoben oder gar „vergessen“. Frust wird geschluckt oder mit Essen betäubt. Die emotionale Unentschlossenheit endet nicht selten auf dem Sofa – und dort kann man sich gut im Leid suhlen.

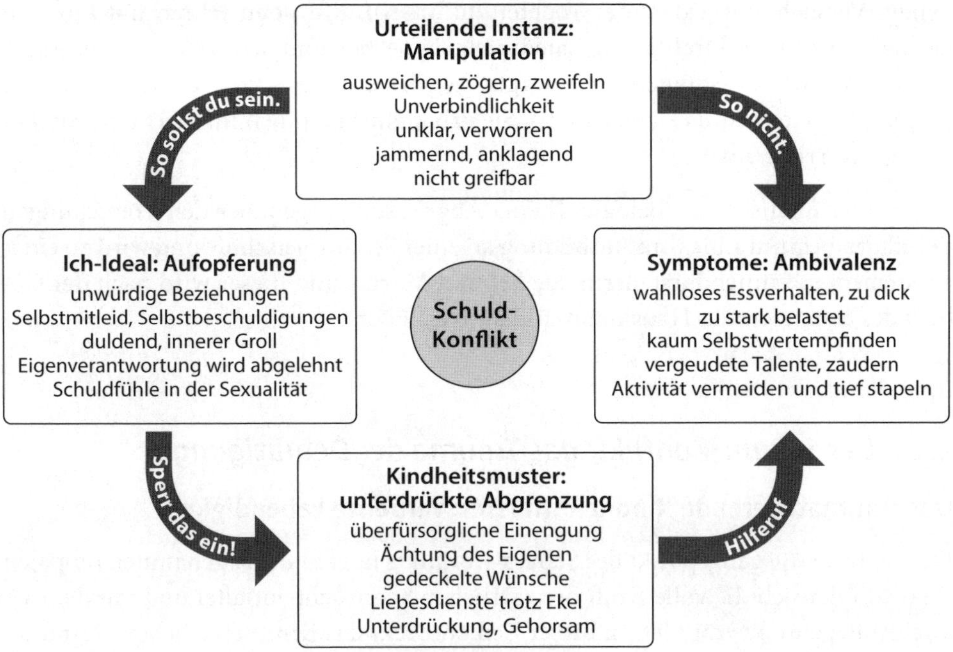

Abbildung 28: Schema Schuld-Konflikt

Fallbeispiel: Lina und Marius

Mit ihrem Mann nimmt Lina, eine dralle lebhafte Frau, Kontakt zu mir auf. Sie lächelt mit leicht demütigem Blick ihren Mann mit runden Kulleraugen an, während dieser von einem nicht angenommenen Heiratsantrag berichtet. Lina sei unschlüssig, ob Marius der Richtige sei. Diese Debatte führt das Paar seit einigen Jahren, und das ohne nennenswertes Ergebnis.

Lina übt einen ungeliebten Beruf aus, den ihre Eltern für sie ausgewählt haben. Der Vater spielt eine große Rolle in ihrem Leben, er kümmerte sich aufopferungsvoll um die Tochter. Linas Mutter zeigte ihre Liebe vor allem in aufwendigen Mahlzeiten. Es musste immer alles aufgegessen werden. War die kleine Lina satt und konnte nichts mehr essen, weinte die Mutter leise vor sich hin, und der Vater nahm den Löffel und fütterte die unwillige Tochter mit liebeswütiger Hartnäckigkeit.

Lina liebt das Theater. Schon mit acht Jahren rezitierte sie ständig aus klassischen Dramen. Die Eltern mochten die zusätzliche Zerstreuung, unternahmen jedoch keinen Versuch, das Talent der Tochter zu fördern. Mit neun Jahren trat Lina auf eigene Faust einer kirchlichen Laienspielgruppe bei und wurde dort von einem Priester sexuell missbraucht. Nie wagte sie, die überbesorgten Eltern mit ihrem furchtbaren Geheimnis zu behelligen. Sie gab klammheimlich ihren Traum von der Theater-Karriere auf.

Nach einer intensiven Arbeit am Thema Abgrenzung gegenüber den Vorstellungen der Eltern beginnt Lina ihre Ausbildung an einer Schauspielschule und wird zu einer angesehenen Bühnendarstellerin. Sie heiratet Marius und dieser wird nach der Geburt des ersten Kindes Hausmann und aktiver Vater.

5.1.5 *Der Scham-Konflikt: das Trauma der Demütigung*

Das traumatisierende Kindheitsmuster: verpönte Lebendigkeit

Der zentrale Ausgangspunkt des Scham-Konflikts liegt in der sogenannten ödipalen Phase, in der sich die volle Kraft der zärtlichen Sehnsucht entfaltet und mit dem sexuellen Begehren verbindet. In dieser Zeit entdeckt das Kind seine liebevoll und sexuell gefärbten Wünsche an den andersgeschlechtlichen Elternteil. Wenn die Eltern sich nicht als zusammengehöriges Paar zeigen, deuten sie dem Kind ein Versprechen an. „Du bist Papas Prinzessin." „Du bist Mamas kleiner Prinz." Sie weisen das Verlangen des Kindes somit nicht in gesunde Schranken. Die Bevorzugung des Kindes bei gleichzeitiger Zurückweisung des Ehepartners nährt beim Kind die Hoffnung auf den Anspruch des gegengeschlechtlichen Elternteils. Tiefer wird der Konflikt, wenn der gleichgeschlechtliche Elternteil eifersüchtig oder neidisch wird.

Wenn Kinder in diesem frühen Alter ihre Sexualität entdecken, ist sie sehr autoerotisch. Sie richten ihre Wünsche zwar auf ein Gegenüber, können und wollen aber nicht wirklich in sexuellen Kontakt treten. Unverantwortliche Erwachsene können das jedoch bitter missachten. Entweder sind sie peinlich berührt von den offenen Bekundungen des Kindes und beschämen es durch empörte Kommentare, Blicke oder Einschränkungen. Manch ein Vater fühlt sich vielleicht derart herausgefordert, dass er sich nachhaltig von seiner Tochter zurückzieht oder – noch fataler – sie sexuell „erhört". Vielleicht fühlt sich auch die ein oder andere sexuell unerfüllte Mutter vom Interesse des Sohnes geschmeichelt. Gerhard Amendt hat 1993 Ergebnisse einer Untersuchung veröffentlicht und festgestellt[12], dass schockierend viele Mütter am Penis ihres Sohnes „spielen". Den betroffenen Kindern ist das äußerst peinlich und sie empfinden es als Qual – Empfindungen, die durch extreme Kontrolle, perfektes

---

12 Penis-Betreuung Wenn Mütter zu sehr fummeln. ↗ http://www.taz.de/!1625843/

Verhalten und äußerste Überwachung des eigenen Verhaltens kaum in den Griff zu bekommen sind. Für ihre weitere Entwicklung bedeutet das für die Betroffenen, dass sie jede Spontaneität zurückhalten, kaum in Verbindung mit innigen Gefühlen sind und ihr Herz in einen Safe sperren.

Die urteilende Instanz: Kontrolle

Ein Mensch im Scham-Konflikt achtet stets auf die Regeln des Anstands und sorgt nicht selten für eine eher gedämpft-vornehme Atmosphäre. Gedemütigte Menschen verschließen sich lieber dem Unvermuteten, dem Unwillkürlichen, der Überraschung, um Scham, Bloßstellung oder unkontrollierbare Ausbrüche zu vermeiden. Ihre Entscheidungen sind vom Verstand geleitet, gut durchdacht und perfekt geplant. Von einer unsichtbaren Mauer aus Regeln, Vorschriften oder höflichen Umgangsformen umgeben, vermeiden sie Zartheit, Sanftmut, Schwäche und Verletzlichkeit. Häufig umspielt ein kaum wahrnehmbares Lächeln des überlegenen Stolzes die Mundwinkel. Auch der Partner oder die Partnerin wird irgendwann zurückhaltender oder sogar ein wenig unlebendig. Freude und Herzlichkeit vergehen, da keine entsprechende Erwiderung erfolgt. Eine Person im Scham-Konflikt strahlt eine gewisse Distanz aus, eine unmerkliche Kühle und Förmlichkeit.

Das Ich-Ideal in Beziehung zu anderen: Perfektion

Für diesen Menschen stehen Leistung, Funktionieren und Rationalität im Mittelpunkt ihres Lebens und Erlebens. Das gilt auch für Beziehungen. Sie haben eine bestimmte Vorstellung von der perfekten Beziehung, die es harmonisch zu führen gilt. Da die Verbindung zur Tiefe des Herzens fehlt, spürt ein solcher Mensch nicht, wenn es in der Beziehung kriselt oder nicht ganz so stimmig wie gewollt ist. Da Hingabe das größte Wagnis bedeutet, wird die Partnerschaft eher von äußeren Überlegungen als vom Herzen her gestaltet. Der Umgang miteinander ist respektvoll, aufmerksam, verständnisvoll und liebevoll, dennoch fehlen das tiefe Begehren, die Antilogik des Herzens, die innigen Gefühle. Deshalb kommt es immer wieder mal zu Dreiecksbeziehungen, in denen der leistungsbezogene Mensch das Abenteuer, den Anreiz und die Faszination des Neuen findet. Er / sie kann dort glänzen, attraktiv und heldenhaft sein. Gleichzeitig kann ihm / ihr in einer solchen Konstellation niemand wirklich zu nahe kommen.

Menschen im Scham-Konflikt wirken durchaus liebenswürdig, kontaktfreudig und aufgeschlossen, insgesamt also sympathisch. Dennoch fallen sie durch eine fast unmerkliche Kühle und Distanziertheit auf. Sie würden sich niemals schutzlos in die

Hände eines anderen begeben, den Kopf verlieren oder in Ektase vergehen. Das Herz bleibt unter Verschluss.

Mögliche Traumasymptome: Zwänge

Ständig aktiv, tüchtig, leistungsgewillt und strebsam geht dieser Mensch an seine Grenzen und als Workaholic über sie hinaus. Der Ehrgeiz artet oft ins Zwanghafte aus oder mündet in Prinzipienreiterei. Aktivität gilt als Lebenselixier und ist wichtiger als Genuss oder Lebenslust. Grundsätze sind wichtig, Pflichterfüllung, das Einhalten von Versprechungen, die termingerechte Aufgabenbewältigung und das Erreichen von Höchstleistungen – und sei es um den Preis inneren Ausgehöhlt-Seins. Die immense Schaffenskraft und das hohe Leistungsvolumen haben ihren Preis.

Das emotionale Beziehungsmuster im Scham-Konflikt

Da das Einhalten von Regeln und Vorschriften wesentlich scheint, wähnen Menschen im Scham-Konflikt sich in wohlgeordneter Sicherheit. Strenge Maßstäbe in puncto Korrektheit und Genauigkeit gelten nicht nur für die eigene Person, sondern auch für die Partnerin oder den Partner. Nach außen wird eine perfekte, akkurate Fassade, vermeintlich ohne Fehl und Tadel präsentiert, die aber Lebendigkeit und Herzlichkeit vermissen lässt. Das frühe Trauma, vom gegengeschlechtlichen Elternteil verführt und zum Spiegel des elterlichen Narzissmus degradiert oder gar sexuell benutzt worden zu sein, soll durch den Drang zur Perfektion getilgt werden. Dieser Drang kann in Zwänge ausarten, die dem Menschen im Scham-Konflikt sehr zu schaffen machen. Unkontrollierbare Angewohnheiten werden durch Leistungsbestrebungen kaschiert, bis ein Teufelskreis entsteht, der von der Überforderung bis zur völligen Verausgabung reicht. Das tatsächliche Drama ist jedoch, kaum jemals eine herzliche Verbindung in einer Liebesbeziehung eingehen zu können.

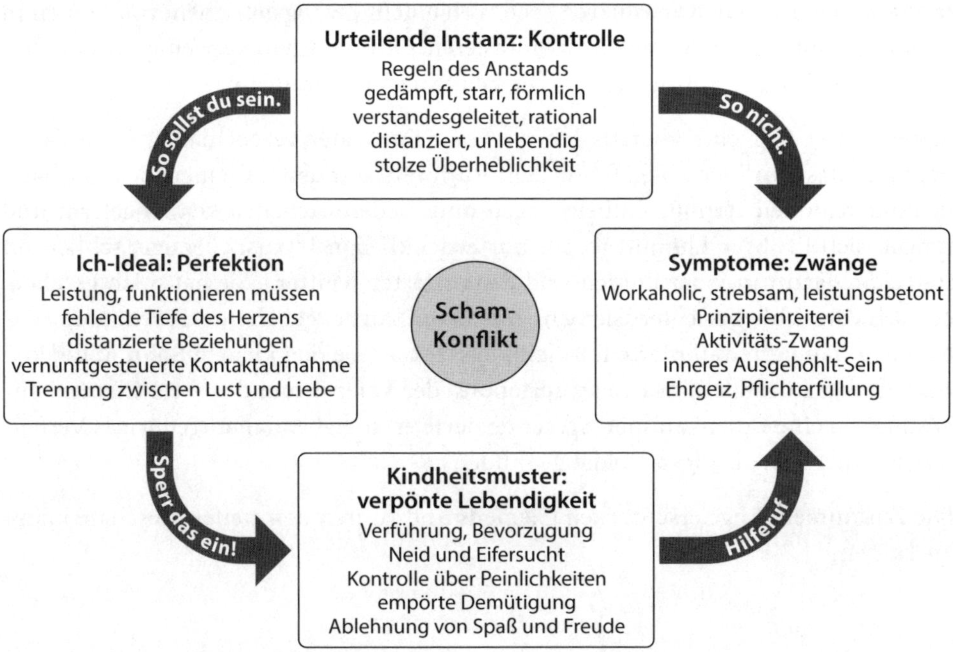

Abbildung 29: Schema Scham-Konflikt

Fallbeispiel: Larissa und Clemens

Vier Wochen nach der Hochzeit findet Larissa heraus, dass Clemens drei Tage vor dem großen Ereignis mit einer anderen Frau geschlafen hat. Einigermaßen gefasst stellt sie ihrem Angetrauten ein Ultimatum: Entweder eine Therapie oder die Scheidung.

Clemens wirkt wie einem Manager-Magazin entstiegen: edler Anzug, Seidenkrawatte, polierte Lederschuhe und akkurat gescheitelte Frisur. Mit kühler Mine und übereinandergeschlagenen Beinen sitzt er neben seiner schönen Gattin. Er gesteht, wie langweilig für ihn die damalige Dienstreise war und wie aufregend demgegenüber die Bar-Bekanntschaft in Netzstrümpfen und hochhackigen Schuhen.

Im Verlauf der Begleitung bröckelt die glatte Zurschaustellung des erfolgreichen Unternehmensberaters. Clemens sagt, er bebe vor jedem Vortrag und müsse sich Mut antrinken, damit das Zittern nicht seine mühsam zur Schau getragene Kontrolle durchbreche. Seinen Erfolg verdanke er allein seinen akribisch vorbereiteten Präsentationsfolien. Nach den Seminaren sei er von einem Zwang getrieben, von Frauen in Highheels mit Seidenstrümpfen zu fantasieren. Obwohl Clemens wenig für Rückblicke in seine Kindheit übrig hat, lässt er sich trotzdem darauf ein.

Seine Mutter war eine überaus schöne Frau. Der Vater vernachlässigte die Familie, da er das Familiengeschäft vor dem Ruin retten musste. Clemens Mutter hatte in ihrer Kindheit Armut, Entbehrungen und niedere Arbeiten kennengelernt und umgab sich in ihrer Ehe mit jedem nur erdenklichen Luxus. Clemens schlich oft in das Schlafzimmer der kühlen und distanzierten Mutter. „Sie hat mich gesehen, das schwöre ich", berichtet Clemens mit kaum zurückgehaltener Faszination. Die Mutter arrangierte raffinierte Entkleidungsszenen, die den kleinen Sohn in heillose Verwirrung stürzten. Eines Tages „ertappte" der Vater ihn und sperrte Clemens für Stunden in eine Besenkammer. Später dozierte er, so habe man ungehöriges Verhalten in seiner Zeit als Jugendsoldat geahndet.

Die Zusammenhänge erschrecken Clemens und rühren den steifen Geschäftsmann zu Tränen.

5.1.6 Beziehungskonstellationen: Potenzierung der Konfliktmuster

Aus den fünf dargestellten emotionalen Grundkonflikten ergeben sich fünf spezifische krisenhafte Überlebensmuster (Heller & Lapierre; „retrospektive Präventionstheorien" nach Fischer & Riedesser). Diese Überlebensstrategien tragen zu fünf Beziehungsmustern im Inneren der Person bei (ausgehend von den Basisemotionen nach Paul Ekman und der Charakteranalyse nach Wilhelm Reich[13]). Das innere Beziehungsmuster entsteht durch die Interaktionen zwischen den vier inneren Anteilen, da die urteilende Instanz mit dem Ideal-Ich konflikthafte innere Dialoge austrägt, das eingesperrte Kind in großer Not und das Traumafolgesymptom in seine Schranken zu weisen ist. Das missglückte Arrangement zwischen den inneren Anteilen mündet in fünf idealisierte Rettungsfantasien, die an den Partner / die Partnerin herangetragen werden und die Partnerschaft enorm belasten.

Wenn wir diese fünf Überlebensmuster mit den entsprechenden Beziehungsmustern und Rettungsfantasien den möglichen 25 Beziehungskonstellationen gegenüberstellen, wird es etwas unübersichtlich und die gute Orientierung durch die fünf Grundemotionen geht verloren. Wir ahnen, welche Vielfalt entsteht, da wohl kaum ein Mensch auf eine der dargebotenen Schubladen festzulegen ist. Ein zurückgewie-

13 Rainer Sachse und Thomas A. Langens (2014, S. 47 ff.) beziehen sich in ihrem Buch „Emotionen und Affekte in der Psychotherapie" ebenfalls auf die fünf Basisemotionen.

senes Kind wird vielleicht auch verlassen, funktionalisiert, manipuliert, abgewertet oder gedemütigt. Was wissen wir schon über das Ausmaß des Übels, welches in den Häusern oder hinter den Fassaden der Familien sein Unwesen treibt?

Nach meiner Erfahrung erkennen sich Paare in den emotionalen Grundkonflikten gut wieder, fühlen sich wahrgenommen, zum Teil ertappt und fast regelmäßig ergriffen und tief berührt. Bestimmte Beziehungskonstellationen kommen häufiger vor und manche Kombinationen erlebe ich seltener. Die angstvolle Einsamkeit des Angst-Typen erfüllt sich paradoxerweise durch die narzisstische Dominanz des Ärger-Typen. Auch die grollende Duldung des Schuld-Typen gesellt sich bevorzugt zum Unterdrückungshang des Ärger-Typen. Der hoffnungslos liebende Trauer-Typ trägt sein resigniertes Sehnen vorzugsweise der distanzierten Funktionalität des Scham-Typen an. Auch zwei Scham-Typen passen durch ihre leistungsgetriebene Berufsorientierung perfekt zusammen. Zwei angstvoll Isolierte spenden einander die ersehnte Achtsamkeit und gegenseitigen Trost ob der Feindseligkeit der Welt. Das Helfersyndrom des Trauer-Typen findet Bestätigung in der Fürsorge für den von Horrorgedanken geplagten Angst-Menschen. Zwei dominante Herrscherpersönlichkeiten durfte ich allerdings nur gelegentlich in meiner Praxis begrüßen, um mir ein Bild vom Rosenkrieg dieser Kombination zu machen. Zwei verlassene und in gemeinsamer Depression verschmolzene Trauer-Gestalten raffen sich aufgrund der resignativen Grundhaltung eher nicht zu einer Paartherapie auf. Die Unterdrückung des eigenen Willens beim Schuld-Typen passt ganz gut mit der Verpönung von Unsinnigkeiten beim Scham-Typen zusammen.

Die Rettungsfantasien führen jedoch in jeder möglichen Verbindung zu erbitterten Konflikten.

- Der Angst-Typ möchte stets willkommen geheißen sein, Fürsorge und Achtsamkeit erfahren, so kratzbürstig, bizarr oder zurückweisend die selbst gewählte Immigration auch wirken mag.
- Der Trauer-Typ misst sein unerfüllbares Bedürfnis nach Verbindung am Grad des Zusammenseins und klammert sich (nur vorgegeben) selbstlos an sein Liebesobjekt.
- Der Ärger-Typ will über alles bestimmen, die Kontrolle in der Partnerschaft behalten und dennoch für unsensible Aktionen wertgeschätzt werden.
- Der Schuld-Typ darbt nach Ausgleich, Fairness und Gerechtigkeit, doch der Partner / die Partnerin hat darauf zu achten.
- Der Scham-Typ entfaltet seinen Hang zur Leistung durch ungeheure Anstrengung und will – ungeachtet der fehlenden Nähe und Herzlichkeit – dafür gewürdigt werden.

In jeder Sehnsucht nach Erlösung oder Rettung steckt die irrige Vorstellung, der Partner / die Partnerin könne davor bewahren, nie wieder die Schmach von Zurückweisung, Verlassenheit, Ohnmacht, Manipulation oder Demütigung zu erleben. Gelänge dieses Ansinnen, wäre der / die Liebste Herrscher über Angst, Trauer, Ärger, Schuld oder Scham. Herrschaft tut aber keiner Partnerschaft gut und die Verantwortung für das heilsame Durchleben von bedrohlich empfundenen Emotionen liegt stets in der eigenen Person.

In jeder Rettungsfantasie steckt zudem die naive Überzeugung, Liebe bedeute, dass sich die Emotionen in Gegenwart des Partners / der Partnerin gut anfühlen müssten. Als häufigster Grund für die Konsultation einer Paartherapie wird angegeben, die Liebe sei abhandengekommen. Diese unterschwellige Botschaft gegenüber dem Partner ist jeder noch so ausgeklügelten Kommunikationstechnik weit überlegen: „Du bist der Grund, warum ich mich so schrecklich fühle. Wenn du dich nicht änderst, bleibt mir nur die Trennung."

5.2 Vier innere Anteile: Dem Gefängnis der inneren Not entkommen

Die traumasensible Paartherapie unterstützt die Beendigung von Leid und Streit in der Partnerschaft, indem sie dazu beiträgt, die oben dargestellten emotionalen Grundkonflikte zu erkennen und das eigene innere konflikthafte Krisenmuster aufzulösen. So lässt sich das Gefängnis der inneren Not durchbrechen.

Das Schema der inneren Beziehungskonflikte hilft dabei, Rückschlüsse vom leidvoll erlebten Beziehungsmuster auf die eigenen Krisensymptome zu ziehen. Von Letzteren kann das Ich-Ideal hergeleitet und hieraus wiederum die spezielle retrospektive Präventionstheorie (Überlebensmuster der Kindheit) entschlüsselt werden. Hieraus ergeben sich Hinweise auf die Art des Traumas. Die ursprünglichen Abfolge – Art des Traumas, retrospektive Präventionstheorie, Ich-Ideal, Traumafolgesymptome, spezifische Beziehungsmuster – schreiten wir also in umgekehrter Reihenfolge ab. Der Trauma-Bestie nähern wir uns so respektvoll und mit abgewandtem Blick. Auch die Begegnung mit Medusa (durch ihren Blick zu Stein zu werden) war nur durch den Blick über den eigenen Rücken in einen Spiegel möglich. Der Vorteil für die traumasensible Paartherapie besteht darin, dass der Liebespartner genau diese Spiegelfunktion übernimmt.

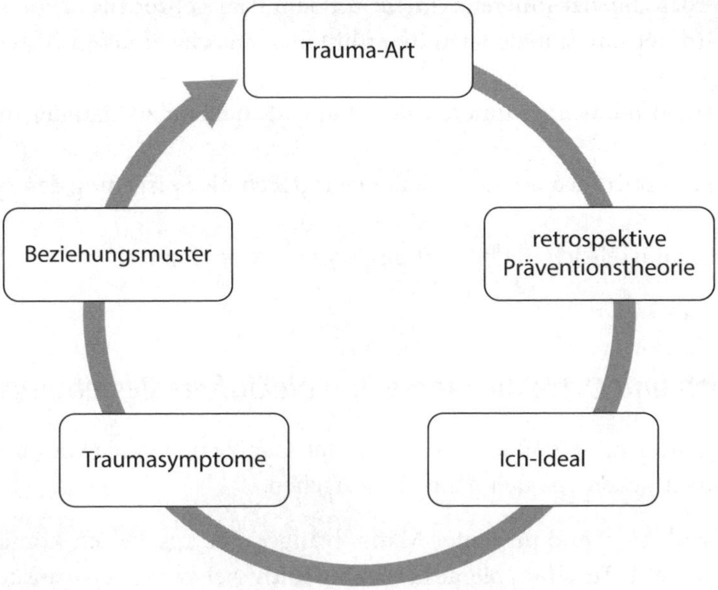

Abbildung 30: Das Gefängnis der inneren Not

Die Spiegelfunktion zeigt sich in dem Gegeneinanderstellen der zwei inneren Beziehungs-Schemata der Beziehungspartner, und zwar genau am Krisenherd der jeweiligen Traumafolgesymptome und den wechselseitig vorgebrachten Klagen über die Unzulänglichkeiten des Partners / der Partnerin.

Das klingt sehr theoretisch und abstrakt und noch ist in keiner Weise klar, wie jeder Part des Paares die vier Aspekte des eigenen emotionalen Beziehungsmusters findet, sie einem der fünf Grundkonflikte zuordnet, zum Beziehungsmuster des Partners in Beziehung setzt und daraus Erkenntnisse gewinnt. Allein das Wissen um diese Zusammenhänge hilft dem Paar kaum weiter. Was wir brauchen, ist ein gut strukturiertes und einfaches Konzept, das dem verzweifelten und krisengeschüttelten Paar unmittelbar einleuchtet. Ein solch bestechend klares Konstrukt für das Auffinden des entsprechenden Grundkonflikts ist die Methode der vier inneren Anteile. Mit ihrer Hilfe kann das traumatisierte Paar eben jenem Teufelskreis aus Not, Krisen, Dramen und Streit entkommen.

Die Geschichte eines ganz besonderen Paares – Ruth und Otto – wird uns aufzeigen, welche Chancen in der Spiegelung der beiden Schemata liegen. Die Methode der vier inneren Anteile in der traumasensiblen Paartherapie umfasst folgende Aspekte:

- Wie werden die vier inneren Anteile mit dem Paar gefunden?
- Wie wird der emotionale Grundkonflikt aus den vier inneren Anteilen herausgelesen?
- Wie werden die beiden inneren Beziehungs-Schemata zueinander in Beziehung gesetzt?
- Welche Zusatzinformationen erhalten wir durch die Spiegelung des Partners / der Partnerin
- Wie entschlüssele ich die Beziehungs-Dynamik des Paares?

5.2.1 Ruth und Otto: die innere und die äußere Beziehungsdynamik

Ruth und Otto sind seit 30 Jahren verheiratet. Zur Paartherapie kommen sie wegen Ruths Panikattacken, die den Alltag beherrschen.

Otto, ein schlanker und präsenter Mann, bringt seine „psychisch kranke" Frau ins Aufwind-Institut. Im Therapieraum erzählt Ruth viel von ihren Ängsten und ihre negative Grundhaltung zum Leben wird deutlich. Die leicht übergewichtige Frau kleidet sich gepflegt, allerdings konservativ, und wirkt schwerfällig. Ihre Gedanken kreisen um ihre Psychopharmaka, die Angst vor dem nächsten Panikanfall und ihre Ablenkung durch Essen und Fernsehen.

Otto lässt Ruth viel Raum, damit sie erzählen und ich ihr helfen kann. Beide sind erstaunlich bereit, sich auf Übungen einzulassen, und setzen das auch zu Hause um. Das Emotions-Skript scheint dem Paar ungeeignet, denn beim besten Willen können beide keine Erinnerungen aus der Kindheit hervorkramen. Doch als ich anbiete, die Beziehungsdynamik mithilfe der Methode der vier inneren Anteile zu bestimmen, arbeiten sie sofort sehr kooperativ mit.

Otto erklärt mir, dass Ruths schlimme Ängste schon immer dazu beigetragen haben, dass er sich kaum traue, irgendwo hinzugehen. Ruth zittere vor Angst, wenn Otto zur vereinbarten Zeit nicht nach Hause komme. Diesem „Reglement" – wie er es nennt – weicht Otto aus, indem er immer häufiger zu spät kommt und Ruth auch nicht erzählt, wohin er geht, oder sie absichtlich falsch informiert. Diese Ausweichmanöver ermöglichen ihm indes nicht die Freiheit, die er gerne hätte, denn davon einmal abgesehen weicht er Ruth kaum von der Seite und begleitet seine furchtsame Frau zu allen Behördengängen, Ärzten oder Einkäufen.

Ruth findet einzig Beruhigung im stundenlangen Anschauen von Fernsehserien und indem sie viele Süßigkeiten isst. Sie hat kaum eigene Interessen, hat früher jedoch gerne gebastelt. Otto pflegt sein aufwendiges kreatives Talent und findet hier seinen

„Ausgleich für die unerfüllte und einengende" Beziehung. Trotzdem ist er ständig in Sorge wegen Ruth. Nie weiß er, ob die tiefen Seufzer seiner Gattin von einem erneuten Panikanfall künden oder ob sie auch ja nicht zu viele dick machende und antriebslähmende Arzneimittel schluckt. Er bekniet Ruth mit seinen Wünschen nach Ausflügen in die Natur, Urlaubsreisen und Abwechslungen vom langweiligen Alltag des Zusammenlebens. Ruth aber ist zu nichts zu bewegen und zufrieden, wenn die Angst sie in Ruhe lässt und sie vor dem Fernseher einschlafen kann.

Auf Empfehlung ihrer ratlosen erwachsenen Kinder haben beide sich nun aufgemacht, an ihrer Paarbeziehung zu arbeiten, damit Ruths heftigen Symptome verschwinden mögen und aus ihr eine lebenslustige aktive Abenteuerin wird. Beide sind wild entschlossen, ihr Bestes zu geben, und finden meine Einführung zur Methode der inneren Anteile überzeugend.

In etwa diesen Worten erkläre ich Ruth und Otto, wie die Methode funktioniert: „Auch wenn wir gerne glauben, die Probleme in der Partnerschaft lägen am Partner, hat doch jeder Mensch eine innere Einstellung zu Beziehungen und zur Liebe. Diese Einstellung haben wir in unserer Kindheit entwickelt und sie hat die Art und Weise, wie unsere Eltern miteinander umgingen oder mit den Kindern, früh geprägt. Die Art, wie jemand eine Liebesbeziehung eingeht, war vermutlich schon vor der jetzigen Partnerschaft vorhanden."

Sofort unterbricht Otto mich mit einer wichtigen Erkenntnis: „Das kann ich bestätigen. Vor Ruth hatte ich eine andere Partnerin. Da war es sehr ähnlich. Ich fühlte mich ebenso unfrei und diese Frau hatte auch eine Krankheit, die mich sehr mitnahm."

Ruth schaut Otto ungeduldig an. „Ich glaube nicht, dass meine Angst aus meiner Kindheit kommt. Wenn Otto zuverlässiger wäre, dann würde ich ruhiger sein." Otto will widersprechen, da schaut Ruth mich hilfesuchend an. Ich verlegte mich darauf, die Methode beiden näher zu bringen. „Vielleicht stellen wir diese Überlegungen ein wenig zurück. Ob es einen Zusammenhang zwischen Ihren Partnerschaftsproblemen und Ihrer inneren Einstellung zu Beziehungen gibt, können wir ja noch später anschauen." Ruth nickt erleichtert.

Ich nehme ein Blatt, auf das ich vier Kästchen male. „Stellen Sie sich vor, jedes dieser Kästchen steht für einen anderen inneren Anteil in Ihnen. Es gibt gewiss mehr als vier innere Anteile oder innere Stimmen. Doch es ist sehr hilfreich, sich auf vier besonders wesentliche Anteile zu konzentrieren. Nach vielen Jahren Erfahrung mit den inneren Anteilen und meinen Klienten ist mir aufgefallen, dass in jedem Menschen vier Anteile stets sehr prägnant sind."

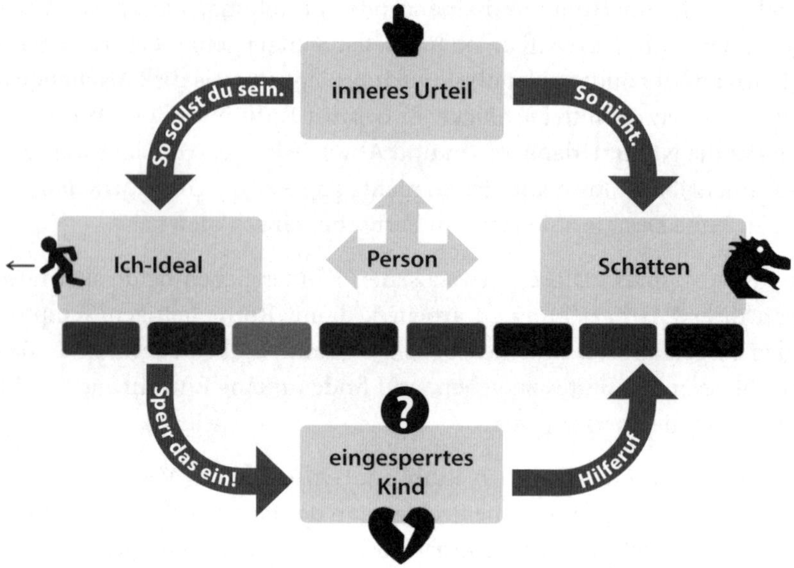

Abbildung 31: Die vier Anteile

Ruth und Otto schauen sich die Zeichnung aufmerksam an. „Es gibt immer einen Anteil, der urteilt, von oben herab wertet und oft gar nicht nett ist. Und dieser Anteil richtet Kritik und Vorwürfe gegen einen selbst oder gegen andere."

„Ja, genau", kommentiert Ruth. „Ich kann ganz schön auf andere schimpfen."

„Sehen Sie", greife ich ihre Aussage auf, „und es ist nur ein Anteil in Ihnen. Nicht Sie schimpfen auf die Menschen, sondern es ist nur dieser Anteil in Ihnen, der schimpft. Damit Sie mit diesem inneren Urteil besser zurechtkommen, denn das Urteil schimpft auch mit Ihnen, gibt es einen Anteil, der will es allen recht machen oder Anerkennung bekommen. Diesen Anteil wollen wir das Ich-Ideal nennen. Und es gibt noch den Anteil, der ist kindlich und klein und versteckt sich vor dem inneren Urteil. Dieser Anteil fühlt sich regelrecht in Gefangenschaft. Das ist das eingesperrte Kind in Ihnen. Und dann gibt es noch einen Anteil, den Sie an sich nicht mögen und der immer wieder trotzdem herauskommt. Das ist der Schatten."

Ruth ist ganz ehrfürchtig. „Ja, das kenne ich. Und das haben wirklich alle Menschen?" „Zumindest haben alle meine Klienten genau diese vier inneren Anteile in sich gefunden und können ganz viel damit anfangen."

Otto ist skeptisch. „Was soll das jetzt aber bringen? Hat meine Frau dann weniger Angst? Und wie hilft uns das dabei, besser miteinander auszukommen?"

„Ich kann Ihre Sorge verstehen. Wenn Sie beide die eigenen vier inneren Anteile gefunden haben, dann legen wir die Anteile so zueinander, dass Sie darin Ihre Beziehungsdynamik erkennen. Sie werden dann sehen, warum das Miteinander so ist, wie es ist." Ich zeige beiden eine Gegenüberstellung der vier inneren Anteile, wenn das Paar allzu eng miteinander verbunden ist.

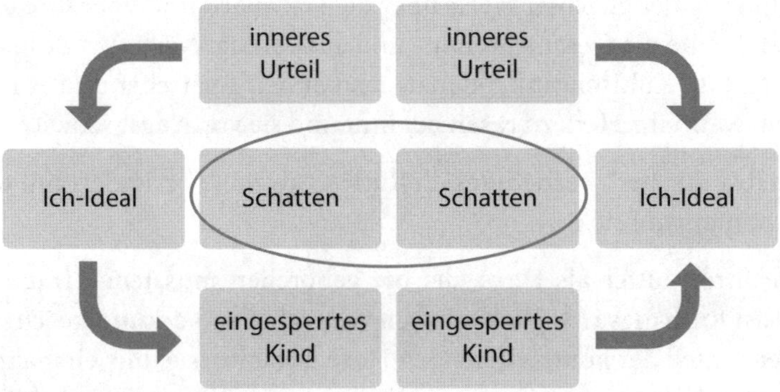

Abbildung 32: Gegenüberstellung der vier Anteile eines zu sehr verbundenen Paares

Dann schlage ich vor, dass jeder vier Blätter nimmt und ein Bild für jeden Anteil malt. Ich leite Ruth und Otto dabei an, damit beide den entsprechenden Anteil in sich finden und definieren können. „Danach legen wir alles so zueinander, dass daraus das Beziehungsbild entsteht."

Ruth und Otto machen sich also an die Arbeit. Beide beugen sich über ihre vier leeren DIN-A4-Blätter. Ich erläutere, dass jeder von ihnen auf das erste Blatt einen inneren Anteil darstellen solle, der als Urteil in uns allen lebt. Dabei handelt es sich um eine innere Stimme, die uns selbst verurteilt oder andere Menschen abwertet. Diese Stimme ist ein wenig wie das, was wir von den eigenen Eltern immer wieder zu hören bekamen.

Ruth findet für diesen Anteil eine kontrollierende Hexe, die ständigen Gehorsam fordert. Sofort erzählt sie, dass die Mutter in ihrer Jugend im Krieg grauenvolle Dinge erlebt, aber niemals darüber gesprochen habe. Sie wirkte stets wie „eine wandelnde Tote, wie ein Zombie", erinnert Ruth sich. Die Mutter klammerte sich an den Alltag, den Haushalt und die täglichen Pflichten. „Es gab niemals ein nettes Wort, keine Umarmung, kein Verständnis für mich." Ruth wischt verstohlen eine Träne aus dem Auge. „Ich hatte schon als Kind so viele Ängste. Meine Mutter hatte null Verständnis dafür. Immer wenn ich mal weinte, sollte ich mich nicht so anstellen.

Ich musste ihr aufs Wort gehorchen. Sie duldete keine Widerworte. Wenn ich nicht tat, was sie wollte, sprach sie wochenlang nicht mit mir."

Dann berichtet Otto von der Diktatur der alten Mutter über seine Frau. „Ruth muss, *sie muss*", betont er, „jeden Tag zweimal anrufen und dreimal in der Woche zu Besuch kommen. Dann redet meine Schwiegermutter ohne Punkt und Komma immer von den gleichen Themen. Es ist wie bei einer tibetanischen Gebetsmühle. Sie beklagt sich immer in der gleichen Weise über die Nachbarn und über ihre undankbare Tochter. Ich kenne die Geschichten in- und auswendig. Nach den Besuchen rennt Ruth als Erstes zum Kühlschrank, pflanzt sich vor den Fernseher und es ist nur eine Frage der Zeit, wann ihr Herz zu rasen beginnt und sie vor Angst schwitzt wie blöd."

„Jetzt übertreibst du aber", verteidigt sich Ruth. Otto zuckt resigniert mit den Schultern und sucht meinen Blick.

„Erlebten Sie Ihre Mutter als Hexe, der Sie gehorchen mussten?", frage ich Ruth. Wortreich weist Ruth diese Möglichkeit weit von sich. Sanft erkundige ich mich nach ihrem inneren Anteil der kontrollierenden Hexe und bitte sie, mir ein paar Beispiele zu nennen, wie sich dieser Anteil in ihrem Leben bemerkbar macht. Ruht beschreibt die kontrollierende Hexe als ein Wesen, das jedes Gefühl im Keim erstickt, ständig über alles und jeden herzieht, immerzu nörgelt, sich über Gott und die Welt beklagt und sich von vorne bis hinten bedienen lassen will. Bei dieser intensive Scham- und Schuldgefühle verursachenden Schilderung hilft es Ruth, dass ich ihr versichere, dies sei nicht sie, sondern nur ein Anteil in ihr. Ruths Worte sprudeln nur so heraus und irgendwann verklingen ihre eifrigen Ausführungen in einer großen erkennenden Stille. Sie sitzt lange da und an ihren unruhigen Augen sehe ich, wie es heftig in ihr arbeitet. Schließlich bricht sie in Tränen aus. „Ja", schluchzt sie, „genauso war meine Mutter." Es ist ein sehr tiefer Schmerz, der nun in Ruth aufsteigt.

Währenddessen ist Otto mit seinem eigenen inneren Urteil beschäftigt, dem belehrenden Klugscheißer. Dieser löst bei ihm eine ähnliche Erkenntnis aus. Ottos Vater war ein Tyrann, der gebrochen aus dem Krieg heimgekehrt war und die unterwürfige Ehefrau auf grausame Weise beherrschte. Otto half der Mutter, wo er nur konnte, da er sich geschworen hatte, die Wunden der Mutter zu mildern und über den Vater eines Tages zu triumphieren.

„Ich wollte immer anders als mein Vater sein und habe ihn verurteilt. Ich bin ein tausendmal besserer Ehemann als er." Otto Stimme zittert und er kramt nach seinem Taschentuch. „Tja, und jetzt bin ich der, der alles besser weiß und alles besser macht. Ich bin Diener meiner Frau, nur um nicht so zu sein wie mein Vater." Otto schnäuzt sich und schaut hilflos in seinen Schoß. „Von wegen Diener. Du hältst mir ständig Vorträge und schleppst mich von einem Arzt zum anderen", beklagt Ruth sich prompt.

Als Nächstes widmen sich beide dem inneren Anteil des Ich-Ideals. „Dieser Anteil entsteht wegen der Regeln, Verbote und Erwartungen des inneren Urteils: Wie wir sein sollen, was wir zu tun oder zu lassen haben, damit die Eltern stolz sein können und damit wir Anerkennung bekommen. Doch dieser Anteil ist wie eine Art Maske, die wir aufsetzen, um richtig zu sein, unsere wahren Empfindungen zu verbergen und dazuzugehören. Innendrin sind wir ganz anders, doch wir zeigen es nicht, da früher die Eltern damit nicht umgehen konnten. Also, wie zeigen Sie sich nach außen? Was versuchen Sie darzustellen, um anerkannt zu werden?" Mit diesen Worten umschreibe ich den Anteil des Ich-Ideals. Ruth findet hierfür das brave Mädchen, das immer lieb sein muss, und Otto den smarten Selbstdarsteller, der jemand ist, wenn nicht gar der Beste.

„Ja, genauso leben wir das nach außen. Nur nicht auffallen, immer lieb sein oder du, Otto, versuchst immer, dich zu beweisen." So fasst Ruth es zusammen und Otto nickt ernst.

„So brav, wie du tust, erlebe ich dich aber nicht. Du kannst ganz schön über andere herziehen", kontert Otto.

„Aber immer nur zu Hause", verteidigt Ruth sich.

„Ja, außen hui, innen pfui. Niemand glaubt, wie böse du schimpfen kannst, weil du bei den Kaffeetreffen den Mund nicht aufkriegst. Denk nur, wie dieser Typ so unverschämt zu dir war. Du hast gelächelt und zu Hause kam dann der ganze Frust raus." Otto spricht sehr vorsichtig und Ruth seufzt tief.

„Ja, es stimmt. Ich würde mich niemals trauen, mich gegen so jemanden zu wehren. So, wie ich mich nie gegen meine Mutter wehren würde." Ruth stöhnt und windet sich voller Unbehagen.

Als wir zum Anteil des eingesperrten Kindes übergehen, fällt es beiden sehr schwer, die Gefühle zu finden, die sie niemals zeigen würden, die wie weggesperrt sind. Immer wieder muss ich ihnen erklären, dass ganz bestimmte Empfindungen in den Kerker geschickt werden müssen, um so sein zu können, dass die Eltern mit dem Kind zufrieden sind. „Was könnten Sie niemals zeigen, ja nicht einmal in sich wahrnehmen, auch wenn Sie noch so sehr danach suchen oder diese Gefühle ausdrücken wollten?", fragte ich.

Schließlich gesteht Ruth ein, dass sie niemals, um nichts in der Welt wütend sein könne. Ich habe beide dazu animiert, fantasiehafte Gestalten für die innen Anteile zu finden, Wesen aus dem Märchen, der Fantasie oder auch aus Filmen. Ruth entscheidet sich schließlich für ein wütendes Dornröschen, das so passiv ist, dass es sogar 100 Jahre schläft und vom Prinzen wach geküsst werden muss.

„Ja, ja“, knurrt Otto, „ich bin dein Retter. Was ich nicht alles tue, um dich vom Sofaschlaf zu erwecken.“

Otto findet einen kleinen eingesperrten Jungen in seinem dunklen Verließ mit eingeklemmtem Herzen, der bis heute auf den Beweis der Liebe seines Vaters wartet. „Da kann ich warten, bis ich grau und schimmelig werde. Genau wie ich auf Ruths Liebesbeweis warte. Doch wie kann ich darauf hoffen, wenn ich mein Herz dermaßen zuklemme?“ Wieder fließen reichlich Tränen.

Der Schatten leuchtet beiden sofort ein und sie finden sehr schnell den Anteil, den jeder an sich selbst und am anderen verabscheut und am liebsten in sich selbst vernichtet hätte.

„Ich hasse meine Angst und Panik. Sie ist wie ein gefräßiger Teufel. Meine Mutter hat mich für meine Angst gehasst. Ich habe ihr niemals meine Panik gezeigt und doch stand ich so oft bebend vor ihr und sah die Abscheu in ihren Augen. Und der Teufel will essen und essen und nichts von der Angst spüren. Ich kann es einfach nicht abstellen. Diese Angst beherrscht mein ganzes Leben.“ Ruths Ausführungen nehmen sehr viel mehr Zeit in Anspruch als diese kurze Zusammenfassung.

Otto malt voller Konzentration eine bunte Schlange auf sein Blatt. „Ja, so bin ich“, kommentiert er sein Bild. „So hasse ich mich und bin trotzdem so. So lehnt auch Ruth mich ab und so war ich als Kind. Eine Schlange, die sich immer durchlaviert mit Lügen und Ausflüchten, Faulheit und Unzuverlässigkeit. Am liebsten würde ich dieser Schlange den Hals umdrehen. Sie ist listig und falsch und unehrlich.“ Otto starrt wie gebannt auf sein kleines Gemälde und Ruth schaut ihn abwartend an.

Mit der Gegenüberstellung der beiden vier inneren Anteile wollen wir uns beim nächsten Treffen beschäftigen. So habe ich Gelegenheit, mir die einzelnen Beziehungs-Schemata anzuschauen, um den emotionalen Grundkonflikt von Ruth und Otto herauszulesen. Beim nächsten Treffen will ich den beiden behilflich sein, die Beziehungsdynamik zu verstehen und sie letztendlich zum Guten zu wenden.

Aus Ruths Schilderungen und ihren vier inneren Anteilen deutet viel auf den Angst-Konflikt hin. Angst und Horrorgedanken beherrschen Ruths Leben. Im Alltag lebt sie extrem zurückgezogen und isoliert und will es auch gar nicht anders haben. Ruth wurde von der kriegstraumatisierten, kaltherzigen und Gehorsam einfordernden Mutter zurückgewiesen. Es gab keine Umarmung, kein Verständnis und sie durfte ihre Sehnsucht nicht zum Ausdruck bringen. In Ottos Augen ist Ruths Mutter gar ein Diktator. Ruth wagt kaum, ihre Mutter in dieser Klarheit zu sehen. Durch ihre gemalten Anteile kann sie jedoch die Grausamkeit der Mutter erkennen und den Schmerz über die Zurückweisung zulassen.

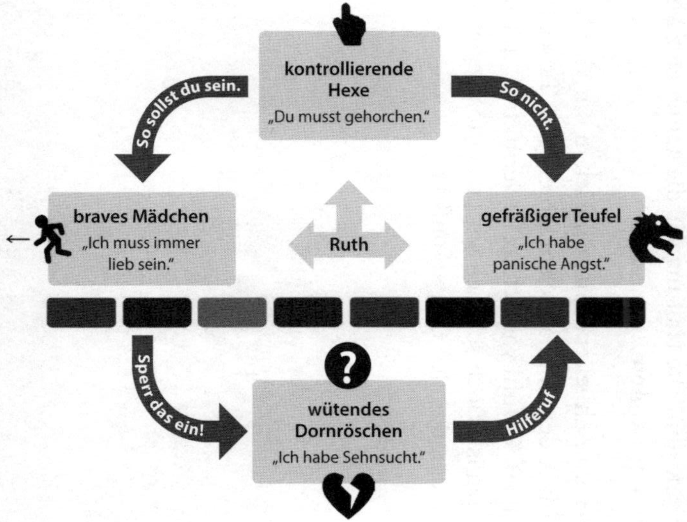

Abbildung 33: Vier innere Anteile: Ruth

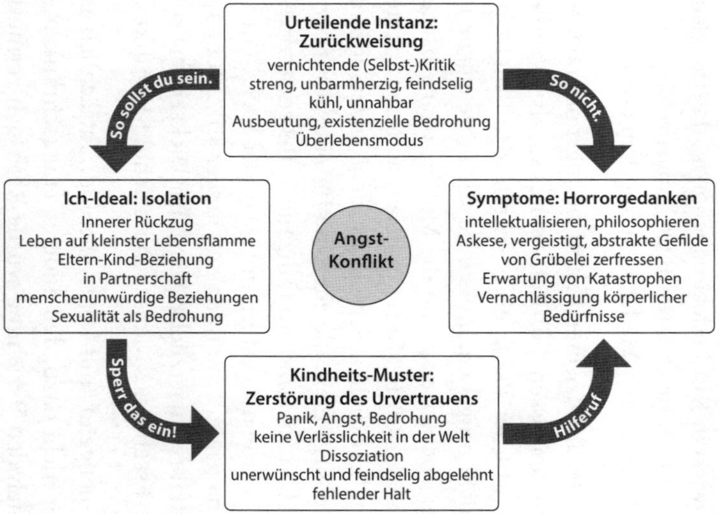

Abbildung 34: Schema Angst-Konflikt

Wenn wir uns nun anschauen, was ein Kind erlebt haben mag, das im späteren Leben zu ähnlichen Symptomen und vergleichbaren Beziehungsproblemen wie Ruth neigt, dann ahnen wir, was Ruth als kleines Mädchen vermutlich erleiden musste.

Es sieht aus, als habe Ruths Mutter ihr Töchterchen nicht angenommen. Vielleicht hat sie Ruth als Baby endlos schreien lassen. Für Ruth war es so, als habe die Mutter jedes Gefühl im Keim erstickt. Mit der Panik eines schreienden Säuglings konnte die kriegstraumatisierte Frau nicht umgehen, musste sie doch ihre eigene Panik im Zaum halten. Für die Angst der Tochter empfand die Mutter sogar Abscheu. Nehmen wir alles zusammen, dann war Ruths Mutter grausam zu ihrer Tochter, selbst wenn sie wegen ihres eigenen schrecklichen Schicksals nicht anders konnte. Ruth erfuhr bestimmt niemals die Geborgenheit, die ein Kind für eine gesunde seelische Entwicklung braucht. Die Panikattacken sind ein Indiz für Ruths entsetzliche Not in ihrer Kindheit. Ihre Sehnsucht wurde nie gestillt und sie findet auch in der Paarbeziehung keine Sicherheit. Den nagenden emotionalen Hunger stillt Ruth am Kühlschrank und erstickt damit auch ihre entsetzliche Angst. Ihr Dicksein hat somit eine andere Bedeutung als das Frust-Essen eines Menschen im Schuld-Konflikt.

Otto erlebt Ruths Panik als einengend und kontrollierend. Tatsächlich neigt ein Mensch im Angst-Konflikt eher nicht dazu, den anderen einzuschränken. In einer Halt und Geborgenheit vermittelnden Beziehung würde Ruth sich vermutlich entspannen. Otto hingegen ist nach seinen Aussagen unzuverlässig und bekämpft Ruths Ängste. Damit übernimmt er eine ähnliche Haltung wie die kaltherzige Mutter, die mit Ruths Gefühlen nichts anfangen konnte.

Würde ich mich Ottos Sichtweise anschließen, dann sähe ich in ihm den Diener, für den er sich ausgibt, oder das Opfer der Panikattacken seiner Frau. Tatsächlich ist er jedoch kaum in der Lage, Ruth ein Gefühl von Schutz zu vermitteln, indem er zum Beispiel klarer in seinen Ansagen ist. Doch schauen wir uns Ottos Beziehungsschema an und suchen darin seinen emotionalen Grundkonflikt.

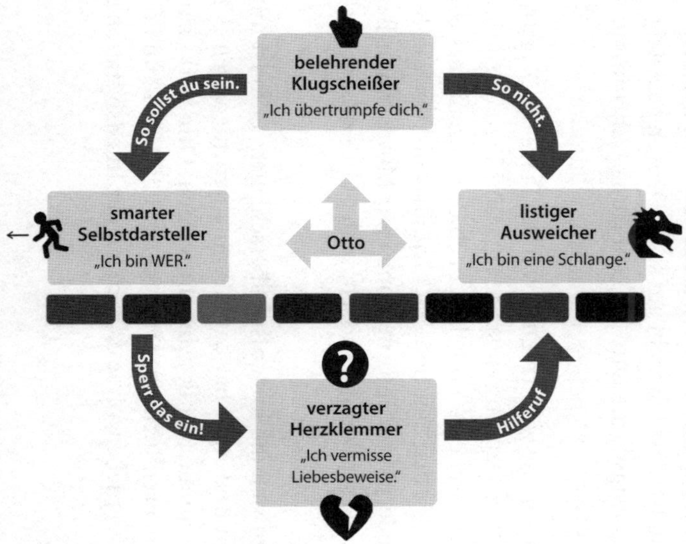

Abbildung 35: Vier innere Anteile: Otto

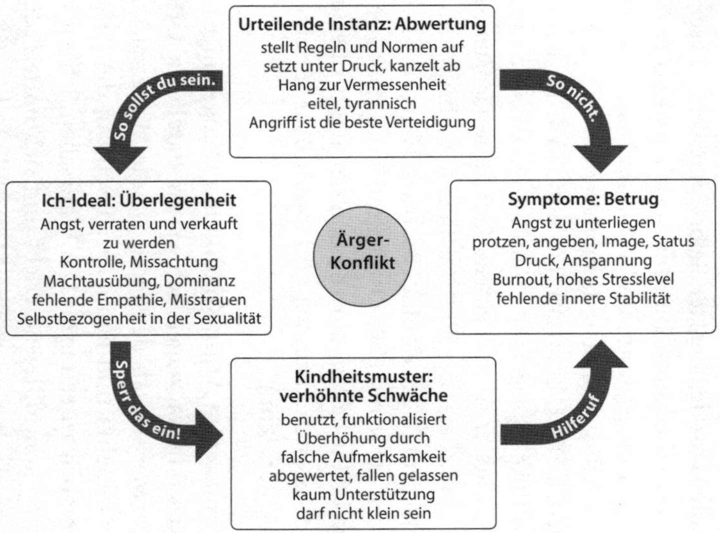

Abbildung 36: Schema Ärger-Konflikt

Für sein Ich-Ideal findet Otto die Figur des smarten Selbstdarstellers. Dieser sei auch wer, wenn nicht gar der Beste. Diese Selbsterhöhung entspricht dem Ärger-Konflikt. Wir wissen über Ottos Vater, dass er grausam und tyrannisch mit seiner Ehefrau umging. Auch Ottos inneres Urteil ist von oben herab belehrend. Er selbst betont, dass er der Retter seiner Frau sei. Die Dienerfunktion finden wir im Ich-Ideal des Trauer-Konflikts. Doch durch Ruths Spiegelung erfahren wir, dass sie unter Ottos Regiment leidet, beispielsweise dass er sie von einem Arzt zum nächsten schleppt. Ottos Schatten des listigen Ausweichers, der lügt, Ausflüchte vorbringt und unzuverlässig ist, entspricht ebenfalls dem Ärger-Konflikt und dem Hang zum Betrug. Zu diesem Zeitpunkt weiß ich noch zu wenig über Ottos Beziehung zu seiner Mutter. Die Mutter tat ihm leid, er wollte ihr helfen, um zu beweisen, dass er besser sei als sein Vater. – Ein ziemlich vermessenes Ansinnen und unerfüllbar für einen Sohn, der sich nach der Liebe seines Vaters sehnt.

Vergleichen wir das Kindheitsmuster im Ärger-Konflikt mit Ottos wenigen Andeutungen und seinem ausgefüllten Schema, zeigen sich weitere Parallelen. Otto wollte für die Mutter ein idealerer Partner sein als der Vater. Ob die Mutter dieses Angebot und die Hilfe des Sohnes annahm und damit ihren Sohn in die Position des Partnerersatzes drängte, wäre noch zu erfragen. Die Wahrscheinlichkeit ist groß, da Otto Ruth als einengend und kontrollierend erlebt und sich mittels seiner Unzuverlässigkeit womöglich gegen das verinnerlichte Mutterbild wehrt. Wieder hilft hier die Spiegelfunktion auf die Partnerin weiter. In dieser Projektion lässt er Ruth jedoch im Stich. Entscheidend ist, dass ich nicht auf seine Deutung einsteige und die „Kontrollfunktion von Ruths Angst", die Otto als Geißelung wahrnimmt, wie eine tatsächliche Kontrolle behandele.

Vor der Analyse der inneren Anteile will ich Otto von der Plage der Negativität seiner Frau befreien und hätte Ottos Deutung entsprochen, seine Frau würde ihn gefangen halten. Deshalb sieht mein weiteres Vorgehen nach der Gegenüberstellung der beiden Beziehungs-Schemata zu den emotionalen Grundkonflikten von Ruth und Otto anders aus: Ich beschließe, nähere Informationen zur Mutter-Sohn-Beziehung zu erbitten und Ruth eine Szene schildern zu lassen, in der Otto zu spät nach Hause kommt.

Beim nächsten Termin haben sich die Ereignisse überschlagen. Otto ist mit seinen Freunden unterwegs gewesen und Ruth hat darauf mit einer intensiven Panikattacke reagiert, sie musste sogar in die Klinik gebracht werden. Otto wirkt zum einen besorgt um Ruth und zum anderen sucht er meine Solidarität. „Ich kann noch nicht mal meinen Kumpels-Abend genießen, ohne danach auf der Intensivstation bei meiner Frau zu landen."

Ohne die Hintergründe der vier inneren Anteile von Ruth und Otto wäre ich sicherlich versucht gewesen, Ottos erpresserischer Unterstellung zu folgen. Doch nach dem Studium der emotionalen Grundkonflikte bin ich gut vorbereitet. So erkundige ich mich bei Ruth, wie sie den Abend erlebt hat. Sie wiegelt immer wieder ab, es sei alles gar nicht so schlimm gewesen, ganz der Interpretation Ottos entsprechend. Sie habe sich unmöglich aufgeführt. Doch ich bleibe hartnäckig und lasse mich auch nicht von Ottos Beteuerungen ablenken, er habe alles richtig gemacht. Schließlich rekonstruiere ich aus Ruths gestammelten und von Ottos Beschwichtigungen zusätzlich zerstückelten bruchstückhaften Angaben den Ablauf des Abends und der Nacht. Immer wieder frage ich nach, ob ich auch alles richtig verstanden habe.

Otto hatte Ruth erst zehn Minuten vor seinem Aufbruch von dem „Kumpels-Abend" erzählt. Ruth konnte kaum nachfragen, wann er denn wieder daheim wäre, da war er auch schon verschwunden. Es würde höchstens 23 Uhr, war alles, was Ruth noch zu hören bekam. Ruth verbrachte einen Abend vor dem Fernseher und wurde gegen 23.30 Uhr unruhig. Sie schickte Otto eine Textnachricht auf sein Handy und erkundigte sich nach seinem Verbleib. Sie bekam keine Antwort. Um nicht nervig zu wirken, rief sie besorgt bei ihrem Sohn an, der oft an diesen Abenden mit dem Vater unterwegs war. Der Sohn war noch wach und schon seit 22:30 Uhr zu Hause. Ja, er sei mit dem Vater zusammen gewesen. Ruths Herz begann zu rasen. Vor Jahren hatte Otto Ruth mit einer anderen Frau betrogen. Diese Erinnerung ging ihr ständig im Kopf herum. Eine Panikattacke kündigte sich an und die Angst gab ihr den Mut, Ottos Handynummer zu wählen. Das Handy war abgeschaltet. Ruths Puls erreichte nun astronomische Höhen. Sie versuchte es mit einer Übung, die ihr sonst immer half. Mittlerweile ging es auf 2:00 Uhr zu. Ruths Panik wuchs und nahm bedrohliche Ausmaße an. Mit ihren Kräften am Ende, rief sie um 6.00 Uhr morgens bei ihrer Tochter an, die sofort zur ihrer Mutter eilte. Von Otto keine Spur. Die überforderte Tochter konsultierte umgehend den Notarzt, da ihre Mutter nach Luft ringend auf dem Boden der Diele kauerte. Der Notarzt war ebenfalls ratlos und ließ Ruth mit Blaulicht in die Klinik bringen. Dort fand Ruth dann eine kundige Ärztin. Sie nahm die zitternde Ruth sehr ernst und sprach ihr gut zu. Ruth weinte und weinte. Otto traf – ganz der besorgte Ehemann – gegen Mittag im Krankenhaus ein und brachte seine aufgewühlte Ehefrau wieder nach Hause.

So habe es sich zugetragen, versichert Ruth mir. Ottos Version gleicht einer Abfolge von Klarstellungen. Er war mit einem Kumpel noch von Kneipe zu Kneipe gezogen und hatte dann auf dem Sofa des Freundes genächtigt, um nicht seinen Führerschein zu verlieren. Außerdem wollte er Ruth nicht aus dem Schlaf reißen.

Dass ich nun dazu übergehe, nach Ottos Beziehung zu seiner Mutter in der Kindheit zu fragen, mag dem Paar willkürlich vorkommen. Doch ich will meine zweite Frage angehen, bevor ich dem Paar meine Hypothese zusammen mit dem Paar-Schema anbiete.

Ottos Mutter hatte sich ihrem Ehemann völlig unterworfen. Sobald Ottos Vater nach Hause kam, war der ach so wichtige Sohn Luft für sie. Am Tage beklagte sie sich bei Otto über die Unachtsamkeit ihres Mannes und genoss bereitwillig die besorgte Aufmerksamkeit ihres Sohnes. Wenn ihr Ehemann Otto verachtend und herablassend behandelte, nahm sie den Sohn niemals in Schutz. „Die einzige Chance, die ich hatte, um dem Leiden meiner Mutter zu entgehen, war, mit meinen Freunden zu verschwinden und das heimlich. Meine Mutter hätte mich niemals freiwillig fortgelassen."

Meine Vermutung nimmt Formen an. Ich lege Ruth und Otto die beiden kombinierten Beziehungs-Schemata vor. „Darf ich Ihnen meine Hypothese mitteilen?" Nach prüfenden Blicken auf die Darstellung nicken beide.

Ich frage Otto: „Kann es sein, dass Sie grausam sind wie Ihr Vater, wenn auch auf eine andere Weise? Es könnte ja sein, dass Sie sich noch immer gegen das Leiden der Mutter wehren, da ja auch Ihre Frau so leidet. Doch wirklich auf Ruth eingehen, das tun Sie nicht " Otto zuckt zusammen und nickt ertappt.

Dann frage ich Ruth. „Kann es sein, dass Sie nicht wagen, offen Zuwendung zu erbitten, da Ihre Mutter kein Verständnis für Ihre Gefühle hatte und nun auch Ihr Mann Sie nicht ernst nimmt und Ihre Angst sogar schürt? Vielleicht ist Ihnen lieber, Ihr Mann ist wegen Ihrer Panikattacken besorgt, als dass er Sie abweist?" Ruth bestätigt stumm weinend meine Worte.

Nach der Mitteilung meiner Hypothesen und der Gegenüberstellung der vier jeweiligen inneren Anteile, starren beide in lang anhaltendem, immer ungemütlicher werdendem Schweigen auf das Blatt. Irgendwann bricht Ruth das beklemmende Schweigen.

„Das haben wir uns 30 lange Jahre angetan. Genau das! So auf den Punkt gebracht habe ich es noch nie gesehen. Wie schrecklich! Ja, genau so ist es." Sie fährt sich erschüttert durch die Locken und dann ruht ihr Blick lange und abwartend auf Otto. Ottos grauer Kopf hängt noch immer fassungslos über der Skizze. Schließlich tropft eine nicht mehr aufhaltbare Träne auf das Blatt.

„Das ist der Wahnsinn! Der absolute Wahnsinn! Das, was wir da tun und wie es hier jetzt steht. Der absolute Wahnsinn, wie es jetzt deutlich wird." Behutsam faltet er das Papier zusammen und legt es sorgsam in sein „Therapie-Buch".

„Das hänge ich mir übers Bett, damit ich nie wieder vergesse, was für einen Irrsinn ich da in meiner Ehe produziert habe." Noch immer kann Otto nicht aufblicken. Beiden fehlen lange Zeit die Worte. Ich mache mir schon Sorgen, ihnen zu nahe

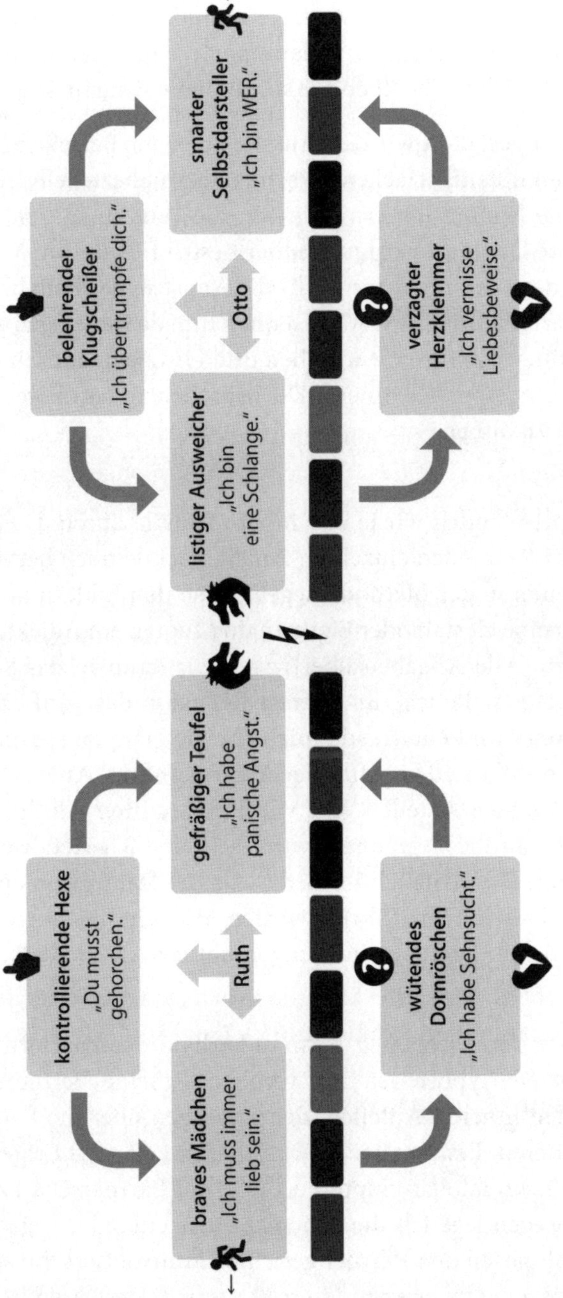

Abbildung 37: Gegenüberstellung der Beziehungs-Schemata: Ruth und Otto

getreten zu sein. „Nein, nein“, beruhigt Otto mich fürsorglich. „Das ist Kunst, was Sie da mit uns geschaffen haben. Es ist nur so schonungslos und so schrecklich entlarvend. Hätten wir das nur viel früher gewusst. Jetzt sind wir schon so alt und jetzt erst erkenne ich diese Zusammenhänge. Und dann noch so glasklar, so ungeschönt.“ Er weint nun ungehemmt. „Ich wollte doch nie so werden wie mein Vater.“

In den folgenden Stunden gestalten wir den Ausstieg aus der Beziehungsdynamik. Ruths jahrelangen schweren Panikattacken verschwinden nahezu zeitgleich mit der zugelassenen Wut auf die Mutter. Ich ermutige sie, die Wut zu spüren, sie jedoch nicht direkt gegen die alte Dame zu richten. Seither besucht Ruth ihre Mutter seltener. Otto kann sich von der „Verantwortung“ für die Angst seiner Frau befreien und Ruth geht sehr viel souveräner mit Ottos Abwesenheit um, da dieser sich an Absprachen hält. Ruth spricht öfter von ihren Wünschen und Otto geht auf seine Frau ein. Zugleich lernt Ruth, ihr eingesperrtes inneres Dornröschen zu beruhigen, und Otto übt sich darin, sein Herz zu öffnen.

Im Fall von Ruth und Otto fanden wir je vier innere Anteile durch das Malen von Bildern. Ich erklärte dem Paar jeden einzelnen Anteil, nachdem ich hervorgehoben hatte, welche Möglichkeiten in der Methode liegen. Nach den Bildern ordneten wir jedem Anteil ein Wesen / eine Gestalt oder Figur zu und fügten ein Adjektiv und eine prägnante Aussage hinzu. Alle Angaben übertrugen wir dann in das Schema der vier inneren Anteile. Dieses stelle ich zur eigenen Reflexion den fünf emotionalen Grundkonflikten gegenüber und entscheide mich für die Hauptausprägungen. Bei Ruth passte der Angst-Konflikt und bei Otto der Ärger-Konflikt. Alles, was spontan bei der Erarbeitung der inneren Anteile – hier von Ruth zu ihrer Kindheit und von Otto zu seiner Herkunftsfamilie – geäußert wird, schreibe ich stets wortwörtlich in der Therapiestunde mit. Das halte ich immer so, da die Deutungen der Klienten mich ansonsten allzu leicht in die Irre führen würden. Wichtig sind auch die Klagen eines jeden über den anderen. Diese Schilderungen notiere ich ebenfalls möglichst wortgetreu.

Mit diesen Informationen setze ich mich dann außerhalb der Paartermine auseinander. Ich schreibe meine Hypothesen auf, vergleiche meine Vermutungen mit den Grundkonflikten, den inneren Anteilen, den Aussagen über die Kindheit und den Klagen über den anderen. Erst daraus ergibt sich dann ein schlüssiges Bild. Die Schattenanteile sind die Traumafolgesymptome, die in der Partnerschaft zu heftigen Konflikten führen. Deswegen lege ich die Schemata hier einander gegenüber. Das innere Urteil wird oftmals gegen den Partner gerichtet, konfrontiert ihn ständig mit denselben Vorwürfen, die von den eigenen Eltern stammen. Deswegen ist die Kritik am Partner so aufschlussreich für die Analyse der Beziehungsdynamik.

Bei Ruth und Otto haben wir gesehen, dass der Ursprung der Krise ein ganz anderer ist als der vom Paar vorbrachte. Ohne die Analyse der vier inneren Anteile wäre ich vermutlich versucht gewesen, wie Otto in Ruth den Quälgeist zu sehen. Und mir wäre auch nicht klar gewesen, wie Otto die Panikattacken schürte. Mir wäre ebenfalls nicht in den Sinn gekommen, Ruths Erkrankung der Wut auf die Mutter zuzuschreiben oder ihrem emotionalen Hunger zuzuordnen. Panikattacken anzugehen oder die darunter liegende Wut ans Tageslicht zu befördern erfordert jeweils ganz andere Interventionen. Mir wäre ohne die Analyse der Grundkonflikte kaum Ottos List aufgefallen, lieber auf Ruths Symptome zu verweisen, als seine eigenen Kindheitsnöte zu betrachten.

Wesentlich erscheint mir auch der klärende Effekt der Methode auf das Paar. Die intensive Betroffenheit, die Ruth und Otto zeigten, erlebe ich nahezu bei jedem Klientenpaar. Die Beschäftigung mit den inneren Anteilen und der Paardynamik wendet oftmals die Not in Richtung Heilung und Wachstum.

Diese Zusammenhänge erschließen sich präziser, sobald wir im nächsten Kapitel die Gesetzmäßigkeiten des absurden Paartheaters näher unter die Lupe nehmen. Wir werden dann weitere Paardynamiken kennenlernen und zusätzliche Paaranalysen betrachten. Zuvor jedoch die genaue Anleitung zur Erstellung der vier inneren Anteile.

5.2.2 *Anleitung: die Beziehungsdynamik der vier inneren Anteile*

Damit Sie als Therapeut/in oder in der Beratung mit der Methode der vier inneren Anteile arbeiten können, fasse ich hier die Vorgehensweise zusammen. Sie erklären dem Paar zuerst Folgendes:

Vom Sinn und den Möglichkeiten der Methode der vier inneren Anteile

Jeder bringt bereits vor dem ersten Kennenlernen eine Einstellung zur Gestaltung von Beziehungen mit. Diese Überzeugungen sind oftmals nicht bewusst. Das innere Beziehungsmuster wird in der Kindheit durch den Umgang der Eltern miteinander und mit dem Kind gebildet. Auch wie jemand mit Emotionen, Krisen, Stress oder Konflikten umgeht, entstammt den Erfahrungen aus der Herkunftsfamilie.

Aus der modernen Hirnforschung wissen wir, dass wir Menschen kein konstantes ICH haben. Das, was wir als ICH erleben, setzt sich vielmehr aus unterschiedlichen Ich-Zuständen zusammen. Diese entstehen ebenfalls im Laufe der Entwicklung in der Interaktion mit den Eltern und anderen wichtigen Bezugspersonen.

Da es viele verschiedene Ich-Zustände gibt, wie wir an den inneren Stimmen und Diskussionen wahrnehmen, ist es sehr aufschlussreich, diese inneren Anteile näher kennenzulernen. Um den Überblick zu behalten, ist es ratsam, den inneren Anteilen vier zentrale Kategorien zuzuordnen, die sich erfahrungsgemäß in jedem Menschen zeigen. Das sind:

1. eine urteilende Instanz,
2. eine Vorstellung vom idealen Ich,
3. ein verborgener kindlichen Anteil,
4. ein abgelehnter und trotzdem ständig auftauchender Schattenanteil.

Wenn wir diese vier inneren Anteile in einer ganz bestimmten Weise zueinander in Beziehung setzen, lässt sich daraus das eigene innere Beziehungsmuster ermitteln, welches jeder in sich trägt. Die vier inneren Anteile sind bei vielen Menschen durchaus nicht im Einklang. Im Gegenteil. Das Ungleichgewicht der vier Anteile führt im Inneren häufig zu Disharmonien und stummen Disputen. Dieser innere Unfrieden kommt regelmäßig in der Partnerschaft zum Ausdruck und führt dort zu den bekannten Konflikten.

Sobald wir das Beziehungsmuster mit allen vier Anteilen gefunden haben, können wir daraus Rückschlüsse ziehen auf die Überzeugungen, die ein Mensch zur Gestaltung von Beziehungen aus der Kindheit mitbringt und die in die Partnerschaft hineinwirken. Wir haben zugleich auch Ansatzmöglichkeiten, die innere Dynamik wieder oder erstmalig in Balance zu bringen.

Wenn beide Beziehungsmuster an den jeweiligen Schattenanteilen zu einem Gesamtbild zusammenfügt werden, wird daran deutlich, wie der eigene Unfriede zum Krieg mit dem / der Liebsten beiträgt. An dem gemeinsamen Bild erkennen wir zudem die fehlenden Teile, die im Kontakt mit dem Partner / der Partnerin viel klarer herauskommen.

Es gibt verschiedene Möglichkeiten, den Klienten dabei behilflich zu sein, die vier inneren Anteile zu finden. Jeder fertigt für jeden der vier Anteile ein Bild mit bunten Farben an und danach ordnen Sie den Anteilen ein Wesen, ein Adjektiv und eine Aussage zu. Oder Sie erklären dem Paar, wie die Anteile gefunden werden, und geben jedem diese Skizze mit:

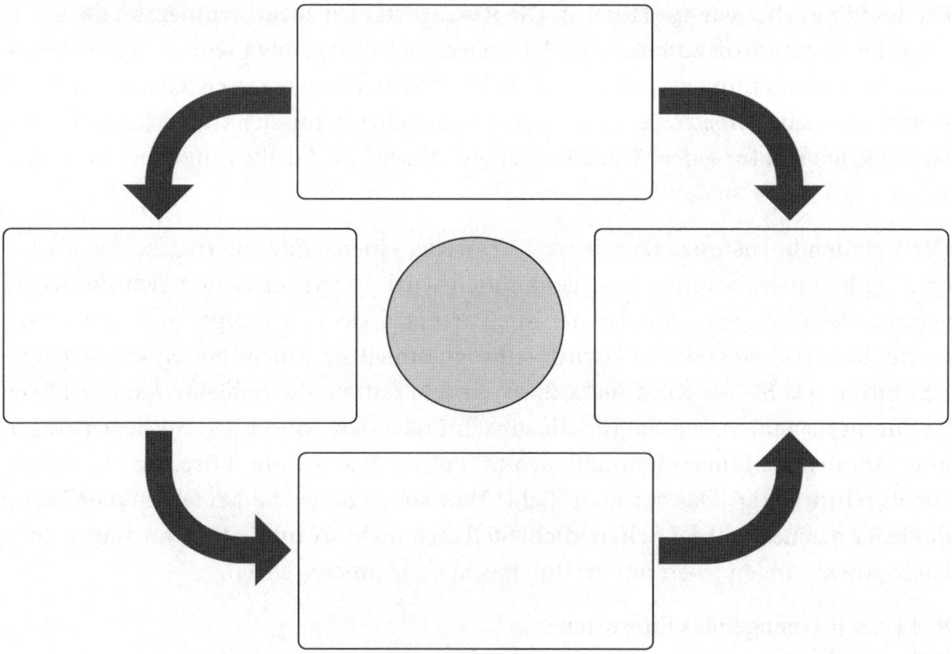

Abbildung 38: Schema-Vorlage

Erklärung für das Paar zum Finden der vier inneren Anteile

Es geht jetzt darum, dass Sie für jeden Anteil,

- die urteilende Instanz,
- die Vorstellung von idealem Ich,
- den verborgenen kindlichen Anteil und
- den abgelehnten, trotzdem ständig auftauchenden Schattenanteil

eine Figur oder ein Wesen (aus einer Fabel, einem Märchen, einem Film) finden und ein Adjektiv hinzunehmen. Ob es eine weise Hexe, eine grausame Hexe oder eine hinterlistige Hexe ist, macht einen enormen Unterschied. Geben Sie jedem Anteil eine Aussage. Die grausame Hexe kann vielleicht sagen: „Ich lösche dich aus“, die hinterlistige Hexe sagt eher: „Du bist zu dumm, mich zu durchschauen“. Bei dem verborgenen kindlichen Anteil, dem eingesperrten inneren Kind, ist es ein Wesenszug oder ein Gefühl, den oder das Sie niemals zeigen würden. Sie weinen vielleicht nicht mehr. Selbst wenn Sie wollten, geht es nicht. Vielleicht ist es auch Wut, die Sie auch dann nicht zeigen, wenn es noch so angebracht wäre, Grenzen zu setzen. Die Aussage des

Kindes klingt eher wie ein Hilferuf. Die Aussage des Ich-Ideals erinnert an die Überzeugungen, die Sie oft zum Ausdruck bringen: „Ich muss fleißig sein, um es zu was zu bringen". Es sind immer Appelle an das eigene Sein. Dann erklären Sie jeden inneren Anteil und nehmen sich Zeit, damit jeder das Schema für sich füllen kann. Finden Sie auf jeden Fall für jeden Anteil immer ein Wesen, ein Adjektiv und eine Aussage.

Die urteilende Instanz: Dies ist das kritische, einengende Eltern-Ich, das als beurteilende, innere Stimme wahrgenommen wird. Entweder richtet sich die Kritik gegen andere, oft gegen den Partner / die Partnerin, oder auch gegen sich selbst. Vorwürfe, Bewertungen oder kritische Stellungnahmen stammen immer von den eigenen Eltern. Da Sie als Kind nicht die Weitsicht hatten, die Subjektivität der Eltern zu durchschauen, waren Sie für die einschränkenden Anweisungen, Bewertungen und Moralvorstellungen besonders empfänglich. Was ist gut / böse, richtig / falsch, wichtig / unwichtig? Das tut man nicht! Was sollen denn die Leute denken? Wenn das jeder machen würde? Schäm dich! Stell dich nicht so an! Reiß dich zusammen. – Diese Anweisungen leben nun in Ihnen weiter als inneres Urteil.

- kritisch-einengendes Eltern-Ich
- beurteilende innere Stimme
- einschränkende Anweisungen
- Bewertung, Moral
- Das tut man nicht! Schäm dich! Stell dich nicht so an!

Das Ich-Ideal: Dies ist der Anteil, der durch einengende Glaubensmuster und Überzeugungen entstanden ist. In einer Art Pseudopersönlichkeit bleibt der Wunsch nach Anerkennung und Wertschätzung durch die Eltern oder andere Autoritätspersonen lebendig. Die Orientierung an dem Wert: „So sollst du sein" oder: „Werde, was von dir erwartet wird" ist hier zentral. Wir zeigen Verhaltensweisen aus Liebe und Loyalität zu den Eltern und verzichten auf unsere wahren Wünsche und Bedürfnisse. Zum Schutz oder zur Außendarstellung tragen wir eine Maske oder eine Uniform (Anzug oder Kittelschürze). Hinter den gesellschaftlich anerkannten Rollen fühlen sich Menschen oft entfremdet und leer oder brechen irgendwann aus.

- Wunsch nach Anerkennung
- So sollst du sein!
- Verzicht auf die wahren Wünsche
- Maske tragen
- Außendarstellung
- Entfremdung
- Ausgehöhlt-Sein

Der verborgene kindliche Anteil: Um überhaupt eine gesellschaftlich anerkannte Funktion zu übernehmen – aufopferungsvolle Mutter, taffe Geschäftsfrau, durchsetzungsfähiger Erfolgsmensch oder hilfsbereiter Retter zu sein – müssen ganz bestimmte Gefühle verbannt werden. Das haben wir in der Kindheit gründlich gelernt. Wenn die Eltern bestimmte Emotionen wie Angst, Trauer oder Wut nicht aushalten können, dann muss ein Kind unliebsame Regungen verbergen, um die Liebe der Eltern nicht zu verlieren. Alle kindlichen Impulse, die früher furchtsam zurückgehalten werden mussten, lassen ein Empfinden von „Ich bin nichts wert“, „Ich bin nicht wichtig“ entstehen und werden in den Keller gesperrt. Der spontane Ausdruck wird zurückgehalten. Scham und Schuldgefühle überschwemmen das Kind, welches sich ohnmächtig und handlungsunfähig fühlt. Zurück bleibt der „falsche“ Eindruck, ein dummes, unfähiges, ungeliebtes Menschenwesen zu sein.

- Einsamkeit, Angst, Isolation
- klein sein, sich unverstanden fühlen
- Schmerzen, Trauer
- unwert, unbedeutend, unwichtig, falsch
- Scham- und Schuldgefühle
- ohnmächtig, zurückgewiesen
- handlungsunfähig
- dumm, unfähig, ungeliebt

Der abgelehnte, trotzdem aber auftauchende Schattenanteil: Da lebendige Impulse nicht zum Verschwinden gebracht werden können, fristen die wirklichen Sehnsüchte ein Schattendasein im Verborgenen. Die wahren Bedürfnisse finden einen heimlichen Weg der Befriedigung oder sie kommen in Form von aufsässiger Rebellion zum Ausdruck. „So sollst du nicht sein“ führt entweder zur Schädigung der eigenen Person durch Süchte, Abhängigkeiten oder selbstzerstörerischen Auswegen (Krankheit oder seelische Störung). Diesen Anteil lieben wir an uns nicht. Wir verabscheuen uns dafür, wollen die lästigen Symptome loswerden, doch es bricht immer wieder aus uns heraus. Wenn Sie hierfür ein Wesen, ein Adjektiv und eine Aussage finden, dann wird Sie das womöglich in einen Zwiespalt stürzen. Denn dieser Anteil setzt Ihre/n Partner/in am meisten unter Druck. Es ist der grimmig knurrende böse Wolf oder die giftig fauchende dumme Gans. Es gibt ja auch Ganter und Wölfinnen.

- Wahre Impulse werden unterdrückt
- abgelehnte Sehnsüchte
- verzerrte Formen des wahren Selbst
- So sollst du nicht sein!
- heimlicher Weg der Befriedigung
- chronische Krankheiten, körperliche Symptome

Wenn der Mann und die Frau Ihres Klienten-Paares die beiden Beziehungs-Schemata mit den vier Anteilen ausgefüllt haben, nehmen Sie sich eine Auszeit und vergleichen die beiden Schemata mit den fünf Grundkonflikten.

Nicht jeder Klient passt zu den fünf Grundkonflikten und oftmals überschneiden sich die Konflikte. Dies haben wir zum Beispiel bei Ruth gesehen. Sie war am ehesten dem Angst-Konflikt zuzuordnen, hatte jedoch auch Anteile aus der Schuld-Problematik. Es gibt auf der Website des Aufwind-Institutes einen Test zu den emotionalen Grundkonflikten[14]. Diesen Test dürfen Sie Ihren Klienten gerne empfehlen. Nach der Auswertung können Sie sich sicher sein, in welchem emotionalen Grundkonflikt eine Person die meisten Probleme aufweist. Es handelt sich dabei um 33 Fragen. Bei einem Wert über 10 in nur einem der Konflikte kann dies zu Problemen in der Paarbeziehung führen. Alles, was darunter bleibt, ist nicht so wesentlich. Werte über 15 deuten auf ein Trauma hin.

Die Hintergründe und Beschreibungen der Grundkonflikte und die Aussagen zur Biografie sowie die Klagen über den Partner werden Ihnen dabei helfen, erste Hypothesen zu bilden. Notieren Sie sich, was Sie noch in Erfahrung bringen müssen, damit Ihre Vermutungen stichhaltiger werden.

Sie können sich bei der Erarbeitung der vier inneren Anteile an die unten stehende Übersicht halten:

Checkliste für die Arbeit mit den vier inneren Anteilen

- Sie erklären dem Paar den Sinn und Nutzen der Methode.
- Jeder findet die vier inneren Anteile (Urteil, Ich-Ideal, eingesperrtes Kind und Schatten).
- Jeder Anteil wird mit einem Wesen, einem Adjektiv und einer Aussage konkretisiert.
- Sie fügen die Anteile in dem Schema zusammen.
- Sie vergleichen das Schema jeder Person mit den fünf Grundkonflikten (Angst, Trauer, Ärger, Schuld, Scham).
- Sie nehmen Ihre schriftlichen Notizen hinzu und vergleichen diese mit den Grundkonflikten, den Aussagen zur Biografie, den Klagen über den Partner und den Ergänzungen des Partners.
- Sie notieren sich die Fragen, die für Sie jetzt noch offen sind.
- Sie bilden erste Hypothesen über die Beziehungsdynamik (mehr dazu in Kapitel 6).

14 ↗ http://www.aufwindinstitut.com/wp-content/uploads/beziehungstest.pdf

Zusammenfassung

Das traumazentrierte Bindungs-Schema, welches wir aus der Bindungstheorie hergeleitet und mit dem Drama-Dialog zwischen Täter, Opfer und Retter ergänzt haben, wurde in diesem Kapitel für fünf emotionale Grundkonflikte konkretisiert. Diese Grundkonflikte deuten jeweils auf andere Ausprägungen eines Traumas hin. Die unterschiedlichen Traumata wurden auf die Entwicklungsphasen der Kindheit bezogen und dieses Vorgehen damit begründet, dass traumatisierte Eltern – selbst von heftigen Emotionsimpulsen geschüttelt – ihren Kindern kaum eine emotionsadäquate Begleitung anbieten konnten.

Die Aufgabe, aus der Art des Traumas auf ein Beziehungsmuster und umgekehrt von diesem auf das Trauma schließen zu können, erleichtert uns, das emotions-typische Beziehungsschema mit den vier inneren Anteilen von urteilender Instanz, dem Ich-Ideal, dem tabuisierten Kindheitsmuster und dem Schatten-Symptom herauszulesen. Diese vier inneren Anteile wurden anhand der emotions-typischen Grundkonflikte entlang der Basisemotionen Angst, Trauer, Ärger, Schuld und Scham ausgearbeitet und eignen sich damit zur Diagnostik des inneren Beziehungsmusters, der Rettungsfantasien an den Partner und zur Entschlüsselung der traumatisierenden Kindheitserfahrungen.

Das Fallbeispiel von Ruth und Otto zeigte auf, wie ein Paar durch das Ausfüllen der beiden Beziehungs-Schemata zu aufrüttelnden Erkenntnissen fand, die eine Heilung anstießen. Diese Methode stellt der traumasensiblen Paartherapie ein wertvolles Instrument zur Verfügung, welches mithilfe der emotionstypischen Grundkonflikte die Hintergründe möglicher Traumata erhellt.

6. Das Traum(a)-Haus-Konzept – Metapher für Traum(a)-Beziehungen

„Beziehungen sind wie Räume, der eine bietet ein bisschen mehr, der andere ein wenig weniger von dem, woran wir uns erinnern möchten oder müssen. Solange Sie im Keller leben, haben Sie keine Ahnung, was mit Ihnen nicht stimmt. Den größten Liebesdienst, den Sie sich selber erweisen können, ist, der Versuchung zu widerstehen, dem anderen die Schuld an Ihren Empfindungen zu geben."

(Iyanla Vanzant 1999, S. 51 ff.)

In den vorhergehenden Kapiteln wurde deutlich, dass ein Verständnis für die Gesetzmäßigkeiten traumazentrierter Partnerschaften nicht einfach zu vermitteln ist. Erst recht, da wir den vier Komponenten des Bindungs-Schemas fünf Grundkonflikte gegenüberstellen. Zusätzlich besteht die Notwendigkeit, auch dem Paar diese Zusammenhänge nahezubringen, ohne die Klienten mit den vielen Informationen über Hirnfunktionen, Affektregulation, Drama-Dialoge und Bindungsstile zu überfordern. Ich mache oft die Erfahrung: Beide Partner nicken zustimmend, wenn ich meine Definition zum Thema Streit erläutere, doch schon bald herrschen wieder Ärger oder Angst vor. Zu Beginn einer Behandlung sind die Streitenden viel zu sehr miteinander verstrickt und von daher kaum in der Lage, sich auf erklärende Zusammenhänge einzulassen. Ich finde deshalb die Sicht aus einer objektiveren Perspektive, trotz der Komplexität und mangelnden Distanz zum Krisengeschehen, ausgesprochen wichtig, um aus dem Paar Konflikt- und Beziehungsexperten zu machen.

Wenn Sie mir bis hierhin gefolgt sind, dann haben Sie eine Vorstellung davon, welcher Herausforderung wir gegenüberstehen, wollen wir einem verwirrten und verirrten Paar Erklärungen geben. Hier bietet das Traum(a)-Haus-Konzept Abhilfe – eine Metapher für die traumazentrierte Beziehung mit hohem Erklärungswert für Paare und somit wertvoll für die traumasensible Paartherapie.

Lassen Sie mich das bekannte Gleichnis bemühen von den blinden Gelehrten, die vom König den Auftrag erhielten, ein bislang unbekanntes Tier zu erfassen, den Elefanten. Jeder der blinden Weisen kam mit einer anderen Information zum König. Das fremde Wesen bestünde aus dünnen flachen Lappen, meinte der eine. Ein anderer Gelehrter widersprach, es sei aus vier Säulen gemacht. Wieder ein anderer berichtete von einem langen runzeligen Schlauch und der letzte Weise von einer dünnen Schnur. Das Gleichnis wird häufig im Zusammenhang mit den unterschiedlichen Perspektiven erwähnt, die erst zusammen genommen die Wirklichkeit abbilden.

Wollen wir ein Paar für die Wirkung einer Traumatisierung auf die Partnerschaft sensibilisieren, verhält sich die Sache ganz anderes. Die Gelehrten aus dem Gleichnis kommen aus unterschiedlichen Häusern der Wissenschaft und untersuchen ein unbekanntes Wesen, um Licht ins Dunkel zu bringen. Sie leben nicht zusammen, haben keine Liebesbeziehung. Wie anders sieht im Vergleich dazu unsere Aufgabe aus. Und erschwerend kommt hinzu: Wer will schon ein Gespenst oder die Trauma-Bestie anfassen? Zumal dann nicht, wenn die beiden Liebenden zwar von Verletzungen berichten, die Gegenwart eines Ungeheuers unter ihrem Dach jedoch ausschließen? Wir müssen mit Streit, Krisen und Dramen umgehen, um das für zusätzlichen Unfrieden sorgende Monster zu untersuchen. Und die Tatsache, dass die Dunkelheit eines abgeschotteten Kokons ungelöster Konflikte so manchem Liebenden einen willkommenen Schutz vor unbekannten Gefahrenherden bietet, macht die Sache nicht leichter.

Bleiben noch die Perspektiven: Zwei Individuen haben sich im Lauf ihres Zusammenlebens häufig auf nur eine (Wir-)Perspektive geeinigt, um die sie jedoch heftig streiten. Die Gelehrten hingegen kamen erst durch viele Sichtweisen zu einem mehrperspektivischen Bild. Die Trauma-Bestie wirkt im Vergleich dazu wie eine albtraumhafte Gestalt, die dennoch reale Wunden schlägt.

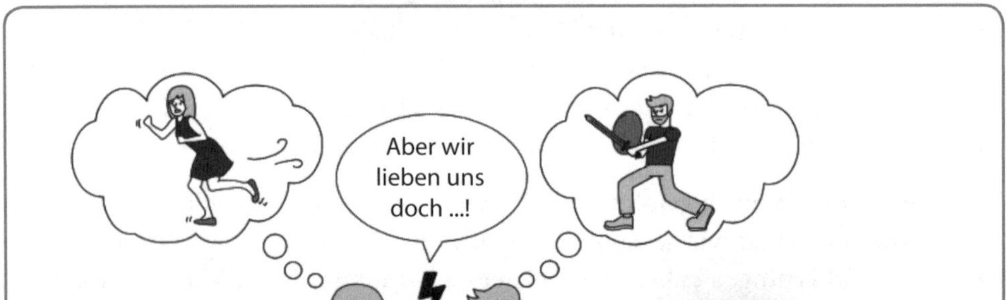

Abbildung 39: Wie die Trauma-Bestie wütet und wirkt

Der Unterschied wird deutlich. Während das Paar eifrig um die eine, die „richtige“ Perspektive streitet und die Gegenwart von Fremdheit negiert, werfen die Gelehrten durch die verschiedenen Perspektiven Licht auf das Unbekannte. Unsere Aufgabe besteht demnach darin, den Mann und die Frau durch das Begreifen des Wesens „Trauma-Bestie“ und den Vorteil verschiedener Perspektiven zu Gelehrten zu machen. Und dabei hilft uns das Traum(a)-Haus-Konzept.

In diesem Kapitel will ich zuerst das Konzept selbst mit seinen fünf Etagen definieren, um daraus die fünf Stufen des wachsenden Beziehungsbewusstseins infolge der traumasensiblen Paartherapie abzuleiten. Danach will ich die Drama-Bühne – Hauptschauplatz der Beziehungskonflikte und Brennpunkt des Traum(a)-Hauses – anhand der Begleitung zweier Paare explizieren. So kann Licht ins Dunkel der Streit-Dynamik kommen und die Trauma-Bestie mithilfe unterschiedlicher Perspektiven dingfest gemacht werden. Ob auf dieser Bühne ein Rührstück, eine Tragödie oder ein Trauerspiel gezeigt wird, werden wir noch sehen.

Widmen wir uns zuerst dem Konzept des Traum(a)-Hauses. Dadurch erweitern wir die Wir-Perspektive auf verschiedene Sichtweisen und erheben mittels der fünf Stufen des Traum(a)-Hauses die entsprechende Beziehungs-Bewusstseinsebene. Im Brennpunkt steht die Drama-Bühne, da dort beide Bindungs-Schemata zur unheilvollen Tabu-Allianz verschmelzen. Und diese Verschmelzung ist die Hauptursache für die Negation des Ungeheuers.

6.1 Das Traum(a)-Haus: fünf Ebenen des Aufstiegs

Die Idee, ein Haus als Metapher für die Paarbeziehung zu wählen, entstand nach der Lektüre des Buches „Zwischenzeit“ von Iynla Vanzant, von der auch das Einführungszitat zu diesem Kapitel stammt. Im Verlauf meiner Weiterbildungen entwickelte ich daraus das Traum(a)-Haus-Konzept in der hier vorliegenden Form. Verschiedene sehr komplexe wissenschaftliche Ansätze vereint dieses Konzept zu einer für Paare nachvollziehbaren Metapher. Letztendlich bildet das Konzept des Traum(a)-Hauses die Gesetzmäßigkeiten von Partnerschaften ab, speziell der Prozesse, die im Gehirn ablaufen. Zugleich verdeutlich es, was zerstörend auf die Beziehung wirkt und was demgegenüber förderlich ist. Über allem steht die wichtigste Erkenntnis, die zugleich leitend für die traumasensible Paartherapie ist: Streit verursacht Stress, Stress führt zur Eskalation, die Eskalation triggert emotionale Wunden aus der Kindheit an, diese Trigger schütten Stresshormone aus und heizen damit wiederum den Streit an.

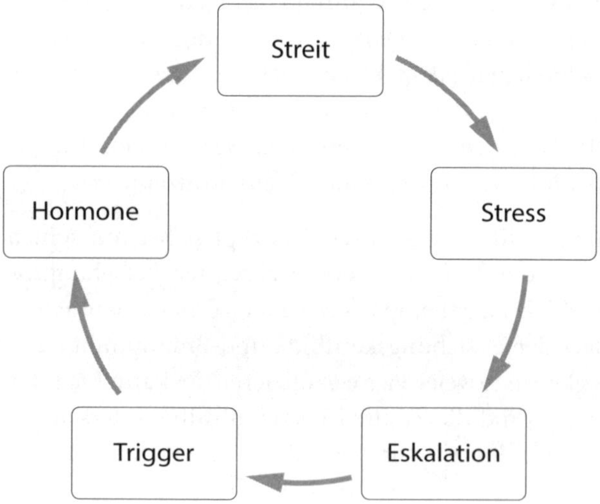

Abbildung 40: Der verheerende Teufelskreis der Negativität

Die weitverbreiteten Vorstellungen über Partnerschaft, Liebe und Beziehungskonflikte beeinflussen ein Paar mit Traumahintergrund enorm. Bei Unzufriedenheit, Mangel oder Disharmonie müsse dies – so die gängigen Ansätze – zum Partner/zur Partnerin getragen werden, um eine Klärung der Probleme und ein Abladen der Spannung herbeizuführen. Mithilfe des Traum(a)-Haus-Konzepts lernen Paare, dass diese Vorgehensweise die Probleme eher vertieft, emotionale Wunden aufreißt und die Negativität verstärkt. In Partnerschaftsratgebern wird immer wieder betont, wie wichtig es sei, in einer Liebesbeziehung Kompromisse einzugehen, den anderen nicht verändern zu wollen und sich selbst zu lieben. Traum(a)-Paare begreifen, dass jeder Kompromiss faul ist, Veränderung zu emotionaler Entwicklung führt und die Heilung der Beziehung persönliches Wachstum unterstützt. In der traumasensiblen Paartherapie wird nicht über Konflikte oder Probleme debattiert. Hier vollzieht das Paar zuerst den kontrollierten Streitausstieg. Erst danach werden die relevanten Themen angegangen.

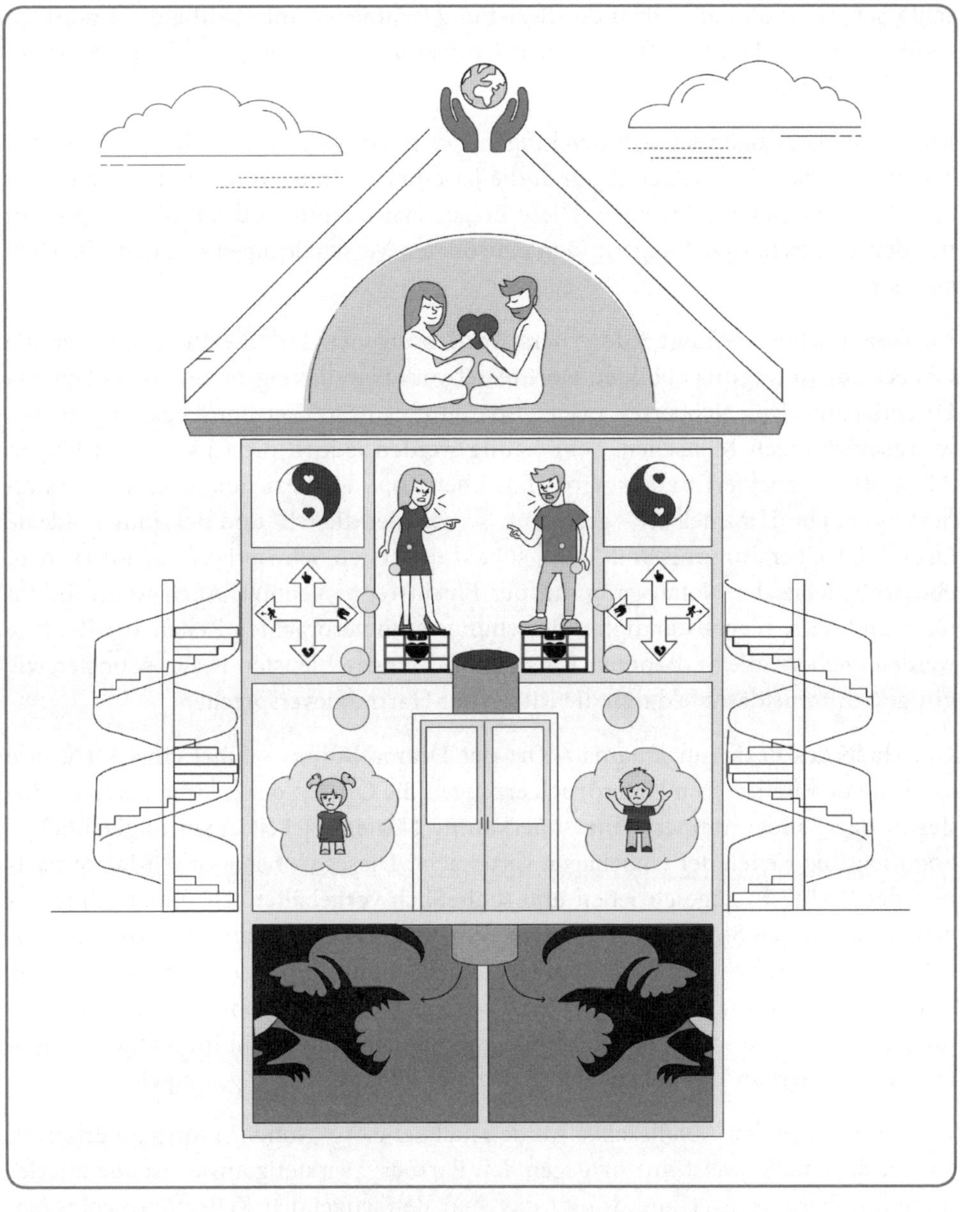

Abbildung 41: Das Traum(a)-Haus

Das Traum(a)-Haus hat fünf Etagen, die für die unterschiedlichen Hirnregionen stehen und zugleich das Beziehungs-Bewusstsein verdeutlichen. Der Keller steht für den Überlebensmodus des Reptiliengehirns. Zu Beginn einer leidenschaftlichen Romanze halten die Verliebten emotionale Keller-Empfindungen für gänzlich ausgeschlossen, im späteren Verlauf der Beziehung lernt jeder unfreiwillig diese dunklen Gefilde kennen. Trauma-Paare fühlen sich häufig im Horror der Kellergewölbe gefangen und angekettet.

Im Erdgeschoss befindet sich der Eingang zum Traum(a)-Haus. Direkt hinter der Tür führen die Wege getrennt durch die jeweiligen Kinderstuben mit den entsprechenden Kindheitserfahrungen. Diese Etage versinnbildlicht das limbische System mit den gespeicherten Triggern (den neuronalen Verschaltungen traumatischer Ereignisse).

Im Obergeschoss gelangt jeder zuerst in den eigenen Entscheidungsflur, der die Chance zur Abwägung abbildet. Dort bietet vor allem das eigene Bindungs-Schema Orientierung. Der Neocortex macht uns durch unsere Vernunftbegabung zu bewusstseinsfähigen Menschen. Sehr häufig werden jedoch die Chancen zu klugen Alternativen ignoriert und es wird Hals über Kopf der Beziehungsraum – ausstaffiert mit einem Himmelbett – gestürmt. So wie hier die Ich- und Beziehungs-Ideale Grund der Überstürzung sind, wird, sobald die ersten Schwierigkeiten auftauchen, ebenso beliebig der Notausgang mit der Fluchttreppe genutzt. Auch wenn die im nach und nach vervollständigten Beziehungsraum verbrachten Zeiten zur Routine werden, wabern die verbannten Energien der eingeschleusten Keller-Monster wie giftige Schimmeldämpfe durch die Ritzen der Harmonieversprechen.

Unterhalb des Beziehungsraums – Ort der Drama-Bühne – führt eine Art Röhre direkt in den Keller. Den Unterdruck erzeugen die Qualen der traumatisierten Kinder in den Kinderzimmern. Ihre unerkannte Not entwickelt einen unglaublichen Sog Richtung Keller, der Unbehagen verursacht. Dieses Unbehagen wird dem Partner / der Partnerin zugeschrieben und schließlich vorgehalten. Da eine Lösung des ersten schlimmen Streits nicht möglich ist, verstaut das Paar die Krise in Müllbeutel mit der Aufschrift „unbrauchbare Randerscheinung“. An der Überzeugung der scheinbaren Unlösbarkeit der Probleme zeigt sich die Funktionsweise des Präfrontalcortexes. Dort werden die Überlebensmechanismen aus dem limbischen System (Kinderzimmer) an Überlebensmuster sozialer Verträglichkeit gekoppelt.

Die Konflikte in den Abfallsäcken werden nicht entsorgt, sondern sorgsam gehortet, zwecks späterer Beweisführung gegen den Partner. Der stetig anwachsende unerledigte Müllberg belastet und drängt das Paar der saugenden Kellerröhre entgegen. Viele Liebende wählen irgendwann die Fluchttreppe, die unmittelbar hinter dem Notausgang des Entscheidungsflurs mit Erleichterung lockt. Und was sind solche Notausgänge? Der Haushalt, die Arbeit, die neue Liebe, das aufwendige Hobby, eine lieb gewonnene Sucht, die bekannten Symptome einer psychischen Störung – all das bietet einen willkommenen Ausweg aus den immer heftiger werdenden Dramen.

Die vierte Ebene im Traum(a)-Haus ist den wenigsten Paaren überhaupt bekannt und muss meistens im Verlauf der Beratung „aufgeschlossen" werden. Dort befindet sich der Besinnungs- bzw. der Seelenhygieneraum. Beide Partner werden im Verlauf der traumasensiblen Paartherapie ermutigt, sich ihren jeweiligen Besinnungsraum einzurichten, um dort durch stille Einkehr zu innerer Ruhe zu finden. Hiermit wird der Bewusstseinszustand der Verinnerlichung angedeutet, der die Emotionen beruhigt, das Gedankenkarussell anhält und den Kopf wieder frei macht. Diesen Zustand brauchen wir für eine ganze Reihe wirksamer Traumatherapie-Methoden, zum Anheben der Bewusstseinsstufe und zur Etablierung neuer Beziehungswerte.

Die ersehnte und zugleich verklärteste fünfte Etage befindet sich im Dachgeschoss des Traum(a)-Hauses: der Liebesraum. Dort findet echte Begegnung und Heilung nur in friedlicher Hingabe und Absichtslosigkeit statt. Der Liebesraum ist im Konzept des Traum(a)-Hauses allein durch die Anhebung der Energie in der neuen Besinnungsraum-Etage erreichbar.

Während Kellergefühle nahezu jedem Paar bekannt sind, Streit im Beziehungsraum Anlass für die Paartherapie war und auch die Nutzung der Fluchttreppe verschämt eingestanden wird, werden der Entscheidungsflur, der Besinnungsraum oder auch das Kinderzimmer des Traum(a)-Hauses nur zögerlich zur Kenntnis genommen. Die Sehnsucht nach Frieden und Glück, verdeutlicht im Liebesraum, erfüllt so manches Krisenpaar mit großer Hoffnung. Ausgehend von der Metapher des Traum(a)-Hauses lassen sich ebenfalls sehr gut die verschiedenen Bewusstseinsstufen erklären. Jede Ebene steht für eine ganz bestimmte theoretische Anschauung, die zum Teil auch meinen Klienten bekannt ist. Die fünf Etagen zeigen zudem die Entwicklung innerhalb einer Beziehung auf, wie dies aus verschiedenen Paarkonstellationen nachvollziehbar wird.

Erdgeschoss: das Kinderzimmer

Zunächst lernte die Wissenschaft von gestörten Menschen und fand heraus, dass in der Kindheit die Wurzel des Übels zu suchen sei. Dem Ansatz der Psychoanalyse verdanken wir die Erkenntnis, dass, wenn Paare sich in Streit oder Stagnation festgefahren haben, besonderes Augenmerk auf die jeweiligen Kinderzimmer zu richten ist. All die guten Ansätze zur „Inneren-Kind-Arbeit" leisten hier hervorragende Dienste, um für Heilung und Trost in diesen vernachlässigten Räumen zu sorgen. Nur ein Mensch, der eine gute Beziehung zu seinem inneren Kind aufrechterhält, kann eine gute Beziehung zu seinem Liebespartner aufbauen.

Aller „Vernunftgeleitetheit" zum Trotz: Liebe folgt nicht (nur) den Regeln der Logik, und nicht jeder durchdachte Kompromiss führt zum Konsens. Es sei denn, Emotionalität wird als eine ganz eigene Form der Logik angesehen.

Paarbeispiel

Anhand einer alltäglichen Streitsituation am häuslichen Esstisch arbeitet ein Paar in der Therapie die eigenen Glaubenssätze heraus. Gunda ist davon überzeugt, dass ihre Bedürfnisse nicht zählen. Sie müsse Stunden um Stunden auf Sepp warten, der ständig zu spät zum Essen zu Hause eintreffe und lieber auf dem Heimweg trödele.

Sepp kommt mit schlechtem Gewissen zu spät, doch den Abstecher in den Wald lässt er sich nicht nehmen. Er will sich nicht einschränken lassen.

Nachdem wir zwei typische Kindheitsszenen der beiden angeschaut haben und die kindlichen Schwüre auf die Esszimmerszene legen, geht beiden ein helles Licht auf. Die Deckung ist 100 Prozent. Erst jetzt greifen gemeinsame Absprachen.

Und so ist es bei nahezu jedem Paar. Erst der Blick in die Kinderstube erhellt die Bühne der Alltagsdramen.

Obergeschoss: der Beziehungsraum

Später erkannte die Wissenschaft, dass Menschen auch lernfähig und nicht nur von frühen Prägungen beherrscht sind. Die Lerntheoretiker fanden heraus, dass Menschen wie auch Tiere durch Nachahmung, Belohnung oder Strafe neue Verhaltensweisen herausbilden können.

Für die Paartherapie bedeutete dies, dass Paare angeleitet wurden, besser Funktionierendes zu erlernen: perfekter zu kommunizieren, sich angstfreier im Bett zu begegnen oder eben einfach das zu tun, was der Beziehung hilft und ihr nicht schadet. Die Bindungstheorie fand außerdem heraus, dass der emotionale Umgang in einer Partnerschaft durch Vertrauen, Zuverlässigkeit und Harmonie gestärkt wird. Das Ergebnis dieser Einsichten sind zwei erwachsene Menschen, die im Beziehungsraum optimal miteinander umgehen.

Paarbeispiel

Helene hält viel von einer ganz bestimmten Kommunikationsmethode. Doch sie mag diesen Ansatz noch so sehr preisen: Oliver folgt ihren Überzeugungen nicht und wendet sich stets von ihr ab. Er will einfach keine Problem(er)klärung.

Helene erkennt zwar, dass durch Problemdebatten kaum Frieden einkehren wird, aber sie hat in vielen Ausbildungen die verteidigte Technik verfeinert. Sie ist deshalb kaum davon abzubringen. Sie müsse sich schließlich ihrem Mann mit all ihren Empfindungen offenbaren. Bei fast jedem ihrer Sätze zuckt Oliver zusammen. Er könne den Namen des Ansatzes nicht mehr hören – und so schreit Helene ihn schließlich an.

Nachdem die beiden das strukturierte Beziehungsgespräch kennengelernt haben, ist Oliver zur Mitarbeit bereit.

Fundament: der Keller

Viele Paare wissen, dass es mit der Verbesserung der Kommunikation nicht getan ist. Im Traum(a)-Haus gibt es nämlich auch einen Keller. Jeder, der sich wirklich auf einen anderen Menschen einlässt, weiß, wie unerquicklich dieser dunkle Raum der Verzweiflung ist. Dank der modernen Technik und der davon profitierenden Neurobiologie wissen wir nun genauer, was im Gehirn passiert, wenn wir in den tiefsten Keller animalischer Reaktionen rutschen. Die Traumatherapie hat sich durch die Neurobiologie stark weiterentwickelt. Und das Traum(a)-Haus-Konzept, das schließlich von einer Traumatherapeutin und Weiterbildnerin für traumaspezifische Fachberatung entwickelt wurde, bezieht diese traumatheoretischen Erkenntnisse mit ein. Das neurobiologische und traumatheoretische Wissen bringt dem leidenden Paar völlig neue Lichtblicke. Und Licht ist das, was den gruseligen Muff des Kellers vertreiben hilft.

Paarbeispiel

Tom sitzt an dem einen Ende der Couch, Johanna am anderen. Ungeachtet meiner Anwesenheit streiten beide erbittert und hasserfüllt um die korrekte Sichtweise irgendeiner unwesentlichen Sache. Ich muss laut und mehrfach „Stopp!" rufen, bevor die notwendige Ruhe einkehrt, die es für einen anderen Umgang miteinander braucht.
Worte helfen hier überhaupt nicht, führen sogar umgehend zu Schreiattacken. Streng und kompromisslos lenke ich deshalb die Wahrnehmung auf den Körper. Tom lässt sich darauf ein. Johanna sitzt mit wütendem Blick und verschränkten Armen daneben. Als sie Zeugin der Verwandlung ihres Mannes in ein schluchzendes, verzweifeltes Wesen wird, weicht ihr abweisender Ausdruck einem ungläubigen Staunen. „Ich habe ihn so noch niemals erlebt", bricht es aus ihr heraus.
Tom nutzte dieses „Stopp" und die Konzentration auf seinen Körper fortan zur Heilung seiner Beziehung. Beide haben schreckliche Traumata in der Kindheit erlebt.

Obergeschoss: der Flur und der Besinnungsraum

Der humanistischen Psychologie verdanken wir die Orientierung an erfolgreichen Menschen. Für das Traum(a)-Haus sind das die „erfolgreichen Paare". Anders als in der Psychoanalyse, die kranke Menschen in den Fokus nimmt, oder im Behaviorismus, der Lerntheorien von Tieren ableitet, liegt eine gewisse Schlüssigkeit darin, das zu üben, was erwiesenermaßen Erfolg verspricht.
Die Vielzahl der Beziehungsratgeber und die gewichtigen Werke über Paartherapie, die den Markt überschwemmen, handeln von Krisen, Problemen, Störungen und dem Vermeiden beziehungsweise dem Verbessern von Fehlern, Problemen und dysfunktionalen Verhaltensweisen.

Paarbeispiel

Ein Paar, das sich trennen will, kommt zu mir. Zwar hat Bruno Unmengen an Partnerschaftsliteratur verschlungen, doch Patricia will mit all dem nichts zu tun haben.
Allerdings stellt Patricia im Verlauf unserer Therapie ein sehr ansprechendes Handbuch mit allen Übungen und PDF-Dateien der Aufwind-Website zusammen. Bruno staunt und seine Frau drängt ihn nun, die Tipps auszuprobieren. Sie sorgt für geplante Sexabende, schreibt einen Liebesvertrag, pocht auf Beziehungsgespräche und schließlich lebt auch die gemeinsame Vision von einem Seminarhaus wieder auf.

Anders der humanistische Ansatz: Jeder trägt Verantwortung für sich, sein eigenes Leben und Erleben sowie für die Gestaltung seiner Beziehungen. Reflexions- und Entscheidungsfähigkeit sind zentrale Kompetenzen jedes Menschen. Jeder kann seinen Willen einsetzen und für die eigene Weiterentwicklung nutzen.
Auf das Traum(a)-Haus angewendet bedeutet dies: Anstatt zu streiten, die Fluchttreppe zu nutzen oder in den Keller zu rauschen kann jeder entscheiden, das Krisengebiet (die Drama-Bühne) zu verlassen, sich im Entscheidungsflur neu auszurichten und den Besinnungsraum zur Reflexion anzusteuern.

Patricias Vokabeln versetzen sogar mich in Verwunderung. Sie spricht vom Entscheidungsflur, in dem sie nun verweilt, anstatt mit Bruno zu streiten. Selten habe ich die Freude, eine so konsequente Entwicklung begleiten zu dürfen. Nach Abschluss unserer Arbeit erreicht mich ein enthusiastisches Feedback von Bruno.
Dieses Paar scheint für seine Umgebung zu einem „leuchtenden Stern" geworden zu sein. Oftmals sitzt ein neues Paar auf Empfehlung von den beiden bei mir und erzählt sehr angetan von der wundersamen Wandlung dieses Paares. Patricia und Bruno sind stolz auf unser „Paarcoaching" und erzählen überall, wie gut es ihnen getan habe. Sie haben nicht den Eindruck, sie müssten verschweigen, warum sie Hilfe gesucht haben. Beide sind absolute Fans des Traum(a)-Haus-Konzepts.

Aufstieg in den Liebesraum

Auch wenn das Trauma(a)-Haus-Konzept Liebe, Beziehungs- und Konfliktfähigkeit „erfolgreicher Paare" lehrt, so ist es vielleicht tröstlich zu wissen, dass auch diese Paare einmal ganz unten angefangen haben und sehr wohl die kühlen, dunkleren Stufen verzweifelter Kellerabstecher kennen. Es gibt zunehmend Literatur über die Entwicklung des Geistes und des Bewusstseins und die spirituelle Bewegung fasst Fuß in der Therapieszene. Bücher über den Wert innerer Einkehr finden sich auf den Bestsellerlisten und wissenschaftlich renommierte Autor/inn/en geben Empfehlungen für eine bewusste Partnerschaft.
Es öffnet sich somit ein vollkommen neuer Raum der Ekstase, der innigliche Begegnung verspricht. Die Empfehlungen zur bewussten Partnerschaft sind letztlich das Ziel des Traum(a)-Haus-Konzeptes.

Paarbeispiel

Es gibt erst wenige Paare, die diesen Weg gegangen sind, denn er bedarf einer täglichen Praxis und regelmäßiger Übung. Die heilungs- und wachstumswilligen Paare widmen sich den bereits vorgestellten Methoden und wachsen über ihr Bindungs-Schema und die Beziehungsdynamik durch die noch vorzustellende Affektregulierung und Krisen-Prophylaxe hinaus und werden von anderen als Vorbilder erlebt.
Ich denke da an Erdal und Rebecca. Dieses Paar stellte sich allen Themen der Entwicklung. Auf einem stetig höher werdenden Niveau durchstanden beide jede Krise. Bald waren Lehrerin und Schüler auf Augenhöhe und manchmal wurden sogar die Schüler zu Lehrern.
Speziell Rebecca schreitet weiterhin konsequent voran, auf dem Weg zu Glück und Freude in ihrer Gegenwart.

Diese verschiedenen theoretischen Auffassungen mit den unterschiedlichen Sichtweisen erinnern mich ein wenig an die Erklärungsversuche der Gelehrten, die den Elefanten erfassen wollten. Jede therapeutische Richtung schlägt eine andere Herangehensweise für die Paarberatung vor. So wird der Behandlung des Paares oftmals ein separater Raum im Haus des entsprechenden wissenschaftlichen Ansatzes zugewiesen. Das Traum(a)-Haus dagegen vertritt eher ein integrales Konzept (Weinreich 2005, S. 139), wodurch die Methodenvielfalt verschiedener psychotherapeutischer Schulen für die Arbeit mit traumatisierten Paaren genutzt und vereint wird. Von daher steht das Traum(a)-Haus für die methoden- und theorienübergreifende Therapie traumatisierter Paare. Um in der Metapher des Hauses zu bleiben: Wir heilen nicht in erster Linie die Individuen, sondern weisen das Paar in die Regeln erfolgreicher Haushaltung und Instandsetzung des Traum(a)-Hauses ein.

Im Fokus stehen deswegen die einzelnen Etagen des Hauses mit den spezifischen Erfordernissen, um ihre Bedeutung für die Beziehungskompetenz und die Bewusstseinsentwicklung eines Paares nutzen zu können. Die Stufen der Entwicklung, die Erdal und Rebecca oder auch Patricia und Bruno durchschritten haben, weisen auf fünf Bewusstseinsebenen hin, die dem Traum(a)-Haus zugrunde liegen. Dessen fünf Ebenen stehen für unterschiedliche Reflexionsfähigkeiten und Beziehungskompetenzen. Ob ich über ein Problem nachdenke, den Prozess zwischen zwei Personen betrachte oder die unterschiedlichen Hintergründe anvisiere – all das setzt stets andere Blickwinkel voraus. Die Betrachtung aufeinander aufbauender Stufen habe ich zum ersten Mal im Kontext der Moralentwicklung nach Lawrence Kohlberg und Carol Gilligan[15] kennengelernt. Martin Ucik (2012), der sich auf die integrale Philosophie Ken Wilbers bezieht, ergänzt die Bewusstseinsstufen um die Sichtweise von C. G. Jung für die Partner-Ideale.

In meinem Konzept habe ich für jede der fünf Stufen die Beziehungskompetenz, das Idealbild vom Partner, den Umgang mit Konflikten und Emotionen sowie die Einstellung zur Sexualität entwickelt. Nach meiner Erfahrung fühlen sich Paare von der Erklärung der Traum(a)-Haus-Etagen sehr angesprochen. In der Beschreibung der fünf Ebenen gehe ich auf verschiedene Aspekte ein:

- Welche Partnerschaftsvorstellungen sind wesentlich?
- Wie sieht das Bild vom idealen Beziehungsgefährten aus?
- Über welche Beziehungskompetenzen verfügt die Person?
- Aufgrund welcher Reflexionsstufe werden Krisen und Ursachen von Konflikten betrachtet?
- Wie wird die Sexualität gelebt?

15 Hierzu gibt es mehrere Autoren, die zu den Stufen der Moralentwicklung nach Kohlberg schreiben, z. B. (W. Althoff, I. Haase, G. Becke). Carol Gilligan (1999) hat sich in ihrem Buch „Die andere Stimme" mit der Moralentwicklung der Frau beschäftigt.

Die fünf Stufen mit den entsprechenden Ansichten, Kompetenzen oder Idealvorstellungen geben eine gute Orientierung darüber, wo ein Paar steht, welche Entwicklung anzustreben und was noch zu erarbeiten ist. Zugleich sieht das Paar, wo der Weg hingeht, da aus dem Trauma-Haus schließlich ein Traum-Haus werden soll.

Es ist völlig normal, dass Menschen sich auf unterschiedlichen Ebenen ihrer Entwicklung befinden. Der Wunsch nach Wachstum ist ebenfalls ein ganz natürlicher Antrieb. Wird dieser gesunde Drang nicht erfüllt, stellen sich Schmerzen und emotionales Leiden ein. Die Missachtung des Entwicklungsstrebens zeigt sich in Unzufriedenheit, Frust und möglicherweise sogar in körperlichen Symptomen. Not, Krisen und Unglück können durchaus als Wachstumsimpulse gedeutet werden und müssen nicht zwangsweise bedeuten, dass etwas falsch läuft oder der / die Partner/in nicht der / die Richtige ist. Jeder hadert lediglich schmerzlich mit der wahrgenommenen Einschränkung, da Menschen sich voll entfalten wollen und ihr gesamtes Potenzial ausschöpfen möchten. Diese komplizierten Wachstums- und Entwicklungsbestrebungen lassen sich mithilfe der Ebenen des Traum(a)-Hauses wunderbar erfassen.

6.1.1 Ebene 1: Uneinigkeit – zwei Gefangene sitzen im Keller fest

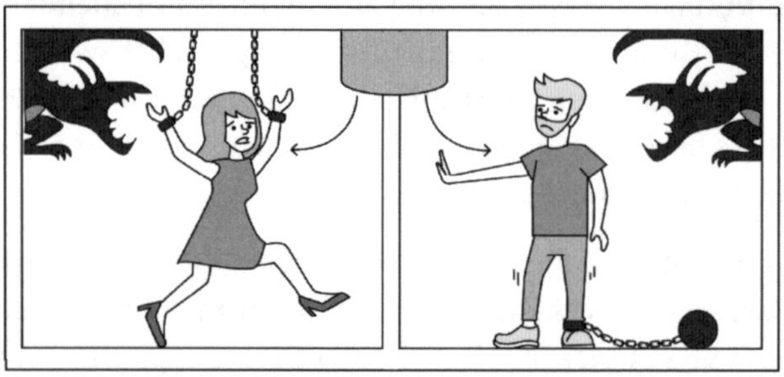

Abbildung 42: Der Keller

Auf dieser ersten Stufe schaut ein Mensch auf sich selbst und seine eigenen Sorgen und Bedrängnisse. Verbindungen werden unter dem Aspekt des eigenen Nutzens eingegangen. Viele Paare denken selten darüber nach, was sie bewogen hat, einander zu wählen, oder was sie für den Fortbestand ihrer Verbindung tun könnten. Wenn die Partnerschaft in eine Krise gerät oder gar auseinanderzubrechen droht, stellt sich die Frage, was wohl falsch gelaufen sein mag und wer die Schuld trägt. Das Paar gerät in Eskalationen und streitet sich. Beide sind der Überzeugung, im Recht zu sein und der andere müsse sich ändern. Beide fühlen sich von den Dramen überrumpelt und haben nicht den Eindruck, etwas daran ändern zu können. Jeder ist der Meinung, die Beziehung wäre intakt, wenn nur das Abrutschen in den Keller aufhören würde. Sobald der Streit abgeklungen ist, geht das Paar erleichtert zur Tagesordnung über. Endlich herrscht wieder Harmonie.

Auf dieser Stufe befinden sich auch Paare, die jeder Auseinandersetzung aus dem Weg gehen. Konflikte werden vermieden, verfängliche Themen gar nicht erst angesprochen. Es wird Einklang zelebriert und jeder Konflikt eingemottet. Das kann so weit gehen, dass das Paar in großer Distanz zueinander verharrt. Jeder geht in seiner Ablenkung auf, sei es in der Arbeit, den Kindern oder der Nebenbeziehung. Die Fluchttreppe zeigt bedrohliche Abnutzungstendenzen.

Entweder ist der Mann noch ganz mit seiner Mutter verbunden oder er trägt ein Bild in sich, die Frau solle ihm Nahrung, Liebe und Sicherheit spenden. Ein Mann auf dieser Entwicklungsstufe kann ohne eine Partnerin nicht leben, was dazu führt, dass er sich oft ausnutzen lässt oder über innere Einsamkeit klagt.

Eine Frau auf dieser Entwicklungsstufe misstraut Männern wegen eigener Verletzungen aus der Kindheit durch männliche Bezugspersonen (Missbrauch, Gewalt, Verlust) und den mangelnden Schutz oder gar die Ablehnung durch die Mutter. Dem Partner gegenüber ist sie eher ambivalent, was zu Rettungssehnsüchten, Anklammern oder verführerischem Verhalten beiträgt. Kommt ein Mann ihr zu nahe, zieht sie sich zurück. Sie kommt nach einer Zeit der Distanz zwar wieder, kann aber durch diese Aktionen einem schwachen Mann das Herz brechen. In der Beziehung funktioniert sie hervorragend als gute Mutter und Hausfrau. Alle anderen Verantwortlichkeiten überlässt sie gerne dem Mann.

Sexualität wird entweder als sündhaft angesehen und ganz vermieden oder aus Pflichtgefühl praktiziert. Zwanghafte Praktiken und sexuelle Fantasien ersetzen die reale Begegnung oder nehmen sogar ihren Platz ein. Intensive Nähe wird entweder eingefordert oder abgelehnt. Auch wenn der Partner zum Objekt der Begierde wird, ist eine tiefere Verbindung nicht wirklich gewollt, wobei der Wunsch nach Triebbefriedigung durchaus gegen den Partner durchgesetzt wird, speziell in erniedrigenden Formen von Sexualität. Es gibt wenige bis keine Absprachen, keinen Austausch und keine Verbindlichkeit.

Beispiel

Nachdem sie die verschiedenen Etagen kennengelernt haben, malen Gabi und Merten in einer Therapiestunde ihr Traum(a)-Haus. Mir außerordentlicher Sorgfalt und überdimensionierter Größe widmen sie sich der Darstellung des Kellers. Dort lebe die gefolterte Gabi, angekettet mit blutenden Wunden und qualvoller Verzweiflung im Gesicht. Merten hat eine tote Gestalt in seinen Keller gelegt und fügt mit ungewöhnlichem Detailreichtum Spinnen, Ratten und Schlagen hinzu. Die obersten Etagen wirken gegenüber diesem Szenario des Grauens leer und verwaist. „Ich will zu meinem Trauma stehen, es ist ein Stück von mir, von uns!" Gabi schaut Merten herausfordernd an und dieser nickt zustimmend.

6.1.2 Ebene 2: Bedürftigkeit – die Kinderzimmer-Ehe

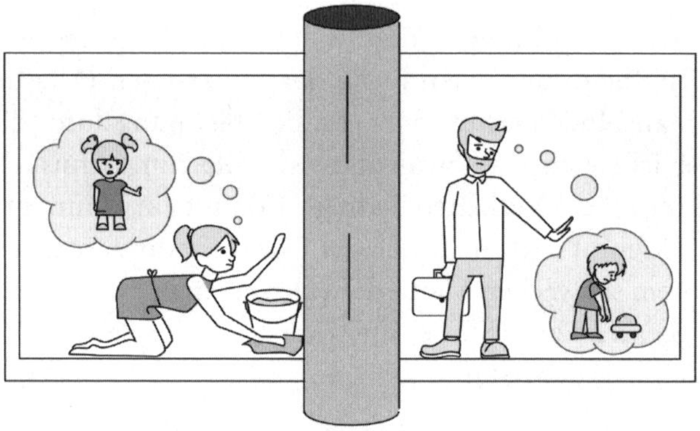

Abbildung 43: Das Kinderzimmer

Auf dieser Stufe wird der Blick durchaus auf den anderen mit seinen Ansichten und Normen gerichtet. Beide Partner gehen davon aus, dass es *eine* Wahrheit und *eine* korrekte Sichtweise gibt. Hier gibt es klare Vorstellungen von Richtig und Falsch mit einem entsprechenden Belohnungssystem für angepasstes beziehungsweise abweichendes Verhalten.

Das Paar versucht, die Ursachen von Streit oder Distanz zu ergründen. Die Beschäftigung mit Partnerschaftsliteratur oder einer Paartherapie eröffnet ein erstes Verständnis dafür, dass die jeweiligen Kindheitsmuster in die Paardynamik einfließen. Das Wissen sorgt jedoch nicht dafür, dass die Krisen enden oder beide sich näherkommen. Die Erkenntnisse sind immer noch sehr theoretischer Natur. In den Phasen zwischen den Dramen oder in Zeiten besonderer Ferne bemerkt einer oder bemerken beide, dass während der Schwierigkeiten etwas passiert, das sich dem eigenen Einflussbereich entzieht. Beide würden Konflikte gerne vermeiden, doch wenn es turbulent wird oder wenn sie sich vom anderen zurückziehen, stellt sich erneut Uneinigkeit ein.

Ein Mann auf dieser Stufe erwartet von seiner Partnerin, dass sie ihn „erfreut". Er kann aber nicht wirklich zu ihr als Mensch stehen, und daraus resultieren verhängnisvolle Abhängigkeiten. Er ist bereit, für seine Frau zu sorgen und Verantwortung für eine Familie zu übernehmen. Er ist liebevoll und beschützend und akzeptiert seine Partnerin, solange sie anspruchslos, fürsorglich, treu und ihm sexuell zugeneigt ist. Er selbst ist monogam, da er die Vorteile der Verbindlichkeit schätzt. Sex gehört für ihn dazu, ohne dass er sich darüber viele Gedanken machen möchte.

Nach den Vorstellungen der Frau auf dieser Bewusstseinsstufe ist der ideale Mann großartig und verschwenderisch mit seinem Lob und seiner Anerkennung für sie. Die Frau definiert ihren Wert über den Partner und ihre weibliche Anschmiegsamkeit. Sie achtet sehr auf ihre Attraktivität und will männlichen Erwartungen durch Diäten, Fitness und emotionale sowie sexuelle Verfügbarkeit genügen. Schwäche, Alter oder Krankheit stürzen sie in Depressionen. Diese Frau wünscht sich einen starken und mutigen Beschützer und Versorger, der ihre Bedürfnisse erfüllt und ihr einen sicheren Hafen bietet. Sie steht ihrem Mann zur Seite oder steigt in sein Geschäft ein. Solange er ihr Schutz und Status gewährt und stets ihren Erwartungen entspricht, läuft alles gut. Sobald sie enttäuscht ist, zieht sie sich zurück und widmet sich ihrer inneren emotionalen Befindlichkeit und wird unzugänglich.

Sexualität wird zu einer bewussten und achtsamen Entscheidung in einer verbindlichen Beziehung. Beide schätzen Sex als emotionale und physische Freude und achten einander. Es geht um Rücksicht, gegenseitige Befriedigung und den Einbezug von Fantasien, Vorlieben und Geborgenheit. Beide leben eine Sexualität, die Konflikte ausschließen soll. Partnerschaftsprobleme haben somit einen direkten Einfluss auf das Lustempfinden. Sex wird bei Problemen eher vermieden, zum Spielball für Erpressung oder als fehlendes Bedürfnis angesehen. Der im Verlauf dieser eher oberflächlichen Beziehung ständig gleichbleibende Sex kann eine Entwicklung zu mehr Bewusstsein ins Rollen bringen.

Beispiel

Mit wippendem Pferdeschwanz studiert Jaqueline ein Abbild des Traum(a)-Hauses. Sie hat Niko zur Therapie genötigt, denn sie wünscht sich ein drittes Kind, aber ihr Mann lässt sie ständig mit allen Familienpflichten allein. Wenn er mal zu Hause ist, widmet er sich Stunde um Stunde irgendwelchen Schlachten am PC oder an der Spielkonsole.

„Du willst ja nie Sex", verteidigt der Jungunternehmer sich. „Ich habe eben nicht dieses Bedürfnis, wie du", kontert Jaqueline.

Einen Blick in den Keller gestattet mir nur die quirlige junge Frau. Niko ist ohne Vater aufgewachsen und von einem Kinderheim ins nächste geschoben worden. Jaqueline teilt ein ähnliches Schicksal. Diese beiden verlassenen Kinder haben sich ein überteuertes Haus gebaut, quälen sich mit der Tilgung des Kredits und Niko steht mit Anfang dreißig kurz vor dem Burnout. „Wofür hat man denn schließlich eine Beziehung, wenn der andere einem nicht die Bedürfnisse erfüllt?", klagt Jaqueline in Bezug auf die verweigerte Schwangerschaft und Niko wegen des Sex-Streiks seiner Frau.

6.1.3 Ebene 3: Heilung – Befreiung der verletzten Herzen

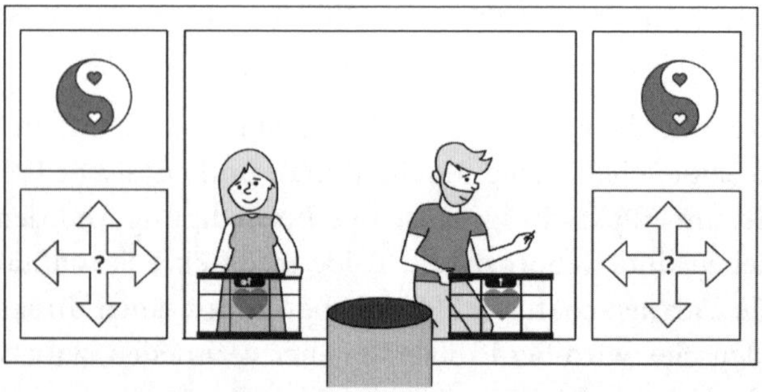

Abbildung 44: Der Flur der Entscheidung

Wahrheit gilt auf dieser Stufe als Konstrukt, als etwas, das abhängig ist von inneren oder kulturellen Glaubenssystemen. Jeder soll gehört werden, alle sollen mit entscheiden, ob jemand dazu in der Lage ist oder nicht. Gewaltfreie Kommunikation, endlos ausufernde, zu keinem Ergebnis führende Diskussionen, Wärme, Herzlichkeit und Seelenverbundenheit verstellen den Blick für sinngebende Strukturen.

Viele Paare sehen Konflikte in der Partnerschaft auf dieser Bewusstseinsstufe als Heilungschance an. Sie akzeptieren zunehmend, dass die Beziehung ein Ort der Befreiung und Entwicklung ist. Da Wachstum nicht immer nur angenehm ist und leidvolle Kindheitsmuster aufdeckt, haben diese Paare den Harmoniegedanken aufgegeben.

Dem Paar auf dieser Bewusstseinsstufe gelingt es, mitten im Streit oder der Distanzierung innezuhalten, wodurch ein Raum der Erkenntnis entsteht. Hilflos beobachtet sich der Streitende beziehungsweise Ausweichende und fragt sich, warum er/sie nicht anders handelt. Jedoch besteht oft nicht die Möglichkeit, das Karussell anzuhalten, um auszusteigen, sprich, in den Entscheidungsflur zu wechseln. Es werden sogar Anstrengungen unternommen, den Beziehungsraum anders zu gestalten und neue Möglichkeiten auszuprobieren. Wenn der Schmerz zuschlägt, führt die innere Stimme einen hoffnungslosen Kampf gegen das „problemverursachende Streitwesen“, den inneren Schatten.

Die Liebespartnerin dient dem Mann dieser Stufe als Wegweiser zu seiner eigenen inneren Entwicklung. Sobald die Frau ihn nicht mehr braucht, stürzt ihn das in die Krise des Auf-sich-selbst-zurückgeworfen-Seins. Er wagt den Weg der Selbstfindung, meditiert, liest psychologische Literatur und sucht nach dem Sinn seines Lebens. Er befreit sich, wird authentischer und will sich für eine wahrhafte Liebe öffnen. Möglicherweise will er aber diese Freiheit, die er zu schätzen beginnt, nicht mehr für eine einschränkende Beziehung opfern.

Die Frau dieser Stufe entscheidet sich bewusst für die eigene Selbstverwirklichung, unabhängig davon, ob ihr Partner dies gutheißt oder nicht. Sie sucht ihre Identität, anstatt einem Mann gefallen zu wollen. Sie ist finanziell unabhängig und lässt sich lieber scheiden, bevor sie weiter in einer unguten Beziehung verweilt. Diese Selbstbefreiung richtet sie zuweilen gegen den Mann. Diese Phase ist für die Frau sehr ambivalent, da sie sich nach Geborgenheit sehnt und dennoch nicht eingeengt werden möchte. Männer werden von einer Frau auf dieser Bewusstseinsstufe häufig als unzulänglich betitelt, als nicht entwicklungsfähig kritisiert und es wird der Mangel an „guten Männern“ beklagt.

Die wahrhafte Liebe kommt in der sexuellen Begegnung des Paares zum Ausdruck. Körper, Geist und Seele fließen als Einheit in die sexuelle Begegnung ein. Der Sexualität wird ein ganz besonderer, eigens gestalteter Platz in der Partnerschaft zugewiesen und nicht dem Zufall überlassen. Beide Partner sind miteinander verbunden, sprechen offen über ihre Sehnsüchte, Ängste und Bedürfnisse und sind auch während der sexuellen Aktivität im verbalen und emotionalen Austausch. Blockaden werden angeschaut und gelöst.

Beispiel

Magdalena hat ihre Stelle reduziert und einen eigenen Laden mit Heilsteinen, östlichem Wohndesign und Schmuck eröffnet. Vincent, der in einem IT-Unternehmen angestellt ist, unterstützt seine Frau beim Einkauf und Vertrieb.

Magdalena zieht sich emotional immer mehr von Vincent zurück, bis beide schließlich zur Paarberatung kommen. Beide haben in Einzeltherapien traumatische Kindheitserlebnisse aufgearbeitet, doch das hat die Entfremdung eher vertieft. Magdalena verlässt Vincent, um auf dem Jakobsweg zu sich selbst zu finden. Ob die Beziehung nach ihrer Rückkehr fortgesetzt werden kann, lässt sie offen. Vincent übergibt die beiden Söhne der Obhut seiner Schwester und sucht Halt in einem Männerseminar. Magdalena hat ihm häufig vorgehalten, wie unsensibel er sei, und daran will er arbeiten.

Magdalena kommt von ihrer Pilgerreise geläutert zurück und hat sich entschieden, die Beziehung fortzusetzen. Vincent geht hingegen völlig in den erfüllenden Männerritualen auf und zieht eher eine Trennung vor.

6.1.4 Ebene 4: Wachstum – der Besinnungsraum wird erklommen

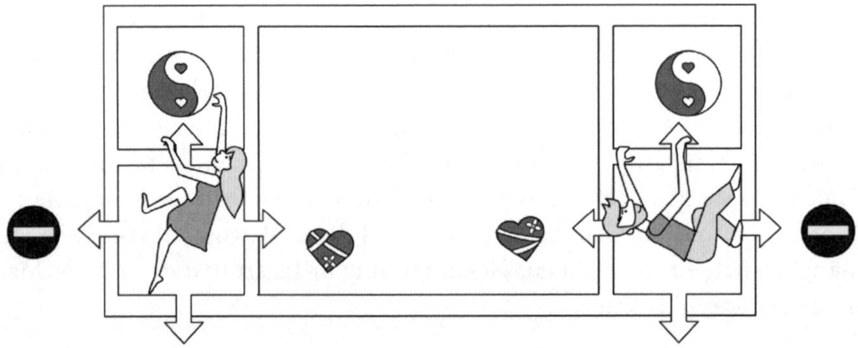

Abbildung 45: Der Besinnungsraum

Dieser Ebene liegt die Weisheit zugrunde, das zu akzeptieren, was möglich ist, hinzunehmen, was nicht zu verändern ist, und in allem eine Chance zum Wachstum zu erkennen. Jede Perspektive birgt Lernpotenzial und Möglichkeiten in sich, es gibt kein Richtig oder Falsch, sondern nur ein „So ist es". Weibliches Kommunizieren und männliches Handeln ergänzen sich zwischenmenschlich in synergetischer Weise.

Sobald die Drama- oder Rückzugsenergie, Zweifel, Kritik sowie Negativität sich melden, gelingt es Paaren auf dieser Stufe, konsequent und achtsam aufkommende Zwistigkeiten zu beenden und sich zur Reflexion und Selbstkonfrontation zurückzuziehen. So wendet sich der eine achtsam nach innen und der Energie des verletzten Kindes zu. Der andere tut es ihm gleich oder lässt den Partner in Ruhe nachspüren. Sobald der Schmerz auf der Paarebene virulent wird, tritt eine Art Notstandsregelung in Kraft. In dieser Zeit gehen beide besonders aufmerksam miteinander um. Jeder transformiert die Konfliktenergie durch bewusste Zeit im Besinnungsraum, durch innere Einkehr und das Aufspüren sowie Erlösen alter Wunden. Jeder trägt Verantwortung für seine Reaktionen und es gelingt immer besser, dem Partner die eigene Entwicklung selbst zu überlassen. Gleichzeitig trägt ein Partner auf dieser Stufe seine Sichtweise und Wünsche beharrlich und zugleich ruhig vor und zeigt auf, welche Konsequenzen unweigerlich folgen, da die eigene Integrität auf dem Prüfstand steht.

In dieser Phase seiner Entwicklung akzeptiert der Mann, dass Konflikte ein wesentlicher Bestandteil von Beziehungen sind und die Überwindung von Krisen zu Wachstum und persönlicher Entwicklung beiträgt. Er fühlt sich mit sich selbst als Mann sicher und wohl. Mit seiner weiblichen Seite hat er Frieden geschlossen. Er kann einer Partnerin ein flexibles Gegenüber sein, ohne sich von ihr bedroht oder verwirrt zu fühlen. Er hat seine eigene Identität gefunden, die nicht von der Unterstützung oder Akzeptanz der Partnerin abhängt. Er empfindet keine Schuld, Scham oder Unsicherheit, wenn es der Partnerin nicht gut geht, obwohl er Empathie zeigt und Freude an ihrem Glück empfindet. Er ist weder abhängig noch distanziert. Er kann sich öffnen und zeigt innere Stabilität. Eine verbindliche Beziehung ist für ihn Ort neuer Lebenserfahrung, emotionaler Heilung und spiritueller Erkenntnisse. Sein Leben lebt er durch einen Beitrag für die Gemeinschaft.

Ebenso wie der Mann auf dieser Entwicklungsstufe weiß die Frau, dass Konflikte ein wesentlicher Bestandteil von Beziehungen sind und die Überwindung von Krisen zu Wachstum und persönlicher Entwicklung beiträgt. Männer sind nicht mehr länger über- oder unterlegen, klammernd oder distanziert. Sie begreift, dass die Vorstellung, allein zu leben, eine Verzerrung ist, da sie erst in Verbindung mit einem Gegenüber zu einer ausbalancierten Persönlichkeit wird. Diese Frau sehnt sich nach Synergie auf allen Ebenen (Finanzen, Intellekt, Emotion, Sexualität und Spiritualität).

Sexuelle Experimente gelten dem Wachstum des Paares. Beide öffnen sich für neue sexuelle Praktiken. Slow-Sex oder Soul-Sex, wahrhafte sexuelle Begegnung oder geplante Intimität werden anvisiert. Dass Kindheitsmuster dabei immer wieder Einfluss nehmen oder die bedürfnisorientierte „Geilheit“ mitmischt, nehmen beide wohlwollend zur Kenntnis. Mit einer neuen Sexualität wird experimentiert oder geliebäugelt.

Beispiel

Diana ist als Mädchen mehrfach sexuell missbraucht worden und hat nach der Aufarbeitung dieser Verletzung ein Frauenhaus gegründet. Otmar ist Therapeut und übernimmt die Arbeit mit den gewalttätigen Partnern. Wegen seiner eigenen Erfahrung mit dem aggressiven Vater und der unterdrückten Mutter ist er prädestiniert für diese Aufgabe.

Mit Mitte 40 war Diana schwanger geworden und hatte sich für einen Abbruch entschieden. Nun treibt die Trauer um das verlorene Kind die beiden zu mir. Diana hatte angefragt, ob ich einen Kollegen einbeziehen könne.

Das Paar kommt mit ganz konkreten Vorstellungen. Zuerst erfahren mein Kollege und ich von den weit entwickelten Umgangsformen der beiden. Sie praktizierten seit Jahren Slow-Sex und meditierten gemeinsam. Sie besuchen Tantra-Kurse und haben sich nach Experimenten mit anderen Sexualpartnern ganz und gar füreinander entschieden. Sie gehen in ihrer gemeinsamen Praxis total auf. Doch nun wollen sie beide mit der Bonding-Methode die Trauer um das Kind aufarbeiten, um ihre Beziehung damit nicht zu belasten. Diese ungewöhnliche Intervention, bei der sowohl Otmar in den Armen des Kollegen und Diana in meiner Umarmung haltlos und lange geschluchzt haben, endet in einem Erlebnis von Einigkeit. Nach dem Trost bitten Otmar und Diana darum, dass wir in einem Kreis auf dem Boden sitzen und uns an den Händen halten. In der Mitte brennt ein Licht für das verabschiedete Kind. Es spielt eine für diesen Moment passende Musik und das Paar spricht einen Text, den beide vorbereitet haben. Mir laufen bei den feierlichen Worten die Tränen über die Wangen und auch mein Kollege weint. Es ist eine überaus heilsame und ergreifende Erfahrung für alle Beteiligten

6.1.5 Ebene 5: Bewusstheit – der Liebesraum lockt

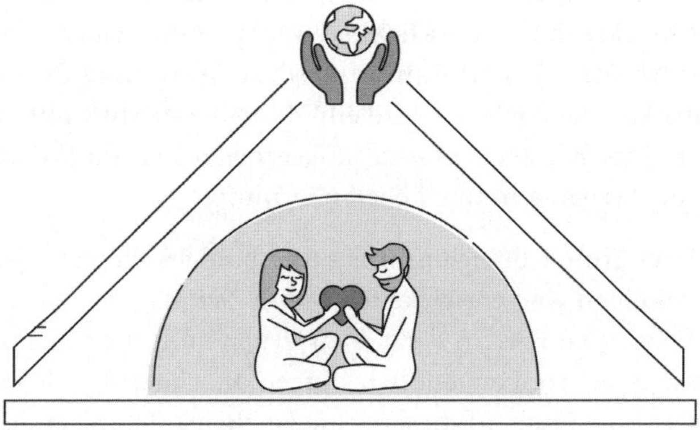

Abbildung 46: Der Liebesraum

Die Werte auf dieser Stufe zeichnen sich durch die gelebte Praxis eines Lebens in Weisheit, Mitgefühl, Hingabe und Gegenwärtigkeit aus. Wenn unverarbeitete Muster aus dem Inneren auftauchen, nimmt sich der betreffende Mensch Zeit für die Selbstkonfrontation. Melden sich unangenehme Empfindungen oder negative Emotionen, werden diese durch einen bewussten Akt beobachtender Gegenwärtigkeit transformiert. Erfahrungen werden zugleich als subjektiv und als Ko-Kreation angesehen. Im Mittelpunkt steht das „Sowohl-als-auch".

Jede Form der Negativität, des Schmerzes, der sich meldenden Krisenenergie oder des Impulses, auszuweichen, wird wahrgenommen und die aufkommenden Emotionen werden ausgehalten, ohne eine Reaktion oder Aktion daraus abzuleiten. Jeder macht nun die innere Seelenarbeit mit sich selbst aus und findet Mittel, mit den Wellen und Wogen inneren Ungleichgewichts zurande zu kommen. Das Wissen über die Normalität des inneren Schattens, der zu Streit und Unruhe einlädt, ist vorhanden. Längst hat der Besinnungsraum einen festen Platz im Leben. Man hofft nicht, dass der Schmerz ausbleiben möge, sondern er wird prophylaktisch behoben durch Selbstfürsorge, erfüllende Lebensumstände und eine aktive Gestaltung der Partnerschaft. Zeiten füreinander im Liebesraum und Zeiten für sich selbst werden ebenso aktiv gesucht wie mit Sorgfalt angegangen. Die eigene Entwicklung wird aktiv in die Hand genommen. Schriftliche Visionen, Absprachen und Zielplanungen gehören zum Standard dieser Paare. Streit, Ärger und Missgunst sind unakzeptable Motoren der Erkenntnisgewinnung. Hier herrscht die Meinung vor, Wachstum und Klarheit lassen sich vor allem durch Liebe, Achtsamkeit, Wertschätzung und tägliche Übung in bewusster Lebensführung erreichen.

Ein Mann auf dieser Stufe strebt häufig danach, seine Berufung zu leben und das Erreichte mit anderen zu teilen. Ähnliches erwartet er von seiner Partnerin. Dennoch setzt er sich eher mit der Individualität seiner Partnerin auseinander und hat verstanden, dass Ideale mit der Wirklichkeit wenig zu tun haben. Gleichheit, Achtsamkeit und Wertschätzung sind ihm wesentliche Werte und dies trägt er in die Beziehung hinein. Am glücklichsten wird ein Mann dieser Stufe mit einer ihm ebenbürtigen Frau, die ihre Kindheitsmuster aufgearbeitet hat und Verantwortung für ihr eigenes und für das gemeinsame Leben übernimmt.

Eine Frau auf dieser Stufe lebt eigenständig und bindet sich trotz der umgesetzten Berufung gerne an einen weit entwickelten Mann. Sie mag den Austausch auf gleicher Ebene und liebt es, von ihrem Partner zu lernen und eine gemeinsame Aufgabe zum Wohle aller anzugehen. Letztendlich stützen die Unterschiede zwischen Mann und Frau das Paar. Eine Frau auf dieser Stufe ist ebenso Lehrerin des Mannes und fühlt sich in ihrer Größe wohl und bei sich selbst angekommen.

Sexualität auf dieser Ebene dient der Bewusstwerdung in der tiefen und innigen Seelenverbindung des Paares. Das Paar strebt Gegenwärtigkeit, hohe personale und emotionale Kompetenz an und lebt ein Leben bewusster, ganzheitlicher Gestaltung. Auf dieser hohen Stufe bewusster Sexualität nimmt das Paar sich Zeit für die sexuelle Begegnung. Der intime Austausch wird in einem eigens hierfür hergerichteten und geschmückten Raum zelebriert. Sinnlichkeit, Erweckung aller Empfindungen und wahrhafte Gefühlstiefe (auch „negativer" Wahrnehmungen) ist essenzieller Bestandteil der geplanten Vereinigung. Im Mittelpunkt stehen die Tiefe und Offenheit für das eigene Sein, die Verbindung zum Höheren, das stille Verweilen in der eigenen Energie bei gleichzeitig intensiver Bezogenheit zum Liebespartner.

Beispiel

Ava und Heiner leiten ein Paar-Institut. Heiner ist Traumatherapeut und Ava promovierte Psychologin. Heiner hat sich infolge seiner leidvoll erlebten Partnerschaften, seiner Selbsterfahrung und während seiner Ausbildungen sehr weit entwickelt. Ebenso Ava, die Kurse für weibliche Sexualität anbietet und sich für Heiner entschieden hat, nachdem sie etliche Seminare mit ihm geleitet hatte. Sie haben geheiratet und ihr Institut zu großem Erfolg geführt. Heiner strahlt eine so große Akzeptanz und Liebe aus und auch Ava ist ein Vorbild an reflektierter Weiblichkeit.

Diese beiden großartigen Menschen waren meine Mentoren und brachten mir viel bei. In einer persönlichen Krise, die dazu beitrug, dass ich meine eigenen Kindheitsmuster hinter mir lassen konnte, hatten Ava und Heiner mich in ihre Mitte genommen. Eigentlich hatten die beiden Pause. Doch sie saßen an meiner Seite und begleiteten mich über die Schwelle zu meiner Bewusstwerdung. Während dieses wundervolle Paar voller Liebe und Zuneigung mein eigenes Erwachen begleitete, legten sie zugleich den Grundstein für mein paartherapeutisches Wirken. Ich bin den beiden unendlich dankbar.

6.2 Die vier Quadranten der Liebe

Die fünf Ebenen des Traum(a)-Hauses lassen sich den vier Bewusstseins-Quadranten der integralen Theorie Ken Wilbers zuordnen. Die Ortung der Trauma-Bestie verändert die therapeutische Intervention, wobei der vierte Qudrant für den Zustand der Aussöhnung mit der Bestie steht.

6.2.1 Erster Quadrant: individuell von innen

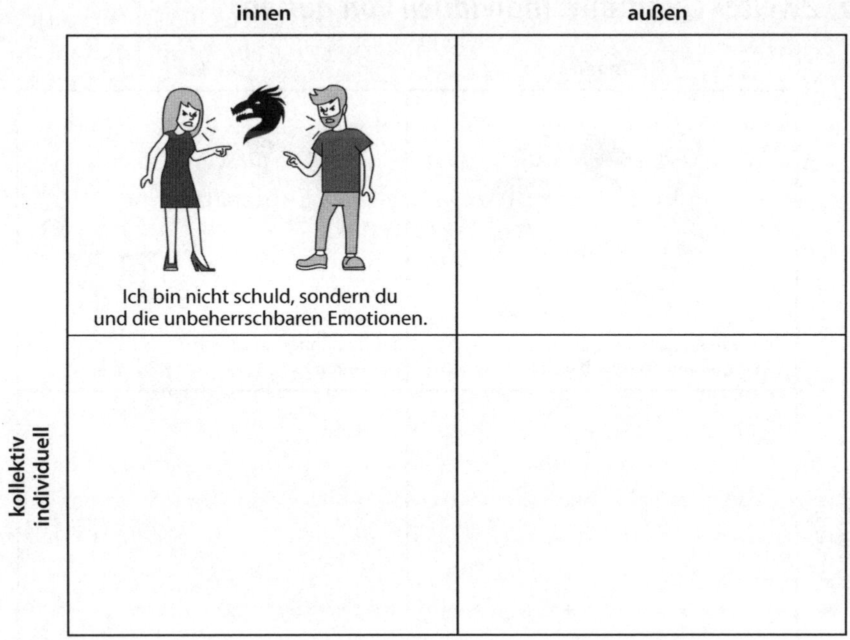

Abbildung 47: Die vier Bewusstseins-Quadranten – Quadrant 1

Zu Beginn der Therapie befindet sich das Paar in der Regel im Keller-Modus, auf der Stufe der Uneinigkeit. Am ehesten wird hier der Partner zum Monster oder Ungeheuer erklärt. Auch wenn jeder insgeheim spürt und manchmal sogar zugibt, dass das eigene Verhalten nicht gerade rühmlich ist, so muss es doch am Partner bezw. an der Partnerin liegen. Die ehemalige Scheidungsregelung, bei der nach dem Schuldigen für die Zerrüttung der Ehe gesucht wurde, geistert noch in den Köpfen. Doch mittlerweile sehen immer mehr therapiewillige Paare in den nicht kontrollierbaren Emotionen, die aus dem Inneren heraufttoben, den Störenfried der trauten Zweisamkeit. Die zu bekämpfenden Monster wären demnach die Depression, die Borderline-Störung oder die posttraumatische Belastungsreaktion.

Der Blick auf die Bestie wird hier aus einer individuellen, von innen nach außen gerichteten Perspektive gewagt. Die angesagte Intervention wäre demnach eine Einzeltherapie, in der entweder der gestörte Partner an sich arbeitet oder/und das Symptom mit der prägnanten Krankheitsbezeichnung im Fokus der Behandlung steht. Dies ist der erste Quadrant des Bewusstseins, in dem ein Mensch nur auf sich selbst und seine eigenen Bedürfnisse schaut.

6.2.2 Zweiter Quadrant: individuell von außen

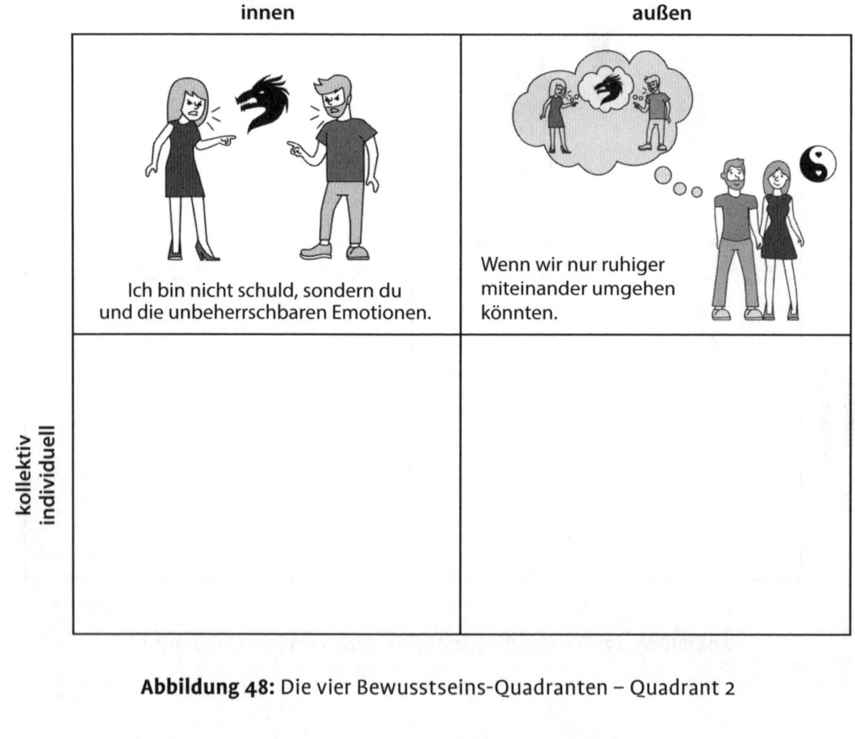

Abbildung 48: Die vier Bewusstseins-Quadranten – Quadrant 2

Im zweiten Quadranten des Bewusstseins schaut eine Person auf die Interaktion, die innerhalb der Beziehung stattfindet. Wenn nur die Gewalt (= das Monster) aus dem gemeinsamen Umgang herausgehalten werden könnte, dann wäre alles gut. Die richtige Art des Miteinanders verändert demnach die Macht und das Ungleichgewicht in der Partnerschaft zum Positiven. Ein Paar, das diesem Verständnis folgt, möchte Regeln des besseren Verstehens und Verhandelns erlernen. Das Monster ist gemäß dieser Sichtweise die hierarchische Kommunikation.

Das passende Behandlungskonzept in diesem Bewusstseins-Quadranten umfasst entsprechend emanzipatorische Kommunikationsmodelle und die Verbesserung der Prozesse zwischen Mann und Frau. Auf dieser Ebene richtet sich der Blick auf den Partner / die Partnerin und seine / ihre Ansichten und Normen. Es wird eine Außenperspektive eingenommen und die Beziehungsdynamik von einer Metaebene her betrachtet. Ausgangspunkt ist: Es gibt *eine* Wahrheit oder *eine* richtige Sichtweise.

6.2.3 *Dritter Quadrant: kollektiv von innen*

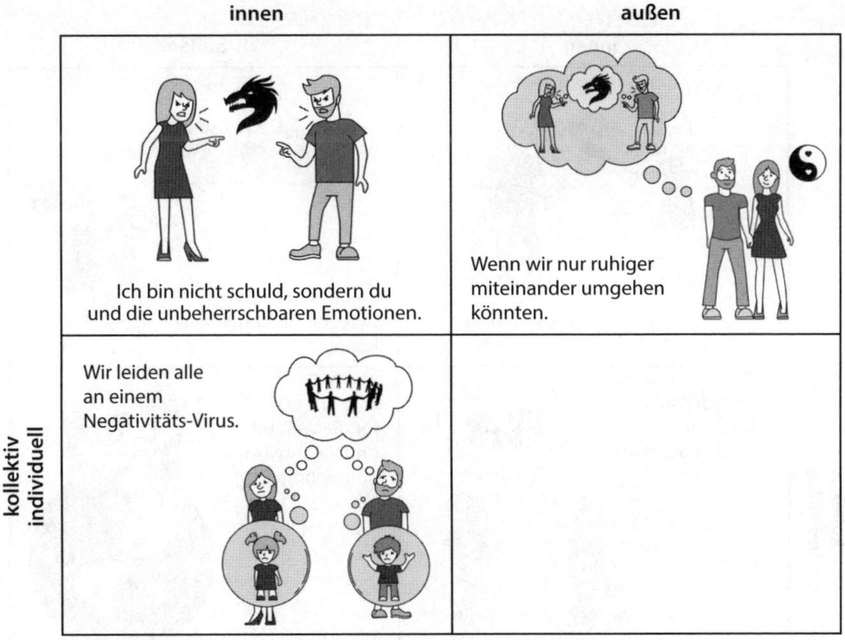

Abbildung 49: Die vier Bewusstseins-Quadranten – Quadrant 3

Im dritten Quadranten des Bewusstseins schaut die Person auf alle Menschen: Jeder trägt Negativität und Schmerz in sich, Zustände, die es zu überwinden gilt. Das Monster wäre demnach eine Art kollektiver Virus, den es auszumerzen gilt, damit Friede, Liebe und Verbundenheit zwischen allen Menschen dieser Erde möglich werden.

Paare mit dieser umfassenden Sichtweise verlangen nach Methoden der Katharsis (das gefühlvolle Auspowern) und Selbstbefreiung. Spiritualität wird auf dieser Stufe des Bewusstseins zur inneren Einkehr und Klärung des Energie-Körpers eingesetzt. Tantra-Kurse, Yoga-Seminare, Communities mit dem Schwerpunkt auf reinigende und ritualisierende Gemeinschaftserlebnisse werden besucht und im All-eins-Sein Glück und Wachstum erfahren. Diese energieanhebenden Highlights verbundener Innerlichkeit kollidieren jedoch mit der „alten" normalen Welt und den Erfordernissen des Alltags. Nach den berauschenden Events warten der Haushalt, Steuern und der ungeliebte Job. Die Bestie Alltag und der Zwang zum Geldverdienen führen zum Energieverlust.

6.2.4 Vierter Quadrant: kollektiv von außen

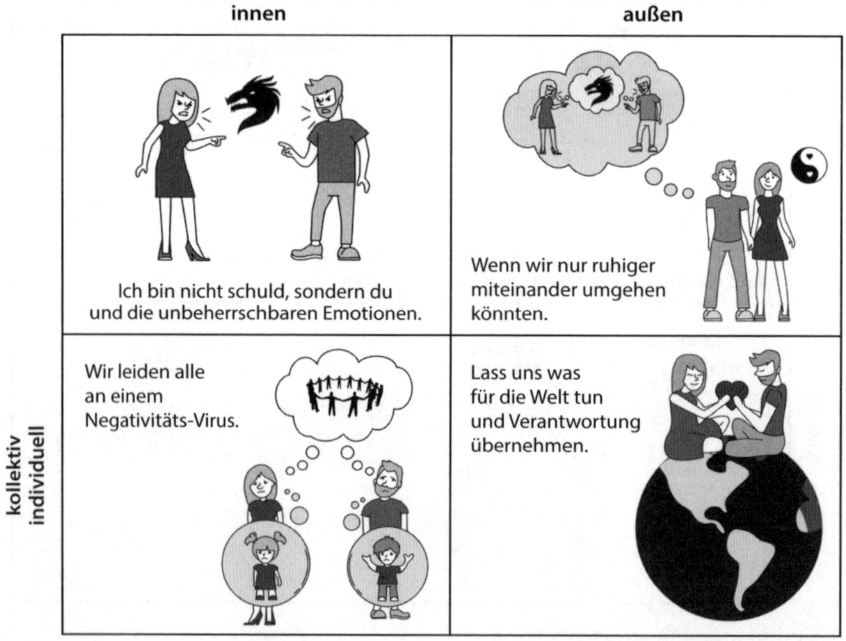

Abbildung 50: Die vier Bewusstseins-Quadranten – Quadrant 4

Im vierten Quadranten nähern wir uns der Erkenntnis, dass jeder Quadrant seine eigene Berechtigung hat. Jeder braucht Hilfe bei psychischen Erkrankungen und bei Krisen in der Partnerschaft. Die Beziehungsfähigkeit steigt bei liebevollem, empathischem Umgang miteinander.

Das Erlebnis in Gruppen und die Hinwendung zu Ritualen oder spirituellen Werten erweitern den Fokus vom eigenen Leid auf die Sichtweise der gemeinsamen Verbundenheit. Der vierte Quadrant schaut auf den Zustand der Welt und die Kriege, die zwischen den Völkern toben, auf die Verantwortung für den Fortbestand der gesamten Menschheit und den eigenen Beitrag für unseren Planeten. Die Betrachtung der Auswirkungen des Krieges, der Zerstörung der Erde und der Ausbeutung der Natur auf die Not jedes Einzelnen, auf die Liebe zwischen Mann und Frau, auf Gesellschaftssysteme und Wirtschaftsbündnisse münden in einen Perspektivwechsel. Die Berücksichtigung der Wechselwirkung zwischen innerer und äußerer, individueller und kollektiver Ebene fließt in ein ganzheitliches Konzept ein. Der Wunsch, einen eigenen Beitrag für das Wohl aller und die Gesundung des Planeten einzubringen, kommt auf dieser Ebene des Bewusstseins hinzu. Eine umfassende Begleitung des Paares ermutigt deswegen dazu, Glück und Sinn in der eigenen Berufung zu finden. Auch und gerade dann, wenn die Folgen von Krieg und Trauma sowie der Zwang zur Harmonie und Anpassung eine Person bereits leidvoll aus einer „Normalbiografie“ herauskatapultiert haben.

Idealerweise befindet sich der kompetente traumasensible Paartherapeut oder die fähige traumasensible Paartherapeutin auf einer höheren Bewusstseinsebene als das Hilfe suchende Paar. Gemäß der Devise: Probleme lassen sich auf einer höheren Stufe besser lösen als auf der Ebene, auf der sie entstanden sind. Perspektivenvielfalt, Methoden-Reichtum und Theorieverknüpfungen sind von daher wesentliche Faktoren, um die verantwortungsbewusste Aufgabe der Begleitung traumatisierter Paare anzugehen. Ich halte mich bei meiner Arbeit stets an die Bewusstseinsebene meiner Klienten. Ansonsten ist die Gefahr groß, nicht akzeptiert zu werden. Diese Vorsichtsmaßnahme ist der Tabu-Allianz auf der Drama-Bühne geschuldet, die das Paar trotz aller Uneinigkeit miteinander eingeht, um die Trauma-Bestie in Schach zu halten.

6.3 Die Drama-Bühne – Rührstück oder Horrorszenario?

In der Regel haben sich die leidvoll Liebenden in den Katakomben der Kellergewölbe verirrt. Es herrscht Uneinigkeit über die Ursache des Desasters und die konsultierte Therapeutin möge den Weg weisen, Rat geben und Recht sprechen. Der Zustand des Missklangs soll überwunden werden, um die ehemalige Harmonie aus der Zeit der verklärten Sicht auf den Partner wiederherzustellen. Ihr wahres Empfinden verbergen beide voreinander und vor sich selbst, gemäß der Überzeugung: Verschiedenartigkeit schadet dem Miteinander. Das häufig bemühte „Wir" zeugt von einer unterschwelligen Dissonanz, da die Vereinnahmung des einen durch die Interpretationshoheit des anderen nicht ohne Weiteres hingenommen wird (vgl. Schmid 2007, S. 32). „Er versteht mich einfach nicht." „Wir sind zu verschieden." „Sie sieht mich nicht." „Wir passen nicht zueinander." Solche Stoßseufzer helfen, das Wunschbild von Liebe und Partnerschaft sowie die damit verbundene Bewusstseinsstufe einzuschätzen.

Soll das anspruchsvolle Ansinnen gelingen, die Konfliktbeladenen für die Gesetzmäßigkeiten des Traum(a)-Hauses zu interessieren, beginnt die traumasensible Paartherapie dort, wo das Paar steht: auf der Drama-Bühne. Diesen Begriff habe ich einmal gewählt, weil beim Streiten die Urteils- und Schatten-Anteile der jeweiligen Bindungs-Schemata des Paares konfrontiert werden.

Außerdem gibt es die Erinnerung an ein Bild, das im Arbeitszimmer eines Professors hing und das mir später die Augen öffnete für die Schauerszenarien, die allzu häufig in meiner Paartherapie-Praxis ausgebreitet werden. Während meiner Zeit an der Universität blieb mein Blick im Verlauf der endlosen Examina immer wieder an diesem mir damals ziemlich dämlich erscheinenden Poster (Abb. 51) hängen.

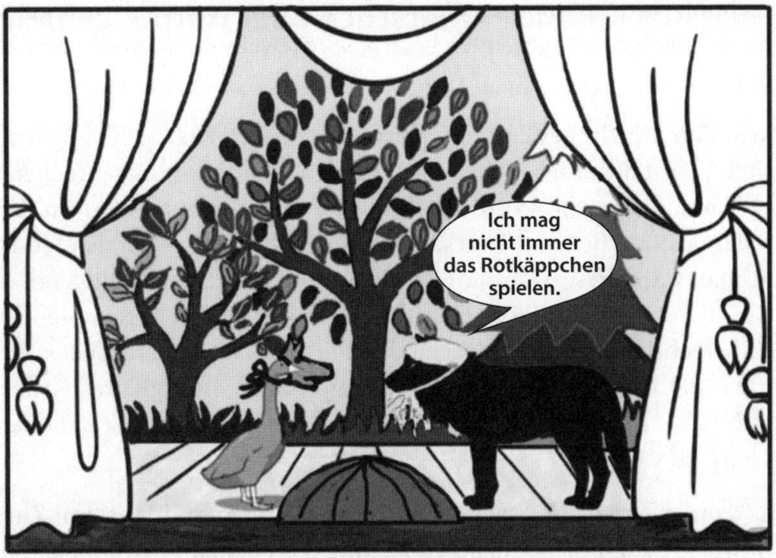

Abbildung 51: Verschleierte Dramaturgie

Beim Betrachten dieses Bildes stellte ich mir vor, was wohl passieren würde, wenn dieses ungleiche Paar die Masken abnimmt. Mit den verhüllten Gestalten erschien mir die Szene eher einem Rührstück zu entstammen, doch ohne den Mummenschanz hätten sich die Rollen von Opfer und Täter augenblicklich ins Gegenteil verkehrt.

Dieses Poster wurde für mich zu einem Schlüssel, der mir die verschleierte Dramaturgie der Beziehungsstreitigkeiten enthüllte. Das Opfer wird durch die Maske zum Täter und der getarnte Täter übernimmt die Position des Opfers. Mit diesem Verwechsel-Spielchen kann es gelingen, einer Beziehung mit inhärentem Horror-Potenzial einen harmlosen und mitleiderheischenden Anschein zu geben. Dieser Erkenntnis und die Arbeit mit den inneren Anteilen der Bindungs-Schemata machten mir deutlich, in welcher Weise der jeweilige Schattenanteil hinter der Maske des inneren Urteils die Krisen-Aufführung fest im Griff hat.

Der Schatten steht für das Traumafolgesymptom, unter dem gelitten wird, von dem man sich verfolgt fühlt und als dessen Opfer man sich sieht. Dieser abgelehnte innere Anteil passt jedoch nicht so recht zum sorgsam gehegten Ich-Ideal und wird deshalb als nicht zur eigenen Person zugehörig empfunden. Der Schrecken, von der inneren Wunde überwältigt zu werden, wird mithilfe der Vorstellung vom großen Glück und der Rettung durch den Traumpartner gebannt. Und so stürmt zu Beginn einer Beziehung das Traumpaar aufeinander zu, um recht bald zu durchschauen, dass hinter der nach außen gezeigten besten Seite jeweils ein Mensch mit Ecken und Kanten steckt.

Durch ein äußeres kritisches Ereignis, das in einer engen Paarbeziehung früher oder später auftritt, wird die eisige Mauer der inneren Verbannung aufgebrochen und das ehemalige Trauma erwacht. Würde der innere Anteil des eingesperrten Kindes die Qual von damals im Hier und Jetzt zulassen oder die Wut gegen den tatsächlichen Quäler richten, wäre diese Trauma-Energie womöglich zu überwältigend. Anscheinend besser zu handhaben sind da Selbstbestrafung, körperliche Symptome oder ein vorgeblich berechtigtes Vorgehen gegen den Partner. Das äußere Chaos, das Beziehungsdrama, die innere Leere, das Abgestumpft-Sein, zwanghaftes Grübeln oder Süchte sind nichts im Vergleich zu der Gefahr, vom Schrecken der Kindheit erneut „aufgefressen" zu werden.

Spätestens dann, wenn der Partner die Suche nach Schutz und Trost mit Zurückweisung beantwortet, stößt die aktuelle Verletzung das ehemalige Kindheitstrauma an. Sein Auftauchen eröffnet aber überhaupt erst die Chance zur Bergung des seelisch verwundeten Kindes. Um den Deckel der „Trauma-Gruft" anzuheben, dafür brauchen Paare allerdings Ermutigung.

Die Art der Inszenierung, die besondere Weise des Dramas zeigen, welches Trauma in der Kindheit stattfand. Auch zu ganz fest eingekapselten, nicht (mehr) erinnerbaren Kindheitstraumata eröffnet sich so ein Zugang.

In der traumasensiblen Paartherapie müssen wir jedoch Rücksicht nehmen auf die besondere Art der Stressbelastung, die das Trauma der Kindheit ausgelöst hat. Es gehört zum Wesen einer Traumafolgestörung, dass Klienten die gegenwärtige Beziehungskrise kaum vom damaligen Trauma unterscheiden können. Ulrich Sachsse (2009, S. 187) erläutert dies aus der Sicht der Neurobiologie:

„Wenn sie [die Klienten] in alte Zustände hineinrutschen, ‚getriggert' sind, gehört es gerade zu ihrem Krankheitsbild, dass sie die Realität vom Hier und Jetzt nicht auseinanderhalten können vom Dort und Damals. Sie sind im falschen Film, erfahren eine Realitätskonfusion und erleben aktuelle Beziehungen auf der inneren Wahrnehmungsschablone der Vergangenheit, ohne die Möglichkeit zur kritischen Distanz, zur Selbstreflexion, zum gelassenen Anschauen ihrer selbst und ihrer Beziehungskonstellationen. Sie schaffen es nicht, die Erwachsenenebene aufrechtzuerhalten und die Realitätsverwirrung aufzulösen."

Und weiter Sachsse (2009, S. 189): „Je näher, je dichter eine Beziehung wird, umso ähnlicher wird sie der traumatisierenden Beziehung."

In der traumasensiblen Paartherapie geht es letztendlich darum, die „Kindesmisshandlung“ zu beenden, sofern diese in der aktuellen Paarbeziehung fortgeführt wird. Es gilt, das Bewusstsein zu wecken, dass nun drei Erwachsene die Rettung von zwei traumatisierten Kindern anstreben.

Um zu verstehen, was genau auf der Drama-Bühne passiert, will ich im Folgenden entlang der Bindungs-Schemata von Emma und Walter erklären, wie die Partnerschaftskrise zur Intrusion des Traumas beiträgt. Der Begriff der Intrusion entstammt der Psychotraumatologie und bedeutet das impulsartige Einbrechen von Gefühlen, Szenen und Stimmen aus traumatischen Kindheitserfahrungen (vgl. Sachsse 2009, S. 52 f.). Die Krise des Paares triggert das ehemalige Kindheitstrauma an und das Kindheitstrauma speist die Krise. Eines bewirkt das andere, beides bedingt sich gegenseitig, und so schaukelt sich die Situation hoch. Der Zündstoff für das beschriebene Phänomen der Intrusions-Krise liegt in den traumazentrierten Bindungs-Schemata.

Betrachten wir nun also die Geschichte von Walter und Emma, um die Geschehnisse auf der Drama-Bühne zu begreifen, diese mit den Bindungs-Schemata zu verknüpfen und sie in das Traum(a)-Haus-Konzept einzufügen.

Fallbeispiel: Emma und Walter

Emma quält sich stets mit dem vernichtenden Gefühl, schlecht und überall fehl am Platze zu sein. Dabei ist sie als Ärztin für Naturheilverfahren durchaus erfolgreich.

Emmas Eltern hatten beide schon früh einen Elternteil verloren. Der Krieg hatte den Familien durch Armut, Not und schlechte Ausbildungen sehr zugesetzt. Emmas Eltern litten an Depressionen und ihr Hauptlebensinhalt bestand darin, zu jammern, zu leiden und das Elend der Welt zu beklagen. Emma wurde von der Mutter verprügelt, die auch dann nicht innehielt, wenn das Mädchen völlig apathisch am Boden lag. Vom Vater wurde Emma bloßgestellt und öffentlich als billiges Flittchen angeprangert. Zu allem Überfluss wurde Emma von einem Onkel sexuell belästigt.

Die erwachsene Emma war von dem zwanghaften Wunsch besessen, den Vater zu retten, die isolierte Mutter zu pflegen und sich tagein, tagaus die Klagen über Krankheit, Tod und Grauen anzuhören. In der Kindheit hatte Emma die Opferhaltung ihrer Familie hinterfragt und Lob erwartet, weil sie tapfer immer wieder Auswege aufzeigte. Stattdessen wurde sie ausgelacht, verspottet und zur Idiotin erklärt.

Nach einer gescheiterten ersten Ehe lernte Emma Walter kennen.

Walters Kindheit war ebenfalls kein Zuckerschlecken. Sein Vater wurde als Kriegsgefangener gefoltert, die Mutter hatte ihre gesamte Familie auf der Flucht verloren und litt unter einer Posttraumatischen Belastungsstörung. Walter rettete seine Mutter mehrfach vor dem Selbstmord und wurde so in jungen Jahren Zeuge der grauenvollen Tötungsversuche seiner Mutter und der unwirschen Reaktionen seines Vaters. Sobald Walter seine Angst um die Mutter zeigte, verprügelte ihn der Vater und herrschte ihn an, er solle sich zusammenreißen. Er würde ihm schon einbläuen, was im Leben wirklich schrecklich sei.

Trotz der Züchtigungen ließ Walter sich nicht bremsen, seine Mutter zu bewachen. Nachdem deren letzter Suizidversuch zu ihrem Tode führte, schwor Walter, er wolle nie wieder hilflos mit ansehen, wie ein Mensch vor seinen Augen verblutet. Er studierte Medizin und spezialisierte sich auf die Unfallchirurgie. Er war mit vollem Herzen Arzt, litt jedoch unter starken Zweifeln, ob er Menschen in Not wirklich helfen könne. Auf einem Ärztekongress lernte er Emma kennen und war sofort von ihrem Wissen über alternative Heilverfahren fasziniert.

Aufgrund des dringenden Bedürfnisses, sich vor der Opfermentalität ihrer Eltern zu schützen, hat Emma folgendes Ich-Ideal entwickelt: „Wenn ich optimistisch und hilfreich bin, entkomme ich der schrecklichen Botschaft meiner Eltern, unnütz zu sein." Walters Ich-Ideal besteht darin, in den extremsten Notsituationen souverän zu reagieren und sich auch dann zusammenzureißen, wenn er heillos überfordert ist. In diesen beiden Ich-Idealen spiegeln sich das jeweilige Überlebensmuster und die naive retrospektive Traumatheorie. Fatalerweise bewirken diese Ich-Ideale, dass Emma und Walter sich zueinander hingezogen fühlen. Walter sehnt sich nach Bestätigung für seine mühsam aufgebaute Souveränität. „Walter meistert jede kritische Situation. Ich war einfach hin und weg von seiner Stärke", schwärmt Emma.

Emma sehnt sich nach Anerkennung für ihre unkonventionelle Art, mit der sie gegen die klassische Medizin aufbegehrt. Genau deswegen verliebte Walter sich in sie. „Sie durchschaut jede Lüge, Intrige oder Augenwischerei. Ich bewundere sie für ihre unbeugsame Art." Als Ausdruck dieser Hingabe macht Walter Emma einen Heiratsantrag.

Walter und Emma haben sich also in ihre Ich-Ideale verliebt und hegen die große Hoffnung, endlich Würdigung für den eigenen mühevollen Weg zu erhalten. Emma hat ihren Wunsch nach Beachtung verbannt, wurde sie doch dafür in ihrer Kindheit grausam verspottet. Sie gibt sich nun stets bescheiden und optimistisch – für Walter ein Gegenentwurf zu seiner tief betrübten Mutter. Emma wiederum ist erleichtert über Walters scheinbare Unabhängigkeit, die – anders als bei ihren Eltern – ohne Hilfe und Aufbau auskommt. Seinen Wunsch nach Hilfe und seine Angst hat Walter jedoch tief in sich vergraben. Nach außen zeigt er genauso wenig Neigung zur Abhängigkeit wie Emma einen Hang zur Trauer. Die gefürchteten Emotionen dürften demnach nie wieder zum Verhängnis werden. Die Hochzeitsvorbereitungen laufen auf Hochtouren, die Beziehung vertieft sich, die Angst vor der Unausweichlichkeit der Ehe nimmt zu.

Immer öfter wird Emma scheinbar aus heiterem Himmel von Empfindungen unerklärlicher Trostlosigkeit gepackt und sitzt dann völlig gelähmt und apathisch zu Hause herum, unfähig zu arbeiten. Sie hasst diese Attacken der Hilflosigkeit, die sie schon aus ihrer ersten Ehe kennt. „Ich fühle mich wie ein Opfer dieser düsteren Stimmungen. Was soll ich nur tun? Ich dachte, diese Melancholie hätte mich endlich aus ihren Klauen entlassen. Wieso macht mir diese Stimmung nur alles immer wieder kaputt?“ Der innere Schatten der nicht zugelassenen Trauer signalisiert Emma, in welcher Not das eingesperrte Kind ist. Bei Walter lassen Emmas emotionalen Einbrüche sämtliche Alarmlampen aufleuchten. Wieder kommt das verhasste Gefühl des Versagens hoch. Er will Emma helfen, jedoch bringen keine seiner Ratschläge irgendeine Besserung.

Mit der Zeit erkennt Emma, wie eng Walter sein Leben eingerichtet hat. Seine Zögerlichkeit geht ihr immer mehr auf die Nerven. Walter ist von der Angst gepackt, was wohl mit Emma passiert, wenn er das Haus verlassen muss. Emma findet Walters Horrorvorstellungen einschränkend und unsinnig. Zunehmend konfrontiert sie ihn mit seiner Zwanghaftigkeit: „Du tust nur so souverän, dabei packst du dein ganzes Leben und auch mich in kleine Quadrate. Warum bist du nicht mutiger? Wovor hast du solche Angst?“

Walter hat sich in Emmas positive Art verliebt. Ihre „Anfälle“ findet er schrecklich. Zunehmend forderte er sie heraus, sich ihren Gefühlen zu stellen. „Du wirkst in diesen Phasen so stumpf. Warum kannst du nicht weinen? Danach scheint wieder die Sonne. Ich kann mit dir in diesen Phasen nichts anfangen.“

Walters inneres Urteil hört den Satz: „Reiß dich zusammen!“ und Emmas inneres Urteil hörte den Satz: „Du bist unnütz!“ – und schon beginnt der Verteidigungskampf. Die Ich-Ideale und Trauma-Symptome wurden attackiert. Emma: „Lass mich mit deinen Scheiß-Tipps in Ruhe. Geh zu deinen Patienten. Die beten dich an. Du bekommst ja schon einen Anfall, wenn nur die Serviette anders herum auf dem Tisch liegt.“ Walter: „Du mit deinen spinnerten Heilmittelchen. Die können dir jetzt auch nicht helfen. Dieser ganze esoterische Mist. Der taugt nichts, aber auch gar nichts.“ Auf einmal ist Walter nicht mehr der souveräne Held und Emma nicht mehr die selbstlose Optimistin, sondern er ist feige und sie zu nichts zu gebrauchen. Beide sind nun Opfer und Täter und in der merkwürdigen Tabu-Allianz auf der Drama-Bühne gefangen.

Sobald wir in der Therapie die vier inneren Anteile der beiden Bindungs-Schemata in das Traum(a)-Haus übertragen haben, wird beiden klar, was sie da miteinander ausfechten. Walter hat Emma in die Paartherapie gebracht, damit ich ihre „Anfälle" heile. Durch seine große Sorge um seine Zukünftige will Walter jedoch von seiner eigenen Angststörung ablenken.

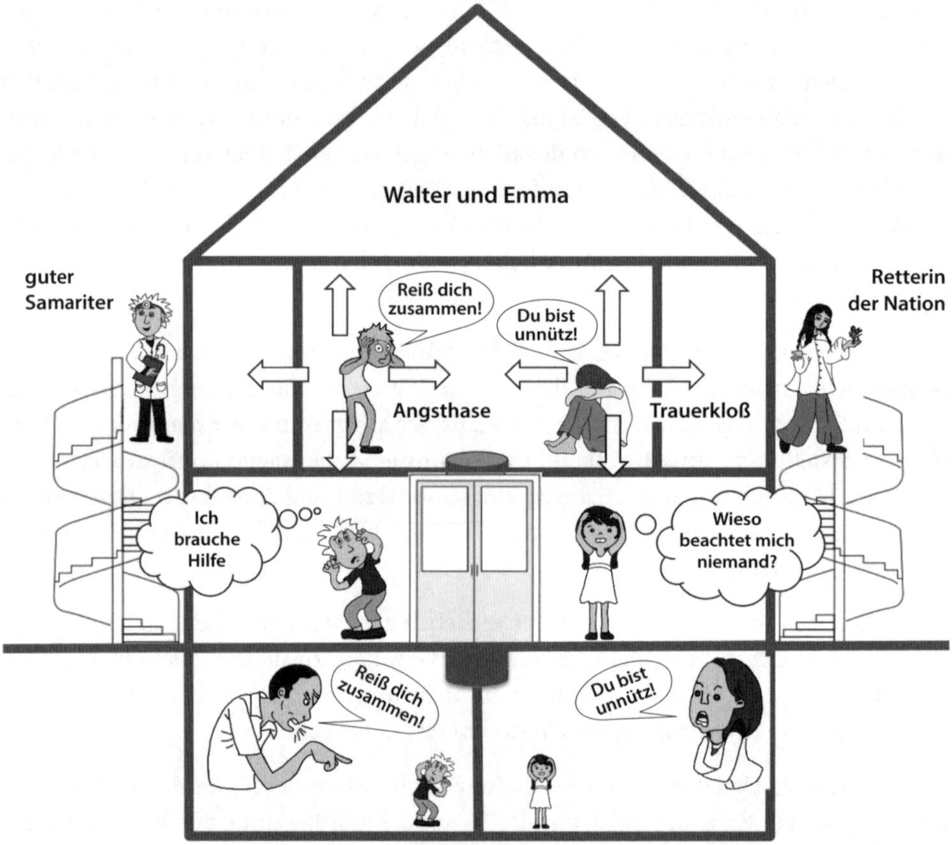

Abbildung 52: Traum(a)-Haus Walter und Emma

Während beide das Bild ihres Traum(a)-Hauses betrachten, legt Emma Walters trostspendende Hand zurück in seinen Schoß und meint: „Kümmere dich bitte um deine eigene Verletzung. Ich werde das Gleiche mit meiner tun."

In einem verdeckten Dialog einigen sich die Täter-Anteile (innere Urteile) und die Opfer-Anteile (Schatten) mit dem Beziehungspartner darauf, das Trauma aufzuführen und zugleich in Schach zu halten. Jeder übernimmt mal die Rolle des Unschuldslamms und das andere Mal die des Schuldigen. Das stattfindende Beziehungsdrama muss zugleich als Zusammenbruch des Überlebensmusters verstanden werden. Das Schreckliche dabei ist die Diskrepanz zwischen der Bedrohung und der Erwartung an eine haltgebende Beziehung.

Die Partnerschaftskrise führt zu einem überwältigenden Hereinbrechen des abgetrennten Traumas in das aktuelle Interaktionserleben. Die ehemals traumatisierenden Erfahrungen aus der Kindheit treffen passgenau mit den schrecklichen Begebenheiten zusammen und der damals entwickelte Schutzmechanismus kippt in das genaue Gegenteil. Das mühsam in Schach gehaltene Trauma wiederholt sich im Hier und Jetzt. Um es noch einmal mit den Worten von Gottfried Fischer und Peter Riedesser (2009, S. 74) auszudrücken:

„Hier verhakt sich also das auf kompensatorische Sicherheit ausgerichtete Lebensthema in fataler Weise mit dem gegenwärtigen Situationserleben. Das zentrale traumatische Situationsthema entspricht in diesem Punkt einer maximalen Interferenz von subjektiven und objektiven Situationsfaktoren. Da diese kompensatorischen Mechanismen oft schon aufgebaut wurden, um frühen (potenziell) traumatischen Situationen zu begegnen, lebt mit dem Bruch des traumakompensatorischen Schemas und der neuen Bedrohung zugleich die alte Bedrohung wieder auf."

Die traumatisierenden Interaktionsmuster aus der Kindheit passen oft so perfekt zusammen, dass der Partner für die aktuellen Schwierigkeiten, die Traumasymptome, das Leid und körperliche Erkrankungen verantwortlich gemacht wird.

Wenn ein Paar zu mir in die Praxis kommt und von den Verfehlungen des Partners berichtet, bin ich nicht versucht, Partei für das Opfer zu ergreifen oder mich der oft sogar übereinstimmenden Ansicht über Schuld und Unschuld anzuschließen. Ich weiß, dass alles genau umgekehrt sein kann. Bevor die vier inneren Anteile nicht definiert wurden, versteige ich mich nicht zu einer vorschnellen Hypothese.

6.4 Lisa und Hartmut – Gefangene der Vergangenheit

Die Geschichte von Lisa und Hartmut wird die komplexen Zusammenhänge des Traum(a)-Hauses mit dem Epizentrum der Drama-Bühne nachvollziehbar machen. Dabei werden wir ausgehend von der Begleitung dieses Paares nicht nur die Drama-Bühne noch besser verstehen, sondern auch die bisher vorgestellten Methoden in das Traum(a)-Haus-Konzept einfügen.

- Die Streit-Skizze und den Streitausstieg
- Das Emotions-Skript mit den naiven Trauma-Theorien
- Die vier inneren Anteile mit den emotionalen Grundkonflikten
- Die Beziehungsdynamik der Drama-Bühne
- Die Regulation von Impulsdurchbrüchen

Im Mittelpunkt steht die Begleitung von Lisa (Geschäftsführerin einer Firma) und Hartmut (Fachingenieur für Sicherheitstechnik). Beide sind seit zwei Jahren liiert und haben erwachsene Kinder aus früheren Ehen. Das Paar kommt wegen ständiger Beziehungskrisen, die sich auf der Eskalationsskala unaufhaltsam nach oben bewegen und nach einem unsichtbaren Drehbuch abzulaufen scheinen. Lisa ist die treibende Kraft, eine Paartherapie aufzusuchen, während Hartmut nur widerwillig für die Paardynamik zu interessieren ist.

Auffallend ist die Diskrepanz in der äußeren Erscheinung der beiden. Hartmut trägt ein buntes Tuch, sein gewelltes Haar unterstreicht seine eher feminine Wirkung. Eine geblümte Stoffhose und ein Ohrring runden das Bild ab. Lisa hingegen kleidet sich streng, schlicht und eher geschlechtsneutral. Eine weiße Bluse über einer dunklen Jeans, keinerlei Schmuck oder andere weiblichen Attribute.

Lisa und Hartmut berichten von der bizarren Abfolge ihrer Krisen. Hartmut verbringt viele Stunden mit Kampfspielen an seinem Computer und Lisa fühlt sich deswegen zunehmend vernachlässigt. Sobald sie Hartmuts Aufmerksamkeit sucht, zieht er sich zurück. Er starrt auf den Monitor, während Lisa immer verzweifelter um ein Gespräch bittet. Irgendwann steht er wortlos auf und lässt sie stehen. Das ist stets der Auftakt zu einem Desaster, das von Hartmuts völligem Erstarren über Lisas wütende Monologe bis zu Harmuts Fluchtversuch aus dem Haus führt. Hartmut stürzt zur Tür, Lisa stellt sich ihm in den Weg. Hartmut erzwingt sich schließlich seinen Weg nach draußen und bleibt für Tage unauffindbar verschwunden.

Hartmut berichtet, Lisa ließe ihre Wut an ihm aus, sie schaut ihn währenddessen unverwandt an. Der offensichtlich entnervte Hartmut traut sich kaum noch, nach Hause zu kommen. Erst kürzlich habe Lisa einen Anfall bekommen, da seien sogar diverse Dinge zu Bruch gegangen. Lisa sitzt wie versteinert und hilflos neben Hartmut. So kenne sie sich gar nicht, meint sie. Vor der Beziehung mit Hartmut sei sie nie laut geworden. Hartmut wendet sich an mich und erklärt, seiner Überzeugung nach habe Lisa an diesem Punkt einen blinden Fleck.

Ich erfahre, dass das Paar sich vor einem Jahr auf einem Seminar kennengelernt hat. Lisa fand den schillernden Hartmut faszinierend, und er war sofort wegen ihres unabhängigen Auftretens für sie entflammt. Bereits nach einer Woche zog Hartmut in Lisas Haus ein und kündigte seinen Mietvertrag. „Meine Freunde fanden das etwas überstürzt", beschreibt die durchaus selbstbewusste Lisa die Reaktionen von außen auf den überstürzten Beziehungsbeginn. Ihre Freundinnen kennen Lisa als starke Persönlichkeit, die seit der Partnerschaft mit Hartmut ein Schatten ihrer selbst geworden sei. Sie habe wohl ihren gesunden Menschenverstand durch die Beziehung zu Hartmut eingebüßt. „Lass dir nicht ständig von diesen Ja-Sagerinnen einreden, wie du zu leben hast", ist Hartmuts Beitrag hierzu.

Ich schlage vor, eine Konfliktsituation auszuwählen, um sie genauer anzuschauen. Lisa und Hartmut entscheiden sich für eine Streitsituation, die den Ausschlag gegeben hat, fachkundige Hilfe hinzuzuziehen: Hartmut hat sich im Schlafzimmer eingeschlossen und Lisa protestiert vor der verschlossenen Tür. Nach den Angaben der beiden male ich diese Skizze:

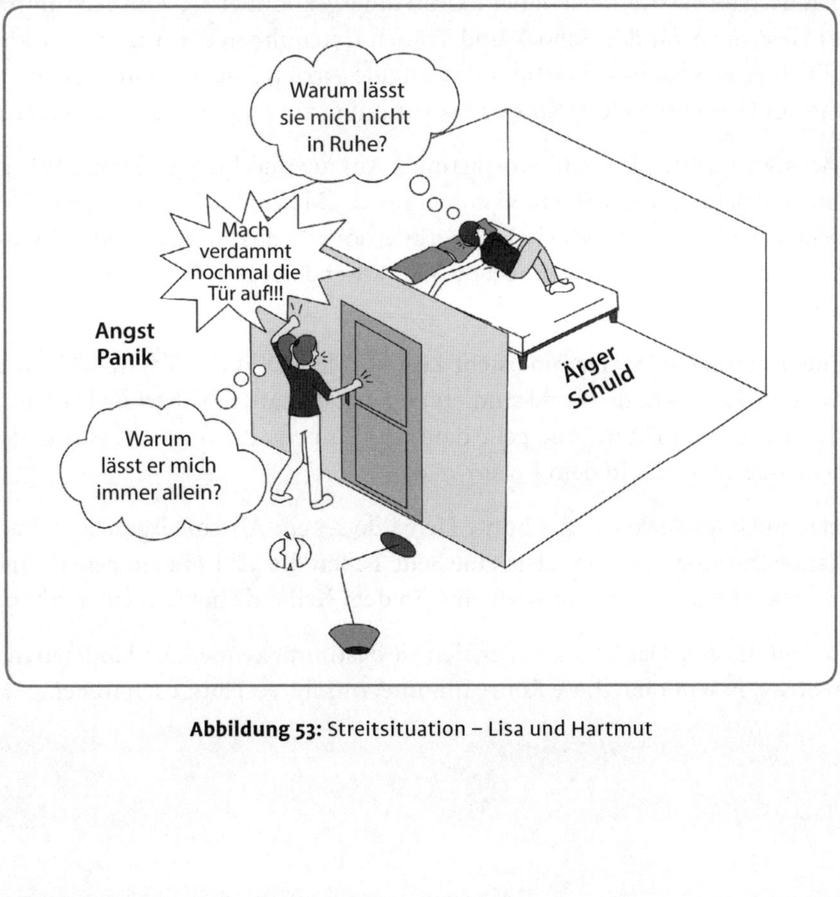

Abbildung 53: Streitsituation – Lisa und Hartmut

„Lisa hat sich zu einer richtigen Klette entwickelt. Dabei fand ich ihre Selbstständigkeit immer so klasse. Sie hat sich in einen regelrechten Drachen verwandelt." Hartmut streicht Lisa besorgt über die Hand, die sie ihm hastig entzieht. „Wir waren vor Ihnen zur Beratung bei der Leiterin des Seminares, in dem wir uns kennengelernt haben. Sie meinte, Lisa sei an mir zur Täterin geworden." Hartmut blickt rehäugig unter seinem dichten Pony hervor. Mit dem Bild der Drama-Bühne vor Augen bin ich keineswegs sofort von Hartmuts Opferrolle – so wie er das mir, Lisa und sich selbst weismachen will – überzeugt.

Zum nächsten Termin erscheint Lisa ohne Hartmut. Er ist verschwunden und hat ihr nur eine kurze Nachricht hinterlassen, er brauche Abstand. Lisa schildert, sie könne Hartmut während seiner „Beziehungsauszeiten" nicht erreichen. Sein Handy sei dann stets abgeschaltet. Wir werden unterbrochen, weil dann doch, völlig atemlos, Hartmut erscheint. Als er sich setzt, rückt er weit von Lisa ab. „Lisa hat mich wieder völlig in die Ecke gedrängt. Ich wusste mir nicht mehr anders zu helfen. Ständig will sie mit mir reden. Das grenzt an Nötigung." Aufgebracht wühlt er in seinen Haaren und würdigt Lisa keines Blickes.

„Wo warst du denn", beschwört Lisa ihn, um Klärung bemüht. „Das geht dich nichts an. Ich kann erst mal nicht mehr bei dir wohnen." Nach einigem Hin und Her stellt sich heraus, dass Hartmut bei seiner Exfrau untergekommen ist. Lisa verstummt. Ihr blasses Gesicht verrät den Schock und Tränen treten ihr in die Augen. Wir können schließlich erwirken, dass Hartmut das ungute Arrangement zugunsten einer Unterkunft im Hotel verändert. Kooperativ stimmt er zu, sehr zu Lisas Erleichterung.

Die nächsten Termine kreisen um Hartmuts Auszug und Lisas Befinden. Wie gut es ihr ohne ihn geht, irritiert Hartmut zunehmend. „Man sollte ja meinen, ich fehle dir gar nicht", blafft er unfreundlich. Lisa wirkt erholter, selbstsicherer und entspannter. Sie trifft sich mit ihren Freundinnen, die sie während der Beziehung zu Hartmut sehr vernachlässigt hat.

Bei einem der nächsten Termine steht Lisa vor dem Bild des Traum(a)-Hauses an der Wand des Praxisraumes und studiert es gewissenhaft. Ich begrüße Hartmut, der in einer Broschüre blättert, und gehe dann auf Lisa ein, die fragt: „Was sind das für Schreckensgestalten da in dem Keller?"

Ich setze mich und erkläre, das bunte Gemälde sei ein Abschiedsgeschenk nach einem Jahrestraining gewesen. „Die eine Seite haben die acht Frauen gemalt und die andere ihre Partner." Hartmut wirft ein: „In dem Keller da hat sich einer erhängt."

„Ja, so sieht das aus. Das ist der Keller, den Sie bestimmt kennen. Da landet man nach einem Streit, indem man diese Röhre hinunterrutscht", erläutere ich weiter.

Lisa lässt sich aufseufzend auf die Couch sinken. „Oh ja, das Kellergefühl kenne ich nur zu gut. Und dieser Raum da? Ist dies das Kinderzimmer?“

„Ja, dort wohnen aber nicht die Kinder des Paares. Dort lebt das vergessene Kind in ihnen. Jeder geht in das Beziehungshaus erst einmal durch die eigene Kinderstube und rennt direkt in die Arme des Partners.“

Verlegen verschränkt Lisa ihre Finger. „Ach, ich erinnere mich noch gut an eine Situation. Hartmut wartete draußen im Park. Ich hatte einen Termin. Er rannte wie in einer Hollywood-Romanze auf mich zu.“ Sie blickt Hartmut unsicher an.

„Und nun rennen Sie in die entgegengesetzte Richtung davon?“ Diese Erkundigung von meiner Seite rüttelt Hartmut auf, der teilnahmslos vor sich hin geschaut hat. „Ich will sowieso bald wieder bei Lisa einziehen“, versichert er.

„Ich weiß nicht, ob ich schon bereit dazu bin“, gibt Lisa zu bedenken und wendet sich an mich: „Ich habe noch eine Frage zu dem Haus da. Ich habe damals gedacht, naja, mehr gefühlt als gedacht, jetzt beginnt das große Glück. Dabei hat Hartmut mir schon nach drei Wochen erzählt, dass er gerne mit mir Pornos anschauen wolle. Nach drei Wochen! Da hat sich in mir alles umgedreht. Wieso endet dieses romantische Ding so schnell?“ Lisa vergräbt das Gesicht in ihren Händen. „Komm, Schatz, das kriegen wir hin.“ Harmut legt fürsorglich den Arm um Lisa.

Lisa schüttelt unwillig den Kopf und berichtet von dem schlimmen Wochenende, das hinter ihnen liegt, nachdem Hartmut wieder bei seiner Exfrau eingezogen ist. „Ich kann nicht ewig für ein Hotel löhnen.“ Lisa hat bei einer Freundin Trost gefunden. „Angeblich habe ich ständig und nur von Hartmut gesprochen.“

Ich zeige auf den Alltagsraum des Hauses: „Genau, weil Hartmut …?!“ Lisa nickt. „Warum ist das so?“, will sie wissen.

„Womöglich mögen Sie sich nicht dem Schmerz aus Ihrer Vergangenheit stellen.“ Ich deute auf das Kinderzimmer des Traum(a)-Hauses. „Sie möchten lieber glauben, dass Hartmut Sie in den Keller schickt.“

„Logisch bin ich das Gespenst“, höhnt Hartmut. Ich gebe zu bedenken: „Und Lisa wäre dann Ihr Drache?“ Hartmuts Stirn legt sich in nachdenkliche Falten.

„Woher kommt das Monster dann, wenn es nicht Hartmut ist?“, grübelt Lisa laut. „Ich bin kein Monster“, verteidigt sich ihr Partner.

„Gab es denn vielleicht in Ihren Kindheiten schlimme Erfahrungen?“, erkundige ich mich. „Mein Vater hat im Krieg alles verloren. Und er hat mich ständig, wirklich ständig geschlagen.“ Hartmut kramt ein Foto aus seiner Brieftasche und wirft es achtlos auf den Tisch. „Hier, das ist unser Bauernhof. Das da bin ich. Ich war der vierte Junge und sollte ein Mädchen werden."

„Auch meine Eltern haben den Krieg erlebt. Mein Vater hat andauernd davon gesprochen. Meine Mutter erlebte Armut, Hunger, Flucht und Fliegerangriffe. Meine Eltern waren wie Zombies. Innerlich tot." Lisa spricht ausführlich von diesen grauenvollen Erfahrungen.

„Kann das Monster nicht auch mein Vater sein?", erkennt Hartmut und weist auf den Keller des Traum(a)-Hauses. „Der hatte mir nichts zu geben, der hatte ja selber nichts." Hartmut steht abrupt auf und schreitet aufgewühlt mit geballten Fäusten in den Hosentaschen im Raum umher.

Die Zeit für das Emotions-Skript ist gekommen und wir verabreden für den nächsten Termin, uns eine bedeutsame emotionale Situation aus der Kindheit näher anzuschauen. Der Streitausstieg wird erst später zum wesentlichen Thema, als Hartmut wieder bei Lisa eingezogen ist.

Wie verabredet begeben sich Hartmut und Lisa in der folgenden Einheit nach meiner Einführung und Erklärung an ihr Emotions-Skript. Lisa nimmt die Aufforderung, gut für sich zu sorgen, sehr ernst. Während des Zeichnens steht sie immer wieder auf, geht unruhig im Raum umher und stopft sich schließlich aufschluchzend ein Kissen in den Schoß. Auch Hartmut weint, während er mit den Stiften hantiert.

Wir nehmen uns zuerst Lisas Emotions-Skript vor. Vor der Betrachtung der Zeichnung erzählt sie von ihrer Kindheit. Ihr Vater hatte sie oft schrecklich gequält. Er schmiss sie in Brennnesseln, schleifte sie an den Haaren nachts aus dem Bett, hielt sie über tiefe Abgründe und lachte sie aus, wenn sie schrie und weinte. Trotz seines Sadismus betete Lisa ihren Vater an und verstand nie, warum sie angstvoll aus dem Zimmer lief, wenn er den Raum betrat. „Mein Vater hat mit 15 erlebt, wie sein Bruder verwundet wurde. Er wurde sogar noch kurz vor Kriegsende eingezogen und hat dort Schreckliches erlebt." Lisas Mutter war für die kleine Tochter unerreichbar. Tieftraurig schlich sie aufgrund ihres Kriegstraumas durch die Wohnung oder verprügelte die weinende Tochter. Selbst wenn Lisa krank war, brach die Erstarrung der Mutter nicht auf. Ohne die Sorge ihrer Mutter musste sie alles allein durchstehen. Lisa hatte ihre Kindheit in einer über Jahre andauernden Therapie aufgearbeitet und mit der Therapeutin den sexuellen Missbrauch durch den Vater aufgedeckt.

Nun schauen wir uns ein Bild nach dem anderen an.

„Da hüpfe ich vor dem Haus mit meinem Springseil herum. Es war schon spät. Die anderen Kinder waren alle schon zu Hause. Ich habe eigentlich immer allein gespielt. Meiner Mutter war egal, wann ich nach Hause komme. Vermutlich habe ich da auf meinen Vater gewartet."

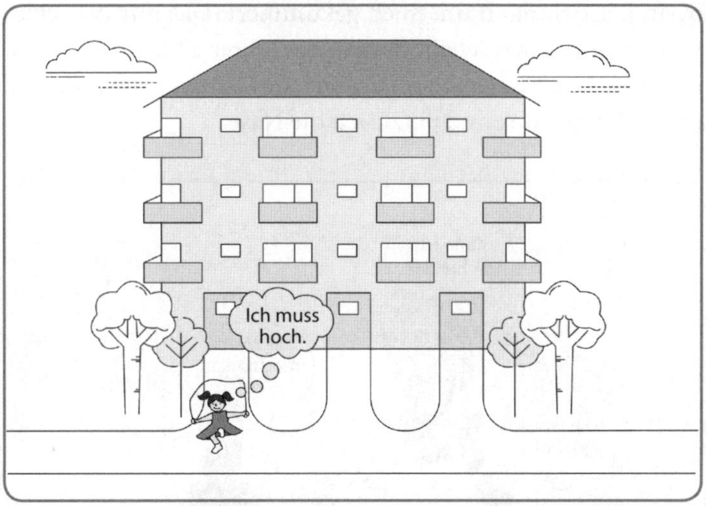

Abbildung 54.1: Kindheitserinnerung – Lisa

„Um ins Haus zu kommen, habe ich oft bei der Nachbarin geklingelt. Oben machte meine Mutter nicht auf. Ich habe geklingelt und geklingelt. Es verging ewig viel Zeit. Meine Mutter hat einfach nicht die Tür aufgemacht. Vermutlich hat die Nachbarin mein Rufen bemerkt. Sie kam raus und sprach mich an. Ich glaube, da hatte ich längst in die Hose gemacht."

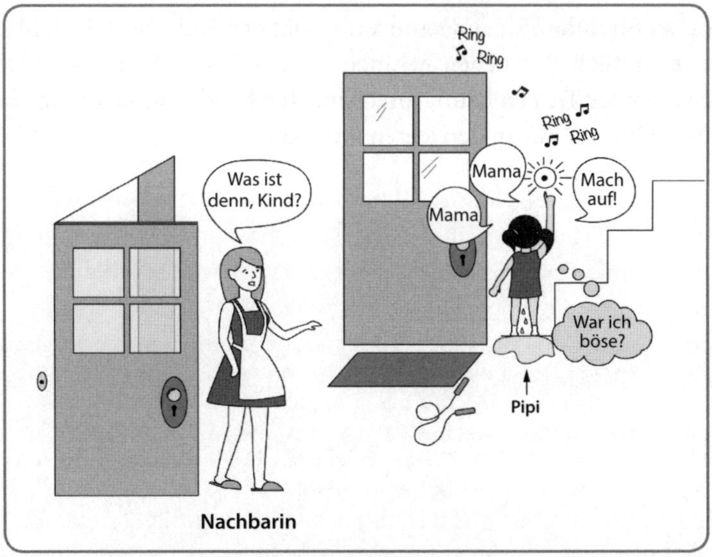

Abbildung 54.2: Kindheitserinnerung – Lisa

„Die Nachbarin hat sich dann um mich gekümmert. Das mir das jetzt wieder einfällt." Lisa braucht eine ganze Weile, bevor sie weitererzählen kann. „Ich weiß noch, dass sie einen jüdischen Namen hatte. Rosenbaum. Sie war so nett zu mir." Lisa bedient sich an der Tempo-Box und putzt sich die Nase.

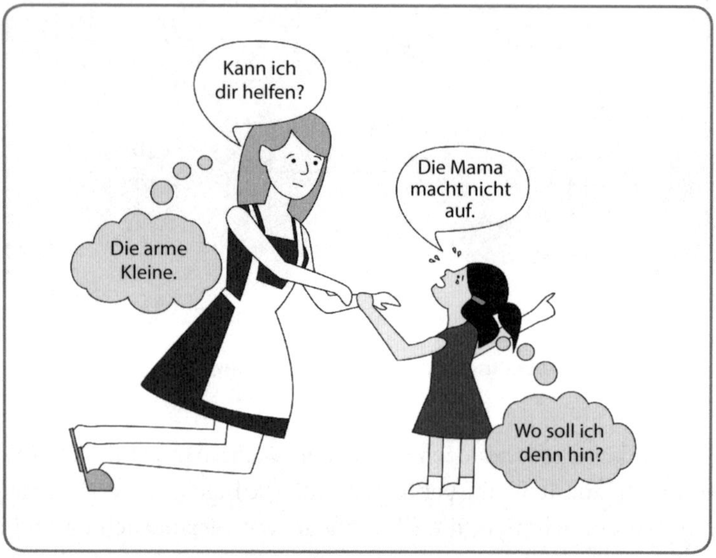

Abbildung 54.3: Kindheitserinnerung – Lisa

„Oh, das war so furchtbar. Irgendwann kam wohl der Rettungsdienst. Meine Mutter wollte sich vermutlich das Leben nehmen. So gesehen habe ich sie gerettet." Lisa kann lange vor lauter Tränen kaum sprechen. „Ich habe so gezittert. Ich hatte solche Angst. Ich habe immer nur in den leeren Flur gestarrt."

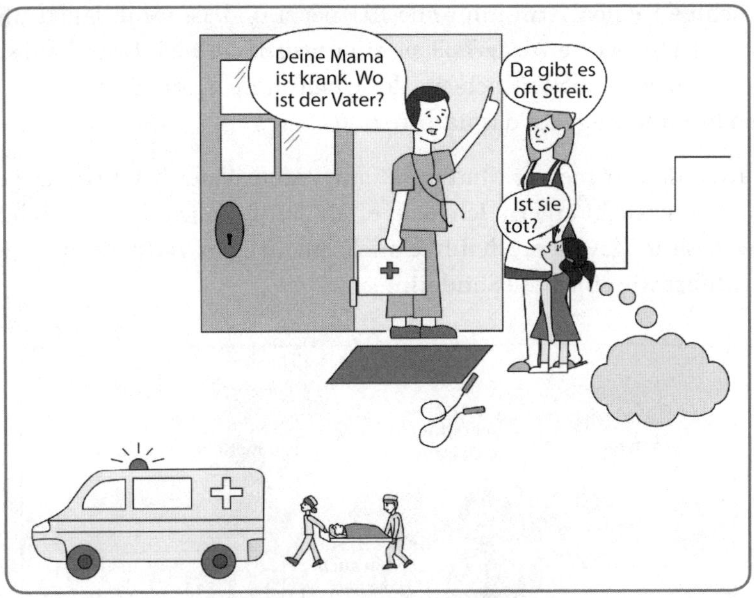

Abbildung 54.4: Kindheitserinnerung – Lisa

„Ich weiß nicht, was schrecklicher war, deswegen habe ich die beiden Bilder nebeneinander gemalt.“ Lisa ringt um Luft und erstickt fast an ihrem Schmerz. „Mein Vater hat …, er hat …, er kam ja irgendwann nach Hause. Ich stank nach Pipi. Oh, mein Gott.“ Lisa bebt vor Kummer.

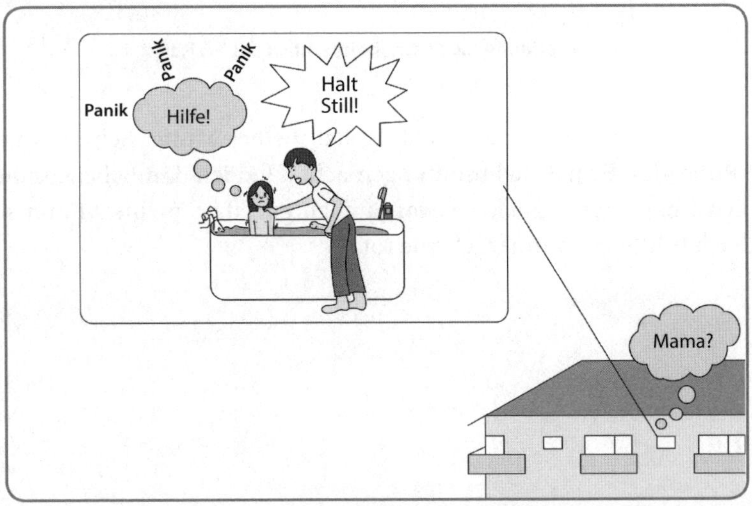

Abbildung 54.5: Kindheitserinnerung – Lisa

Hartmut schlingt einen Arm um seine Partnerin und sie weint lange. „Es war so schrecklich." Diese Worte wiederholt sie ein ums andere Mal. Doch bald schon will Lisa weitermachen. Sie befreit sich aus der Umarmung, reibt mit bebenden Händen die Tränen fort und zeigt auf das nächste Bild.

„Ich war froh, dass es meiner Mutter gut ging. Mein Vater hatte vorher gesagt, ich soll meine Mutter nicht ärgern. Ich glaube, ich dachte, ja ich dachte, ich bin schuld. Beinahe wäre sie tot gewesen. Ich fühlte mich von meinem Vater vor dieses Krankenhausbett geführt wie eine böse Sünderin."

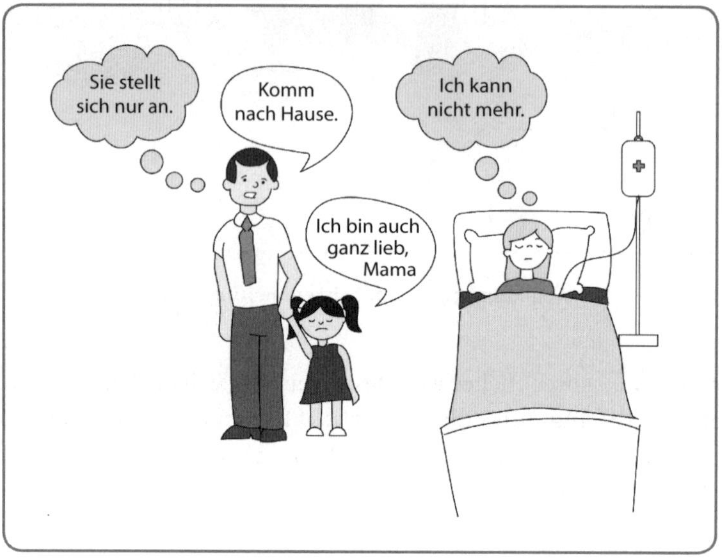

Abbildung 54.6: Kindheitserinnerung – Lisa

„So hat mein Vater das immer gemacht. Er hat meiner Mutter Schmuck geschenkt, damit sie Ruhe gibt. Er hat sie mundtot gemacht. Und ich dämliche Kuh habe mich in eine Dienstmagd verwandelt. Es war ja auch gut, dass meine Mutter wieder da war. Doch ich fühlte mich innerlich wie tot."

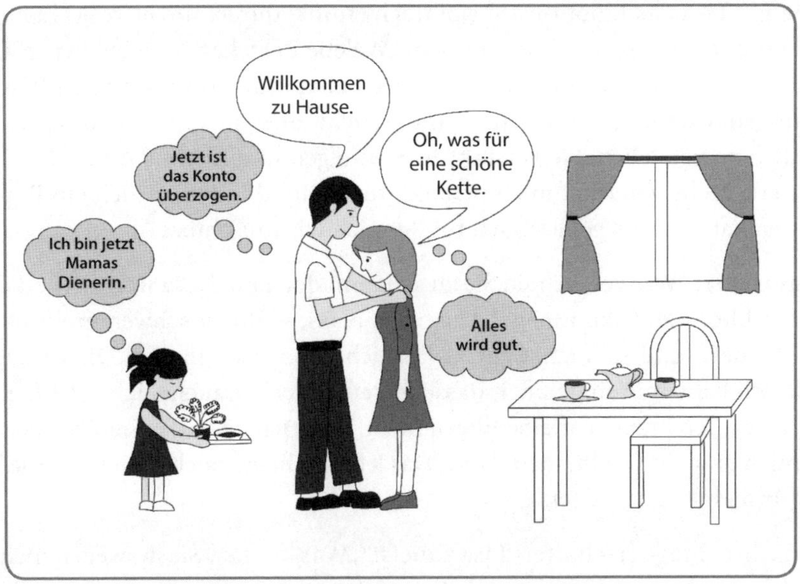

Abbildung 54.7: Kindheitserinnerung – Lisa

„Da war alles wieder gut. Meine Mutter konnte ihrer Anziehpuppe was Schönes nähen. Mein Vater fand meine Kleidchen geil. Das hübsche Töchterchen. Was habe ich später Kleider gehasst. Ich ziehe auch heute keine mehr an. Für meine Mutter war ich eine Puppe, mehr nicht."

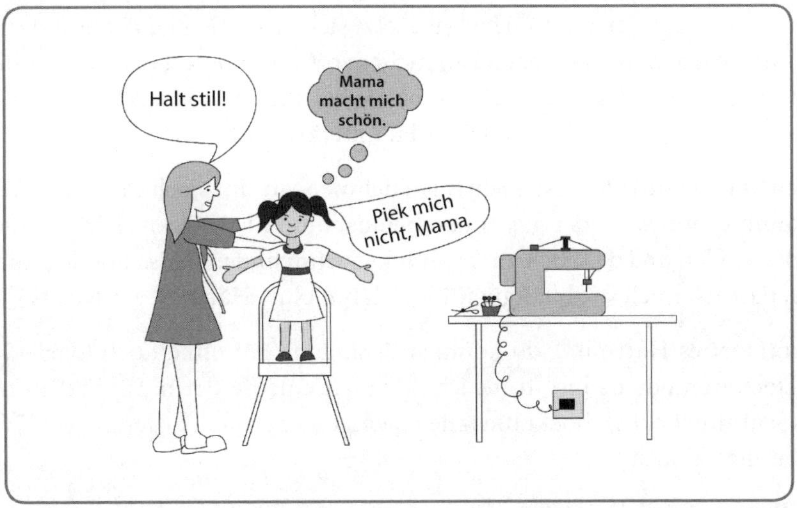

Abbildung 54.8: Kindheitserinnerung – Lisa

Ich gehe mit Lisa das Emotions-Skript noch einmal durch, um erste Anhaltspunkte für das Bindungs-Schema zu bekommen. „Welche Botschaft kam bei Ihnen an? Was haben Ihre Eltern Ihnen mit dieser Art der Behandlung oder vielmehr Misshandlung und Missachtung vermittelt?“ Lisa braucht eine ganze Weile, um meine Frage wirklich zu verstehen. Sie versinkt in Schweigen und meint dann: „Naja, ich bin nichts wert. Mein Vater hat mich benutzt, für meine Mutter war ich ein Püppchen. Ansonsten hat sie mich gehasst. Ich fühlte mich wie unsichtbar.“

Ich frage weiter: „Wie versuchten Sie zu sein, um doch noch ein wenig Anerkennung von Ihren Eltern zu bekommen?“ Lisa wird blass, schluckt schwer, greift nach den Taschentüchern und schluchzt auf. „Naja, ich habe mich in eine Dienstmagd verwandelt. Ich habe mir eingeredet, dass ich keine Liebe brauche. Ich gebe Liebe. Das muss reichen. Ich brauche meine Eltern nicht. Aber ich hatte das Gefühl, dass meine Eltern mich brauchten. Oh, mein Gott. Das lebe ich heute noch so. Ich bin die Mutter Teresa für meine Mitarbeiter.“

Meine nächste Frage erschüttert Lisa zutiefst. „Was können Sie deswegen nicht mehr zeigen, leben oder zum Ausdruck bringen? Was verstecken Sie in sich selbst oder sperren es ein?“ Lisa wispert erstickt: „Meine Einsamkeit und meine Verzweiflung.“ Hartmut blickt erstaunt hoch. „Du tust ständig so taff. Ich finde, du kannst nicht zu deiner Wut stehen.“

Ich gebe zu bedenken: „Vielleicht sind Lisas Ausbrüche eher Ausdruck Ihrer Verzweiflung.“ Hartmut kratzt sich grüblerisch am Kopf. „So habe ich das noch nie gesehen. Stimmt, könnte sein. Oh, Mann.“ Wir sprechen eine Weile über Lisas Wut und ich zeige den beiden das Bild von der Gans mit dem Wolf (Abb. 51). „Wollen Sie jetzt behaupten, ich wäre der Wolf?“ Hartmut setzt sich protestierend auf und starrt mich empört an. „Also ich bin auf jeden Fall nicht der Wolf“, kontert Lisa. „Ich fühle mich eher wie eine dumme Gans. Du tust immer so harmlos. Schön ist das nicht, wenn du abhaust, dich einsperrst oder bei deiner Ex unterkriechst.“

Nachdem dieser Aufruhr geschlichtet ist, nehmen wir uns noch die letzte Frage vor. „Was kommt immer wieder aus Ihnen heraus, obwohl sie es an sich ablehnen und loswerden wollen und das auch andere unangenehm finden?“ Lisa überlegt nicht lange. „Na, dass ich mich so abhängig fühle. Ich bin ohne Hartmut ein Nichts.“

„Ha“, entfährt es Hartmut, „du kommst doch ganz gut ohne mich klar.“ „Ja, vielleicht. Doch wenn du da bist, fühle ich mich wie eine Bettlerin. Ich bettle um deine Liebe.“ Sehr unglücklich hockt die taffe Chefin einer großen angesehenen Firma auf der Beratungs-Couch.

„Mir fällt eine Parallele auf. Sie weinen vor der verschlossenen Schlafzimmertür Ihres Partner in ähnlicher Weise wie vor der Wohnungstür ihrer Mutter.“ Ich lege das

Bild des kleinen Mädchens an die Streit-Skizze. Lang starrt Lisa stumm und blass auf die beiden Zeichnungen. Dann nickt sie. „Ja, tatsächlich. Bin ich eigentlich bescheuert?! Ich bin definitiv eine dämliche Gans." Sie blickt auf und studiert das Bild des Traum(a)-Hauses. „Das ist identisch, was da im Kinderzimmer abgeht und da oben in diesem Streit-Raum. Ich fasse es nicht. Was treibe ich da bloß? Jetzt wird mir erst klar, dass Hartmut meine Mutter darstellt. Wieso habe ich das nie in meiner Therapie erkannt? Das war mit meinem Exmann genauso. Der hat sich auch immer eingeschlossen. Oh, mein Gott, und ich stand vor der verschlossenen Tür. Grauenvoll." Lisa ist regelrecht außer Atem nach diesem Erkenntnis-Marathon.

Wir nehmen uns vor, erst zum nächsten Termin Hartmuts Emotions-Skript zu analysieren.

Hartmut hat währenddessen seine Habseligkeiten wieder zu Lisa gebracht und sich redlich um Offenheit und Achtsamkeit ihr gegenüber bemüht. Es ist Ruhe eingekehrt und wir können uns nun zügig Hartmuts Zeichnungen zuwenden.

Nur zögerlich lässt Hartmut sich darauf ein, von seiner Kindheit zu erzählen. Sein wortkarger und desinteressierter Vater, der eher sein Kühe, Schweine und Hühner wahrnahm als den kleinen Hartmut, hatte im Krieg Haus und Hof eingebüßt. Die Tiere bedeuteten für ihn eine sichere Existenz und speziell gegen Hartmut entwickelte er eine starke Abneigung. Die drei älteren Söhne waren eher für die Feldarbeit zu gebrauchen, während Hartmut der Liebling der Mutter war.

„Also, wir waren vier Buben, bevor Lisa geboren wurde. Meine Schwester hieß auch Lisa. Meine Mutter hat mich immer wie ein Mädchen behandelt. Ich musste ihr in der Küche zur Hand gehen. Ich habe das gerne getan."

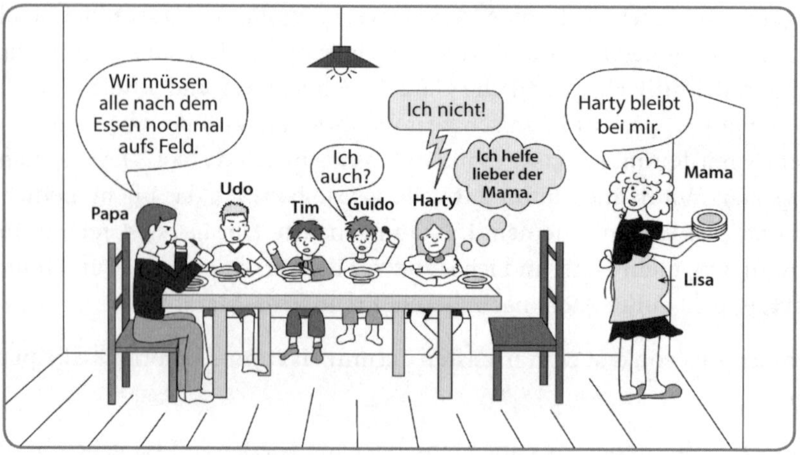

Abbildung 55.1: Kindheitserinnerung – Hartmut

„Mein Vater hatte mich voll auf dem Kieker. Ich habe ihn auch oft provoziert. Auf dem Bild strecke ich ihm die Zunge raus. Meine Mutter hat sich nur scheinbar vor mich gestellt. Sie hatte sich ein Mädchen gewünscht. Wäre mein älterer Bruder ein Mädchen geworden, gäbe es mich nicht."

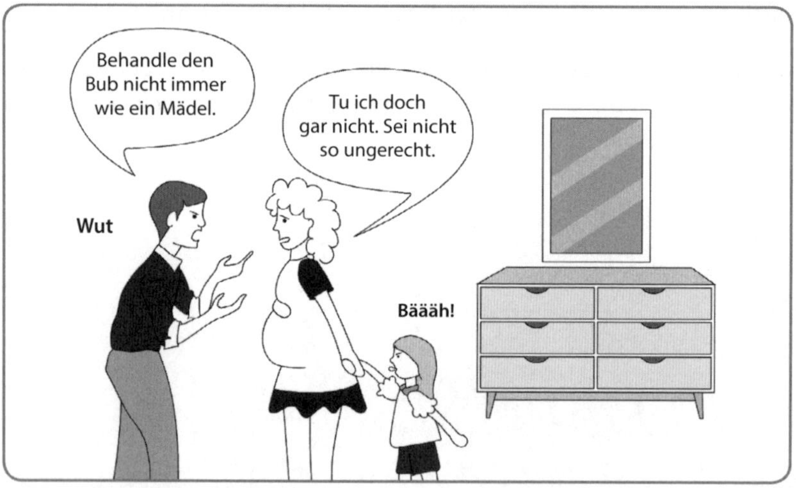

Abbildung 55.2: Kindheitserinnerung – Hartmut

„Ich war nur der Anlass, da mein Vater jemanden brauchte, um seine unbändige Wut loszuwerden. Meine Mutter hat mich nicht beschützt. Meine Eltern hatten ständig Streit. Mein Vater war wegen allem sauer."

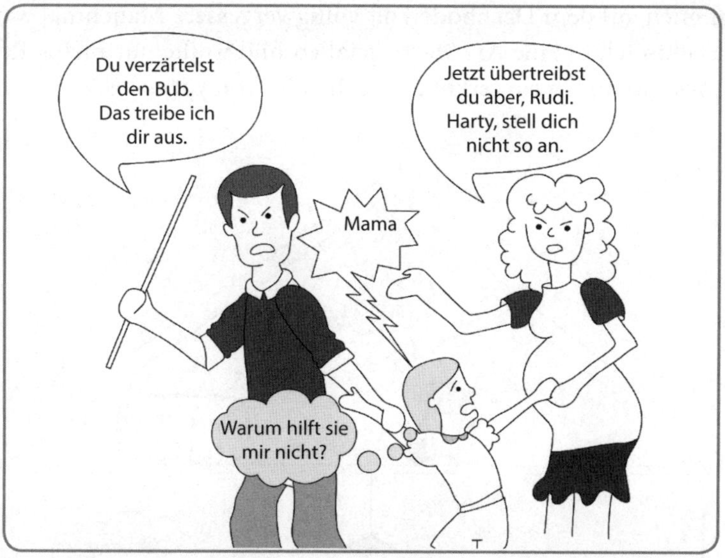

Abbildung 55.3: Kindheitserinnerung – Hartmut

„Das mit den Prügeln war kein Einzelfall. Der hat mich ständig auf dem Dachboden verprügelt. Immer nur mich. Nie meine Brüder. Ich habe mir immer in die Hosen gemacht, aber geschrien habe ich nie. Die Genugtuung habe ich ihm nicht gegönnt."

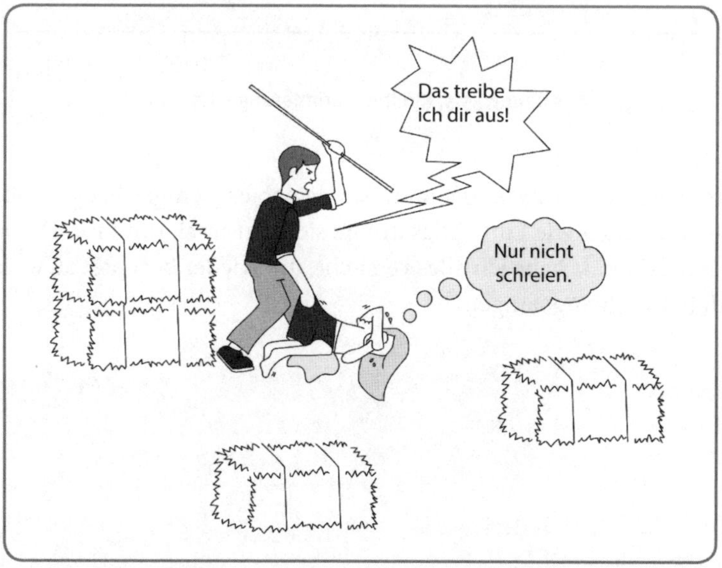

Abbildung 55.4: Kindheitserinnerung – Hartmut

„Die haben mich auf dem Dachboden oft völlig vergessen. Manchmal war ich tagelang dort. Da bin ich in eine Art Starre gefallen und wollte nur meine Ruhe haben. Ich hatte Angst, wenn ich runterkomme, geht alles von vorne los."

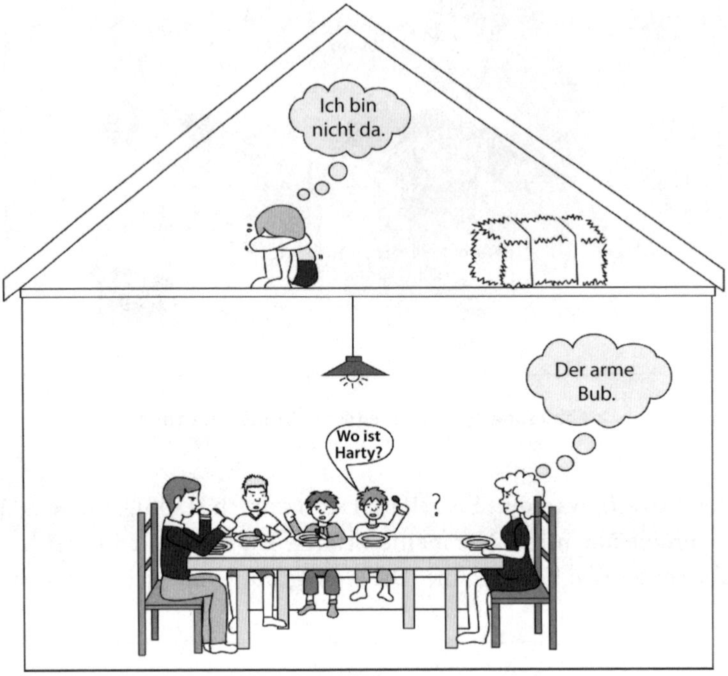

Abbildung 55.5: Kindheitserinnerung – Hartmut

„Dann wurde meine Schwester geboren. Ab da gab es weniger Prügel. Doch irgendwie war ich dann auch wie Luft. Alles drehte sich nur noch um Lisa. Die war ja auch süß. Ich glaube, damals habe ich alles versucht, um wieder beachtet zu werden. Sogar mit Fußball habe ich angefangen."

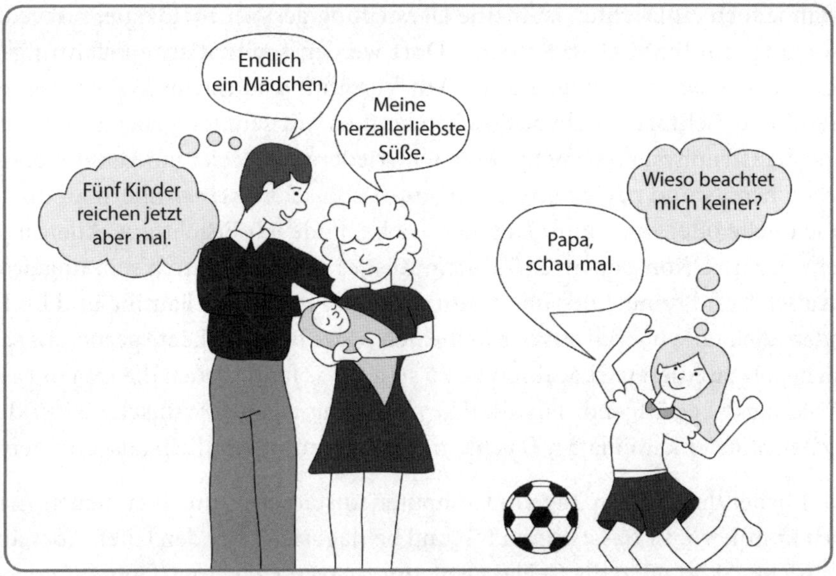

Abbildung 55.6: Kindheitserinnerung – Hartmut

„Aufmerksamkeit bekam ich, wenn ich rumgekaspert habe. Meine Brüder fanden das super. Ich war aber eher traurig." Hartmut unterbricht seine Schilderung und weint erstickt und stumm. Er stemmt seine Fäuste in den Schoß und die Tränen tropfen auf sein buntes T-Shirt. Unwillig schiebt er die Zeichnung mit dem Emotions-Skript fort. „Was soll der Scheiß. Ich kann nicht ständig in der Vergangenheit bohren. Ich habe meinem Vater vergeben. Damit ist gut, basta!"

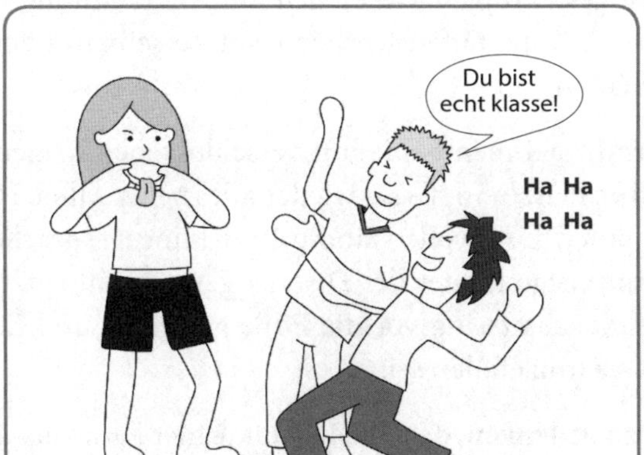

Abbildung 55.7: Kindheitserinnerung – Hartmut

Was ihm jedoch einleuchtet, ist meine Darstellung der Neurobiologie, insbesondere der Vorgänge im limbischen System. „Dort werden traumatische Erfahrungen gespeichert und regelrecht eingebrannt. Mit Vernunft und gutem Willen werden Sie das Gefühl der Schmach nicht auslöschen können." Er seufzt ergeben und nach dem Exkurs zur Hirnphysiologie betrachten wir wieder seine Zeichnungen. Er kennt das Vorgehen bereits und zügig entwickeln wir die Botschaft seiner Eltern an ihn: „Nur wenn ich helfe oder mich zum Deppen mache, finde ich Beachtung. Allerdings hat das sehr negative Konsequenzen." Hartmut ist es gelungen, durch sein ungewöhnliches Äußeres und seine duldsame Haltung einen Platz in der Familie und im Leben zu finden. „Ich falle überall aus der Reihe. Ich provoziere die Leute gerne." Er scheint sichtlich stolz auf diesen Charakterzug zu sein. „Das fand ja auch die Lisa toll an mir, gell?" Sie nickt bestätigend. Für die Durchsetzung eigener Wünsche ist in diesem Überlebensmuster kein Platz. „Das hat mein Vater mir gründlich ausgetrieben."

„Er sitzt lieber den ganzen Tag am Computer, anstatt sich um einen neuen Arbeitsplatz zu kümmern. Er hasst seinen Job und beklagt sich über den Chef. Aber ändern mag er nichts." Lisa nutzt die Gelegenheit, um ein paar Coaching-Tipps beizusteuern.

„Kann es sein, dass Sie sich in ein Schneckenhaus verkriechen und sich dort so vergessen fühlen, wie auf diesem Dachboden?" Hartmut erschrickt, als ich die Zeichnung des erstarrten und misshandelten Kindes neben die Streit-Skizze gelegt habe.

Er sinniert eine ganze Weile und dann bricht es widerstrebend aus ihm heraus. „Also, wenn ich jetzt mal ganz ehrlich bin, ich bin genauso stur und wortkarg wie mein Vater. Nee, das kann ich echt nicht gut an mir leiden. Lisa könnte sich die Zähne an mir ausbeißen. Wenn ich nicht will, gibt es nur Schweigen und Rückzug. Allerdings komm ich mir da vor, als würde ich in einem grauen Sumpf schmoren." Stolz über dieses Eingeständnis blickt er sich um Anerkennung heischend um. Lisa schüttelt skeptisch den Kopf. Offensichtlich traut sie seinem Eifer nicht ganz – und soll recht damit behalten.

Beim nächsten Termin nehmen beide mit verschlossenen Minen und großem Abstand zueinander ihre Plätze ein. Es sei wieder alles beim Alten. Hartmut verkrieche sich vor dem Computer, Lisa wolle ständig Beziehungsgespräche führen und zwischen beiden sei eine eisige Mauer der Distanz gewachsen. Letztens habe Hartmut Lisa sogar den Freundschaftsring vor die Füße geworfen und Lisa so intensiv von sich gestoßen, dass sie hingefallen sei.

Mürrisch gibt Lisa zu bedenken, dass die Kontakte hier kaum etwas bringen würden. „Ja, genau, wir drehen uns nur im Kreise", steuert Hartmut bei. Ich verlege mich auf verständnisvolles Zuhören, während beide die mangelnden Fortschritte beklagen. „Was würde Ihnen denn helfen?", erkundige ich mich geduldig, da ich dieses Zögern auch von anderen Paaren vor einem tatsächlichen Wandel allzu gut kenne. „Wieso befassen wir uns beispielsweise nicht mit den Bindungsstilen? Hartmut vermeidet jede Bindung. Da müssen wir doch auch mal hinschauen“, giftet Lisa.

Wir haben bereits über den Streitausstieg gesprochen und ich erkundige mich nach den Erfolgen. „Das bringt gar nichts. Letztens habe ich zu Hartmut gesagt, dass er die apokalyptischen Reiter benutzt. Er hat sich aber nicht bremsen lassen.“ Es leuchtet Lisa nicht ein, warum ausgerechnet sie es sein soll, die Verantwortung für die Beendigung des Streitens übernimmt. „Sie sollten besser Hartmuts Bindungsstil rausarbeiten“, beharrt Lisa frustriert. Sie zeigt sich ein wenig herablassend. Hartmut schweigt trotzig. Offensichtlich will Lisa auch mich in die Ecke bugsieren, in der sie beide festsitzen.

„Dann betrachten wir doch gerne die Bindungsstile und ermitteln daraus Ihre Beziehungsdynamik.“ Ich zeige eine Folie mit der Darstellung der traumazentrierten Bindungs-Schemata. Damit hat Lisa nicht gerechnet. Dennoch beugen sich beide nun erleichtert über das Bild und folgen meinen Ausführungen. Wie schon bei dem Paar Ruth und Otto (siehe S. 186 ff.) beschrieben, leite ich das nun sehr willige Paar an, die eigenen vier inneren Anteile zu bestimmen.

Sie begreifen, dass das innere Urteil eine Verinnerlichung der Bedrohung durch die Eltern ist, dass es in ihre Beziehungskrisen hineinbricht und den Partner verletzen will oder selbstverletzend wirkt. Der Anteil, den sie nach außen zeigen, auf den sie stolz sind und der ihnen Anerkennung oder Schonung gegenüber den Eltern einbrachte, wird zügig benannt. Beim eingesperrten Kind geraten beide ins Grübeln. Es fällt ihnen schwer, sich in die inneren Kinder hineinzuversetzen und ihnen besondere Eigenschaften zuzuordnen. Hierzu verweise ich auf das Emotions-Skript – und schon gelingt auch das. Auch der Schatten, der Anteil, der sich störend immer wieder in den Dramen zeigt, ist nun offensichtlich. Sobald die ausgefüllten Schemata zu einem Bild zusammengesetzt und vor ihnen liegen, sind Lisa und Hartmut ziemlich geschockt.

An ihren Beziehungs-Schemata zeigt sich, dass Hartmuts passive Aggressionen und sein Schweigen Lisa zur Weißglut treiben. Hinter der präsentierten Urteilsmaske der kalten Wächterin verbirgt Lisa ihre Angst vor Ablehnung. Das Schema beraubt Hartmut seines Unschuldkäppchens, mit dem er seinen Urteilsanteil des rachsüchtigen Cholerikers tarnte: in der Beziehung, vor sich selbst und auch in der Therapie. Auch wird Lisas Abhängigkeit von Hartmuts Zuwendung unverkennbar deutlich.

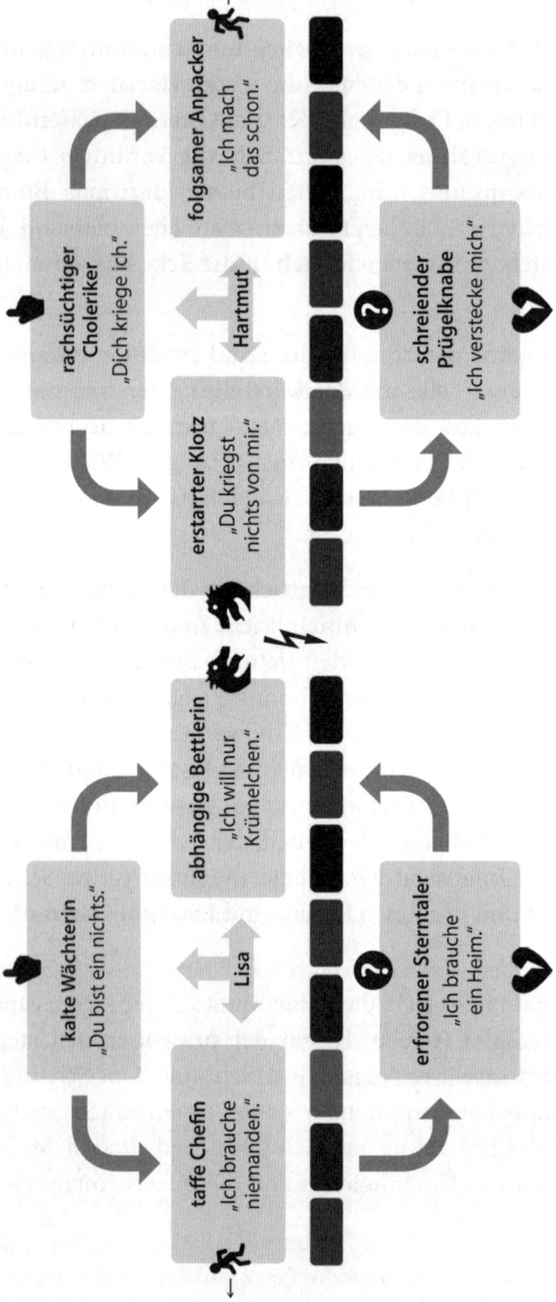

Abbildung 56: Bindungs-Schemata – Lisa und Hartmut

„Und was fangen wir jetzt damit an?", erkundigt Lisa sich.

„Die Urteile, die Sie gegeneinander richten, empfinden Sie bestimmt ähnlich wie das, was Ihre Eltern Ihnen in der Kindheit antaten." Hartmut empfindet große Scham, da sein innerer Anteil des rachsüchtigen Cholerikers dem prügelnden Vater so sehr ähnelt. Lisa hat Probleme, die Kälte und Ablehnung ihrer Mutter in sich selbst anzunehmen. „Die Bettlerin oder der erstarrte Klotz, in diesen Anteilen fühlen Sie sich womöglich als Opfer?" „Das sehen Sie doch." Lisa tippt mit dem Finger unter Hartmuts Satz: „Du kriegst nichts von mir." „Da kann ich betteln, solange ich will!" Hartmut ereifert sich ebenso: „Und du entziehst mir deine Liebe. Schau doch, diese kalte Herrscherin spricht ganz oft zu mir. Wie mein Vater. Für den war ich auch ein Nichts."

„Die taffe Chefin rettet lieber ihre Mitarbeiter, anstatt Verantwortung für sich selbst zu übernehmen, und der folgsame Anpacker rettet seinen eigenen Hals", werfe ich ein. „Besser, als wenn alles den Bach runtergeht." Hartmut schildert, wie er Lisas Haus auf Vordermann gebracht hat.

Beharrlich greife ich in die erneut aufflammende Debatte ein. „Wenn Sie sich einfach die Buchstaben T O R merken. Die stehen für das Täter-Opfer-Retter-Spielchen. Womöglich enthebt der Streit Sie der Verantwortung, sich um die eingesperrten inneren Kinder zu kümmern."

Beide sitzen nun sehr betreten vor mir. „Wenn Sie mögen, dann formuliere ich daraus Ihre Beziehungssätze." Ich schreibe die Sätze nieder:

Hartmut zeigt sich Lisa als erstarrter Klotz mit der Maske des rachsüchtigen Cholerikers und vermittelt Lisa: „Von mir kriegst du nichts", damit sie nicht merkt, dass er vor ihr die Pein der damals erlittenen Prügel versteckt. Lisa kommt als abhängige Bettlerin mit der Maske der kalten Wächterin zu Hartmut und vermittelt ihm: „Du bist ein Nichts", damit er nicht merkt, wie sehr sie sich nach einem Zuhause sehnt.

Mit erstarrten Mienen sitzen sie vor den Sätzen. Es war eine dieser Stunden, in der das Aha-Erlebnis das Paar durchrüttelt. Lisa sprudelt nur so und spult eine erlebte Situation nach der anderen ab, die in dem neuen Licht nun so erhellend und durch die Beziehungs-Schemata so logisch erscheinen.

Ich händige ihr ein Blatt aus, das den emotionalen Grundkonflikt der Angst umreißt (siehe Kapitel 5). Sie liest es durch und meint dann: „Ich suche mir einen Partner aus, der mir nichts gibt, da ich auch von meinen Eltern nichts bekam, und dadurch erschaffe ich mir wieder ein liebloses Heim?" Diese Deutung ist zwar nicht falsch, schiebt jedoch wieder Hartmut den schwarzen Peter zu. Deswegen biete ich eine Ergänzung an.

„Sie könnten die Verantwortung für den erfrorenen Sterntaler übernehmen, anstatt dies Ihrem Liebespartner aufzubürden." Lisa beginnt zu weinen. „Da haben Sie wohl den Nagel auf den Kopf getroffen."

Hartmut beteiligt sich nur wenig an dem Gespräch und gibt oberflächliche Kommentare ab. Sein Unbehagen steht ihm ins Gesicht geschrieben.

„Das verstehe ich nicht." Er hält mir sein Blatt hin. Was hat das jetzt mit meiner Kindheit zu tun?" Ich erläutere ihm den emotionalen Grundkonflikt der Schuld und gebe ihm ebenfalls eine Zusammenfassung aus Kapitel 5 zu lesen. „Weil meine Mutter mich nur liebte, wenn ich ihr half, und mein Vater meinen Protest durch Prügel unterdrückte, deswegen kümmere ich mich nicht um mein eigenes Leben und räche mich an Lisa?" Hartmut fasst sein Begreifen mit diesen Worten zusammen. Er ballt seine Hände zu Fäusten. Ich lade ihn ein, seine Wut zum Ausdruck zu bringen, da er wie ein kurz vor dem Explodieren stehendes Pulverfass wirkt. Mit rasendem Hass schlägt er auf ein Meditationskissen ein und schreit ohne Unterlass: „Ich hasse dich! Ich hasse dich, Vater!" Dann bricht er in Tränen aus. „Ich habe ihn trotzdem so sehr geliebt." Er zittert und vibriert. Nach dieser Aktion sitzt ein wacher und präsenter Mann neben Lisa.

Nach dieser Arbeit haben beide das Trauma-Beziehungsmuster erkannt. Jetzt muss sich zeigen, ob dem Paar der Ausstieg aus der Abwärtsspirale gelingen und ob jeder sich dem vernachlässigten Kinderzimmer des Traum(a)-Hauses widmen wird. Hierzu übereiche ich beiden eine CD mit einer Anleitung für den Umgang mit Impulsdurchbrüchen in Streitsituationen und für den Ausstieg aus dem Streit mit je einer Trance zur Beruhigung der Gedanken und einer Trance zur Rettung des eingesperrten Kindes.

In der nächsten Sitzung sitzt mir eine veränderte Lisa gegenüber. Ihr Gesicht ist weicher, insgesamt strahlt sie eine gewisse Ruhe aus. Hartmut hingegen steht noch immer unter Strom. Ich bin sehr gespannt, was beide mir über die zurückliegenden 14 Tage nach dem letzten Termin berichten werden.

Gestärkt durch die Unterstützung und die neuen Erkenntnisse hat sich Lisa während eines Streits mit Hartmut zurückgezogen. Hartmut warf ihr vor, er fühle sich durch ihr panisches Klärungsbedürfnis in die Enge und auch aus dem Haus getrieben. Lisa berichtet von ihren Erfahrungen:

„Hartmut war richtig ärgerlich. Ich sah sein wütendes Gesicht und mein Herz klopfte mir bis zum Hals. Doch ich habe nichts gesagt. Das war sehr schwer für mich. Normalerweise hätte ich mich gerechtfertigt. Doch das wäre ja ein apokalyptischer Reiter gewesen. Da erinnerte ich mich an Ihre CD. Die nahm ich mir dann und habe Hartmut, so ruhig ich es vermochte, erklärt, dass ich mir das jetzt anhöre. Ich ging in unser Schlafzimmer und setzte mich zitternd und völlig verstört auf das Bett. Dann hörte ich Ihre Stimme auf der CD an. In mir wurde es so nach und nach ruhiger. Ich habe beide Trancen zweimal hintereinander angehört. Nach etwa zwei Stunden passierte eine Art Wunder. Ein Engel erschien in meiner Fantasie und erklärte mir, ich sei ein geliebtes Kind der Schöpfung. Das war so wundervoll. Und bei der Trance mit dem inneren Kind habe ich die ganze Zeit meinen Teddy im Arm gehalten und nur geweint. Ich habe den Teddy gestreichelt und mit meiner kleinen Lissy gesprochen. Ich pass auf dich auf, meine Süße. Das hat so unendlich gutgetan. Meine ganze Wut auf Hartmut war wie verflogen. Es war so unwichtig, so nebensächlich geworden. Alles, was ich vorher noch richtigstellen wollte, hatte völlig an Bedeutung verloren. Später ging ich dann zu Hartmut. Er saß noch immer da, wo ich ihn zurückgelassen hatte. Er ging mich böse und aggressiv an. Doch das traf mich jetzt in keiner Weise mehr. Ich konnte es kaum fassen. Ich setzte mich zu ihm und nahm seine Hand. Da fing Hartmut ganz doll an zu weinen. Er weinte und weinte und ich streichelte seine Haare. Wir lagen danach eng umschlungen lange beieinander.

Es gab noch zwei weitere Krisensituationen. Ich blieb aber immer ruhig. Zurzeit höre ich mir die beiden Trancen vor dem Schlafen an. Ich liebe die Musik und Ihre Stimme. Hartmut hat sich zwar wieder zurückgezogen. Doch das macht mir nichts mehr. Es ist wie ein Wunder. Jetzt habe ich mir ein eigenes Zimmer mit einer Besinnungsecke eingerichtet. Wie in Ihrem Traum(a)-Haus. Dort habe ich mir mein Bindungs-Schema an die Wand gehängt. Das ist echt toll. Ich sitze dann auf meinem neuen Meditationskissen und schaue mir das Schema an. Ich bin so dankbar."

Lisa strahlt, wirkt beim Erzählen gelöst und selbstsicher. Hartmut grummelt währenddessen vor sich hin. „Was bewegt Sie, während Sie Ihrer Partnerin zuhören?" Es ist mir wichtig, ihn einzubeziehen. „Ach, dieser Gefühlsschmarren. Da kann ich nicht mithalten." Er schüttelt unwillig den Kopf.

Eine Wendung zum Guten erreicht Hartmut, nachdem er lange über seinen Unmut wegen des ungeliebten Arbeitsplatzes gesprochen hat. Im weiteren Verlauf der Begleitung kümmert er sich um Fortbildungsmöglichkeiten und findet einen Arbeitsplatz, der ihm sehr viel mehr zusagt.

Zum Ausklang der Therapie gestalten Lisa und Hartmut ihr Traum(a)-Haus zu einer Art Collage. Sie zeichnen auf ein großes Plakat die Umrisse und kleben die Emotions-Skripte in die Kinderzimmer, eine Kopie der schlimmsten Szene hieraus in den Horror-Keller. „Damit ich weiß, dass meine Mutter mich ablehnte und nicht Hartmut." Und er ergänzt: „Wenn ich Lisa aussperre, dann schütze ich mich vor meinem Vater." Durch das Bindungs-Schema in den jeweiligen Entscheidungsfluren wollten sie sich an die Wahlmöglichkeiten erinnern: „Ich gehe dann meditieren", betont Lisa. „Und ich stecke meine Nase in ein Buch", ergänzt Hartmut. Die Streit-

Skizze kommt in den Alltagsraum. „Damit wir uns daran erinnern, nie wieder in schlechter Stimmung über Probleme zu reden“, beginnt Lisa und Hartmut beendet die wichtigste Traum(a)-Haus-Regel mit dem Worten „... und stattdessen besser Lösungen finden.“ Die Collage bekommt in der Küche des Paares einen Ehrenplatz, wie ich im Abschlussgespräch erfahre.

Am Verlauf der Begleitung von Lisa und Hartmut zeigt sich die Bewusstseinsentwicklung des Paares während der traumasensiblen Paartherapie. Aus Gefangenen der Vergangenheit werden Weggefährten des Wachstums. Längst nicht jedes Paar ist bereit, den gesamten Prozess zu durchlaufen. Schauen wir uns noch einmal den zurückgelegten Weg des Paares an:

Die Krisen entzündeten sich daran, dass Hartmut sich einsperrte und Lisa ausschloss. Er sah sich in der Opferposition, obwohl er handelte und Lisa lediglich reagierte. Vor seiner „Wut“ musste Hartmut sich unter allen Umständen schützen. Lisa stand vor seiner verschlossenen Tür, ohnmächtig und handlungsunfähig wie ehemals in der Kindheit. Beide sehnten sich nach Rettung und kamen zur Paartherapie, damit der Schrecken ein Ende finden möge.

Bevor das Paar jedoch tatsächlich zur aufdeckenden Beziehungsarbeit bereit ist, gehen üblicherweise die Konflikte je nach Entwicklungsstand, Grad der Traumatisierung und bereits vollzogener Aufarbeitung weiter. Die notwendige Meta-Perspektive wird durch die Traum(a)-Haus-Metapher ermöglicht. Hierdurch erkennt das Paar sofort, in welchem Modus es sich befindet, welche Räume brachliegen und wie der Weg der Heilung aussehen kann. Nach einem ersten Verständnis der Gesetzmäßigkeiten des Traum(a)-Hauses zeigten sich bei Lisa und Hartmut bald schon erste Erkenntnisse zu bislang verborgenen Mustern. Die Analyse der beiden Emotions-Skripte war der erste wichtige Schritt zur Reflexion des eigenen Bindungsmodells. Die Parallelen zur Streit-Skizze zeigten sich, nachdem die schlimmste Szene des Emotions-Skripts mit ihm verglichen wurde. Lisa und Hartmut erkannten, dass in den Streitigkeiten geradezu deckungsgleiche Traumaszenarien zum Ausdruck kamen. Die kaum auszuhaltenden Emotionen, die keiner jemals wieder empfinden wollte, brachen verwirrenderweise in die Liebesbeziehung hinein, von der man Schutz und Geborgenheit erwartete.

Die Ausarbeitung der Bindungs-Schemata mit den vier inneren Anteilen und den daraus entwickelten Beziehungssätzen enthüllte die beiden Überlebensmuster, welche weitere Verletzungen verhindern sollten, nun aber zu Streit und Krisen führten. Das hier vorgestellte Paar begriff, dass jeder seinen eigenen Täter-Opfer-Rettungs-Wahn im Drama-Dialog inszenierte, wodurch die ehemals traumatisierten Kinder in ihren Kerkern vergessen wurden. Die einander entgegengestellten Schattenanteile mit den Masken der inneren Urteile machten dem Paar das absurde Theater bewusst. Hartmut und Lisa waren nach diesen Einsichten bereit, die ehemaligen Emotionen auszuhalten und sie nicht mehr gegeneinander zu richten.

Zusammenfassung

Die Fallanalyse von Lisa und Hartmut zeigt auf, wie hilfreich die Metapher des Traum(a)-Hauses für ein Paar ist. Sobald alle Methoden (Krisen-Skizze, Emotions-Skripte und die Bindung-Schemata) den Ebenen des Hauses zugeordnet sind, verstehen auch Laien die verzwickten Gesetzmäßigkeiten der Drama-Bühne. Es wird unmittelbar eingängig, wie aus der traumatisierenden Kindheitserfahrung ein kompensatorischer Retter-Anteil und ein hervorbrechendes Symptom entstehen, die das Ideal-Ich bedrohen und dem Partner die Rolle der Verfolgung zuschieben.

Diese Tabu-Allianz ist wie eine Vereinbarung, durch den Streit die ehemaligen Traumata zuzudecken. Das Traum(a)-Haus-Konzept ermöglicht dem Paar zudem, die unterschiedlichen Bewusstseinsstufen jeder der fünf Etagen nachzuvollziehen.

Es ist wesentlich für die traumasensible Paartherapie, die unterschiedlichen Sichtweisen therapeutischer Interventionen und zugrunde liegenden Menschenbildannahmen zu kennen. Die soziologische Perspektive sowie gesellschaftliche Zusammenhänge und historische Begebenheiten (wie Krieg und Nachkriegszeit) für die Entwicklung der Beziehungsfähigkeit einzubeziehen ist das Besondere an der traumasensiblen Paartherapie. Hierdurch wird deutlich, dass die traumasensible Paartherapie weniger ein spezialisierter als vielmehr ein integrativer Ansatz ist.

Das Ziel der traumasensiblen Paartherapie besteht darin:
- die Störung zu überwinden,
- die Beziehungsdynamik zu verbessern,
- die Negativität zu transformieren,
- Weiblichkeit und Männlichkeit miteinander in Einklang zu bringen.

Damit werden beide frei, die eigenen Begabungen zu leben, anstatt diese in unfruchtbaren Beziehungskrisen zu vergeuden oder sich in dem kompensatorischen Bestreben nach Anerkennung und Status funktionalisieren zu lassen.

7. Empathie-Resonanz – von der Wichtigkeit der Affektregulation

„Unser Geist entsteht innerhalb von Beziehungen, einschließlich der Beziehung zu uns selbst. Der reflektierende Dialog setzt eine große Heilkraft frei, und dieser ist wesentlicher Bestandteil der Güte, die wir einander nach einer Störung entgegenbringen sollten. Bevor wir wieder Kontakt zu jemandem suchen, sollten wir innerlich mit uns selbst im Reinen sein."

(Daniel J. Siegel 2010)

Nach der bis hierher zurückgelegten Strecke gehen wir mit dem Paar nun die Aussöhnung mit der Trauma-Bestie an. Durch den Test im ersten Kapitel (siehe S. 39 ff.) haben beide nun eine Vorstellung, worin sich eine seelisch gesunde und eine traumatisierende Beziehung unterscheiden. Die beiden traumazentrierten Bindungs-Schemata, welche sich vor allem in Streitsituationen unheilvoll auf die partnerschaftliche Harmonie auswirken, sind dem Paar durch die Emotions-Skripte und die jeweiligen vier inneren Anteile bewusst geworden. Die Funktion der Drama-Bühne mit dem Täter-Opfer-Retter-Dialog, der das Trauma verbergen soll und doch so passgenau die Beziehungs-Dynamik abbildet, ist oftmals nach einigen Widerständen, Rückfällen und schamvollen Ernüchterungen verstanden worden. Das Traum(a)-Haus bildet diese komplexen Zusammenhänge in nachvollziehbarer Weise ab.

Nach dem bisher Erarbeiteten deutet eine Frage darauf hin, dass ein Wendepunkt erreicht wurde, weg vom gegenseitigen Bekämpfen hin zu einer Linderung der Trauma-Energie. Diese Frage lautet: „Und wie kommen wir nun da heraus?" Ich weiß dann, dass das Paar nun die Drama-Bühne verlassen möchte. Meist läutet diese klare Absicht eine gänzlich andere Phase der traumasensiblen Paartherapie ein. Wir können uns nun der Heilung widmen. Diese Heilung beginnt mit der Regulation der Emotionen. Sie werden nicht mehr zum Partner getragen, sondern mithilfe spezieller Übungen zuerst im Inneren beruhigt und transformiert. Erst danach können die bislang ungelösten Themen angegangen werden.

Um das Paar bei dem entscheidenden Übergang vom krisenhaften Miteinander zu einer reiferen emotionalen Kommunikation zu begleiten, sind die theoretischen Ausführungen zur Affektregulation hilfreich. Sie finden sich in den Emotionstheorien, den Objektbeziehungsansätzen und der Selbstpsychologie und helfen, einen achtsameren Dialog in die Interaktion des Paares einzubinden. Diese Zusammenhänge zu verstehen ist wichtig, denn sonst scheitert der Versuch, sich erneut oder gar erstmalig aufeinander einzuschwingen, vorzeitig an dem allzu frühen Wechsel von der Gefühls- zur Vernunftebene. Es muss klar werden: Eine auf die Vernunft abzielende Erklärung kann der sich anbahnenden empathischen Verbindung Schaden zufügen. Um es in der Metapher auszudrücken: Wenn wir uns der Trauma-Bestie annähern, brauchen wir ein umfassendes Wissen über Wesen und Grundstimmung der Bestie sowie Resonanzfähigkeit, Fingerspitzengefühl und Mut.

In diesem Kapitel geht es letztendlich darum, die traumazentrierten Bindungs-Schemata aufzulösen und den krisenverursachenden Dialog auf der Drama-Bühne durch Empathie-Resonanz zu ersetzen. Hierzu brauchen wir ein gemeinsames Verständnis der Begriffe Emotion, Affekt, Affektregulation und deren Bedeutung für die Entstehung einer Bindungsbeziehung. Über Affekte und Emotionen herrscht in der Fachwelt wenig Übereinstimmung und erst recht keine Einigkeit. Zur Begleitung traumatisierter Paare brauchen wir jedoch eine Art Kompendium, um in der Interaktion des Paares die (Dys-)Balance der beiden inneren Affekt-Dialoge zu verstehen. Letztere ergeben zusammen die gemeinsame Interaktionsstruktur des Paares. Das ist die grundlegende wissenschaftliche Basis des hier vorgestellten Ansatzes der traumasensiblen Paartherapie.

Nach der Erklärung der inneren Affekt-Dialoge ist nachvollziehbar, wie wesentlich die Affektregulation zum einen für die Überwindung des dysfunktionalen Bindungs-Schemas ist und wie sie zum anderen zu einer ausbalancierten Paarbeziehung beiträgt. Ich stelle hierzu Methoden aus der Traumatherapie und eigene Übungen vor, die sich als besonders wertvoll für die traumasensible Paartherapie erwiesen haben.

Sobald eine Person in der Lage ist, die Drama-Bühne zu verlassen, den Entscheidungsflur aufzusuchen und das eigene Bindungs-Schema anhand der Regulationsvorschläge zu überwinden, ist der Unterdruck der kindlichen Qualen, die im Traum(a)-Haus in den Keller ziehen, gebannt. Die Zeit der Klärungsgespräche ist gekommen. Aus meiner Erfahrung eignen sich vor allem Aushandlungstechniken, die zu zwei Dritteln aus getrennten Vorbereitungen bestehen und Debatten über Probleme nahezu ausschließen. Hier hat die Resonanz-Skala – Barometer für die fünf Stufen des Traum(a)-Hauses – schon wahre Wunder bewirkt. Paare öffnen sich bereitwillig diesem Stimmigkeitsdialog, der, sobald das Prinzip dahinter verstanden wurde, ohne Debatten zu guten Lösungen führt.

Wenden wir uns jedoch zuerst der Affekttheorie zu, um zu verstehen, wie Bindungsbeziehungen entstehen, wie sie ins Gehirn gelangen, welche Bedeutung hierbei die Affekte und Emotionen haben und vor allem warum die Regulation von Affekten so wichtig ist. Der Liebesraum öffnet sich in seiner ganzen Vielfalt erst nach der Etablierung emotionaler Besinnung, innerer Gelassenheit und empathischer Resonanz.

7.1 Seelenblindheit – wie die Heilung des empathischen Scheiterns gelingt

Als „Seelenblindheit“ – das genaue Gegenteil der Empathie-Resonanz – bezeichnet der Psychoanalytiker und Traumatherapeut Léon Wurmser die Missachtung der menschlichen Grundbedürfnisse nach Wertschätzung, Annahme und Achtung. In einer sicheren Bindung lernt ein Kind mit angsterregenden und überstimulierenden Gefühlen und Situationen umzugehen. „Die Bindungsbeziehung hat dabei den Charakter einer sicheren emotionalen Basis, auf die in Situationen von äußerer und innerer Gefahr zur emotionalen Stabilisierung sowohl real als auch emotional in der inneren Welt zurückgegriffen werden kann.“ So beschreiben Brisch und Hellbrügge (2006, S. 108) die Schutzfunktion einer emotionalen Bindungsbeziehung. Durch die angemessene Beruhigung der Eltern erfährt das Kind, wie es Stress oder überwältigende Erregung einordnen und abbauen kann. Dadurch wird die Ausformung des limbisches Systems im Gehirn des Kindes angeregt und darauf aufbauend werden die Sprachentwicklung, die Verarbeitung von Reizen und die Fähigkeit, Erinnerungen richtig abzuspeichern, ausgebildet.

Das traumazentrierte Bindungs-Schema mit den vier inneren Anteilen ist das Resultat der Interaktionsstörungen zwischen Eltern und Kind, also einer misslungenen Beruhigung kindlicher Affekte. Die Verbindung zur Bezugsperson kann im Fall eines Traumas sogar gänzlich zerstört werden. Die Reaktionserfahrungen eines Kindes auf seine Affekte bilden eine Art Matrix in dem Teil des Gehirns, der für Sprache, Vernunft und Kausalitäten in keiner Weise zugänglich ist. Diese Beziehungsmatrix entsteht in den ersten beiden Lebensjahren, also in der Zeit, in der der Präfrontalcortex, zuständig für die Regulation der Emotionen entsprechend der sozialen Erfordernisse, noch nicht entwickelt ist. Ein Kind unter zwei Jahren ist demnach nicht in der Lage, seine Bedürfnisse anzupassen, zu relativieren oder zurückzunehmen. Das primitive affektive Beziehungsmodel bleibt bis ins Erwachsenenalter aktiv. Je schmerzlicher das Ungleichgewicht infolge der unterbrochenen Verbindung war, desto affektgeladener ist diese Beziehungsmatrix. Wenn der Partner in ähnlicher Weise zur Dysbalance beiträgt, führt der dadurch angestoßene chaotische Affekt explosionsartig zu einem Bruch der Bindung. Die Folgen sind hinlänglich bekannt.

Diesen kurzen Abriss, der bereits alle relevanten Informationen enthält, wollen wir nun Schritt für Schritt vertiefen, um aufzuzeigen, warum es so wesentlich ist, frühe Affekte regulieren zu können, um das beziehungsschädigende traumazentrierte Bindungs-Schema zu überwinden.

Die kleinste Beziehungseinheit ist die frühe Vorstellung eines Kindes von einem Ich und von einem Du, verbunden durch einen Affektimpuls. In der Objektbeziehungstheorie ist das Ich das Subjekt und das Du das Objekt. Die Vorstellung über das Ich, also über sich selbst, wird „Subjektrepräsentanz" genannt und die Vorstellung über das Du „Objektrepräsentanz". Ich tendiere zu den schlichteren Begriffen Ich und Du. Die Verbindung zwischen Ich und Du mittels eines Affekts ist demnach das minimalste Beziehungsmolekül. Die unzähligen Verkettungen zwischen Ich und Du bilden die frühen nonverbalen Bindungserfahrungen ab. Affekte gelten in der Objektbeziehungstheorie als Bindeglied der Beziehung. Wenn wir uns eine Definition zu den Affekten anschauen, erfahren wir in Wikipedia Folgendes:

„Der Affekt ist eine vorübergehende Gemütsbewegung, die durch äußere Anlässe oder psychische Vorgänge ausgelöst wird. Sie hat eine Ausdrucksdimension, eine körperliche und eine motivationale Dimension."[16] Demnach ist ein Affekt ein psychobiologisches Phänomen des unwillkürlichen Nervensystems, welches in Verbindung zu einer anderen Person erzeugt wird. Affekte klingen sehr bald ab, es sei denn, es wirken dem entgegen gesetzte Kräfte und erzeugen primitive Impulse, die in der Mimik erkennbar sind.

Die Anzahl der Affekte ist überschaubar. Laut der Differenziellen Affekt-Skala (DAS)[17] von Jörg Merten und Rainer Krause sind dies Angst, Trauer, Ärger, Schuld, Scham, Ekel und Freude, ähnlich den Basisemotionen bei Paul Ekman. Ein Affekt entsteht ohne Beteiligung des Neocortex und treibt einen Menschen im Bruchteil einer Sekunde zu einem Impuls. Ein Impuls kann nicht zurückgehalten werden, denn er ist geschehen, bevor er wahrnehmbar ist. Darüber hinaus ist jeder Affekt mit einer ganz spezifischen Motivation verbunden. Bei einem Kind, das beispielsweise Angst zeigt, ist die mit dem Angst-Affekt verbundene Motivation die, die Eltern zu einer schützenden Handlung zu bewegen. Zeigen die Eltern ein spontanes Schutzverhalten, kommt es zu einer Balance zwischen Ich und Du. Der Affekt hat also die Aufgabe, das Ich und das Du in Balance und damit in Verbindung zu bringen.

Das Kind wird ruhig, sobald der Affekt entsprechend beantwortet wurde. Die Angstreaktion des Kindes, gefolgt von der Schutzreaktion der Eltern, reguliert die Angst des Kindes, die Bindung festigt sich.

---

16 ↗ https://de.wikipedia.org/wiki/Affekt

17 Differenzielle Affekt-Skala (DAS): ↗ http://www.prof-rkrause.de/data/Differentielle_Affekt-Skala_DAS.pdf

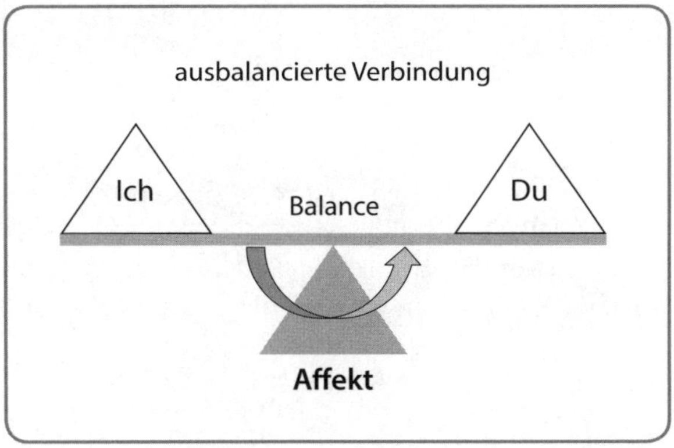

Abbildung 57: Ich und Du in Balance

In der Bindungstheorie – speziell bei Mary Ainsworth – wird die adäquate Reaktion der Eltern „interaktive Feinfühligkeit" genannt. Feinfühlige Eltern sind den Signalen ihrer Kinder gegenüber aufmerksam, interpretieren diese korrekt und reagieren prompt und angemessen. Natürlich ist es ganz normal, wenn eine Bezugsperson den Affekt des Kindes einmal missversteht. Es kommt zunächst zu einer Dysbalance zwischen Ich und Du, woraufhin sich der Affekt des Kindes verstärkt, um die Mutter oder den Vater zu bewegen, ihre Unaufmerksamkeit oder das Missverstehen zu korrigieren. Handeln die Eltern entsprechend, wird die kurzfristig deaktivierte Verbindung wieder reaktiviert und der ausbalancierte Status der Verbindung wieder hergestellt. Bei den Bewegungen der Liebe (siehe Seite 135 ff.) haben wir diese Zusammenhänge bereits kennengelernt.

Während der Beziehungsdysbalance entsteht im Kind ein Konflikt, der ein hohes Maß an innerem Stress auslöst. Solange diese Phase der Unausgewogenheit innerhalb eines bestimmten Toleranzkontinuums bleibt, schadet dies dem Kind nicht. Wird ein Affekt des Kindes jedoch ständig missinterpretiert, ignoriert oder gar zurückgewiesen, bricht die Verbindung zum Du ab. Wiederholen sich diese Phasen, entsteht eine schwerwiegende Bindungsstörung.

Wenn Eltern dem Kind kein Gegenüber sind und die Affekte nicht zur Ruhe bringen können, wird das Kind langfristig auf sich selbst zurückgeworfen. Es ist dann gezwungen, Strategien der Autoregulation zu entwickeln.

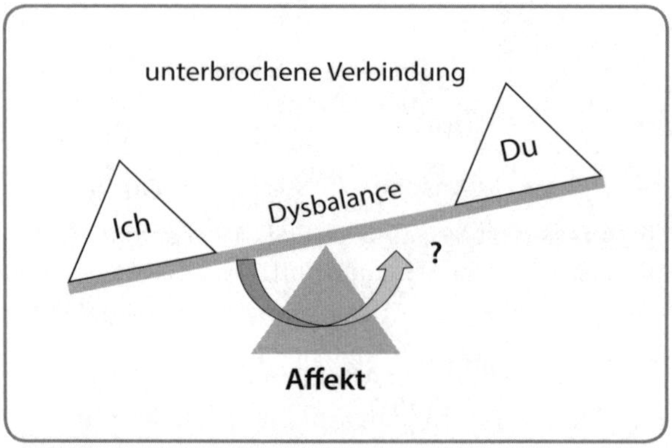

Abbildung 58: Ich und Du in Dysbalance

Stellen wir uns vor, eine heute erwachsene Frau hat als kleines Mädchen immer weinend ihre Wange in die Hand geschmiegt und fantasiert, diese Hand gehöre zu einer fürsorglichen Bezugsperson. Wie Allan N. Schore (2007, S. 75) in seiner Regulationstheorie erklärt, erfährt das Kind so „keine diskreten und differenzierten Affekte, sondern diffuse, undifferenzierte und chaotische Zustände, die von überwältigenden und viszeralen Sensationen begleitet werden". Und dies in einer Phase, in der das Kind nicht über die intellektuellen Fähigkeiten verfügt, über seinen eigenen Zustand zu reflektieren. Aus der primitiven Regulationsstrategie des Kindes entsteht mit der Zeit eine charakterliche Disposition, die bis ins Erwachsenenalter erhalten bleibt und für entsprechende Unruhe in der Paarbeziehung sorgt.

Es gibt mehr als einen Affekt und jeder Affekt braucht eine ganz bestimmte Reaktion, um die Bindungsbalance wieder herzustellen. Zudem zeigt eine zu heftige oder zu schwache Reaktion der Eltern jeweils unterschiedliche Wirkung und so potenzieren sich die möglichen Affekt-Konflikt-(Dys-)Balancen. Ausgehend von den fünf Grundkonflikten (Kapitel 5) will ich die fünf Affekte Angst, Trauer, Ärger, Schuld und Scham näher betrachten, um eine Übersicht zu erstellen. Im Affekt des Ekels liegt aus meiner Sicht die Verachtung, die wegen der Dominanzäußerungen dem Ärger-Konflikt zugeordnet werden kann. Die fünf Grundkonflikte stehen für die Entwicklungsphasen der ersten fünf Lebensjahre, die für die Entwicklung der Beziehungsfähigkeit und die Ausbildung der Geschlechtsidentität wesentlich und von daher für die Betrachtung der Affektregulation in Partnerschaftskrisen relevant sind.

Eine Übersicht über die Motivation jedes Affekts und die zu schwache oder zu starke Reaktion der Bezugsperson leistet uns bei der Heilung des Affektungleichgewichts wertvolle Dienste. Kommt es in einer Partnerschaft zu ähnlich unsensiblen oder fehlabgestimmten Reaktionen oder missversteht die eine Seite die Affekte der anderen, entsteht jenes Wirrwarr, welches zu Streit, Krisen und zur Eskalation führt. Sobald wir die angemessene Reaktion auf das Anliegen eines bestimmten Affekts kennen und adäquat darauf reagieren, kommt die affektgeladene Stimmung sofort zur Ruhe. Jeder Affekt hat eine Bedeutung und einen speziellen motivationalen Impuls, der in die Bindungs-Balance mündet.

Es gibt eine passive Reaktion auf jeden Affektausdruck. Wird der Affekt des Kindes ignoriert oder nicht wahrgenommen, ist das Gegenüber schwach bis nicht vorhanden. Bei aktivem Widerstand gegen den geäußerten Affekt wird das Gegenüber überwältigend und grenzverletzend erlebt. Ob passive oder aktive Gegenwirkung der Bezugsperson, die Verbindung gerät in eine Schieflage. Der Affekt des Kindes konnte nicht dazu beitragen, eine Bindungs-Balance herzustellen und der psychobiologische Stress steigt unter Umständen ins Unermessliche.

Schauen wir uns nun die Komponenten pro Affekt, Motivation, passiver und aktiver Reaktion genauer an.

Die Bindungsmotivation der Angst

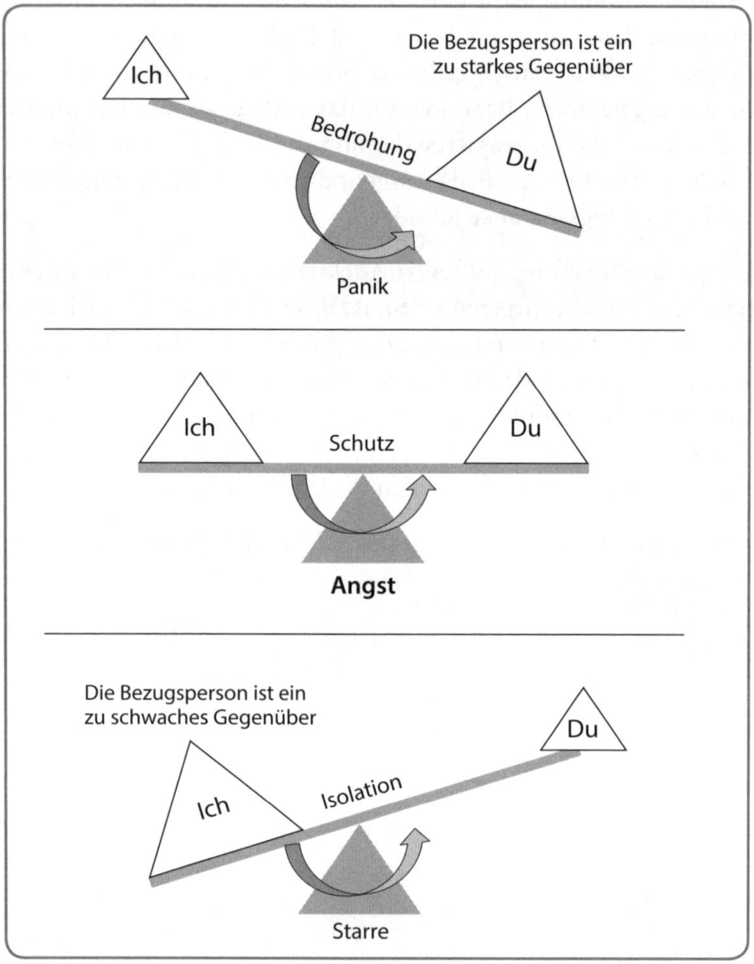

Abbildung 59: Bindungsmotivation der Angst

Der Affekt der Angst braucht Schutz und erhöhte Achtsamkeit von der Bindungsperson, um zur Ruhe zu kommen. Sobald das Gegenüber ein Schutzverhalten zeigt, klingt die Angst sofort ab und das Bindungsgleichgewicht ist wieder hergestellt. Wenn die Bezugsperson jedoch die Angst durch Unachtsamkeit oder überwältigende Reaktionen verstärkt, entsteht Panik und die Verbindung wird bedrohlich bis existenzgefährdend erlebt. Das Kind zieht sich nach innen zurück. Wenn die Bezugsperson den Affektausdruck der Angst ignoriert und das Kind sich selbst überlässt, erstarrt das Kind vor Panik. Frühe Vernachlässigung isoliert das Kind gegenüber der Bezugsperson.

Die Bindungsmotivation der Trauer

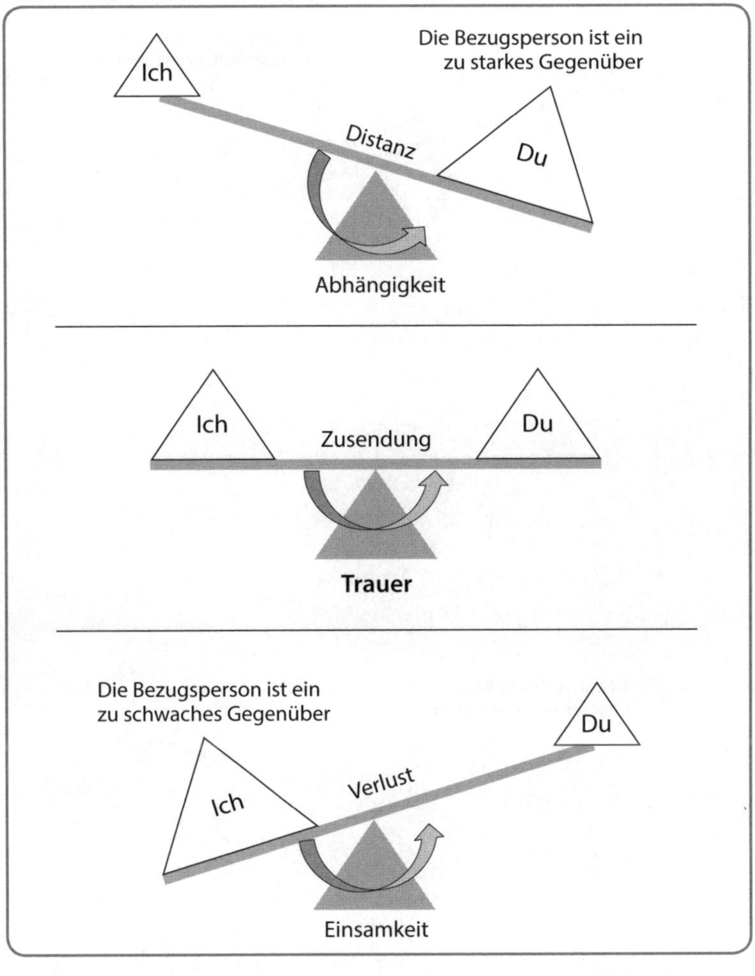

Abbildung 60: Bindungsmotivation der Trauer

Der Affekt der Trauer braucht Zuwendung und eine gegenwärtige, präsente Verbindung; dann kann die Trauer zur Ruhe kommen. Sie klingt ab, wenn die Bezugsperson mit körperlichem und zugewandtem Beruhigungsverhalten reagiert. Die Verbindung ist dann wieder spürbar. Ist eine Bezugsperson jedoch trotz körperlicher Anwesenheit distanziert oder emotional unerreichbar, entsteht eine diffuse Abhängigkeit. Durch anhängliches Fordern sucht das Kind Aufmerksamkeit. Wenn die Eltern das Kind zu oft allein lassen oder ein Elternteil stirbt, entsteht eine große innere Einsamkeit und Leere, die kaum jemals zu füllen ist.

Die Bindungsmotivation des Ärgers

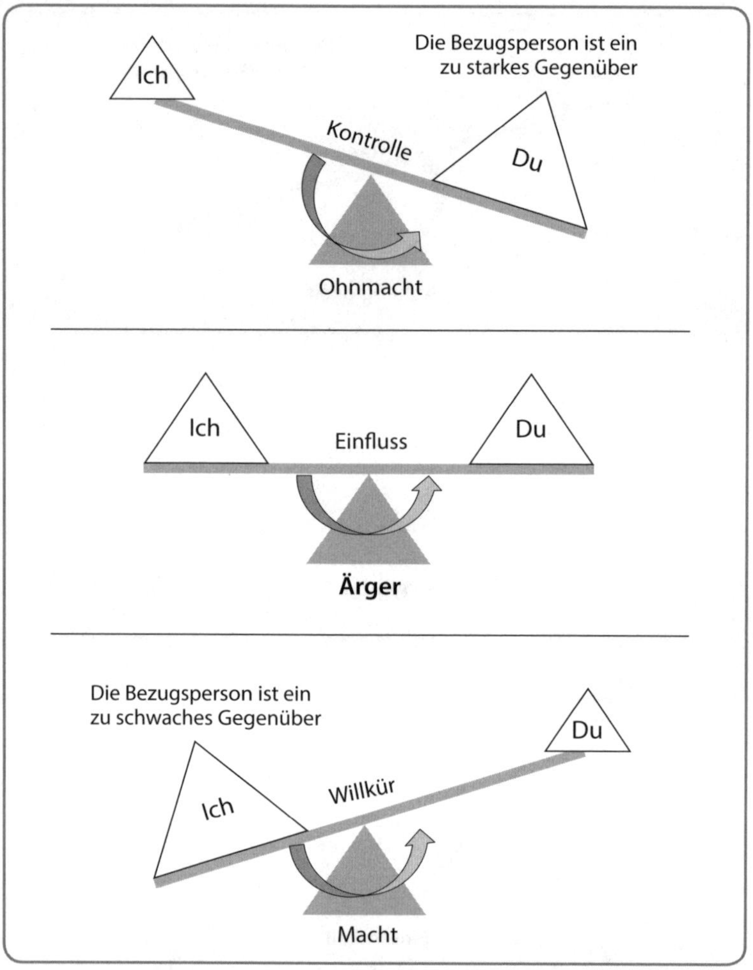

Abbildung 61: Bindungsmotivation Ärger

Der Affekt des Ärgers zeigt sich immer dann, wenn die Mutter oder der Vater zu viel Kontrolle auf das Kind ausübt oder zu willkürlich mit dem Bedürfnis des Kindes nach Einfluss umgeht. Sobald das Kind selbstständig handeln darf und damit in die Eigenermächtigung hineinwächst, kommt der Ärger zur Ruhe. Wenn eine allzu beherrschende Bezugsperson keinerlei Einflussnahme zulässt, kippt der Ärger in das Empfinden der Ohnmacht. Kann ein Kind demgegenüber mit seinem Ärger keine spezifische Reaktion auslösen und sind die Eltern zu wankelmütig, willkürlich oder beeinflussbar in ihren Äußerungen, wird das Kind in eine inadäquate Machtposition gedrängt.

Die Bindungsmotivation der Schuld

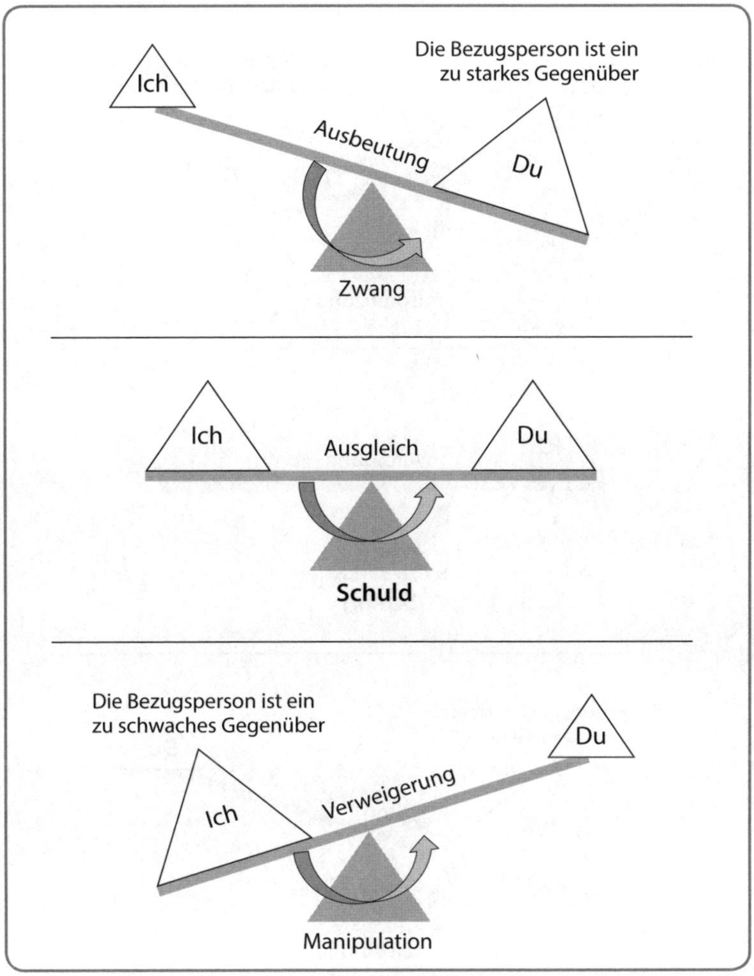

Abbildung 62: Bindungsmotivation der Schuld

Der Affekt der Schuld taucht immer dann auf, wenn es kein Gleichgewicht zwischen Geben und Nehmen gibt. Wenn eine unsensible und übermächtige Bezugsperson das Kind zu etwas zwingt, was es nicht geben will oder kann, dann entsteht ein ungutes Ausbeutungsverhältnis. Wenn die Mutter zu schwach ist und das Kind sich ständig verweigern oder durchsetzen darf, wirkt eine inkonsequente Haltung wie manipulatives Ausweichen. Sobald beide Beteiligten im Interesse einer gleichgewichtigen Beziehung auf einen gerechten Austausch hinwirken, kommt das Schuldempfinden zur Ruhe.

Die Bindungsmotivation der Scham

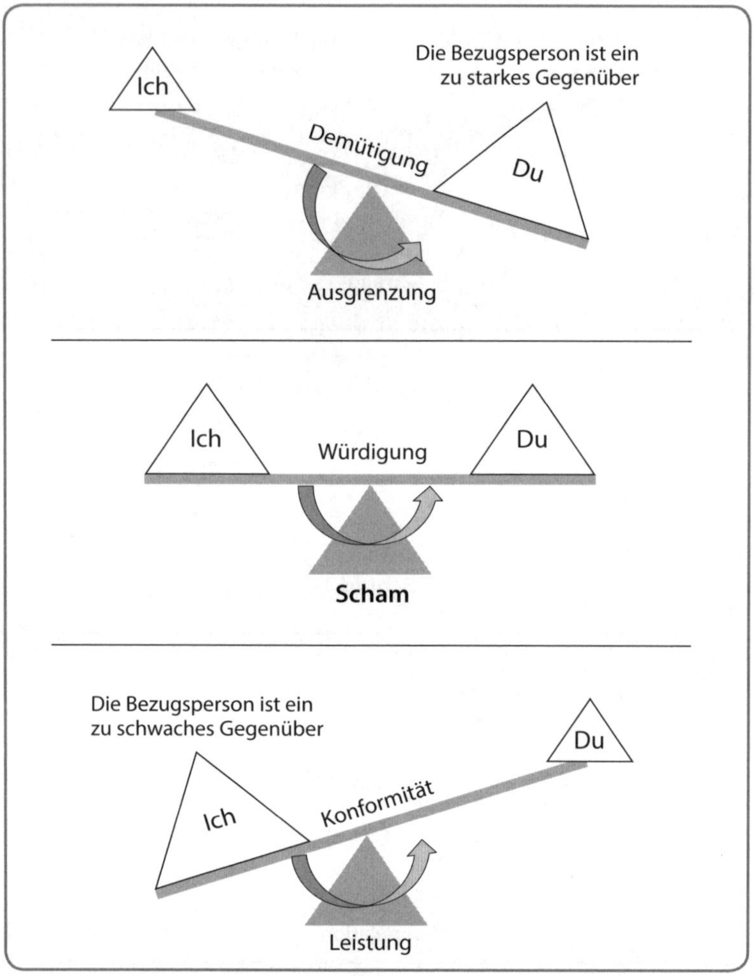

Abbildung 63: Bindungsmotivation der Scham

Der Affekt der Scham zeigt sich, wenn ein Kind gedemütigt wird oder wenn es zur Konformität angehalten wird. Sobald die Eltern ein Kind in Bahnen drängen, um die Zugehörigkeit zu einer reglementierten Gemeinschaft zu erwirken, muss das Kind, um nicht ausgegrenzt zu werden, jede lebendige Regung in den Griff bekommen. Eine schwache Bezugsperson wird das Kind zu Leistung und Anstrengung anhalten, damit es die geforderten Normen erfüllen kann. Wird das Kind jedoch gewürdigt, ungeachtet seines Könnens, eines „perfekten“ Verhaltens oder seiner Lebendigkeit, dann darf das Kind einfach nur sein. In diesem Fall weicht die Scham der Freude am Miteinander.

Affekte äußern sich in automatischen Impulsen und diese nimmt ein Mensch als Emotion wahr. Die Emotionen enthalten verschiedene Dimensionen des Erlebens und können auch in Kombination auftreten. Angst, Trauer und Ärger etwa verdichten sich in der Wahrnehmung zum Empfinden der Eifersucht. Durch die Entwicklung des Präfrontalcortexes kann das Kind spätestens ab dem zweiten Lebensjahr Dimensionen wie positiv oder negativ, angespannt oder entspannend im Hinblick auf soziale Verträglichkeit bewerten und einschätzen. Die Gegenwehr der Bezugsperson gegen die Emotionen trägt in der Regel zu dysfunktionalen Glaubensmustern bei. Die Aspekte des Affekt-Dialogs (die Reaktion des Du auf den Affekt des Ich und umgekehrt), die Wahrnehmung des Impulses in Form von Emotionen, die Steuerung dieser Emotionen bis hin zur stressvermindernden Musterentwicklung bilden so nach und nach das Bindung-Schema.

Die Verknüpfung von Affekt, Impuls, Emotion, Bedeutung sowie Steuerung kommt stets durch die passende Reaktion auf den Affekt zur Ruhe. Die Übersicht über die Affektmotivation ist deshalb eine wesentliche Grundlage, wie wir bei den späteren Interventions-Methoden mit Paaren noch sehen werden.

Die Affekt-Motiv-Tabelle

Affekt	Übermächtige Bezugsperson		Verbindung in Balance	Schwache Bezugsperson	
	DU →	ich		du ←	ICH
Angst	Bedrohung	Panik	**Schutz**	Isolation	Starre
Trauer	Distanz	Abhängigkeit	**Zuwendung**	Verlust	Einsamkeit
Ärger	Kontrolle	Ohnmacht	**Einfluss**	Willkür	Macht
Schuld	Ausbeutung	Zwang	**Ausgleich**	Verweigerung	Manipulation
Scham	Demütigung	Ausgrenzung	**Würdigung**	Konformität	Leistung

Abbildung 64: Affekt-Motiv-Tabelle

Die Tabelle ist folgendermaßen zu lesen: Der Affekt der Angst braucht den Schutz einer regulierenden anderen Person, um zur Ruhe zu kommen. Eine übermächtige Person übt Bedrohung auf das Ich aus und es entsteht Panik. Die Reaktion auf eine zu schwache Bezugsperson, die das Kind bei Angstaffekten allein lässt, ist oftmals Starre. Starre und Panik brauchen verstärkten Schutz. Bleibt dieser Schutz aus, können die nicht zur Ruhe kommenden Empfindungen von Panik oder Starre zu einer komplexen Posttraumatischen Belastungsstörung beitragen.

Diese Tabelle erklärt ebenfalls die Affektreaktionen in krisenhaften Beziehungen. Kaum auszuhaltende Emotionen sind letzten Endes der Grund, warum Paare eine Paarberatung aufsuchen. Der Partner oder die Partnerin ist offensichtlich ebenso wenig wie die eigenen, oft kriegstraumatisierten Eltern in der Lage, auf den Affektimpuls angemessen zu reagieren. Affekte zeigen sich immer und ständig in Bindungsbeziehungen und führen bei Missachtung oder Fehldeutung stets zu einem inneren schmerzlichen Ungleichgewicht. Der Affekt, der den Impuls auslöst und als Emotion bewusst wahrnehmbar ist, dient der emotionalen Verständigung und dem Herstellen von Verbindung.

Die Steuerung der eigenen Emotionen hängt zusätzlich vom Kontext ab. Wird der Kontakt zum Partner/zur Partnerin positiv oder negativ erlebt, neigt der Partner oder die Partnerin zu aktiven oder passiven Reaktionen, führt der Ausdruck der Emotionen zu angenehmen oder unangenehmen Konsequenzen.

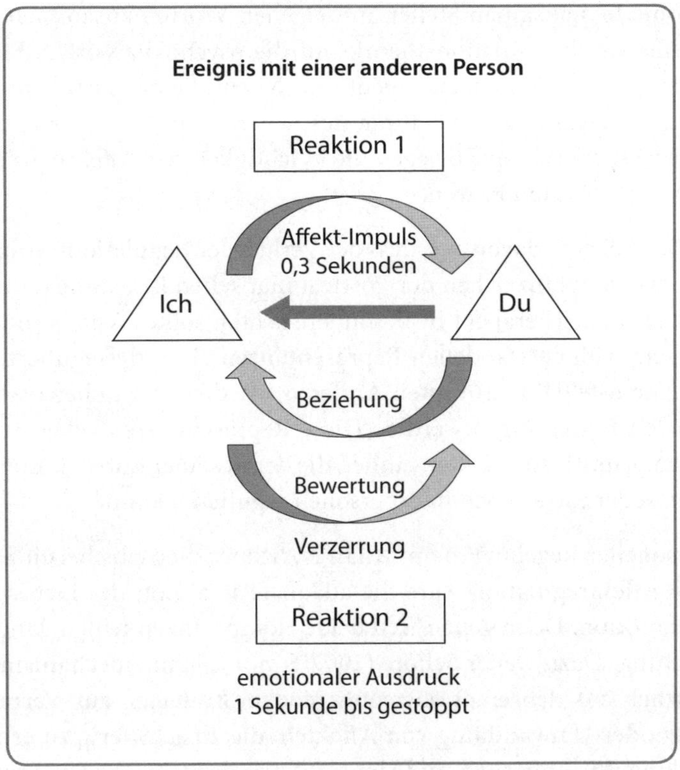

Abbildung 65: Emotionen und Kontext

Dieser höher entwickelte Umgang mit Emotionen fließt ebenfalls in die Bindungsbeziehung ein. Wie bereits beschrieben, verfestigt sich in der Kindheit das spezifische Bindungs-Schema und im weiteren Verlauf des Lebens entwickelt es sich oftmals zu einer charakterlichen Disposition. Was den krisenhaften Umgang mit dem Partner / der Partnerin betrifft, gibt es deshalb mindestens zwei Perspektiven des emotionalen Miteinanders. Die eine Perspektive betrifft das verzerrte Bindungsmuster der charakterlichen Disposition, gespeichert in Sprache und Vernunft nicht zugänglichen Hirnarealen. Die andere gilt der aktuellen Interaktion im Hier und Jetzt. Affekte, Impulse sowie die kaum aushaltbaren Emotionen äußern sich deshalb so störend und ungeliebt, weil der Ursprungsaffekt noch immer ohne Antwort, ohne Regulation und die Beziehung im Inneren und im Außen im Ungleichgewicht ist.

Wenn wir uns nun der Heilung dieses emphatischen Scheiterns zuwenden, bietet die Betrachtung der vielgerühmten Affektregulationstheorie des amerikanischen Psychoanalytikers und Professors für Psychiatrie und Bioverhaltenswissenschaften Allan N. Schore wertvolle Einsichten. Da der Fachjargon zuweilen allzu abstrakt ist, fasse ich die bedeutsamen Stellen mit eigenen Worten zusammen. Prof. Schore bezieht seine Affektregulationstheorie auf die psychoanalytische Einzeltherapie und die Interaktion zwischen Therapeut und Klient. Seine Ausführungen aus den Bereichen der Psychoanalyse, der Bindungstheorie, den Neurowissenschaften und der klinischen Psychotherapie belegen die Wichtigkeit der Affektregulation für die Arbeit mit traumatisierten Paaren.

Schore (2007, S. 50) geht davon aus, dass der Verlust der Regulationsfähigkeit intensiver Gefühle das Hauptanzeichen der Posttraumatischen Belastungsstörung ist, und führt aus, worauf ein Therapeut insbesondere achten sollte: „Von besonderer Wichtigkeit sind jene früh entstandenen Repräsentanzen eines dysregulierten Selbst-in-Aktion-mit-einem-fehlabgestimmten-Anderen, da diese zu unbewussten Mustern der emotionalen Beziehungen werden. Diese Repräsentanzen gehen vor allem mit schmerzlichen primitiven Affekten einher, die der in seiner Entwicklung beeinträchtigte Mensch weder intra- noch interpersonell regulieren kann."

Mit intrapersoneller Regelung meint Allan N. Schore die Selbstberuhigung. Die interpersonelle Affektregulation wäre die adäquate Reaktion des Liebespartners auf eine heftige Emotion. Doch genau weil beide Kompetenzen fehlen, landen Paare in der Paarberatung. Dazu weiter Schore (2007, S. 50): „Schutzmechanismen bestehen im Wesentlichen aus den emotionsregulierenden Strategien zur Vermeidung, zur Minimierung oder Umwandlung von Affekten, die zu schwierig zu ertragen sind." Zur Vermeidung, Minimierung und Umwandlung der schwer zu ertragenden Emotionen in einer Partnerschaft eignet sich insbesondere der Streit oder die Flucht aus der Beziehung.

Die Unfähigkeit, ausgleichend mit starken Emotionen umgehen zu können, liegt an den „Repräsentanzen eines dysregulierten Selbst-in-Aktion-mit-einem-fehlabgestimmten-Anderen", sprich dem Bindungs-Schema, welches in dem Hirnareal untergebracht ist, das „für die sprachlichen Zentren der linken Hirnsphäre unzugänglich" ist (Schore 2007, S. 50 f.). Das erste Drama zwischen Eltern und Kind zeigt sich laut Schore (2007, S. 51) vor allem in wichtigen späteren Liebesbeziehungen: „Die Pathologie der sich früh formenden Entwicklungsstörungen enthüllt sich meist deutlich bei zwischenmenschlichem Stress. Insbesondere an der Schnittstelle, wo das Selbst mit einem anderen Selbst interagiert – einem Selbst, das möglicherweise die Quelle der Dysregulation ist." Dies bewirkt den Zusammenbruch der Verbindung. „Auftauchender interaktiver Stress – ähnlich einer sehr frühen, fehlabgestimmten, dysregulierenden Transaktion – zerreißt sofort die Bindungsbeziehung. Diese plötzliche Erschütterung der Allianz stellt eine Rekonstruktion als ‚Modell-Szene' dar" (Schore 2007, S. 52).

Diese „Modell-Szene" lässt sich, wie wir gesehen haben, hervorragend mit der Krisen-Skizze erfassen und wird dadurch dem Paar bewusst. Dies „induziert den

Zugang zum Bewusstwerden chaotischer Zustände, die mit frühen traumatischen Erfahrungen assoziiert werden“, wie Schore (2007, S. 52) es auf den Punkt bringt. Als Ergebnis des Streitens folgt die „schnelle Eskalation intensiver negativer Affekte, die das Selbst desorganisiert, entweder explosiv oder implosiv“.

Hieran zeigt sich, wie wichtig es ist, negative Empfindungen auszuhalten und regulieren zu können. Wie Schore (2007, S. 52) es ausdrückt, der Klient – in unserem Fall das Paar – muss sich auf den „reorganisierenden Rückzug“ einlassen und jeder sollte diese neue „Fähigkeit zur Zustandsunterbrechung“ nutzen, um sich selbst wieder regulieren zu können.

Die eigenen Gefühle zu regulieren und nicht gegenüber dem Partner zum Ausdruck zu bringen, erst recht sie nicht gegeneinander zu richten und vor allem nicht in negativer Stimmung über Probleme zu reden (der emotionsregulierende Präfrontalcortex stellt bei Stress seine Arbeit ein und die frühen Affekte sind der Sprache nicht zugänglich) – dies ist das Herzstück der traumasensiblen Paartherapie. Allan N. Schores Ausführungen unterstreichen meine Auffassung, dass Streit das dysfunktionale Bindungs-Schema zementiert. Der Schmerz infolge der ehemaligen Fehlabstimmung wird aktiviert. Die Affektregulation kann entscheidend dazu beitragen, stattdessen die heilende Wirkung der Empathie-Resonanz zu erfahren.

„Somit ist die aktive Beteiligung beider Teilnehmer der Dyade an diesem Prozess von Unterbrechung und interaktiver Wiederherstellung unbedingt notwendig, damit der Patient lernen kann, dass ein zunächst desorganisierter Zustand durch ein externes Objekt reguliert werden kann (statt weiter dysreguliert zu sein). Der Patient kann jetzt – in Anwesenheit eines reparativen Objekts – aus einem zunächst vermiedenen stressvollen Zustand in einen anderen überwechseln und nonverbale Affekte in einer verbalen Verarbeitung verstehen“ (Schore 2007, S. 54).

Es wird klar, wie bedeutsam die Affektregulation für die traumasensible Paartherapie ist, soll eine – womöglich erstmalig wahrhafte – Verbindung beider Liebespartner hergestellt werden.

Die beiden Bindungs-Schemata verdeutlichen den traumatisierenden Affekt-Dialog zwischen Eltern und Kind und repräsentieren die extremen Ausprägungen von Missachtung, Demütigung, Ausbeutung, Willkür, Ohnmacht und Zwang sowie den daraus resultierenden Schmerz. Entsprechend schädlich und fatal ist, anstatt zuerst in den Empathie-Resonanz-Modus zu gehen, der verfrühte Wechsel in den Sprach- oder Vernunftmodus. Hierzu benötigen beide Partner die Fähigkeit, Zuschreibungen des anderen auszuhalten, ohne sich selbst in kalibrierte Verbalschleifen zu verheddern. Kalibrierte Schleifen entstehen durch Worte wie: „Das habe ich doch nur (nicht) gesagt, (nicht) getan, weil …“

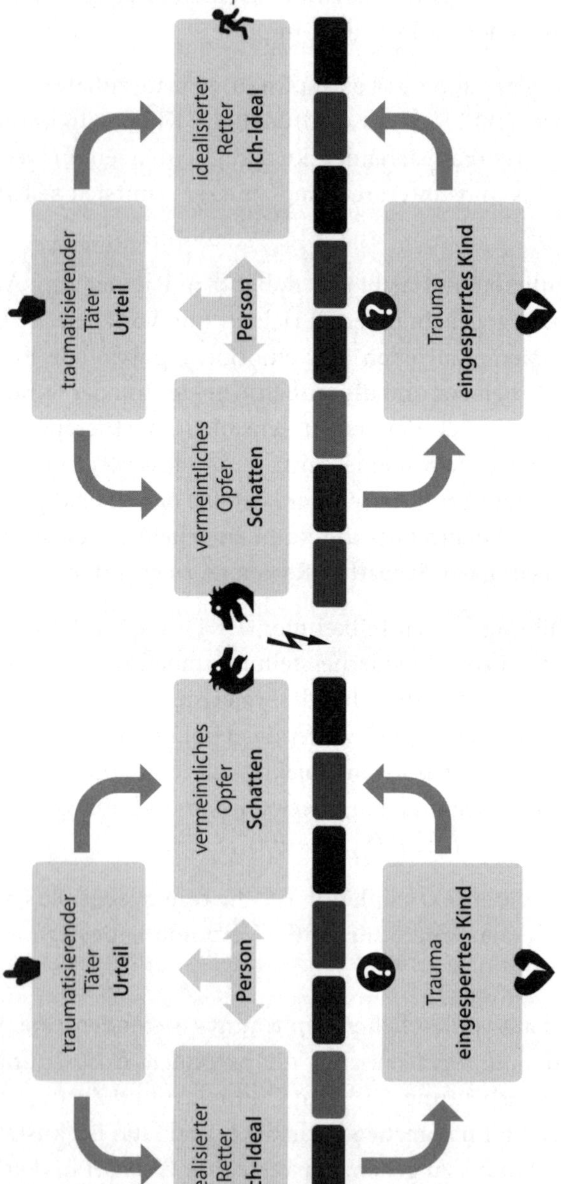

Abbildung 66: Dysfunktionale Bindungs-Schemata in Interaktion

Die Interaktion zwischen zwei Personen mit dysfunktionalen Bindungs-Schemata trägt ein hohes Krisenpotenzial in sich, aber auch die Chance der Aufdeckung und Heilung des ehemaligen Traumas.

Das Model mit den beiden traumazentrierten Bindungs-Schemata, welches für den gescheiterten Affekt-Dialog zwischen Eltern und Kind und die konflikthafte Interaktion der Liebespartner steht, lässt sich durch Empathie-Resonanz transformieren.

Empathie-Resonanz bedeutet, auf die Motivation der Affekte des anderen einzugehen. Dazu ist es wichtig, den Affekt am Gesicht ablesen beziehungsweise die eigene Emotion zeigen zu können. Angst braucht Schutz, Trauer Verbindung, Ärger braucht Einfluss, Schuld Ausgleich und Scham braucht Würdigung.

Empathie ist demgegenüber das Eingehen auf die inneren Geschichten eines Menschen, auf die Glaubensmuster und innere kalibrierte Schleifen, auf die Gedanken, Motive und Persönlichkeitsmerkmale. Genau dies führt jedoch wieder zu Missverständnissen und weit ausholenden Erklärungen, da der Affekt nicht zur Ruhe gekommen ist.

Empathie ist eine wesentliche Eigenschaft, die von hoher Bewusstheit und Beziehungskompetenz zeugt. Empathie-Resonanz hingegen ist sehr viel wirkungsvoller, einfacher und unkomplizierter. Wie sie zum Gleichgewicht in der Paarbeziehung beiträgt, lässt sich anhand von konkreten Beispielen besser nachvollziehen.

7.2 Debatten füttern die Trauma-Bestie: Krisen lösen mit der Resonanz-Skala

Affekte sind primäre, motivierende Kräfte und die uranfänglichen Bausteine des psychischen Erlebens. Ob wir es nun wollen oder nicht: Affekte sind immer aktiv und senden ohne Unterlass Impulse als Reaktion auf Reize von außen oder innen – und das innerhalb von 0,3 Sekunden. Jedem Affekt liegt ein ganz bestimmtes Motiv zugrunde:

Sicherheit / Schutz	Angst
Bedeutung / Zuwendung	Trauer
Macht / Einfluss	Ärger
Gerechtigkeit / Ausgleich	Schuld
Zugehörigkeit / Würdigung	Scham

Die Verletzung jedes dieser existentiellen Beweggründe wird je nach Gegenwehr mit immer stärker werdenden Affekten „beantwortet". Diese Kraft können wir uns durch eine simple Skala zunutze machen, die ich Resonanz-Skala nenne. Die Resonanz-Skala habe ich in der Zusammenarbeit mit Richard Graf kennengelernt, der für sein K-I-E-Konzept (Kognition-Intuition-Emotion) (Graf 2017) bekannt geworden ist. Laut Graf lässt sich der Impuls der Affekte aus dem limbischen System auf eine Skala von 1 bis 10 eichen. Wenn das Motiv eines Affekts auf Gegenwehr stößt, verstärkt sich der Affekt und die emotionale Stimmung rutscht, um im Bild des Traum(a)-Hauses zu bleiben, in den Keller. Diese innere Stimmigkeit kann mithilfe der Resonanz-Skala abgebildet werden und kommt so ohne umfassende verbale Erklärungen aus. Die unfruchtbaren Debatten des Paares, die das misslungene Bemühen nach Verständnis und Akzeptanz des Partners verdeutlichen, kommen dadurch zur Ruhe. Ich will dies anhand eines Paares aufzeigen:

Fallbeispiel: Michelle und Gustav

Michelle und Gustav sind seit über 20 Jahren verheiratet. Sie haben sich einmal sehr geliebt, doch nun stehen sie kurz vor der Trennung. Vor dem endgültigen Scheitern überredet Gustav Michelle dazu, eine Paartherapie in Anspruch zu nehmen. In feindseliger Stimmung sitzen sie mir nun gegenüber. Bereits die Herfahrt muss ein Desaster gewesen sein, so sehr haben sie gestritten.

Nach einigen Stunden zeigt der Streitausstieg Wirkung und das Miteinander gestaltet sich friedlicher. Dennoch lassen immer wieder selbst kleinste Anlässe verletzende Affekte hochkochen. Michelle und Gustav wollen unbedingt verstehen, warum es in meiner Praxis niemals zu solchen Verhakungen kommt, außerhalb aber sehr wohl. Aus diesem Grunde zeige ich dem Paar die Affekt-Motiv-Tabelle. Ich weise beide darauf hin, dass Menschen oft in einem der aufgelisteten Affekte besonders verwundbar sind.

Wir greifen eine Situation auf. Michelle hat auf eine Bemerkung von Gustav sehr harsch reagiert. Bevor er erneut eine wortreiche Verteidigung vorbringen kann, stoppe ich ihn. Ich wende mich an Michelle, die bereits zu einer umfassende Erklärung ansetzten will.

„Warten Sie. Wie oft bringt es Sie weiter, wenn Sie in dieser Weise miteinander sprechen?" Michelle hält irritiert inne und hebt die Schultern. „Das führt nur in eine Sackgasse."

„Dann könnten wir es doch einmal ganz anders versuchen? Sind Sie bereit?" Ich bitte zuerst Michelle um ihre Erlaubnis, da sie emotional sehr involviert scheint. Sie nickt zweifelnd.

„Welche Gefühle spüren Sie gerade?" „Na, ich fühle mich total unverstanden von dir", faucht sie ihren Mann an. Gustav weicht erschrocken zurück.

Ich interveniere und Gustav entspannt sich. „Das meinte ich nicht. Ich zähle die Gefühle auf und Sie nicken nur, wenn ein Gefühl passend ist." Schwer aufseufzend willigt Michelle ein. Ich zähle die Affekte auf. Sie benennt die Angst mit einem Keller-Wert von 2 und schaut mich herausfordernd an. „Die Angst braucht Sicherheit, Achtsamkeit und die Aussage: ‚Schön, dass du da bist'", erläutere ich.

Michelle hebt jäh ihre Hand und bedeckt erschüttert ihren Mund. Der gequälte Ausdruck verrät, wie passend diese wenigen Worte für sie sind. Ihr Mann schaut seine Frau erstaunt an. Es kommt mir vor, als hätte sich Michelles Aufgebracht-Sein innerhalb von Sekunden in Nichts aufgelöst. Dahinter zeigt sich ihre Panik. Tränen rinnen über die verbergende Hand. Gustav beobachtet seine Frau hoch interessiert.

So nach und nach kommt die ganze schreckliche Geschichte ihrer Mutter heraus, die entsetzliche Qualen im Krieg als Krankenschwester miterleben musste. „Meine Mutter hatte immer diesen dunklen, leeren Horror-Blick in den Augen. Sie hat mich geliebt, das weiß ich. Doch dieser Blick." Michelle weint still.

Gustav erkundigt sich: „Wie kommt das? Was haben Sie mit meiner Frau gemacht? So kenne ich sie nicht." Ich biete ihm an, die Worte nachzusprechen, die Michelle so gutgetan haben. Er folgt zögernd. „Ich bin so froh, dass es dich in meinem Leben gibt." Michelle blickt in ihren Schoß. Gustav sucht verzweifelt meinen Blick: „Sehen Sie, sie beachtet mich gar nicht. Es ist furchtbar." Sanft ermutige ich Michelle, Gustav anzusehen. „Er plappert es nur nach", wehrt sie schroff ab. „Schauen Sie ihn an, das braucht Mut. Sie erkennen an seinen Augen, ob er es so meint oder nicht." Michelle wagt es tatsächlich und Gustav wiederholt den Satz. Beide sitzen anschließend eine ganze Weile stumm voreinander und weinen.

Es dauert oft eine gewisse Zeit, bis ein Paar von den wortreichen Angriffs- und Verteidigungsgefechten Abstand nehmen kann. Nach einer Erfahrung – wie oben beschrieben – wendet sich das Blatt. Ich lege die Resonanz-Skala an das Traum(a)-Haus und fasse für jedes Klienten-Paar die Bedeutung in dieser Weise zusammen:

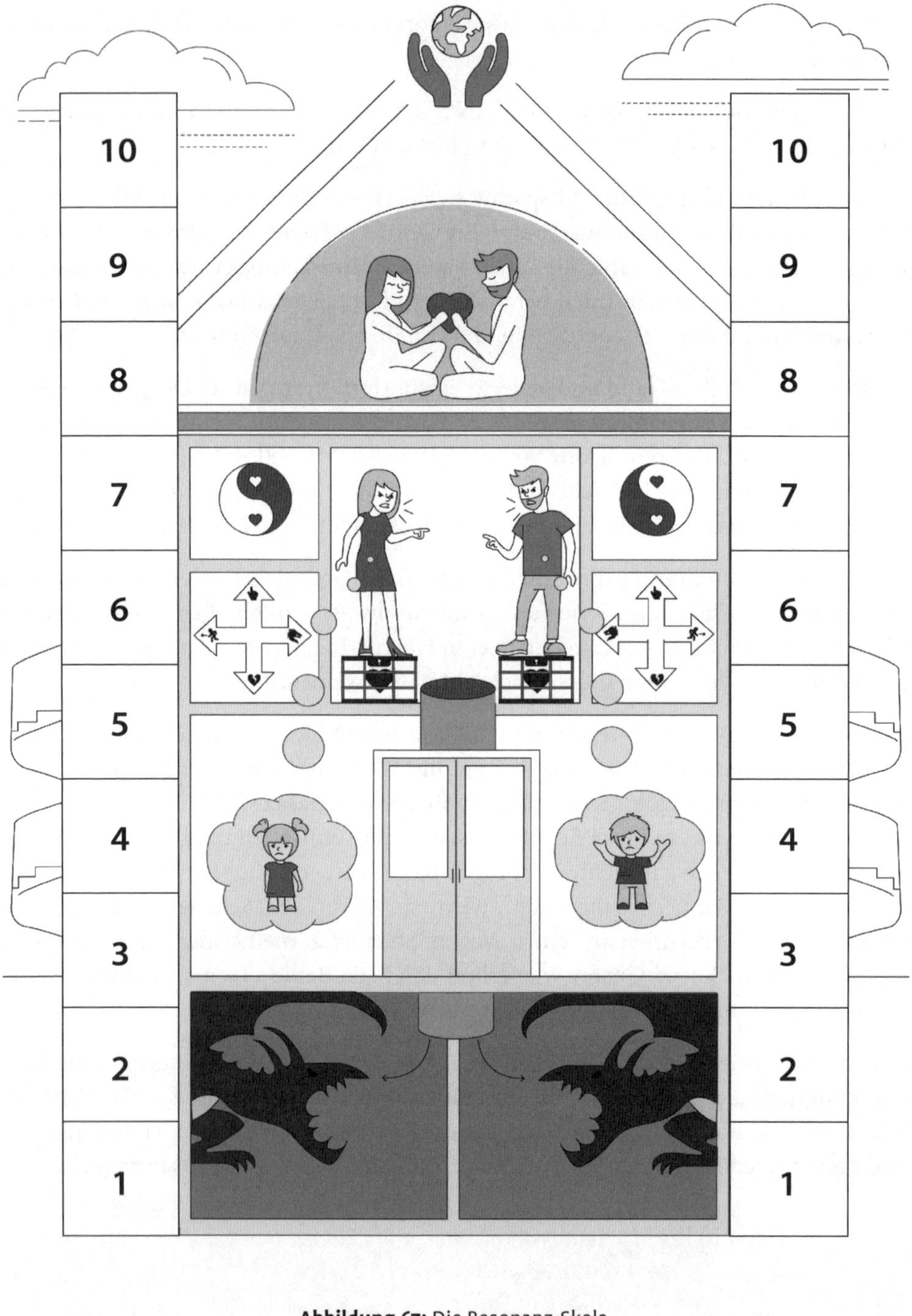

Abbildung 67: Die Resonanz-Skala

Affekte äußern sich immer und automatisch innerhalb von 0,3 Sekunden durch einen Impuls. Diese Impulse bemerken wir oft nur in Form eines vagen Gefühls. Wir können das Empfinden von Stimmigkeit oder Unstimmigkeit anhand einer Skala von 1 bis 10 spüren. 1 bedeutet: Das Gefühl ist ganz schrecklich und fühlt sich nach Keller an. 10 bedeutet: Besser kann es gar nicht sein, wie im Himmel. Wenn die Resonanz-Skala an das Traum(a)-Haus angelegt wird, können wir zudem ablesen, ob das Reptiliengehirn, das limbische System oder der Neocortex aktiv sind.

Die **Werte 1 bis 2** weisen darauf hin, dass sich jemand (siehe Michelle) im Reptiliengehirn befindet, denn es wurde ein früheres Trauma angestoßen. Diese Werte deuten an, dass der Überlebensmodus von Angriff, Flucht oder Starre aktiv ist und die Sprachregion im Präfrontalcortex lahmgelegt wurde. Dann sollten augenblicklich sämtliche Gespräche eingestellt werden, denn ansonsten würde der Affekt-Alarm übergangen und die Folge weiterer Debatten wäre eine erneute Traumatisierung. Rufen wir uns in Erinnerung, dass oftmals das soziale Umfeld den natürlichen Heilungsantrieb unterbindet, dadurch den Ausdruck inneren Leidens abschneidet und die Entwicklung einer Traumafolgestörung vorantreibt. Würde Gustav seine verbale Gegenwehr fortführen, könnte dies zu Michelles Retraumatisierung beitragen. Außerdem würde ihr Abwehrmechanismus der schroffen Zurückweisung angestachelt. Gustav hat mit dem Lösungssatz demnach ein wertvolles Instrument zum Schutz vor weiteren Attacken seiner Frau. An Michelles Tränen war sehr gut abzulesen, wie befreiend die Intervention für sie war.

Die **Werte 3 bis 5** deuten auf emotionale Trigger hin, die im limbischen System gespeichert sind. Ehemalige und unverarbeitete Verletzungen aus der Kindheit führen dazu, dass jemand nicht im Hier und Jetzt sein kann. So war Gustav kaum in der Lage, auf die offensichtliche Not seiner Partnerin einzugehen. Seine Mutter hatte wegen der vielen Aufgaben im Haushalt und im Familien-Geschäft kaum jemals Zeit für ihren kleinen Sohn. Gustav sehnte sich vergeblich nach ihrer Zuwendung. Ganz selten durfte er die Nähe der Mutter genießen. Sein Ausruf „Sie beachtet mich gar nicht" passt zeitlich besser in diese früheren Zusammenhänge.

Werte unter 5 sind Anzeichen für die Unzumutbarkeit einer Situation und sollten achtsam und unverzüglich beachtet werden, um Raum für die wahrnehmbaren Empfindungen zu schaffen. Der **Skala-Wert 6** deutet den Wendepunkt in Richtung innerer Gefasstheit an. Jedoch könnte die Stimmung hier noch kippen. Nachbesserungsaktionen steigern den Stimmungswert in der Regel. Die **Werte 7 und 8** zeigen eine innere Beruhigung an und ermöglichen faire Aushandlungen. Planungsgespräche, Absprachen und Entscheidungen sollten stets auf diesem Level stattfinden. Erst hier kommen die Affekte zur Ruhe und enthüllen, dass gegen keines der Grundmotive verstoßen wurde. Die **Werte 9 und 10** offenbaren, dass die Affekte wahrhafter Harmonie und Übereinstimmung Platz gemacht haben. Hiernach sehnen sich alle

Paare. Die Resonanz-Skala ist deshalb ein geeignetes Instrument, um das Paar in diese Sphären zu führen.

Bevor Methoden zur Gesprächsführung eingeführt werden können, um die Abstimmung und Klärung wichtiger Themen anzugehen, geht es in der traumasensiblen Paartherapie um den regulierenden Umgang mit Affekten und wahrnehmbaren Emotionen.

Hier sind drei Komponenten zu beachten:

1. Welche Möglichkeiten stehen der / dem Paarberater/in zur Verfügung, um die retraumatisierenden affektgeladenen Debatten im Beratungszimmer zu beruhigen?
2. Welche Rituale oder Übungen der Selbstregulation sind einer traumatisierten Person zu empfehlen, um Problemgespräche vermeiden zu können?
3. Wie kann der Partner einerseits vermeiden, das Trauma zu zementieren und andererseits zur Heilung beitragen?

Hilfreich und wirkungsvoll sind hier – je nach Affekt – die Auflösungs-Interventionen. Das gilt sowohl für die Fachkraft wie für die betroffene Person oder den / die unterstützende/n Liebespartner/in. Deswegen schauen wir uns im Folgenden den Ausstieg aus den fünf Grundkonflikten, die entsprechenden Heilungssätze und die ratsamen Maßnahmen für die Gegensteuerung durch den Partner / die Partnerin an. Für die Therapeutin ist wichtig zu wissen, welche Gefühle eine Person im Gegenüber auslöst. Die Überlebensmuster führen zu ganz bestimmten Annahmen darüber, wie Menschen sind. Diese Projektionen sind wie ein Filter, der kaum eine realistischere Wahrnehmung zulässt. Ehe man sich versieht, behandelt man jemanden in einer Weise, die gar nicht der eigenen Absicht entspricht. Aus diesen Anhaltspunkten der Gegenübertragung lassen sich Rückschlüsse auf den emotionalen Grundkonflikt ziehen. Die Beispiele aus der Beratungspraxis im Anschluss an die Auflösungsempfehlungen der Grundkonflikte zeigen die Affektdynamik und die heilende Wirkung für die Liebesbeziehung.

Auflösung des Grundkonflikts Angst / Ablehnung

Manchmal sind wir zurückweisend, abwertend und verletzend, auch wenn dieses Verhalten nicht unserer inneren Einstellung entspricht. Oder wir übersehen jemanden, der sich im Hintergrund hält, kaum etwas oder gar nichts einbringt oder nur zaghaft spricht. Dabei brauchen diese Menschen etwas ganz anderes, denn nur stete Wärme lässt das innere Erfroren-Sein irgendwann schmelzen. Menschen im Angst-Konflikt brauchen Gewohntes und freundliche Aufmerksamkeit – schließlich müssen sie auftauen. Es muss jemand da sein, der sie sieht, sie anlächelt, aufmerksam ist und sie besonders begrüßt, auch wenn sie selbst wegschauen.

Ein Mensch, der immer wieder abgelehnt oder sogar gehasst wurde, öffnet sich in einer Partnerschaft nur zögernd. Er oder sie braucht viel Schutz, liebevolle und anerkennende Worte, besondere Aufmerksamkeit und kontinuierlichen Halt. In Krisen wird sich diese Person ganz und gar zurückziehen und in sich gekehrt stumm leiden. Wenn in einer Paarbeziehung ein Partner diesem Grundkonflikt zuzuordnen ist, dann ist es wichtig, regelmäßig zu betonen, wie wichtig er / sie und wie wertvoll das Zusammensein ist. Personen im Angst-Konflikt mussten in ihrem bisherigen Leben regelrecht darben, weshalb sie äußerst genügsam sind. Trotz ihres ungeheuren emotionalen Mangels neigen sie nicht zur Manipulation oder Ausbeutung.

Der zentrale Satz lautet: „Schön, dass du da bist. Deine Existenz ist eine Bereicherung."

Der Ausstiegssatz für die betroffene Person lautet: „Ich brauche Halt, Schutz und Achtsamkeit."

Beispiel für die Beruhigung des Angst-Konflikts: Die Arbeit mit Michelle und Gustav (Seite 288 ff.).

Auflösung des Grundkonflikts Trauer / Verlust

Die Haltung der Resignation im Trauer-Konflikt überträgt sich auf die Umgebung. Sie werden im Kontakt mit einer betroffenen Person spüren, dass sich eine gewisse Schwere und Hoffnungslosigkeit in Ihnen ausbreiten. Obwohl Sie sonst alles klar sehen mögen, haben Sie den Eindruck, sich in einem undurchdringlichen Nebel verirrt zu haben. Ihre Glieder werden schwer, Sie fühlen sich ermüdet, sind ratlos und kommen schließlich zu der Ansicht: „Tja, da kann man wohl nichts machen."

Um einem Menschen im Trauer-Konflikt zu helfen, führt akzeptierendes, anteilnehmendes Zuhören nicht weiter. Unterbrechen Sie, um die wesentlichen Aussagen zusammenzufassen und die geäußerten Probleme zu einer stimmigen Lösung zu führen. Beschreiben Sie die Bedeutung der Botschaften, die Sie meinen verstanden zu haben, und reflektieren Sie die Empfindungen, die im Lauf der Interaktion auftauchen.

Der Partner / die Partnerin sollte um regelmäßige Gespräche bitten und auf klare Vereinbarungen hinwirken. Dabei ist es zielführend, um Hilfe bei der Bewältigung der Wünsche zu bitten, die zu zweit beschlossen wurden. Empfehlenswert ist die Salamitaktik der kleinen Schritte, denn sie bewahrt vor dem erwarteten Versagen. Jeder Erfolg ist ein Gewinn. Am Anfang müssen die Hürden niedrig sein. Sportliche Aktivitäten und körperliche Anstrengungen sind das A und O, da Bewegung dem Hang zur Depression entgegenwirkt.

Der zentrale Satz lautet: „Ich bin für dich da und unterstütze dich. Du wirst es schaffen."

Der Ausstiegssatz für die betroffene Person lautet: „Ich fühle mich verlassen und sehne mich nach Zuwendung. Ich bin wichtig, deswegen darf ich meine Bedürfnisse zeigen."

Fallbeispiel für die Beruhigung des Trauer-Konflikts

Greta erzählt von einem Zusammentreffen mit ihrem kürzlich verlassenen Partner Leopold. Er tauchte überraschend zu ihrem Geburtstag auf, um ihr persönlich zu gratulieren. Greta war erbost, dass er einfach unangemeldet erschienen war. Als er ihr vorschlug, sich doch mal wieder zu treffen, machte diese Unverfrorenheit sie fassungslos. Er schlug vor, sie anzurufen, was sie völlig daneben fand. Zu ihrem maßlosen Erstaunen rief er drei Tage später tatsächlich an. Frustriert fragte sie, was er von ihr wolle, denn der Grund für die Trennung war Leopolds Unzuverlässigkeit. Am Telefon wollte er sich „wieder einmal nicht festlegen" und Greta brach das Gespräch verärgert ab.

Jede einzelne Szene – Leopolds unerwartetes Auftauchen, sein Kontaktwunsch und sein Anruf – ergibt bei der Überprüfung mit der Resonanz-Skala hohe Werte. Demnach ist ihr Leopolds Hartnäckigkeit nicht ansatzweise so unangenehm, wie sie es sich selbst einredete. Greta ist perplex.

Sie übt, den Affekt-Impuls der inneren Resignation zu stoppen, der ihr Frusterlebnisse beschert. Schon so manchen Partner hat sie durch ihre fordernde Abhängigkeit in die Flucht geschlagen. Es fällt ihr sehr schwer, die Enttäuschung zurückzuhalten und bei dem sich erneut anbahnendem Kontakt mit Leopold Unverbindlichkeit nicht als Abbruch der Beziehung zu deuten. Greta fühlt sich lange Zeit sehr unwohl damit, Leopold nicht zu Eingeständnissen zu drängen, die ihr für ein Zusammenleben wichtig sind. Für sie fühlt es sich an, als ginge sie auf glühenden Kohlen, und das eine ganze Weile. Doch nach und nach erfüllt Leopold von sich aus Gretas Wünsche und das ermöglicht eine neue Art von Partnerschaft.

Auflösung des Grundkonflikts Ärger / Abwertung

Menschen im Ärger-Konflikt lösen im Gegenüber Empfindungen von Demütigung und Herabsetzung aus und nichts wert zu sein. Man überlegt, was man falsch gemacht haben könnte oder was an der vernichtenden Kritik wohl stimmt. Der Effekt kann sein, dass man viel über die Entwürdigung nachdenkt und lange braucht, wieder zu sich selbst zu finden.

Wer derartig abgekanzelt wird, findet sich in einer ähnlichen Position, in der der abwertende Mensch sich oft als Kind befunden hat. Man selbst ist nach einer solchen Behandlung wie innerlich verwüstet – und der „Verwüster" selbst macht das, um sich nicht selbst wie ein kleines, dummes Kind zu fühlen.

Jemand, der um die eigene Kindheit betrogen und wegen verletzlicher Gefühle verachtet wurde, braucht viel Verständnis, Achtung und Respekt. Wenn in der Beziehung Raum für Gefühle der Schwäche, des Kleinseins und inneren Verzagens ist, wird die Maske der Stärke immer unwichtiger. Sich so zu zeigen, wie man wirklich fühlt, sich mit all seinen Schwächen und Fehlern anzunehmen und auch anderen zu verzeihen ist das herausragende Ziel zu inniger Verbundenheit mit anderen Menschen.

Der zentrale Satz lautet: „Es ist in Ordnung, sich schwach und klein zu fühlen, und es ist wichtig, Einfluss nehmen zu wollen."

Der Ausstiegssatz für die betroffene Person lautet: „Ich fühle mich abgewertet. Ich möchte Einfluss nehmen. Ich darf mich trotzdem schwach und klein zeigen."

Fallbeispiel für die Beruhigung des Ärger-Konflikts

Sita macht Bernhard ständig bittere Vorwürfe, er sei zu feige, ein ganz bestimmtes Problem zu bewältigen. Wir haben bereits vieles unternommen, um Sitas aggressive Angriffe auf ihren Mann aufzulösen. Auf meinem Vorschlag hin schreiben sie nun jeder für sich mehrere Lösungsalternativen für das Konflikt-Thema auf. Wir nutzen dafür das strukturierte Beziehungsgespräch (siehe Seite 308 ff.).

Während beide nacheinander ihre Ergebnisse vorlesen, unterbinde ich jeden Kommentar und lasse Stimmungseinschätzungen nur mit der Resonanz-Skala zu. Hier gibt es fast nur Keller-Reaktionen. Sofort erkennen beide, dass die eigenen Ideen nicht umsetzbar sind. Endlich landet ein Vorschlag bei beiden auf 6, was unmittelbar für eine gewisse Entspannung sorgt. Bernhard ist sogar bereit, eine vorher genannte Idee seiner Frau noch einmal in Erwägung zu ziehen, worauf Sitas Resonanz-Wert augenblicklich auf 7 steigt. Ich frage, was sie noch braucht, um höher zu kommen. Bei ausbleibender Wirkung, so Sita, möchte sie, dass ein neuer Plan entwickelt wird. Mit vernichtender Herablassung posaunt Bernhard seinen Skalenwert 2 heraus – und ich muss wirklich eingreifen, damit die beiden nicht gleich wieder wie Kampfhähne aufeinander losgehen.

Synchron atmen Bernhard und Sita tief durch und schreiben erst einmal die guten Lösungen auf. Danach liegt der Resonanz-Wert bei beiden bei 9. Nach fast zehn Jahren Streit zu diesem Thema können sich die beiden zum ersten Mal wieder – erleichtert – in die Augen sehen.

Für mich ist diese Entwicklung in Richtung Ergebnis sensationell; ich muss am Ende nur noch ruhig nach dem Wert auf der Resonanz-Skala fragen. Die anfangs hochexplosive Dynamik ist nun regelrecht friedlich. Zum Abschluss liegt die kratzbürstige Sita entspannt in Bernhards Armen und der „Eisklotz" (Sitas Bezeichnung) weint.

Auflösung des Grundkonflikts Schuld / Manipulation

Ein Mensch im Schuld-Konflikt wechselt immer wieder auf eine andere Ebene. Man bekommt ihn schlicht nicht zu fassen und wird deshalb ungeduldig, gereizt und immer frustrierter. Man spürt aufsteigende Wut und kann einfach nichts tun, denn egal, was man versucht: Der andere wird ausweichen oder sich herausreden. Die Wut wird stärker, die Bemühungen, den anderen unter Kontrolle zu bringen, werden es auch – und schon haben wir den Ursprungskonflikt. Dieser Mensch soll endlich sein Versprechen einhalten – Schluss mit Autonomie!

Doch genau selbstständiges Handeln würde hier zur Lösung beitragen. Wenn Sie sich in einer solchen Situation wiederfinden, geben Sie dem anderen Zeit zum Nachdenken und Reflektieren, bevor Sie einen Plan oder eine Aufgabe verbindlich regeln. Sprechen Sie auch über mögliche Bedenken oder Hindernisse und fragen Sie explizit nach seinen Wünschen. Für einen Menschen im Schuld-Konflikt ist es wichtig, dass er ohne Druck und ohne strikte Grenzen zu den eigenen Fähigkeiten finden kann. Hilfreich ist die Erlaubnis, dass eigene Forderungen in Ordnung sind. Fragen Sie stets nach den Empfindungen zu anstehenden Entscheidungen. Der in der Kindheit manipulierte Partner braucht Zeit und Spielraum. Fragen Sie zu einem späteren Zeitpunkt erneut nach und ermutigen Sie ihn zur Abgrenzung.

Der zentrale Satz lautet: „Vermutlich gibt es gerade ein Ungleichgewicht zwischen Geben und Nehmen. Ein Ausgleich kann für Gerechtigkeit sorgen."

Der Ausstiegssatz für die betroffene Person lautet: „Ich darf mich abgrenzen. Wenn ich zu viel gebe, darf ich Nein sagen. Wenn ich zu viel nehme, sollte ich für einen Ausgleich sorgen."

Fallbeispiel für die Beruhigung des Schuld-Konflikts

Die Ehe zwischen Gregor und Ina stand vor dem Aus. „Ich bringe mich um, wenn ich weiterhin ohne Emotionen leben muss. Ich fühle nichts, aber auch gar nichts." Mit diesen Worten hatte Gregor den Zustand zum Ausdruck gebracht, der sein Leben überschattete. Er hatte als Kind eine Reihe von extremen Bloßstellungen erlebt. Auch die Ehe hatte nicht dazu beigetragen – wie erhofft –, die emotionale Wüste im Inneren zu beleben. Gregor hatte bereits Kontakt zu potenziellen Nachfolgerinnen aufgenommen. Im Zuge des neuen Einlassens auf seine Frau hatte Gregor diese Kontakte beendet, doch er schien darunter zu leiden, dass er zu viel in die Ehe einbrachte, ohne Liebe als Gegenleistung zu bekommen. Wir besprachen dies und Ina nahm das Thema gelassen hin, obwohl sie sehr geweint hatte, als er ihr gegenüber das Geheimnis mit den neuen Frauen gelüftet hatte. Nun fragte ich ihn mithilfe der Resonanz-Skala nach dem Stimmungswert, wie es ihm damit geht, diesen Frauen eine Absage erteilt zu haben. Gregor ließ sich völlig auf den Impuls ein, der aus ihm hervorbrach. Dieser ambivalente und von Schuldgefühlen gebeutelte Mann schlug aufschreiend die Hände vor die Augen, trampelte mit den Füßen auf den Boden und schluchzte hemmungslos. Später schrieb er mir, er habe noch niemals so schnell und so intensiv etwas gefühlt. „Endlich weiß ich, wie es sich anfühlt, Gefühle zu empfinden."

Auflösung des Grundkonflikts Scham / Ausgrenzung

Ist man länger mit einer Person im Scham-Konflikt zusammen, wird man selbst zurückhaltender und weniger lebendig. Wenn Sie ein spontaner Mensch sind, gerne lachen oder mit lebhaften Gesten Ihre Mitteilungen modulieren, vergehen Ihnen bald die Freude und Herzlichkeit, da Sie keine entsprechende Rückmeldung erhalten. In Gegenwart eines Menschen im Scham-Konflikt werden Sie formaler und höflicher. Nicht selten schafft ein Mensch, dem Würdigung vorenthalten wurde, eine eher gedämpft-vornehme Atmosphäre. Alles gehört an seinen Platz und nichts darf danebengehen.

Selbst wenn Sie süffisante Blicke ernten: Bleiben *Sie* locker. Beleben Sie Ihr steifes Gegenüber mit Herzlichkeit. Seien Sie unbekümmert lebhaft und lachen Sie über Missgeschicke.

Wenn der Partner / die Partnerin sich geradezu nach mehr inniger Verbundenheit verzehrt, diese Zuwendung vom anderen aber nur wohldosiert und nicht bedürfnisgerecht verteilt wird, dann ist es heilsam, nach Gefühlen von Zärtlichkeit und Hingabe zu forschen. Man muss einen Zugang zur Kindlichkeit finden, zu den ehemaligen Träumen, zu Innigkeit, starken Emotionen und spielerischer Spontaneität, denn dieser führt mitten ins Herz. Man darf genießen, man muss nicht immer vollkommen sein; man darf Fehler machen und loslassen, um weich und sanft zu werden. Es ist menschlich, sich hinzugeben, die Stille zuzulassen, sich der Tiefe zu öffnen, auch das Nichtstun zu begrüßen, den Dingen ihren Lauf zu lassen und ganz ohne Absicht zu sein. Schön ist es, in liebevolle Augen zu schauen, sich Menschen mit dem Herz zu nähern und sich von ihnen berühren zu lassen.

Der zentrale Satz lautet: „Dein Beitrag sollte gewürdigt werden. Doch auch wenn du nichts tust oder leistest, gehörst du trotzdem dazu."

Der Ausstiegssatz für die betroffene Person lautet: „Ich muss mich nicht anstrengen, um Würdigung zu verdienen. Ich darf Fehler machen und unvollkommen sein."

Fallbeispiel für die Beruhigung des Scham-Konflikts

Ulrike und Kurt haben niemals Zeit für Genuss oder Freuden. An erster Stelle steht die Arbeit und alle weiteren Verpflichtungen. Ulrike hat große Probleme damit, dass Kurt nie anruft, wenn absehbar ist, dasss er sich verspätet. Auf der Resonanz-Skala geben beide den Wert 2 an, Kurt für die Benachrichtigung seiner Frau bei Verspätung und Ulrike für Kurts Anliegen, dem Chef keinen Anlass für Beanstandungen zu geben.

Es verletzt Ulrike, dass Kurt kaum noch Zeit für sie hat, während sie sich zu Hause um die Kinder kümmert. Als ich Ulrike frage, was sie sich von Kurt wünscht, formuliert sie im Stillen eine Abstimmungsfrage: „Lieber Kurt, wo landest du stimmungsmäßig, wenn wir jede Woche einen Beziehungsabend haben und die Kinder zu meiner Mutter geben?" Kurts Finger stürzt geradezu auf die 9. Entzückt und erstaunt lacht Ulrike auf. Damit hat sie nicht gerechnet. Durch weitere Abfragen mit der Resonanz-Skala festigen sie ihre Ansichten und verfassen danach einen Vertrag.

Die nächste Therapiestunde ist dann schon unser letztes Treffen. Beide haben die Weichen für den wöchentlichen Beziehungsabend gestellt, Kurt hat eine SMS für eventuelle Verspätungen in seinem Handy hinterlegt. Das Paar bastelt eine eigene Resonanz-Skala. Die beiden haben mir meine kürzeste Therapieeinheit beschert.

Die Auflösungssätze der emotionalen Grundkonflikte passen zu den entsprechenden Motiven der Affekte. Wurde gegen eines der Grundmotive nach Sicherheit, Verbindung, Einfluss, Gerechtigkeit oder Würdigung verstoßen, aktivieren die verstärkten Affektimpulse die kalibrierte Schleife des Überlebensmusters. Wir können uns das so vorstellen, dass der ursprüngliche Affekt bei der wichtigen Bezugsperson nicht ankam und die Beziehung deshalb nicht in Balance war. Der Affekt suchte in seiner schmerzhaft verstärkten Variante nach Lösungen und Auswegen, bis das Kind eine passende innere Überzeugung gefunden hatte, die es sich fortan gebetsmühlenartig vorsagte.

Angst: Ich brauche niemanden, ich komme allein zurecht. Dann kann mir keiner mehr wehtun.

Trauer: Wenn ich helfe und mich selbst völlig zurückstelle, dann bin ich wichtig und bekomme Beachtung.

Ärger: Wenn ich nicht bekomme, was ich brauche, dann nehme ich es mir eben.

Schuld: Es liegt alles an mir. Am besten verzichte ich auf meinen eigenen Willen, dann bin ich fein raus.

Scham: Lebendigkeit bringt mir nur Scherereien. Am besten bin ich fleißig, strebsam und perfekt, dann werde ich nie wieder getadelt.

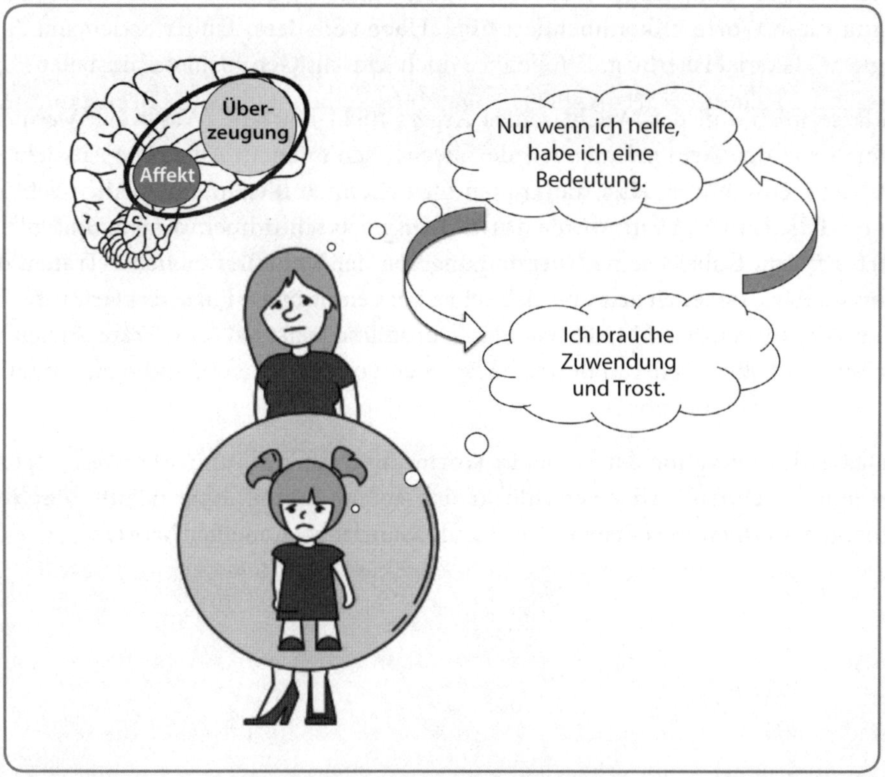

Abbildung 68: Grundkonflikt und Überzeugung

Im Präfrontalcortex trägt nun die innere Überzeugungsgeschichte zu einer sozial verträglichen Steuerung der unerträglichen Emotion bei. Jedoch ist diese affektgeladene Geschichte wie ein Zwang. Diese kalibrierte Schleife der ständig sich wiederholenden inneren Predigt hält die Person in sich selbst gefangen. Der Auflösungssatz unterbricht die Schleife und der Affekt wird frei. Jedoch hilft der Partner oft tatkräftig mit, die Schleife wieder festzuzurren, wenn der Affekt eigene Verletzungen anstößt.

Fallbeispiel: Alice und Gabriel

Alice und Gabriel erscheinen in negativer Stimmung zum zweiten Treffen. Wortreich streiten sie in meiner Gegenwart, während ich die Art des Streites interessiert verfolge. Alice weint und Gabriel geht nicht darauf ein. Ich frage nach, und während Alice mit den Händen vor ihren Augen auf und nieder wedelt, sagt sie: „Ich hasse es, wenn ich weine." Gabriel macht eine Geste, als würde er eine lästige Fliege verscheuchen. „Sie weint wegen jedem Mist. Da reagiere ich gar nicht mehr drauf." Alice nimmt diese Worte unkommentiert hin. „Haben Sie denn früher anders auf Alice reagiert?" Gabriel ist erbost: „Wollen Sie mich jetzt als Gefühlsklotz hinstellen?"

Ich lasse mich von der Wucht seines Ärgers nicht beirren. „Was wäre, wenn Ihr Mann Sie in den Arm nehmen würde?", wende ich mich an Alice. Die Aussicht auf Trost und Zuwendung lässt die Tränen nun reichlich fließen, doch Alice hebt abwehrend die Hand. „Dann würde das Weinen noch schlimmer werden. Bloß nicht." Wortreich legt Gabriel seine Überzeugung von der Unlogik weiblicher Tränen dar, während Alice tapfer lächelt und sich selbst zur „emotionale Furie" erklärt. Ihre Tränen versiegen. Gabriel schließt sein Plädoyer ab und weist auf seine Frau: „Sehen Sie, und schon ist alles wieder in Butter." Alice meint mit rotem Kopf und sichtlich ratlos: „So ist das immer bei uns."

Ich fasse die Motivation der Trauer in Worte: „Es ist in Ordnung, wenn Sie sich nach Zuwendung sehnen." Alice verschluckt sich fast an ihrem heftigen Aufschluchzen. Bemerkenswerterweise entspannt sich auch Gabriel nach meinen Worten.

Die Auflösungssätze durchtrennen abrupt die kalibrierte Schleife zwischen Affekt und Überlebensmuster und der Ursprungsaffekt zeigt sich. In der Regel beschreiben meine Klienten die Wirkung dieser wenigen einfachen Sätze wie folgt:

„In meiner Herzgegend wird es ganz weit. Etwas in mir hat sich geöffnet. Zum ersten Mal in meinem Leben fühle ich mich voll und ganz verstanden."

Sogar hartgesottene Geschäftsmänner öffnen sich. Ich erklärte einmal einem Professor für Jura die Wirkung der Resonanz-Skala und die Bedeutung der Affekte. Er war ein sehr leistungsorientierter Mensch, der kaum Zugang zu seinen Empfindungen hatte. Ich lud ihn zu einem Experiment ein, dem er sehr skeptisch zustimmte. Er sei eher der vernunftorientierte Part in der Beziehung. Ich bat seine Frau, ihre Hände, die Handflächen aufeinandergelegt, auf ihr Herz zu halten, als würde sie beten und sich dabei tief vor ihm zu verneigen. Dabei sprach sie die Worte: „Du musst dich nicht anstrengen, um Würdigung verdient zu haben. Du darfst Fehler machen und unvollkommen sein." Sie verneigte sich tief und obwohl ihr Ehemann mit aller Kraft um Beherrschung bemüht war, brach er in Tränen aus. Ich muss nicht extra betonen, dass dieser Mann seit Jahrzehnten keine einzige Träne vergossen hatte.

Diese durchschlagende Wirkung der Auflösungssätze erlebe ich, verglichen mit den endlosen und zudem retraumatisierenden Disputen meiner Klientenpaare, wie eine kleine Sensation.

ÜBUNG

Anleitung zur Krisenlösung mit der Resonanz-Skala

Zuerst werden alle Affekte abgefragt und der entsprechende Resonanz-Wert bestimmt. Man beginnt mit dem Affekt der niedrigsten Ausprägung und lässt entweder den Partner die Lösungssätze sprechen oder übernimmt diese Aufgabe bei der Begleitung des Paares. Die Tabelle hilft dabei, den Überblick zu behalten.

Affekt	Wert	Was braucht der Affekt	Lösungssätze
Angst	10	Schutz/ Sicherheit/ Halt	„Schön, dass du da bist. Deine Existenz ist eine Bereicherung.“ „Ich brauche Halt, Schutz und Achtsamkeit.“
Trauer	9 8	Bedeutung/ Zuwendung	„Ich bin für dich da und unterstütze dich. Du wirst es schaffen.“ „Ich fühle mich verlassen und sehne mich nach Zuwendung. Ich bin wichtig, deswegen darf ich meine Bedürfnisse zeigen.“
Ärger	7 6	Einfluss/ Macht/ Wertschätzung	„Es ist in Ordnung, sich schwach und klein zu fühlen, und es ist wichtig, Einfluss nehmen zu wollen.“ „Ich fühle mich abgewertet. Ich möchte Einfluss nehmen. Ich darf mich trotzdem schwach und klein zeigen.“
Schuld	5 4 3	Ausgleich/ Gerechtigkeit	„Vermutlich gibt es gerade ein Ungleichgewicht zwischen Geben und Nehmen. Ein Ausgleich kann für Gerechtigkeit sorgen.“ „Ich darf mich abgrenzen. Wenn ich zu viel gebe, darf ich Nein sagen. Wenn ich zu viel nehme, sollte ich für einen Ausgleich sorgen.“
Scham	2 1	Würdigung/ Zugehörigkeit	„Dein Beitrag sollte gewürdigt werden. Doch auch wenn du nichts tust oder leistest, gehörst du trotzdem dazu.“ „Ich muss mich nicht anstrengen, um Würdigung zu verdienen. Ich darf Fehler machen und unvollkommen sein.“

Abbildung 69: Resonanz-Skala und Auflösungssätze

In der Einzelarbeit mit den Auflösungssätzen kann der Klient seine eigenen treffenden Aussagen finden und diese schriftlich festhalten. Man beginnt mit dem schlimmsten Affekt, der den niedrigsten Wert hat, und fügt der Reihe nach aufsteigend die Worte der anderen Lösungssätze hinzu, bis ein kleiner Text entsteht.

Dieser Text wird dann idealerweise bei emotional berührender Musik laut vorgelesen. Die Vorstellung, die Aussagen an die eigenen Eltern zu richten, ist dabei hilfreich.

Diese Übung empfehle ich Klienten gerne zur Vorbereitung auf ein Gespräch mit dem Partner. Nach dem lauten Vorlesen der Lösungssätze kommen starke Affekte hoch und normalerweise kommen sie sofort zur Ruhe. Die Krisenenergie verpufft.

Die Resonanz-Skala, die Motive der Affekte und die Auflösungssätze leisten wertvolle Dienste zur Regulation der heftigen Emotionen. Zusätzlich ist es wichtig, Methoden zur Selbstberuhigung einzusetzen, wie wir bei der Begleitung von Eveline und Dirk (Kap. 7.3) sehen werden. Aushandlungen und Absprachen sind erst dann wirklich sinnvoll, wenn impulsive Ausbrüche nicht mehr gegen den Partner gerichtet werden.

Bei traumatisierten Paaren ist ebenso häufig die Trauma-Energie regelrecht eingefroren, was der betreffenden Person einen gewissen Schutz vor emotionaler Überwältigung bietet. Affektregulation bedeutet keinesfalls, die Gefühle nicht wahrzunehmen oder sich von ihnen zu distanzieren oder abzulenken. Das Aushalten, Spüren und Hineintauchen in das Fühlen ist genauso wichtig, um die Erlebensfähigkeit zu wecken. Wie dies gelingen kann, zeige ich an dem Fallbeispiel von Nelia und Lukas (siehe Seite 313 ff.).

7.3 Wer kontrolliert hier wen? – Eveline und Dirk

Eveline (28 Jahre) und Dirk (32 Jahre) sind seit fünf Jahren ein Paar und haben einen kleinen Sohn. Dirk arbeitet als Projektmanager und Eveline ist Erzieherin. Beide streiten regelmäßig über Evelines Wunsch, zu heiraten und ein Haus zu kaufen. Dirk meint, seine Partnerin solle erst einmal lernen, besser mit Konflikten umzugehen. Aus diesem Grund haben beide die Paartherapie aufgesucht. Eveline leidet sehr, denn für sie ist ihr Lebensinhalt von der Heirat und dem Hauskauf abhängig. Sie hat auch schon ein ganz bestimmtes Objekt im Auge: „Ohne ein echtes Zuhause kann ich nicht leben“, erklärt sie, während sie auf der Therapiecouch ihre Hände ringt.

Regelmäßig eskaliert der Streit. Beide schreien sich an und erst nach Tagen sind die Folgen überwunden. Der kleine Sohn zeigt bereits Verhaltensauffälligkeiten und Eveline wird immer dünner.

Dirk fühlt sich von Eveline unter Druck gesetzt. Sie habe einen ausgeprägten Kontrollzwang, konstatiert er. Erst wenn beide sich besser fühlen würden, respektvoller miteinander umgehen könnten und Absprachen möglich wären, wolle er über die Idee mit der Hochzeit und dem Hauskauf nachdenken. Sehr eloquent beschreibt er seine Sorge, dass Eveline immer tyrannischer werden könne.

Dirks Tendenz, Eveline als psychisch krank vorzuführen, lässt in mir den Verdacht entstehen, Dirks Entwicklungsansinnen könnte nur vorgegeben sein. Evelines Bereitschaft, alle Übungen mitzumachen und auch zu Hause zu nutzen, spricht für die Hypothese, dass Dirk eine fügsamere Partnerin haben möchte.

Eveline erzählt, wie oft sie zu Hause heimlich weint. Dirk weigere sich, mit ihr über mehr Verbindlichkeit in der Beziehung zu sprechen. Das verletze sie sehr. Dirk sitzt ablehnend neben seiner Partnerin, die blass und elend wirkt. Leise gibt Eveline zu bedenken, er habe ihr zugesagt, dass sie irgendwann heiraten würden.

Wir beginnen mit der Streit-Skizze, die deutlich zeigt, wie vergleichsweise unfreundlich Dirk mit Eveline umgeht. Im Umgang mit Frauen aus dem Bekanntenkreis ist er ganz anders. Eveline fühlt sich gedemütigt, wenn er vor ihren Augen flirtet und sich auf Partys von seiner charmantesten Art zeigt. Danach macht sie ihm bis spät in die Nacht Vorwürfe.

Im Anschluss an die Konfliktdarstellung empfehle ich den Streitausstieg. Evelin hört betroffen zu und berichtet in der nächsten Stunde von einem Treffen mit einem befreundeten Paar. Dirk sei wieder ausgesucht freundlich zu den Freunden gewesen und gemein zu ihr. Eveline hat sich jedoch die apokalyptischen Reiter gut gemerkt und sehr ruhig reagiert. Dirks Wahrnehmung von diesem Abend ist eine andere: „Eveline hat wieder ein Riesentheater gemacht."

Bei der Betrachtung von Evelines Emotions-Skript stellt sich heraus, wie grausam ihre Mutter gewesen ist. Sie sperrte die Tochter ein, versetzte ihr brutale Tritte und ließ sie als kleines Kind stundenlang allein. Eveline musste sich weitestgehend selbst versorgen. Die Mutter traktiert ihre Tochter noch heute wegen ihrer unwerten Existenz. Dirk wirkt genervt, während die zarte Frau eine ganze Packung Papiertücher vollweint.

Die Analyse von Dirks Emotions-Skript offenbart die Erziehungspraktiken seiner Mutter. Wenn Dirk etwas wollte oder gegen etwas war, wurde er stets von seiner wutentbrannten Mutter in das Kinderzimmer gesperrt. Dort tobte er so lange herum, bis er irgendwie zur Ruhe kam. Dann durfte der „brave" Junge sein Zimmer verlassen und seine leidende Mutter trösten. „Wie kannst du mir das nur antun?", waren ihre Worte. Dirk hatte gegenüber der Mutter ständig ein schlechtes Gewissen. Ansonsten war sie extrem behütend und ständig um seine Gesundheit besorgt.

In der dann folgenden Arbeit mit den vier inneren Anteilen zeigt sich, in welchem Ausmaß Eveline von ihrer Mutter abgelehnt wurde. Dirk ist nur widerwillig bereit, auch seine vier inneren Anteile zu definieren. Ihm ist anzumerken, dass er diese Methode für ziemlichen Humbug hält. Doch als wir die Anteile gefunden haben und beide Bindungs-Schemata betrachten, weicht Dirks bockiger Ärger und seine Augen

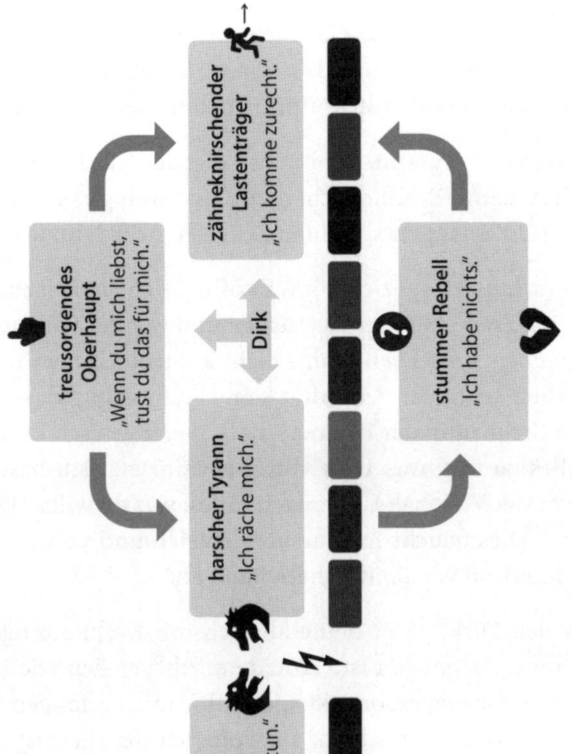

Abbildung 70: Bindungs-Schemata – Eveline und Dirk

füllen sich mit Tränen. Das Dilemma der beiden fasse ich in folgende Beziehungssätze zusammen:

Eveline fühlt sich in der Beziehung zu Dirk wie eine hilflose, ängstliche Gefangene. Zugleich ist sie unnahbar und schickt ihn fort, da sie erwartet, er möge ihr ein Familiennest bieten. (Evelines Leid ist dem Angst-Konflikt zuzuordnen.)

Dirk zeigt sich Eveline als harscher Tyrann, der in der Rolle des Familienoberhaupts Liebesbeweise von ihr fordert, damit Eveline nicht merkt, wie wenig er sich im Grunde traut, sich abzugrenzen. (Dirks Not entspricht am ehesten dem Schuld-Konflikt.)

Beide sind ausgesprochen erschüttert, speziell Dirk. Er öffnet sich danach zum ersten Mal. Wir diskutieren über die Frage, wer der Gefangene und wer der Gefängniswärter ist. Dirk kann kaum glauben, dass Eveline ihn nicht kontrollieren will, sondern sich vor allem nach Sicherheit sehnt. Er verteidigt seine Auffassung, dass Evelines Wunsch nach mehr Verbindlichkeit in der Partnerschaft überzogen sei. Eveline hingegen ist stoisch bereit, alles zu tun, was Dirk von ihr erwartet. „Ich brauche ein Nest, da ich so viel Angst vor der Welt habe. Ich mache alles, was du willst. Du musst mir nur dieses Nest bieten." Dies haucht Eveline kreidebleich und voller Überzeugung. Dirk schaut mich hilflos und verständnisheischend an.

Im weiteren Verlauf fragt sich Dirk, ob er heute ähnlich mit Eveline umgeht, wie seine Mutter früher mit ihm umgegangen ist. Trotzdem fühlt er sich wie in seiner Kindheit von ihr in gleicher Weise eingeschränkt: „Ich fühle mich gefangen und will meine Freiheit. Gezwungenermaßen tue ich so, als wolle ich ihr alles geben. Aber hinten herum räche ich mich." Dirk lässt Eveline oft tagelang schmoren und spricht kaum mit ihr.

Dirk gibt zu, dass er eine angepasste Frau will, die für ihn da ist, kocht und die Wäsche wäscht. Eveline wehrt sich dagegen, diese Funktion bei gleichzeitiger Verachtung ihres Partners zu erfüllen. „Du bist zu jedem Menschen nett, sogar zu den Verkäuferinnen. Vor meinen Augen flirtest du herum und mich behandelst du wie einen Putzlumpen." Dirk gibt in versöhnlicher Stimmung zwinkernd zurück: „Kein Mensch trägt den ganzen Tag so eine Leichenbittermiene zur Schau wie du." Zerknirscht nickt Eveline.

Die Trigger-Übung

Die Wende zur Heilung kommt, als ich beiden die Trigger-Übung vorschlage. Durch diese Selbstberuhigungsmethode verändert Eveline sich kontinuierlich. Sie übt bei jeder sich bietenden Gelegenheit und beleuchtet damit Szene für Szene aus ihrer Kindheit. Ich erkläre ihr, dass sie Dirk gegenüber an Boden verliert und ihre Position schwächt, sobald sie sich von ihren Emotionen überrollen und zu Vorwürfen hinreißen lässt. Zuerst gehen wir es gemeinsam an. Eveline erzählt von einer Begebenheit beim Abendessen. Dirk hat mit einer Freundin Handy-Nachrichten ausgetauscht, anstatt seiner kleinen Familie Aufmerksamkeit zu widmen.

Wir wollen herausfinden, was generell hinter Evelines Enttäuschung liegen mag, nicht nur hinter ihrer aktuellen Empörung über Dirks „Ignoranz". Hierfür lege ich zwei Kissen auf den Teppich des Praxisraums, eines für Evelines erwachsenes Ich und eines für das eingesperrte Kind, „den frierenden Spatz". Ich erläutere, wie wichtig es ist, bei der Darstellung des Konflikts auf dem Kissen des Erwachsenen-Ichs ganz neutral zu sprechen, wie eine Nachrichtensprecherin. Dirk soll sich nicht angegriffen fühlen.

Dirk hat ebenfalls auf einem Kissen in Evelines Nähe Platz genommen. Eveline schließt die Augen, legt ihre Hände auf die Herzgegend und schildert die Szene am Esstisch. Dann bitte ich sie, ihre Gefühle und Körperwahrnehmungen zu beschreiben. Es fließen bereits reichlich Tränen. Schließlich fordere ich sie auf, auf das Kissen des Kindes zu wechseln und eine Szene aus der Kindheit auftauchen zu lassen, die sich ganz ähnlich anfühlt. Eveline sitzt eine Weile lauschend da, Tränen tropfen auf ihre Bluse. Plötzlich erbebt sie. „Ja, da sehe ich was. Meine Mutter streitet mit meinem betrunkenen Vater. Mein Gott, das hatte ich völlig vergessen. Wir sind in der Küche. Mein kleiner Bruder darf auf dem Schoß meiner Mutter sitzen. Ich werde ohne Abendessen ins Bett verfrachtet. Vorher hat meine Mutter mich noch verprügelt. Ich habe die ganze Nacht geweint. Ich bin immer wieder aufgestanden und habe nach meiner Mutter gerufen. Ich hatte solche Angst. Sie hat mich am Arm ins Bett zurückgeschleift und hineingeschmissen. Es war die Hölle. Irgendwann bin ich in den Kinderzimmerschrank gekrochen und dort eingeschlafen." Eveline vergräbt ihr Gesicht in den Händen und schluchzt. Als sie etwas ruhiger geworden ist, bitte ich sie mit leiser Stimme: „Verändern Sie jetzt die Szene von damals. Stellen Sie sich vor, was die kleine Eveline gebraucht hätte. Verändern Sie es so, wie es für die Kleine gut gewesen wäre. Es kann ein Engel kommen und sie trösten. Oder Sie können in Ihrer Gestalt als erwachsene Frau hinzukommen und die Mutter konfrontieren. Alles, was hilfreich gewesen wäre."

Eveline sitzt jetzt ganz ruhig auf dem Kissen. Von außen sehe ich, wie es in ihr arbeitet. Sie weint und lächelt abwechselnd, ist ganz in sich versunken. Ihre Augen sind geschlossen, ihre Hände ruhen auf der Herzgegend. Dirk folgt dem Geschehen gebannt und weint ebenfalls. Die aufgewühlte Frau flüstert: „Ich nehme die Kleine auf meinen Arm. Ich ziehe ihr den vollgekotzten Schlafanzug aus und reinige sie. Ich ziehe sie neu an und wickle sie in eine Decke. Neben meiner Mutter steht ein Engel. Der legt seine Flügel um sie." Eveline weint immer lauter. „Sie war ja noch so klein, da hat sie ihre Mutter verloren. Ach, meine arme Mama." Ihr Gesicht zeigt die ganze Qual. „Mit der kleinen Eveline auf dem Arm stelle ich mich vor sie und sage ihr, wie gemein ich sie oft fand. Der Engel umhüllt sie. Meine Mutter weint. Ich sehe, wie leid es ihr tut. Sie hatte ja selber nie eine Mama." Eveline weint und weint.

Irgendwann nickt Eveline, mit geschlossenen Augen immer noch aufrecht auf dem Kind-Kissen sitzend. „Es fühlt sich jetzt besser an", berichtet sie. Ich gebe ihr die nächste Anweisung: „Diese schreckliche Situation ist heute vorbei. Sie sind nicht mehr allein. Was brauchen Sie jetzt und hier? Gibt es etwas, das Ihr Partner für Sie tun könnte?" Sie sinnt nach, schlägt die verweinten Augen auf und bittet Dirk, sie in den Arm zu nehmen. Eveline kuschelt sich an ihn und trauert dieses Mal in geborgener und erlöster Weise, während Dirk sie wiegt, ihre Haare küsst und sie fest umschlungen hält. Nach einer ganzen Weile sieht Eveline ihren Partner an. Es ist ein Blick voller Dankbarkeit.

Danach gibt es keine nächtlichen Schreiattacken mehr, kein betrübtes Herumschleichen in der Wohnung und auch kein stundenlanges Weinen. Dirk schließt für sich aus, ebenfalls die Trigger-Übung zu testen. Er habe das nicht nötig. Ganz der treusorgende Ehemann, der für seine arme kranke Gefährtin alles Erdenkliche tut, spendiert er Eveline Einzelstunden. Eveline erscheint zu zwei Terminen allein und spricht ausführlich über ihre Kindheitserinnerungen. Die Arbeit mit der Trigger-Übung ist für sie zu einem Anker im tosenden Meer ihrer Trauer und Angst geworden. Nach und nach wird sie ruhiger.

Das strukturierte Beziehungsgespräch

Ruhig bittet Eveline Dirk, mit ihr und dem kleinen Sohn das Haus zu besichtigen, das ihr so gut gefällt. Dirk kann sich ohne die qualvollen emotionalen Forderungen auf Evelines Vorschlag einlassen. Die neue und beharrliche Art Evelines lässt ihn weicher werden. Er will jedoch meine Hilfe für ein Abstimmungsgespräch in Anspruch nehmen.

Ich biete meinen Paaren hierfür immer das strukturierte Beziehungsgespräch mit der Resonanz-Skala an, da streitfördernde Diskussionen bei dieser Methode keine

Chance haben. Eveline und Dirk einigen sich auf das Ziel: „Wir wohnen in einem schönen Zuhause, das uns beiden gut gefällt." Die Abstimmung mit der Resonanz-Skala ergibt bei beiden eine 8. Dann soll jeder für sich Sätze der Würdigung aufschreiben. „Wenn Sie später vorlesen, was Dirk schon für ein schönes Zuhause tut, und Sie, Dirk, aufschreiben, was Eveline ebenfalls bereits beiträgt, dann steigt der Stimmungswert und Sie können danach mit guten Gefühlen weitermachen." Das sehen beide ein und machen sich an die Arbeit. „Im nächsten Schritt notieren Sie alle Probleme, die Sie für wichtig halten. Doch das lesen wir nicht vor, denn es könnte im Streit enden. Es hilft Ihnen jedoch, sich über das Thema besser klar zu werden." Nachdem auch diese Dinge notiert sind, erkläre ich, wie sie die Lösungsvorschläge formulieren sollen. „Sie überlegen sich jeder mindestens drei, besser doppelt so viele gute Resultate, die Sie danach mit der Resonanz-Skala abstimmen."

Eveline und Dirk haben eine ganze Weile konzentriert geschrieben. Nun lesen sie die Würdigungen vor. Eveline erwähnt Dirks Sorgfalt bei der finanziellen Absicherung der Familie und wie gerne er kocht und die Küche danach immer tipptopp hinterlässt. Dirk lobt Evelines Ordnungssinn und ihre Liebe zur Verschönerung der Räume. Beide schauen sich versöhnt an.

Nun kommt der schwierigere Part. Dirk bietet seiner Partnerin an, dass sie beginnen soll. Eveline liest von ihrem Blatt ab: „Wo landest du stimmungsmäßig, wenn wir uns das Haus am Samstag ansehen?" Dirk überlegt nicht lange: „Bei 7." Eveline lacht erstaunt. Damit hat sie nicht gerechnet. Sie fährt fort: „Wo landest du stimmungsmäßig, wenn wir das Haus mit unserem Bausparvertrag kaufen?" Dirk rollt die Augen: „Bei einer 5." Ich erkläre Eveline, dass ein Vorschlag erst ab einem Wert von 7 eine gute Lösung ist und alles unter 5 ersatzlos gestrichen werden müsse. „Dirks Affekt-System wird ständig im Widerstand mit dieser Idee sein und das führt nur zum Streit." Ergeben und unwillig streicht Eveline ihren Vorschlag durch. „Ich habe noch eine Idee: Wo landest du stimmungsmäßig, wenn wir uns außerdem Häuser ansehen, die man mieten kann?" Dirks Antwort kommt umgehend: „Bei einer 8." Obwohl sich bereits ein Weg abzeichnete, der Eveline glücklich machen würde, liest auch Dirk seine Anregungen vor. Wie sich herausstellt ist er nicht gegen den Kauf des Hauses, denn er schlägt ein Finanzierungskonzept vor, dem Eveline sofort zustimmt. Nun müssen die Lösungen, die einen Wert von mindesten 7 haben, nur noch schriftlich zu einer Regel zusammengefasst werden. Ich deute auf die Haustür des Traum(a)-Hauses: „Hier stehen irgendwann alle Vereinbarungen, die Sie aus den weiteren strukturierten Beziehungsgesprächen getroffen haben, und bilden Ihre höchstpersönliche Hausordnung." Eveline und Dirk rollen ehrfürchtig ihren kleinen Vertrag zusammen und verlassen fröhlich plaudernd die Praxis.

Zum Abschlusstermin strahlt Eveline wie eine Königin. Auch Dirk wirkt ausgesprochen zufrieden. Beide sitzen händchenhaltend auf der Couch. Sie haben ihr Traumhaus gefunden und Dirk hat Eveline nach einem romantischen Abendessen einen Heiratsantrag gemacht. Stolz präsentiert Eveline einen wunderschönen Verlobungsring und streichelt ohne Unterlass den goldenen Reif mit dem edlen Diamanten.

Ganz so wie im Hollywoodfilm ist das Ende dann doch nicht. Eveline unterzieht sich einer Einzeltherapie, da ihre schreckliche Kindheit immer wieder in ihr rumort und Dirk sie mit seinem Ideal vom „braven Hausmütterchen" (Evelines Ausdruck) bedrängt. Nach einem Jahr sehe ich Eveline wieder. Sie ist inzwischen stolze Ehefrau, sieht erholt, selbstbewusst und in sich ruhend aus. Noch immer wendet sie regelmäßig die Trigger-Übung an. Sie ist viel ausgeglichener und damit eine stärkere Herausforderung für Dirk geworden. Von ihm fordert sie, dass er seinen Anteil für Kind und Haushalt übernehmen soll. Das strukturierte Beziehungsgespräch verhilft ihnen noch immer zu guten Abstimmungen.

Die Arbeit mit diesem jungen Paar umreißt den typischen Bogen der traumasensiblen Paartherapie. Nach der Streit-Skizze deutet sich an, welche emotionalen Grundkonflikte zu den Krisenaffekten beitragen. Die Analyse der Emotions-Skripte deutet den unterbrochenen Affekt-Dialog an. Eveline schrie in ihrer Kindheit vergeblich nach ihrer Mutter. Bei Dirk forderte sie auf ähnlich ohnmächtige Weise Aufmerksamkeit ein. Dirk durfte sich niemals gegen seine Mutter abgrenzen und musste die in der Ehe vereinsamte Mutter trösten, was ihn hoffnungslos überforderte. Diese Überforderung empfand er ebenso gegenüber seiner Partnerin. Der Streitausstieg brachte das Paar zur Ruhe. Die vier inneren Anteile waren vor allem für Dirk aufschlussreich. Er berichtete, wie peinlich für ihn die Parallelen zwischen Eveline und seiner Mutter waren. Ausschlaggebend für dieses Paar war die Trigger-Übung. Auch wenn Dirk die Chance für sich nicht nutzte, verhalf diese wichtige Methode der Selbstberuhigung Eveline dazu, Dirk selbstbewusster mit ihren Wünschen zu konfrontieren. Sie war in der Lage, die vier Punkte der Balance zu verinnerlichen, die David Schnarch (2011) in seinem Differenzierungsansatz hervorhebt.

1. Sie brachte ihre Bitte mit ruhigem Herzen vor.
2. Sie ließ sich nicht von Dirks Angst vor mehr Verbindlichkeit abschrecken.
3. Sie war in der Lage, sich selbst zu beruhigen.
4. Sie akzeptierte den Schmerz, der den Wachstumsprozess begleitete.

Die Trigger-Übung steht für den Besinnungs-Raum des Traum(a)-Hauses, der das Bewusstsein nachhaltig anhebt. Eveline beschrieb oft und ausführlich ihre Angst. Doch der Mut dieser konsequenten Frau wird mir immer in Erinnerung bleiben. Wesentlich war auch das strukturierte Beziehungsgespräch, das erst dann zum Einsatz kommen kann, wenn die Not im Kinderzimmer des Traum(a)-Hauses zur Ruhe gekommen ist. Die rasche und ruhige Abstimmung zu den umstrittenen Krisenthemen, die Eveline und Dirk zu mir geführt hatten, zeigte die verblüffende Wirkung der diskussionsfreien Verhandlung.

ÜBUNG

Anleitung zur Trigger-Übung

Es werden zwei Kissen auf den Boden gelegt, eines für das Erwachsenen-Ich und eines für das ehemalige Kind. Ausgangspunkt ist eine Szene in der Gegenwart, die heftige Gefühle auslöst. Zu Beginn setzt sich die betroffene Person auf das Kissen mit dem Erwachsenen-Ich. Dann werden die folgenden Schritte durchlaufen:

1. Die Situation rein sachlich erzählen! Keine Beurteilungen!
2. Die eigenen Gefühle wahrnehmen, eventuell nur die Körperebene!
3. Auf das Kissen mit dem Kind-Ich wechseln, alle Gefühle mitnehmen. Augen schließen, Hände auf die Herzgegend legen und eine Szene von früher auftauchen lassen, die sich genauso angefühlt hat.
4. Die Szene von früher ausführlich, aber eher sachlich beschreiben!
5. Die Gefühle wahrnehmen, die damals wahrnehmbar waren, und diese Gefühle ausdrücken.
6. Was wäre damals hilfreich gewesen? Einen Weg in der Fantasie finden, um dem Kind von damals das zu geben, was tröstlich gewesen wäre.
7. Ist es jetzt möglich, Hilfe und Unterstützung von einer Begleitperson anzunehmen? Heute ist alles ganz anders. Jeder Tag ist eine Chance, dass es anders werden kann. Heute gibt es hilfreiche Menschen, die dazu beitragen, dass es besser wird. Hilfreich ist eine Unterstützung ohne Worte.
8. Das Neue genießen. Es ist wichtig, zu erkennen, dass es heute nicht so wie früher ist.

ÜBUNG

Anleitung zum strukturierten Beziehungsgespräch

Ein gemeinsames Thema finden und das Ziel formulieren mit den Kriterien: positiv, schon erreicht, messbar, attraktiv. Das Thema und das Ziel mit der Resonanz-Skala überprüfen.

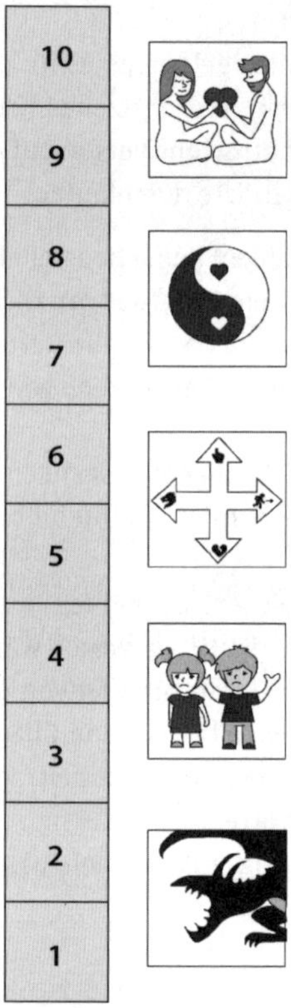

Abbildung 71:

1. Würdigung des Partners / der Partnerin. Was tust du schon Gutes für das Thema / Problem?
2. Was ist für mich das Problem?
   Alles von der Seele schreiben, um sich klar zu werden, wo der Knackpunkt liegt. Das Geschriebene wird später nicht vorgelesen, da eine Diskussion über Probleme die Krisenenergie entfacht.
3. Lösungsvorschläge sammeln, die mit der Resonanz-Skala bewertbar sind. „Wo landest du stimmungsmäßig, wenn …?“

Jeder nimmt sich Zeit, die Punkte 2 bis 3 schriftlich zu bearbeiten.

Danach lesen sich beide zuerst die Würdigungen vor. Dann stellt jeder seine Lösungsvorschläge vor, und der andere bewertet diese mithilfe der Resonanz-Skala. Dafür müssen die Lösungsvorschläge klar, nachvollziehbar und einfach formuliert sein.

Lösungen mit einem Wert bis 5 werden ersatzlos gestrichen. Lösungen mit dem Wert 6 können nachgebessert werden:. „Was brauchst du, um höher zu kommen?" Aus den Lösungen mit Werten von 7 bis 10 formuliert das Paar schriftlich und gemeinsam eine gute Regelung.

7.4 Nelia und Lukas: Emotionsabstinenz

Traumata in der Kindheit äußern sich nicht immer nur durch Impulsdurchbrüche. Auch die Abwesenheit von Gefühlen, fehlende Lebendigkeit oder mangelnde Empathie können ein Anzeichen für verborgene Kindheitsqualen sein. Wer also stoisch zusichert, in der Herkunftsfamilie habe es keine besonderen Vorkommnisse gegeben, und gleichzeitig unfähig ist, einer Partnerin / einem Partner emotional zu begegnen, kann sehr wohl in der Kindheit überwältigende Erfahrungen gemacht haben. In der traumasensiblen Paartherapie kümmern wir uns um die Regulation von Emotionen, die offen zutage treten. Für eingekapselte traumatische Erinnerungen eignet sich die Methode „Schmetterlings-EMDR". Diese Erfahrung mache ich des Öfteren mit Paaren, wenn ich diese sanfte EMDR-Art einsetze, die ursprünglich für Kinder entwickelt wurde. Hierzu die Geschichte eines ganz besonderen Paares:

Lukas ist beruflich sehr erfolgreich, Nelia kümmert sich um die dreijährigen Zwillinge. Wie so viele Paare kommen beide wegen zunehmender Streitereien. Nelia verkündet mit ernster Miene: „Streit muss sein, um Lösungen zu finden. Beim Streiten kommen tiefe Grundannahmen erst zum Vorschein." Lukas ist besorgt, da Nelia oft aus ihrem Ärger nicht mehr herauskommt. Wenn sie „geladen" ist, ignoriert er sie, denn alles andere führt zu nichts. Im Grunde schätzt Nelia Lukas Haltung, denn nach den Erfahrungen mit ihrer unberechenbaren Mutter ist er ihr Ruhepol und ausgleichendes Gegenüber.

Für die Streit-Skizze wählen sie Nelias Unmut über Lukas. Oft ärgere sie sich ohne konkreten Auslöser und pralle an Lukas emotionaler Distanz ab. Bald sitzen wir über einer Zeichnung, in der Nelia gestikulierend vor einer Wand steht, dahinter ihr Mann, ohne irgendeine Regung. Lukas meint dazu: „Ich will erst dann reden, wenn Nelia mir eine Lösung aufzeigt. Sie macht aus allem eine Katastrophe." Nelia will ihn emotional erreichen, doch darauf geht Lukas überhaupt nicht ein. Er sei eben älter, gibt er zu bedenken, und im Vergleich zu Nelia weiter entwickelt. Mit Konflikten gehe er viel selbstbewusster und besonnener um. Nelia stimmt Lukas in dem Punkt zu, dass man im Prinzip immer Zeit für Überlegungen hat, bevor die Gefühle die Oberhand bekommen. Doch nach meinen Erläuterungen zur Gehirnentwicklung und Bedeutung der Affekte und Emotionen scheint beiden zu dämmern, dass von der Vernunft geleitete Glaubensmuster eher einschränken als befreien. Nelia bricht in Tränen aus.

In der Zeit zwischen den Terminen beschäftigt sich das Paar selbstständig mit dem Streitausstieg, und mithilfe der entsprechenden Arbeitsblätter haben sie eigenständig zwei Emotions-Skripte angefertigt. Diese Zeichnungen bringen sie mit und wir schauen die ausgewählten Kindheitsszenen an. Lukas Mutter spornte ihren Sohn zu guten schulischen Leistungen an und zwang ihn, alles so zu machen, wie sie es für richtig hielt. Lukas selbst betont, seine Kindheit sei idyllisch gewesen, Nelias hingegen total verkorkst.

Beim Betrachten ihres Emotions-Skripts empfindet Nelia ihre damalige Angst und Verzweiflung. Die Mutter überforderte das kleine Mädchen häufig mit nicht zu bewältigenden Aufgaben. Sie beschimpfte ihre Tochter, bezichtigte sie als Lügnerin und sperrte das verzweifelte und ängstliche Kind in die Besenkammer. Grundlos verprügelte sie Nelia und schrie dabei: „Du hättest nie geboren werden dürfen, du widerliches Insekt." Noch heute fühlt Nelia sich manchmal wie ekliges Ungeziefer. Mehr, als Lukas ihr anbietet, dürfe sie nicht erwarten. Ich mache ihr Mut, dass sie ein Recht auf mehr Nähe und Geborgenheit hat. Ungläubig und beseelt fährt Nelia nach Hause.

In den nächsten Stunden werbe ich für das Geschenk der Emotionen, die wir in uns tragen, mit denen beide aus unterschiedlichen Gründen vor allem Negatives verbinden. Lukas hat in seiner frühen Kindheit keine innige emotionale Verbindung erlebt und Nelia wurde von den unberechenbaren Emotionen ihrer Mutter malträtiert. Kein Wunder, dass beide in gegenseitigem Einvernehmen jede Regung in die hinterste Ecke verbannt haben.

Nelia und Luka sind ganz begierig, ihre vier inneren Anteile zu betrachten. Wieder haben sie sich zu Hause gut vorbereitet. Nachdem ich Nelias Bindungs-Schema kommentiert habe, ist sie sehr erschrocken. Dass ich sie erneut ermutige, ihren Bedürfnissen zu vertrauen und ihre Sehnsucht nach Nähe zuzulassen, tut ihr gut. „Lukas hat ständig eine rationale Erklärung, warum wir besser eine Lösung für ein Problem finden sollten. Dabei will ich einfach nur ein bisschen Aufmerksamkeit."

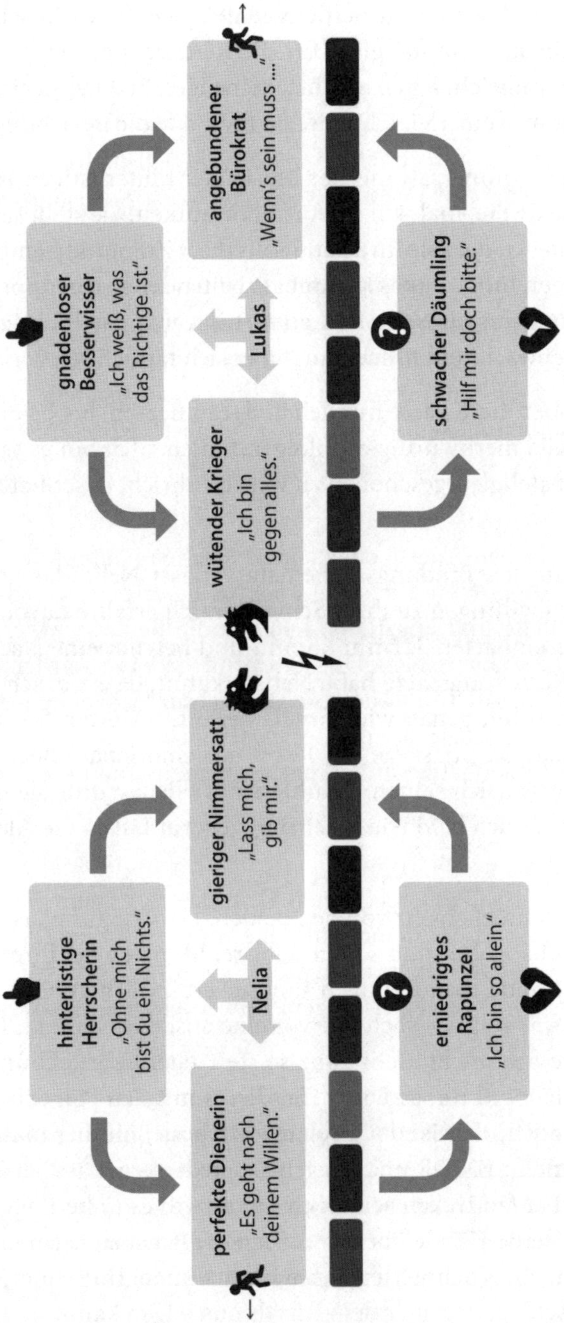

Abbildung 72: Bindungs-Schemata Nelia und Lukas

Wir schauen uns dann Lukas Anteile an. Sein Idealbild ist tatsächlich der „angebundene Bürokrat“, und er leidet überhaupt nicht an dem engen beruflichen Radius. „Das gibt mir Sicherheit und Schutz. Außerdem genieße ich hohes Ansehen in meinem Beruf.“ Intellektuell ist er empfänglich für die Idee, dass der wütende Krieger eine Kraft in ihm ist, die vielleicht leben möchte. Seine Hilfsbedürftigkeit, die er sich sehr radikal verbietet, ist ihm einerlei. Ich schreibe für beide die Beziehungssätze auf.

Nelia kommt als gieriger Nimmersatt mit der Maske der hinterlistigen Herrscherin zu Lukas. Mal braucht sie Ruhe, mal will sie Aufmerksamkeit. Sie stellt sich ganz auf ihn ein, damit er nicht merkt, dass sie ihre Bedürfnisse als Zumutung empfindet und sich als zu kurz gekommen fühlt. Lukas kommt als wütender Krieger mit der Maske des gnadenlosen Besserwissers zu Nelia und erklärt ihr, was das Richtige ist. Nelia soll nicht merken, wie schwach und hilfsbedürftig er sich tatsächlich vorkommt.

Wir diskutieren lange über diese Sätze und feilen daran herum, bis beide zufrieden sind. Dennoch wirkt Nelia merkwürdig einsilbig auf mich. „Ich bin es satt, von Lukas emotional so aufs Abstellgleis geschoben zu werden“, bricht es schließlich aus ihr hervor.

Kurz nach der Arbeit an den Bindungs-Schemata verlässt Nelia das gemeinsame Haus und zieht mit den Zwillingen zu ihrer Schwester. Ich erfahre davon, als Lukas ohne seine Frau zum vereinbarten Termin kommt und betrübt eine Nachricht von ihr vorliest. Durch die Beziehungssätze habe Nelia erkannt, dass sie sich in der Ehe emotional ausgehungert fühlt, genau wie damals bei ihrer Mutter. Sie habe durch meine Ermutigung verstanden, dass sie ein Recht auf emotionale Begegnung hat. Wenn Lukas nicht bereit sei, sich seinen Gefühlen zu stellen, würde sie ihn für immer verlassen. Nelia würde sich bald wieder einkriegen, tut Lukas die Aktion seiner Frau ab.

Eine ganze Weile höre ich nichts mehr von den beiden. Dann ruft Lukas an und bittet um einen Termin. Nelia wohnt nun schon seit drei Monaten bei ihrer Schwester und reagiert auf seine Kontaktbemühungen nur unverbindlich. Völlig ratlos sitzt Lukas mir gegenüber. Zwar zeigt er nach wie vor eine ausdruckslose und glatte Mimik, doch er wirkt insgesamt nicht mehr ganz so steif, eher bedrückt und beklommen. Er stößt hervor: „Ich will dieses Dings da, dieses mit den Augenbewegungen machen. Wie heißt das noch? Das ist doch so eine Methode, mit der man seine Gefühle wiederfindet.“ Er meint EMDR und ich gebe zu bedenken, dass bei einer guten Kindheit wohl nicht viel aufzudecken sei. Doch Lukas will es unbedingt versuchen und so weise ich ihn an, seine Hände über Kreuz auf die Brust zu legen und mit den Händen die Bewegungen eines Schmetterlings nachzuahmen. Im Hintergrund läuft Musik mit leisem Gongschlag, damit er dem Rhythmus folgen kann.

Da Lukas kaum Erinnerung an seine Kindheit hat, haben wir keinen bestimmten Ausgangspunkt für die Arbeit. Mit den Händen beginnt er, leicht gegen seine Schultern zu tappen. Immer wieder bitte ich ihn, mir zu berichten, was er innerlich wahrnimmt, doch in ihm gibt es nur eine schwarze Wüste. Unsere Zeit neigt sich dem Ende entgegen, doch Lukas bittet um Verlängerung. Ich bin am Ende froh, dass dies möglich ist, denn kaum habe ich zugestimmt, kommen die Erinnerungen. Lukas weint und zittert, es fließen Tränen und Schweiß. Er bebt und er tappt. Immer wieder schüttelt er den Kopf, weint, schluchzt und ist nicht zu stoppen. Ich reiche ihm Taschentücher, die er liegen lässt.

Lukas braucht zwei volle Stunden. Insgesamt fühlt es sich wie eine Geburt an, bei der ich quasi die Hebamme bin. Ich wische Lukas die Tränen ab, erinnere ihn, tief zu atmen, und bitte ihn, mich anzusehen. Er tut das kurz und macht dann weiter, schluchzt und malträtiert sein Hemd unter den tappenden Händen. Ich bin voller Mitgefühl und Ehrfurcht. Aufgrund meiner Ausbildung in EMDR und meiner Erfahrung in der Begleitung von Klienten durch tiefe Prozesse bin ich mir trotz dieser heftigen Reaktion sicher, dass alles in Ordnung ist.

Den noch immer weinenden Mann führe ich nach Abschluss der Arbeit zum Gäste-WC, damit er sich dort waschen kann. Er sinkt auf den Fliesenboden und die schlimmsten Horrorszenarien sprudeln nur so aus ihm heraus. Sein Vater hat seine Mutter regelmäßig geschlagen. Er versuchte, seine Mutter zu beschützen. Sie weinte sich bei ihm aus und klammerte sich in ihrer Angst an ihm fest. Sie blutete aus ihren Wunden, übergab sich ins Waschbecken und Lukas machte anschließend alles wieder sauber.

Mit klatschnassen Haaren sitzt Lukas auf dem Boden im WC und stößt völlig abwesend eine Geschichte nach der anderen hervor. Ich sitze bei ihm auf dem Boden. Immer wieder stammelt er: „Wie konnte ich das alles nur vergessen? Ich habe nichts mehr davon gewusst." Er umklammert ein Handtuch und reibt sich damit hektisch über Gesicht und Haare.

Ich schlage ihm vor, sich auf der Therapie-Couch auszuruhen, und lasse ihn auf seine Bitte hin allein. Als ich wenig später nach ihm sehe, telefoniert er weinend mit Nelia. Lukas drückt mir sein Handy ans Ohr und ich erkläre seiner Frau, was während der Sitzung passiert ist. Sie ist voller Sorge und sehr aufgeregt.

Nach der EMDR-Übung wirkt Lukas wie ausgewechselt: weich, jungenhaft, liebenswert, schutzbedürftig und sehr mutig. Nelia verspricht ihn abzuholen. Beim Gehen fällt er mir um den Hals, hält mich lange fest und flüstert. „Danke. Ich bin so unendlich dankbar."

In einer langen E-Mail fasst Nelia später ihr Erstaunen und ihre Dankbarkeit in Worte. Lukas führe die Schmetterlings-EMDR-Übung regelmäßig durch. Er habe sich sehr verändert, würde nun auf sie eingehen. Sie sei inzwischen wieder nach Hause zurückgekehrt.

Es gibt noch einige gemeinsame Termine, bei denen es um Lukas traumatische Erinnerungen geht. Nelia ist sehr froh, dass nun auch ihr Mann sich mit seinem Trauma auseinandersetzt, so wie sie es schon vor Jahren in ihrer Einzeltherapie getan hat.

Das Beispiel dieses Paares verdeutlicht die befreiende Wirkung des Schmetterlings-EMDR. Indem er einen Zugang zu seinen Gefühlen fand, veränderte sich der erfolgreiche, in sich gefangene Geschäftsmann. Diese Entwicklung konnte ich auch bei anderen emotionsabstinenten Männern beobachten. Mithilfe dieser Methode brach ihr harter Kern regelrecht auf.

Schmetterlings-EMDR ist verlässlich befreiend und schonend, wenn auch die Arbeit mit Lukas einer wahren Eruption glich. EMDR ist eine wissenschaftlich bestens erforschte Traumatherapie-Methode, die in den 1990er-Jahren von der Amerikanerin Francine Shaphiro (1999) erfunden wurde. Die Version des Schmetterlings-EMDR wurde ursprünglich für die Begleitung von Kindern entwickelt, doch da es ein eher sanftes Vorgehen ist, nutze ich diese Methode gerne und erziele damit ähnliche Heilungsergebnisse wie bei Lukas.

ÜBUNG

Anleitung: Schmetterlings-EMDR

Am besten setzt man sich mit einem Zeichenblock und bunten Stiften auf ein auf dem Boden liegendes Kissen. Ausgangspunkt können ein schlimmes Ereignis aus der Kindheit sein, ein aktuelles Problem oder einfach ein lästiges Symptom.

Man legt die Hände über Kreuz, wie ein Schmetterling, auf die Brust. Wie die Flügel des Schmetterlings werden nun die Schultern leicht angetippt.

Jeder Zyklus des „Tappens" kann etwa eine Minute andauern, bei hochkommenden Gefühlen bitte weitermachen. Die Übung wird so lange durchgeführt, bis sich innerer Frieden einstellt. Bis das Gefühl innerer Beruhigung entsteht, kann es 30 Minuten dauern, manchmal aber auch bis zu 90 Minuten. Danach oder sogar währenddessen macht es Sinn, die Gefühle, inneren Bilder und Eindrücke aufzumalen.

7.5 Der Resonanz-Dialog – Heilung und Wachstum auf höchster Ebene

Affekte wirken so negativ in Beziehungen, weil die fehlende oder misslungene Empathie-Resonanz der Eltern in ein dysfunktionales Bindungs-Schema mündete. Die im traumazentrierten Bindungs-Schema gefangene innere Not äußert sich insbesondere in der Interaktion mit einem wichtigen Liebespartner. Die nicht zur Ruhe kommenden Affektimpulse werden immer dann aktiv, wenn der Partner in ähnlicher Weise fehlabgestimmt auf die Bindungsmotivation des entsprechenden Affekts reagiert. Immer dann bricht helle Panik aus, die Korrekturfunktion des Überlebensmusters wird ad absurdum geführt und hitzige Debatten sollen alles wieder festzurren.

Es geht durchaus um existenzielle Empfindungen, da die Krise in der Partnerschaft auf bedrohliche und furchteinflößende Weise das ehemalige Trauma wiederbelebt. Der Ausstieg aus dem Streit, ein wesentlicher Aspekt der traumasensiblen Paartherapie, beruhigt fürs Erste die erhitzten Gemüter. Zumindest wird kein weiterer Schaden angerichtet. Die Übungen zur Selbstberuhigung, wie die Trigger-Übung und das Schmetterlings-EMDR, decken neben der Regulation der Affekte die Ursprungsverletzung in der Kindheit auf, was ungeheuren Mut erfordert. Konnte einmal der Bezug zur Vergangenheit hergestellt werden, muss die explosive Energie nicht mehr gegen den Partner oder gegen sich selbst gerichtet werden. Die Heilung kommt in Gang, wenn der Affekt durch die passende Reaktion auf das zugrunde liegende Bindungsmotiv aufgelöst werden kann und die Balance in der Beziehung wiederherstellt wird. Nur wenige Menschen haben echte Empathie-Resonanz erfahren. Deshalb helfen die Auflösungssätze der fünf Grundaffekte Angst, Trauer, Ärger, Schuld und Scham. Die beruhigenden Sätze durchtrennen wirksam die Klammer zwischen dem Trauma-Trigger im limbischen System und dem Überlebensmuster zur Emotionskontrolle im Präfrontalcortex. Wie wir in den Fallbeispielen sehen konnten, wirken die innere Konfrontation mit den schwer auszuhaltenden Emotionen und die Korrektur durch eine neue und bessere Antwort auf den Affektimpuls nachhaltig bewusstseinserweiternd.

Paaren, die diesen Heilungsprozess durchlaufen und ebenso tapfer die traumatisierenden Erfahrungen aufdecken, wie Nelia und Lukas, öffnet sich die Wachstumsebene des Traum(a)-Hauses. Hier findet sich ein Zugang zur Liebesraumetage. Wie wir bei Nelia nachverfolgen konnten, erfasst das erweiterte Bewusstsein auch die Leiden der traumatisierenden Eltern, die ihr eigenes Trauma an die Kinder weitergegeben haben. Schritt für Schritt näherte sich Nelia ihrem Schatten und begegnete der Trauma-Bestie von Angesicht zu Angesicht. Sie erkannte, dass die Trauma-Bestie für das Grauen stand, dem ihre Eltern ausgesetzt waren: Krieg, Verlust, Tod und Verletzungen der Vergangenheit. Nelias Hass auf ihre Mutter sowie ihre Selbstvorwürfe und die gegen den Partner erhobenen Anklagen lösten sich im Verlauf der Übungen auf. Es kam zur Affektregulation und schließlich zum Frieden.

Dieser Schritt der Aussöhnung muss vollzogen sein, bevor wichtige Themen in der Partnerschaft in Angriff genommen werden. Entscheidungen, Beschlüsse und Planungen sind erst dann sinnvoll und wachstumsfördernd, wenn die Grundmotive der Affekte nach Sicherheit, Zuwendung, Wertschätzung, Ausgleich und Würdigung Berücksichtigung finden. Die Aussöhnung mit der Trauma-Bestie verwandelt das Traum(a)-Haus der Partnerschaft in ein Traumhaus. Durch die Lösung der wichtigen Beziehungsthemen entsteht eine Atmosphäre der Geborgenheit, und diese wichtige Beziehungs-Qualität öffnet den Liebesraum.

Neben der klärenden und Orientierung gebenden Resonanz-Skala gibt es den Resonanz-Dialog. Dieser führt das Paar unmittelbar in die Bewusstheit. Für diese Meisterdisziplin der affektsteuernden Gesprächsführung muss jedoch zuvor eine Voraussetzung geschaffen sein: die Fähigkeit zur Empathie-Resonanz.

Was aber bedeutet Empathie-Resonanz? Schauen wir uns dafür die Definition aus OPD (1998) und OPD-2 (2014) an:

Empathie-Resonanz beschreibt eine innere Achtsamkeit, eine Form der selbstreflexiven Wahrnehmung, die man als Heraustreten aus dem eigenen Erleben bezeichnen kann. Das Empfinden des inneren Geschehens wird nicht von Emotionen gesteuert bzw. die betreffende Person lässt sich nicht von ihren Emotionen mitreißen. Sie nimmt ihre innere Gestimmtheit bewusst wahr, ohne sie zu beurteilen oder weg zu drängen. Das innere Urteil kann sich so nicht einmischen, das innere Kind wird nicht vernachlässigt. Vorherrschend ist eine grundsätzlich zustimmende Haltung sich selbst gegenüber. Gefühle lassen sich so genau erkennen, zuordnen und in zutreffende Worte fassen, werden intuitiv in Entscheidungsprozesse einbezogen, in schwierigen Lebenslagen berücksichtigt und als Wegweiser genutzt.

Empathie-Resonanz ermöglicht es, bedrängende Gefühle, wie Wut, Sorgen, Depressionen, oder eine zu lang anhaltende Trauer auszudrücken, zu durchleben und sich dann wieder zu beruhigen, Lösungen zu finden und sich bei Energielosigkeit selbst zu motivieren. Sie hilft zudem, nonverbale Kommunikation zu entschlüsseln und die innere Gestimmtheit eines Gegenübers anhand der Mimik, Gestik und Stimme zu erfassen. Dazu gehören vor allem auch das Geschick im Umgang mit missgestimmten oder verschlossenen Personen und die Fähigkeit, Konsens herzustellen.

Die Gefühle eines anderen Menschen zu erspüren ist das eine. Die Verfeinerung besteht darin, auf die Gefühle eines Gegenübers konstruktiv einzuwirken und ihm so zu ermöglichen, seine Fähigkeiten weiterzuentwickeln. Zur Weiterentwicklung anderer oder zur positiven Wendung von Gefühlen beitragen zu können ist motivierend, und so entsteht in einer Partnerschaft jene Stimmung, die für die intime Begegnung bedeutsam ist.

Den Resonanz-Dialog habe ich, ausgehend vom Partnerschaft-Focusing (Gendlin 2012), für die traumasensible Paartherapie weiterentwickelt. Dieser Dialog begleitet einen anderen Menschen dabei, sich selbst besser zu verstehen. Mithilfe dieser Methode, die letztendlich auf die personzentrierte Gesprächsführung Carl Rogers zurückgeht, wird der Affekt des Bindungs-Schemas deutlich und dadurch überwunden. Diese Art des emotionalen Begleitens führt zu echtem und wahrhaftem Verstehen. Die folgende Anleitung richtet sich unmittelbar an eine Person, die sich im emotionalen Zuhören üben möchte. Sie eignet sich auch zur Weitergabe an Paare.

ÜBUNG

Anleitung Resonanz-Dialog

1. Wenn der Partner/die Partnerin redet, hören Sie nur zu. Bringen Sie nichts, aber auch gar nichts von Ihrer eigenen Sichtweise ein. Auch wenn Sie sich angegriffen fühlen, hören Sie nur zu.
2. Fassen Sie immer wieder zusammen, was Sie verstanden haben. Fragen Sie nach, wenn Sie eine Erläuterung brauchen. Unterbrechen Sie, um das Gesagte zusammenzufassen.
3. Vermeiden Sie auf jeden Fall Bewertungen oder Interpretationen: „Du bist so und so, das siehst du falsch!“ Vermeiden Sie jede Kritik oder irgendwelche Vorwürfe.
4. Gehen Sie vor allem auf die Gefühle ein. Fragen Sie immer wieder nach, wie es sich anfühlt. Benennen Sie die Gefühle, die Sie wahrnehmen. Bitten Sie auch darum, dass der andere innehält und nachspürt.
5. Achten Sie auf die Körperreaktionen, Gesten und Körperhaltung und benennen Sie dies: „Mir fällt auf, dass du so und so sitzt, deine Hände ringst, dass deine Finger zittern etc.“
6. Fassen Sie vor allem immer das Wesentliche zusammen. Wenn Ihr Partner/Ihre Partnerin tief durchatmet, Gefühle zum Ausdruck bringt oder erleichtert wirkt, dann sind Sie auf dem richtigen Weg.
7. Stellen Sie diese wichtigen Fragen:
   Was ist das Schlimmste an dem Problem?
   Was wäre, wenn es wirklich gut wäre?
   Was wäre der Idealzustand?
   Was hindert dich daran, das zu tun, was du für richtig hältst?
8. Gehen Sie konsequent weg von der Verstandesebene und sprechen immer wieder das Gefühl und das subjektive Erleben an.
9. Laden Sie ein, auch einmal schweigend nachzuspüren. Und schweigen Sie, wenn der andere in sich hineinlauscht.

Mit dieser Art des Nachspürens kommt es zu ausgesprochen heilsamen Erkenntnissen. Vor allem emotional sehr bedeutsame sexuelle Themen können auf diese Weise aufgelöst werden und den Weg zu mehr Intimität öffnen. Hierzu die Geschichte eines Paares:

Fallbeispiel: Vanessa und Boris

Boris und Vanessa kommen in das Aufwind-Institut, weil Vanessa regelrecht Angst vor Sex hat. Sie kennt keinen Orgasmus und kommt sich deswegen defizitär vor. Boris versichert ihr wiederholt, dass dies für ihn kein Problem sei. Vanessa sieht Boris mit unglücklichem Blick an, während er ihr Unbehagen nicht zu bemerken scheint. Sie hat bereits erwogen, eine Affäre zu beginnen, um zu testen, ob ihre Anorgasmie mit einem anderen Partner vielleicht zu beheben sei. Boris zuckt nicht mal mit der Wimper, während Vanessa laut darüber nachdenkt, ihn zu verlassen.

Trennung sei selbstverständlich für ihn keine Option, beteuert Boris, als ich nachhake. Wir gehen einigen Hypothesen nach und erkunden seine und Vanessas Kindheit nach allen Regeln der in diesem Buch vorgestellten Zugangsweisen. Sowohl Boris als auch Vanessa wuchsen in emotional nahezu betäubten Elternhäusern auf, wieder einmal mit schlimmen Kriegstrauma-Hintergründen. Vanessa hat ihre Mutter bis zu deren Tod gepflegt, obwohl die Mutter ihr das Leben wahrlich zur Hölle gemacht hatte.

Boris und auch Vanessa durchlaufen alle in diesem Buch beschriebenen Heilungsprozesse, doch die Orgasmusprobleme erweisen sich als gegen alle Bemühungen resistent. Im Verlauf der Begleitung kann Boris zunehmend besser emotional auf Vanessa eingehen. Deshalb schlage ich für einen unserer letzten Termine den Resonanz-Dialog vor. Ich leite Boris an, Vanessa in der oben beschriebenen Weise zuzuhören. Ich muss zwar immer wieder korrigierend eingreifen, doch Boris kommt insgesamt mit der Anleitung gut zurecht.

Vanessa redet und Boris hört zu. Geschickt benennte er ihre Gefühle und schließlich weint Vanessa. Nach dem Tod von Vanessas Mutter hatte Boris seine damals üblichen Argumente vorgebracht, Trauer lohne sich nicht und alles werde wieder gut. Doch jetzt enthält er sich jeden Kommentars, was ihm sichtlich schwerfällt. Vanessa dringt immer tiefer in ihr Erleben vor und beschäftigt sich schließlich mit ihren ambivalenten Gefühlen für ihre Mutter. Nach und nach wird auch deutlich, welchen Zusammenhang es zur Sexualität gibt. Venesas Mutter war stets ausgesprochen wütend, sobald ihre Tochter sich eigenen Interessen zuwendete. Jetzt weint Vanessa und spricht über das innere Verbot, sexuelle Lust zu empfinden. Gekonnt jongliert

Boris seine Frau durch diese Erkenntnisse und das ganze Drama der Mutter-Tochter-Beziehung breitet sich in komplexer Vielheit aus.

Diese tief greifende Erfahrung ermöglich es Vanessa, zunächst ihre eigene Sexualität zu entdecken, um sich von dort aus zur gemeinsamen Sexualität vorzutasten.

Der durch den Resonanz-Dialog angestoßene Dialog entspricht der Theorie zur Weiterentwicklung des Selbstkonzepts nach Carl Rogers. Letzteres entsteht aus den frühen Beziehungserfahrungen, den daraus resultierenden Wertvorstellungen und der Teilstruktur eines Ich-Ideals. Der Resonanz-Dialog fördert die gesunde, jedem Menschen innewohnende Wachstumstendenz. Es geht nicht mehr darum, die Erwartungen anderer zu erfüllen, sondern die eigene Entwicklung wird zum Ausgangspunkt der Wahrnehmung. Interpersonelle Beziehungen lassen sich auf diese Weise viel realistischer beurteilen.

Zusammenfassung

In Kapitel 4 haben wir erfahren, dass kriegstraumatisierte Eltern über wenig Sensibilität für den Ausdruck von Panik, Schrecken, Demütigung, Schmerz, Kontrolle oder Trauer ihrer Kinder verfügen. Deswegen ist die Empathie-Resonanz so wegweisend, um die infolge der Seelenblindheit entstandenen dysfunktionalen Bindungsmuster in heilsamere Beziehungskompetenzen zu verwandeln. Mit den Lösungssätzen der Affekt-Motivationen stellt hier die Affekt-Theorie ein wirkungsvolles Werkzeug zur Verfügung, um eine Entkoppelung der Triggerspeicherungen im limbischen System von den Überlebensmustern im Präfrontalcortex zu bewirken. Entlang der fünf Grundkonflikte (Kapitel 5) wurden die fünf zentralen Affekt-Motive in eine Tabelle überführt. Dieses Instrument hilft dem / der Paartherapeuten/in, dem Paar einen ersten Eindruck von der Wirkung tatsächlicher Resonanz zu vermitteln.

Die Ausführungen von Allen N. Schore untermauern wissenschaftlich den Einsatz der hier vorgestellten Methoden (Streit-Skizze, Streitausstieg, die Notwendigkeit zur Affektregulation). Die Paaranalyse von Eveline und Dirk (Seite 303 ff.) verdeutlicht nachdrücklich, wie intensiv die nicht zur Ruhe kommenden Affekte aus den traumatischen Kindheitserfahrungen den Streit anheizen und damit die Klärung relevanter Beziehungsthemen verhindern. Die Trigger-Übung und das strukturierte Beziehungsgespräch zeigen, dass die Themenklärung erst nach dem Streitausstieg und der Affektregulation zu einer tatsächlichen Veränderung in der Beziehung beiträgt.

Da vor allem traumatisierte Menschen mit heftigen Emotionen auf dem Kriegsfuß stehen und sie die Bedeutung der Affektregulation gerne missverstehen, ist es wichtig zu vermitteln, dass Gefühle und der Ausdruck von emotionaler Gestimmtheit an sich nichts

Negatives bedeuten. Die Eltern konnten vielleicht Tränen oder Wut nicht ertragen. Dennoch gehören sie zur vollen Lebendigkeit, die es wieder zu erlangen gilt. Wesentlich ist, den Partner nicht anzuklagen oder Negativität gegen ihn zu wenden. Welche Einsamkeit durch Gefühlsabstinenz in Beziehungen entstehen kann, zeigt die Geschichte von Lukas und Nelia (Seite 313 ff.). Die Technik des Schmetterlings-EMDR eignet sich aus meiner Sicht ganz besonders für die Paartherapie, da diese sanfte Traumaintervention für Kinder entwickelt wurde und dennoch Triggerspeicherungen im limbischen System öffnet und sie damit der Heilung zugänglich macht.

Der Resonanz-Dialog setzt alle in diesem Buch vorgestellten Schritte zur Heilung des traumatisierten Paares voraus. Erst dann kann diese hohe personale Fähigkeiten erfordernde Art der Gesprächsführung überhaupt zur Anwendung kommen.

Ausblick: Standards für gute Paartherapie

Ich möchte an dieser Stelle nicht noch einmal alle Ergebnisse hervorheben; dafür gibt es die Zusammenfassungen nach jedem Kapitel. Stattdessen möchte ich den Ausklang dieses Buches mit einer Frage einleiten: Was ist überhaupt gute Paartherapie?

Hierfür könnte man sich zunächst einmal anschauen, wer überhaupt Paartherapie anbietet. Ich habe eine Internetrecherche gemacht und dabei die ersten 100 Google-Treffer von Praxen, die Paartherapie anbieten, angeklickt und genauer betrachtet. 58 dieser Praxen wurden von Personen ohne Fachstudium geführt. Bei 78 Praxen war die Arbeit mit Paaren nur ein Bestandteil des Gesamtangebotes, aber kein Schwerpunkt. Bei 91 der von mir angeschauten Praxen konnte ich nicht erkennen, nach welchem Ansatz gearbeitet wird, bei 76 Praxen fand ich keine Angaben zu einer Qualifizierung für die Begleitung von Paaren. Ein konkretes Konzept fand ich bei fünf der von mir recherchierten Praxen.

Als Nächstes habe ich mir angeschaut, wie es um die Weiterbildungen für die Arbeit mit Paaren bestellt ist, und ich fand hier hauptsächlich Angebote nach dem systemischen Ansatz. Doch ist dieser wirklich optimal für die Arbeit mit traumazentrierten Paaren geeignet? Muster sind, wie ich in diesem Buch dargelegt habe, ein ganz wesentlicher Faktor in der Arbeit mit Paaren. Was sagt die systemische Gesellschaft dazu? „Im zwischenmenschlichen Miteinander entstehen Muster. Diese können hilfreich sein, sie können aber auch als problematisch erlebt werden. Im systemischen Ansatz tritt die Ergründung der Ursachen dieser Musterentstehung und -erhaltung eher in den Hintergrund und es wird versucht, diese Muster zu verstören, damit sie nicht wie gewohnt ablaufen und sich neue bilden können."[18] Wie dysfunktionaler Beziehungsmuster entstehen, etwa durch die Traumafolgestörungen der Eltern, wäre demnach Nebensache.

Tobias Ruland, der eher dem Differenzierungsansatz eigenbestimmter Intimität in Partnerschaften zuzurechnen ist, stellte sich ebenfalls die Frage nach einer guten Paartherapie. Er rät Paaren in Not, die Praxen mit dem Zusatz „systemische Paartherapie" zu meiden und warnt vor dieser „leeren Worthülse". Leider gäbe es keine „Stiftung Warentest für Paare", die unter existenziellen Krisen leiden.[19] Tatsächlich

18 ↗ https://systemische-gesellschaft.de/systemischer-ansatz/was-ist-systemisch/; Hervorhebung KK.

19 ↗ http://www.liebe.institute/blog/Wie_finde_ich_den_besten_Paartherapeuten.html

komme ich aktuell vom Paartherapie-Kongress eines bekannten systemischen Weiterbildungsinstituts, auf dem wiederum vor dem Differenzierungsansatz gewarnt wurde.

In einigen Workshops lernte ich das Verständnis von David Schnarch zur Behandlung von Paaren kennen. Allerdings tut Schnarch milde lächelnd die Bindungstheorie und vor allem die emotionsfokussierte Paartherapie als rein bedürfnislastige Harmonieverpflichtung ab.

Wenig Einigkeit, viele Grabenkämpfe zwischen Vertretern unterschiedlicher Schulen zur wirkungsvollen Paartherapie.

Ich sammelte auch Erfahrungen mit der Paarsynthese nach Michael Cöllen, doch hier zeigte sich, dass dieser Ansatz vielen Paare mit traumatischer Vergangenheit sehr viel abverlangt und am Ende werden sie nicht gut aufgefangen.

Und das zeigt: Es ist nicht nur schwierig, sich überhaupt im paartherapeutischen Dschungel zu verorten. Wer dazu noch den Schwerpunkt hat, traumatisierte Paare zu begleiten, lässt sich auf eine Odyssee ein. Und so ist es mir ergangen. Wo ich mich auch hinwendete, wo ich anfragte: Stets wurde ich abgewiesen. Dieses Thema sei nicht relevant. Es sei ein Nischenthema und vor allem viel zu speziell. Selbst die Fachverbände für die Begleitung traumatisierter Menschen scheinen das Leid traumatisierter Paare noch nicht entdeckt zu haben. Und meine Doktormutter fand meine Befragung von Paaren zu den Kriegserfahrungen der Eltern „unappetitlich".

Um mit meinem Engagement nicht zwischen die Fronten zu geraten, wählte ich die vorsichtige Formulierung „traumasensible" Paartherapie. Wobei ich meinen eigenen Ansatz eher theorienübergreifend-integral und weniger als spezialisiertes Angebot für eine marginale Randgruppe begreife. Die „traumasensible" Paartherapie lebt ebenso von traumatherapeutischen Methoden wie von der Integration der Bindungstheorie, dem Ego-State-Konzept und dem Drama-Dialog aus der Transaktionsanalyse. Die soziologische Perspektive, die in psychotherapeutischen Zugängen gerne ausgeklammert wird, ist für mein Verständnis ebenso zentral wie die wirtschaftlich-ökonomische Komponente der geschlechtsspezifischen Arbeitsteilung zuungunsten der Frau.

Doch zurück zur Ausgangsfrage: Was macht gute Paartherapie aus? Eine „Stiftung Warentest" bzw. wissenschaftliche Standards oder qualifizierte Weiterbildungen für angehende Paartherapeuten und Paartherapeutinnen wären aus meiner Sicht sehr hilfreich. Bei der Begleitung von Paaren geht es schließlich um so viel: Die Zukunft der Kinder steht auf dem Spiel. Die Gesundheit wird durch Paarprobleme nachweislich angegriffen. Menschen mit Beziehungskonflikten arbeiten unkonzentriert oder sind oft krank. Nicht selten steht eine Familie nach einer Scheidung vor dem wirtschaftlichen Ruin, erst recht dann, wenn ein Familienunternehmen in den Trennungsstrudel mit hineingerät.

Doch wer kümmert sich um die Abwendung dieser Folgen? Aktuell überlassen wir diese wichtige Aufgabe noch viel zu häufig solchen Kräften, die therapeutischen Modeerscheinungen folgen oder/und keine qualifizierte Ausbildung vorweisen können. Die Krankenkassen unterstützen keine Paartherapie, es gibt keine geschützte Berufsbezeichnung und keinen theorienübergreifenden Fachverband für Paartherapie und Paarberatung. Universitäten verschließen sich dem Thema, da es zu praxisorientiert, berufsspezifisch oder nur wenig theorierelevant sei.

Nach meiner Überzeugung sind Streit und Unfrieden in der Partnerschaft ein wesentliches Anzeichen für die unverarbeiteten, mehrere Generationen übergreifenden Folgen von Krieg, schwarzer Pädagogik und wirtschaftlicher Benachteiligung von Familien mit Kindern. Und betrachtet man den Zustand der Therapielandschaft, dann könnte man provokativ daraus folgern: Vielleicht will unsere Gesellschaft, will unser Arbeitsmarkt gar keine gesunden Paare, beziehungsfähigen Menschen? Vielleicht sind sie dann nicht stromlinienförmig genug?

Ich wünsche mir, dass meine Frage, was gute Paartherapie ist, bald klarer beantwortet werden kann. Ich wünsche mir weniger Grabenkämpfe und Dschungel und dafür mehr Qualität und bessere Standards. Ich wünsche mir außerdem, dass Paartherapeuten sich mit dem Thema Trauma beschäftigen und Traumatherapeuten sich mehr für die Arbeit mit Paaren öffnen. Keine Einbahnstraßen und Sackgassen mehr, sondern Integration in beide Richtungen.

Der Fünf-Stufen-Ansatz zum Beenden von Krisen: Der Behandlungsplan zum schrittweisen Vorgehen in der traumasensiblen Paarberatung

Ich weiß nicht, wie es Ihnen ergangen ist, als Sie sich entschlossen, mit Paaren zu arbeiten, ich kann nur berichten, wie es mir erging. Ich entschied mich, meinen therapeutischen Schwerpunkt auf die Paar-, Sexual- und Traumatherapie zu legen. Ich prüfte zunächst, welche meiner Ausbildungen mich bereits zur Begleitung von Paaren befähigten. Was konnte ich, welche Kompetenzen hatte ich? Ich besuchte weitere Seminare, um meine Qualifikationen zu vervollständigen. Im Lauf der Zeit kamen Zertifikate und Praxiserfahrungen zusammen, aber auch wissenschaftliche Arbeiten, eigene Bücher und andere Publikationen. Hinzu kamen Kenntnisse zu Themen wie Marketing, Kundengewinnung, Webauftritt, Video-Gestaltung, digitale Medien und Social-Media-Plattformen.

Meine Klienten interessiert all das jedoch nur am Rande. Die Paare wollen wissen, ob ich ihnen helfen kann. Anfangs saß ich allzu häufig einem Paar gegenüber und fragte mich: „Wo stehen wir eigentlich gerade? Was mache ich mit dem Paar in der nächsten Therapieeinheit und was ist der nächste wichtige Schritt, den ich anbieten sollte?“ Ich beschloss, einen Plan zu entwickeln und Methoden zu sammeln, die tatsächlich hilfreich sind, um daraus ein Konzept zu gestalten. Das Ergebnis ist der fünfstufige Ansatz zum Beenden von Krisen. Diese fünf Stufen will ich Ihnen nun vorstellen, denn dieser Ablauf hilft, bei der Begleitung eines speziellen Paares und bei gleichzeitiger Behandlung mehrerer anderer Paare den Überblick zu behalten.

Die Vorteile des Fünf-Stufen-Ansatzes zum Beenden von Krisen:

- Sie können dem Paar einen Leitfaden und Materialien zur Verfügung stellen. Alle Stufen sind transparent, nachvollziehbar und verdeutlichen den gesamten Ablauf.
- Sie wissen immer ganz genau, wo Sie mit dem Paar stehen und was der nächste Schritt ist.
- Sie sind stets in kürzester Zeit optimal vorbereitet und können auf eine Vielzahl effektiver Methoden zurückgreifen.
- Sie beeindrucken das Paar durch Ihren guten Überblick und schaffen dadurch Vertrauen.
- Sie verheddern sich nicht mehr in die Krisenproblematik eines Paares.
- Sie haben eine Protokollvorlage, die Sie wie eine Checkliste nutzen können.
- Jeder Beratungsprozess bekommt dadurch eine klare Struktur und Sie werden als Experte/in wahrgenommen und weiterempfohlen
- Sie heben sich eindrucksvoll von weniger qualifizierten Angeboten ab und setzen damit ein wichtiges Zeichen für die professionelle und fachkundige Beratung von Paaren.

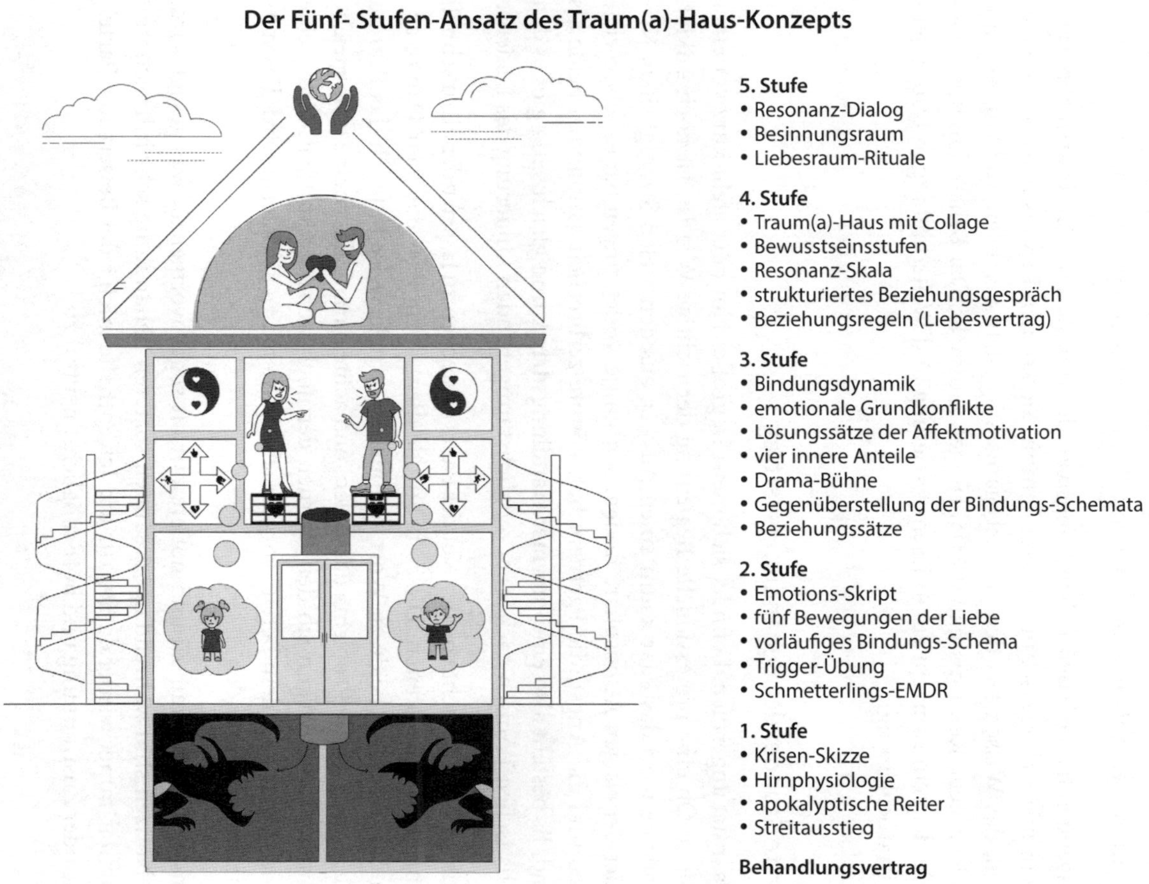

Abbildung 73: Der Fünf-Stufen-Ansatz des Traum(a)-Haus-Konzepts

Sie können demnach die fünf Stufen zum Beenden von Krisen; für die Information Ihrer Klienten nutzen, zur Vorbereitung des Beratungsprozesses einsetzen, zur Orientierung und Planung verwenden und dabei stets den Überblick behalten. Mir selbst hilft dieser Ablauf sehr und meine Paare sind davon gleichermaßen angetan.

Im Folgenden liste ich den Behandlungsplan der traumasensiblen Paartherapie auf, wie er in meiner Praxis zum Einsatz kommt. Sie können hieraus Anregungen entnehmen, das Wissen aus den vorausgegangen Kapiteln vertiefen und zugleich mit jedem Paar neue Kenntnisse und Erfahrungen sammeln. Der Behandlungsplan bietet außerdem ein Konzept zur Wissensvertiefung und Weiterbildung in traumasensibler Paarbegleitung.

Die erste Stunde: der Behandlungsvertrag

Das Paar hat angerufen, befindet sich meist in großer Not oder steht kurz vor einer Trennung. Ob eine professionelle Begleitung der richtige Weg ist, ist noch unklar, doch alleine wird das Paar kaum einen Ausweg aus den vielen Streitigkeiten, Krisen oder der eisigen Atmosphäre finden. Schlimme Verletzungen hat es schon viele gegeben und die Angst, die Partnerschaft könnte zerbrechen, empfinden beide als quälend. Es besteht also eine enormer Handlungsdruck und gleichzeitig gibt es den unrealistischen Wunsch nach einer möglichst umgehenden Linderung des Leidens.

Wesentlich ist, sich nicht von der Not des Paars anstecken zu lassen oder allzu schnell Vorschläge zu unterbreiten. Die erste Stunde dient dazu, dass das Paar Dampf ablassen darf und dass beide zu Wort kommen. Normalerweise bitte ich das Paar zu erzählen, wie sich die Probleme darstellen, und achte darauf, dass beide etwa gleiche Redeanteile haben. Wenn ich den Partner, der noch wenig erzählt hat, bitte, seine Sicht der Dinge zu einem bereits vorgebrachten Thema zu schildern, wird dies stets als entlastend empfunden.

Ansonsten höre ich nur zu und notiere mir oft sogar wortgenau, was gesagt wird. Diese Notizen sind während der gesamten späteren Behandlung sehr hilfreich und ich komme immer wieder darauf zurück. Ich enthalte mich jeder Bewertung, Parteinahme oder Zustimmung und höre möglichst neutral zu.

Die folgenden Fragen sind in der ersten Sitzung sehr hilfreich:

- Schildern Sie bitte die Probleme in Ihrer Beziehung, die der Anlass für Ihr Kommen sind.
- Was ist das Hauptproblem? Jeder schildert seine Sichtweise.
- Was waren besondere und wichtige Ereignisse in der Partnerschaft?
- Was haben Sie für Ihre Beziehung getan? Therapie? Bücher? Gespräche?
- Was ist ein gutes Ziel? Woran würden Sie erkennen, dass unsere Arbeit ein Erfolg war?

Normalerweise braucht das Paar fast zwei Drittel der ersten Stunde, um die Krise aus allen Winkeln zu beleuchten. Danach ändere ich meine Taktik und frage nun konsequent nach den Erwartungen und dem Auftrag an mich. Dabei rücke ich vor allem die Terminplanung, die Zeitabstimmung und die Dauer der möglichen gemeinsamen Arbeit in den Vordergrund. Ich lasse dann keine weitere inhaltliche Beschreibung der Krise mehr zu. Das gibt dem Paar den Eindruck, dass ich führen, strukturieren und kanalisieren kann. Am Ende der Stunde fokussiere ich auf das Ziel, eine Entscheidung für einen nächsten Termin zu treffen. Ich schlage oft vor, dass wir ein weiteres, längeres Probe-Treffen anvisieren könnten, und schreibe mir die Kontaktdaten auf.

Ich erkläre nur wenig zum Konzept und gebe keine Ratschläge. Das würde die Aufnahmekapazität des überlasteten Paares zu diesem Zeitpunkt überfordern. Das Paar geht danach mit der Gewissheit nach Hause: „Jetzt sind wir nicht mehr allein." Das ist ein sehr hoffnungsförderndes Ergebnis für das erste Kennenlernen.

Wenn Fragen nach meiner Vorgehensweise kommen, erkläre ich kurz den Fünf-Stufen-Ansatz des Traum(a)-Haus-Konzepts, überreiche hierzu eine Broschüre mit anhängendem Behandlungsvertrag und empfehle den Besuch meiner Website. Ich stelle in Aussicht, mit dem Paar einen Prozess zu durchlaufen, der schon vielen Paaren sehr geholfen hat, und strahle vor allem Zuversicht aus. Ich hebe den Mut des Paares hervor und versichere, dass ich meine ganze Kompetenz für die Lösung der Krise einsetzen werde und dass die Probleme normal und abwendbar sind.

Oft machen wir direkt den ersten Termin aus oder das Paar kann sich nach reiflicher Überlegung bei mir melden. Dieses Vorgehen hat den Vorteil, dass ich Zeit habe, meine Notizen gründlich durchzulesen, und keine vorschnellen Hypothesen bilde. Im Paar kann der Entschluss reifen, die Gesetzmäßigkeiten der Beziehungsdynamik erkunden zu wollen und dabei gründlicher und überlegter vorzugehen als bisher; ebenso die Fehler zu vermeiden, die zu den Konflikten geführt haben.

Die erste Stufe: Frieden im Beziehungsraum des Traum(a)-Hauses

- Krisen-Skizze
- Hirnphysiologie
- apokalyptische Reiter
- Streitausstieg

Dieser erste Abschnitt des therapeutischen Kontakts dauert unterschiedlich lang. Ich möchte erreichen, dass der Streit ein Ende findet, und setze alles daran, dem Paar die Zusammenhänge von Streit, Stress, Hirnphysiologie und den apokalyptischen Reitern zu erklären. Zu Beginn ist das Bedürfnis des Paares immens, sich zu erklären, die Krisen zu beschreiben, das Versagen des Partners oder der Partnerin hervorzuheben und die Ursachen ergründen zu wollen. Dieses Klärungsbedürfnis nehme ich oft unkommentiert an und notiere mir durchaus die vorgebrachten Problem-Ursachen. Ich beteilige mich jedoch nicht an der Diskussion und versuche stattdessen, das Paar auf die Metaebene zu heben. Diese Redewendungen streue ich ein:

- Jedes Paar ist anders, doch das zugrunde liegende Problem ist immer das Gleiche: Die Emotionen sind schwer zu ertragen.
- Alle Paare haben Probleme. Der Unterschied liegt in der Art, damit umzugehen.
- Wie oft hat diese Diskussion schon zu guten Ergebnissen geführt?
- Wenn wir einen Kuchen malen würden und diesen in freundliches versus unfreundliches Verhalten aufteilen, wie groß wären dann die jeweiligen Stücke?
- Wenn wir einen Kreis malen für jeden Streit und unterteilen den Kreis in gute Ergebnisse und schädigende Wirkungen, wie groß wären dann die jeweiligen Stücke?
- Reden Sie auch zu Hause in dieser Weise miteinander? Das ist ja interessant. Jetzt habe ich einen guten Eindruck gewonnen. Von daher könnten Sie nun aufhören.
- Wenn Sie einverstanden sind, dann probieren wir jetzt etwas Neues. Weiter streiten können Sie dann zu Hause. Das ist dann auch nicht so teuer wie unsere Zeit hier.

Dies sage ich durchaus mit einem zwinkernden Auge und oft lachen wir dann gemeinsam. Fast alle Paare können danach innehalten und sich der Beantwortung der Frage widmen: *Wie* streiten wir?

Sobald das Paar zur Ruhe gekommen ist, fertigen wir die Krisen-Skizze an. Ich erkläre die hirnphysiologischen Zusammenhänge. Es ist nur eine Frage der Zeit, bis beide die Unsinnigkeit der emotionalen Debatten erkennen. Nachdem das Paar die apokalyptischen Reiter und die Regel „Erfolgreiche Paare reden niemals in schlechter Stimmung über Probleme" verstanden hat, gehen wir den Streitausstieg an. Für die Auszeit nach dem Streitausstieg empfehle ich gerne eine von mir selbst erstellte

Trance. Es kann vorkommen, dass immer wieder Probleme besprochen werden wollen und die Reiter nicht zur Ruhe kommen. Dann wird dieser Ablauf vertieft.

In dieser Phase ist wichtig, sich nicht auf die Klärung von Themen einzulassen. Oft ist die Not groß, doch aus meiner Erfahrung sollte zuerst Ruhe einkehren. Ich biete den Paaren an, alle Vorwürfe zum Partner / zur Partnerin per E-Mail an mich zu übermitteln. Dann lerne ich die betreffende Person besser kennen und jeder kann sich auslassen, ohne der Beziehung zu schaden.

Die zweite Stufe: Die Not der inneren Kinder ergründen

- Emotions-Skript
- fünf Bewegungen der Liebe
- vorläufiges Bindungs-Schema
- Trigger-Übung
- Schmetterlings-EMDR

Nach dem erfolgreichen Streitausstieg wirken viele Paare erleichtert und voller Hoffnung. Nun können sie sich der Energie zuwenden, welche die Beziehungskrisen immer wieder ankurbelt. Die neuen Kenntnisse über die Hirnphysiologie konnten für mögliche Trigger aus der Kindheit sensibilisieren.

Sobald beide Partner dazu in der Lage sind, Verletzungen im eigenen Inneren nicht mehr gegen den anderen zu richten, erstellen wir die Emotions-Skripte. Ich werbe für diese Methode mit folgenden Erklärungen:

- Wenn wir uns eine bedeutsame emotionale Erfahrung aus Ihrer Kindheit anschauen, können wir verstehen, welche Emotionen in Ihrem limbischen System immer wieder für Unruhe sorgen.
- Es ist wichtig, dass Sie die Erfahrungen Ihres Partners / Ihrer Partnerin kennen, damit Ihnen klar wird, welche Wirkung bestimmte Sätze oder Handlungen von Ihnen auf Ihre/n Liebste/n haben.
- Wir brauchen nur eine Szene. Daran kann man bereits ablesen, wie Ihre Eltern mit Ihnen umgingen. Wir können selbstverständlich auch mehrere Emotions-Skripte ansehen. Wichtig ist eine eher schwierige Erfahrung, da diese Situation im limbischen System eingekapselt ist und in Ihrer Beziehung für Unfrieden sorgte.

Sind die Emotions-Skripte gemalt, schaue ich sie mir mithilfe der fünf Bewegungen der Liebe an und filtere die Botschaft der Eltern, die Reaktion des Kindes, die verbannten Emotionen und den hervorbrechenden Schatten heraus (siehe Abbildung 15, Seite 126). Danach kann das ausgefüllte Schema beider Partner auf die Krisen-Skizze gelegt werden. Der Erkenntnisgewinn für das Paar ist enorm, manchmal sind beide erschüttert. Schon diese Vorstufe der Bindungs-Schemata führt zu mehr Klarheit.

Der Wunsch, mit dem Irrsinn des Streitens oder des kalten Krieges aufzuhören, entsteht danach meist von selbst. Die Trigger-Übung ist oft der nächste Schritt, da sie hilft, die intensiven Empfindungen der ehemaligen traumatisierenden Erfahrungen zur Ruhe kommen zu lassen. Durch diesen Prozess begleite ich jeden, der bereit dazu ist. Anschließend können die Klienten die Trigger-Übung selbstständig durchführen, wobei eine von mir zur Verfügung gestellte mp3-Download-Version unterstützt.

Bei starken traumatisierenden Erfahrungen biete ich traumatherapeutische Interventionen an, wie zum Beispiel das Schmetterlings-EMDR. Ich begrüße es, wenn der Partner / die Partnerin dabei anwesend ist, da er / sie Zeuge sein und trösten kann oder wichtige Erkenntnisse gewinnt.

Die dritte Stufe: Die Krisendynamik entschlüsseln

- Bindungsdynamik und emotionale Grundkonflikte
- Lösungssätze der Affektmotivation
- vier innere Anteile
- Drama-Bühne
- Gegenüberstellung der Bindungs-Schemata
- Beziehungssätze

Aus der Vorstufe der beiden Bindungs-Schemata (Abbildung 15, Seite 126) erhalte ich erste Informationen über die Art der möglichen Traumata. Anhand der emotionalen Grundkonflikte kann ich bereits wichtige Rückschlüsse ziehen. Sobald ich meine vorläufigen Hypothesen überprüft habe, lasse ich die Lösungssätze der Affektmotivationen (Abbildung 69, Seite 302) einfließen. Viele Paare sind verblüfft und fühlen sich zutiefst verstanden Manchmal bricht dann eine unsichtbare Mauer ein, die das Paar voneinander trennte. Nicht selten zeigt einer / zeigen beide bisher unbekannte Seiten. Um das Paar an dem Wissen teilhaben zu lassen, lade ich dazu ein, die vier inneren Anteile zu definieren. In dem Bild der Drama-Bühne (Abbildung 59, Seite 276) finden viele Paare eine Entsprechung ihrer Krisen. Welche Chancen in der Definition der inneren Anteile liegen, erläutere ich in etwa mit diesen Worten:

- Jeder Mensch trägt seit frühester Kindheit ein Bindungs-Schema in sich, welches sich in jeder Beziehung zeigt.
- Wenn wir dieses Bindungs-Schema auf vier innere Anteile konzentrieren, bleibt Ihr Beziehungsmuster nicht länger ein Geheimnis.
- Sobald Sie Ihre innere Beziehungsdynamik kennen, können Sie diese aktiv verändern und bleiben nicht länger Marionette Ihrer ehemaligen Überlebensstrategien.

- Sie werden erkennen, wie Ihr Bindungs-Schema zu den Beziehungskonflikten beiträgt.
- Sie verstehen Ihre emotionalen Hintergründe, sind seltener emotionalen Automatismen ausgeliefert und niemand kann Sie mehr über emotionale Manipulation steuern.

Oft ist das Bedürfnis groß, das eigene Beziehungsmuster zu verstehen, um dem inneren Zwang drängender Verhaltensweisen zu entkommen. Entsprechend fieberhaft wird meist die Arbeit an den inneren Anteilen angegangen. Sobald ich beide Bindungs-Schemata einander gegenüberstelle und erkläre, wie der Schatten mit der Maske des Urteils die Kindheitswunde verbergen will und deshalb den Partner quält, sitzt fast jedes Paar ergriffen vor den Abbildungen und nicht selten fühlen sie sich ertappt. Bei Interesse stelle ich die Informationen zu den passenden Grundkonflikten (Abbildungen 25 bis 29, Seite 165–181) zur Verfügung. Öfter analysiere ich zwischen den Terminen die Bindungs-Schemata und komme zu Schlussfolgerungen, die ich dann mithilfe des Paares überprüfe. Die Interventionen aus Kapitel 7 zu jedem der fünf Grundkonflikte und den entsprechenden Affektmotivationen helfen dem Paar, die Drama-Bühne ein für alle Mal zu verlassen.

Die vierte Stufe: Neue Beziehungswerte durch Themenklärung mit der Resonanz-Skala

- Traum(a)-Haus eventuell mit Collage (Krisen-Skizze, Emotions-Skripte, Bindungs-Schemata)
- Bewusstseinsstufen
- Resonanz-Skala
- strukturiertes Beziehungsgespräch
- Beziehungsregeln (Liebesvertrag)

Die Gesetzmäßigkeiten von Beziehungen mittels der Metapher des Traum(a)-Hauses erschließen sich jedem Paar, sobald wir alle Methoden, Bilder und Arbeiten den Etagen des Hauses zugeordnet haben. Besonders aufschlussreich und plastisch empfinden dies jene Paare, die eine Collage erstellen aus der Krisen-Skizze, dem Emotions-Skript, den Bindungs-Schemata und davon, wie das innere Kind durch das eigene innere Urteil im Kellergeschoss bedrängt wird (Abbildung 52, Seite 242). Das Traum(a)-Haus eignet sich ebenfalls ganz hervorragend, um dem Paar die Stufen zur Anhebung des Bewusstseins zu verdeutlichen. Nachdem ich die Resonanz-Skala an die Abbildung des Traum(a)-Hauses gelegt habe (Abbildung 67, Seite 290), ist es nur noch ein kleiner Schritt, dem Paar die Vorteile einer Abstimmungsmethode unter Berücksichtigung der Affektmotive nahezubringen. Mit diesen Worten erkläre ich die Bedeutung der Resonanz-Skala:

- Sie haben in Ihrer Kindheit oft schmerzlich erfahren, dass über Ihre Bedürfnisse hinweg entschieden wurde. Aufgrund dessen wissen Sie heute oft kaum noch, was Ihre wahren Gefühle sind. Die Resonanz-Skala ist wie ein Thermometer für die Impulse, die aus Ihrem limbischen System kommen. Deswegen müssen Sie ganz schnell mit einer Zahl antworten, bevor Ihre Vernunft Ihre Gefühle übertönt.
- Wenn Sie Ihre/n Partner/in zu etwas überreden, dann wird der Impuls des Affekts nicht eher ruhen und für Unfrieden sorgen, bis auf anderem, oft verquerem Wege die unstimmige Entscheidung übergangen wurde. Wenn Sie jedoch gleich den Affektimpuls berücksichtigen, dann kann dies zu echter Übereinstimmung beitragen.
- In den Erklärungen zur Hirnphysiologie wurde Ihnen überzeugend dargelegt, dass Entscheidungen, die bei Ihrem/r Partner/in Reptilienreaktionen auslösen, niemals zu einem guten Resultat führen können. Erst wenn beide in höheren Gefilden des Bewusstseins bleiben können, ist Rücksichtnahme überhaupt erst möglich.

Sobald die Resonanz-Skala vom Paar verstanden und akzeptiert wurde und erste Versuche zu erstaunlichen Ergebnissen führten, widmen wir uns der Klärung anstehender Themen. Das strukturierte Beziehungsgespräch führt in kürzester Zeit zu guten Resultaten. Diese schriftlichen Ergebnisse fasst das Paar dann zu individuellen Beziehungsregeln zusammen. Spätestens jetzt findet das Paar eine völlig neue Ebene des Umgangs miteinander. Die häufig brachliegende Sexualität wird wegen der neuen wahrhaften Intimität wieder aufgenommen.

Die fünfte Stufe: Neue Beziehungswerte durch Themenklärung mit der Resonanz-Skala

- Resonanz-Dialog
- Besinnungsraum
- Liebesraum-Rituale (Königinnen- / Königsabend, Slow Sex, Barry Long)

Es kommt immer wieder vor, dass Glück und Freude überwiegen und die Arbeit deshalb vorzeitig beendet wird. Nach einer Pause, in der das Erreichte genossen wurde, erscheint aber so manches wild entschlossene Paar wieder im Aufwind-Institut. Auch wenn die Gesichter verdrossen wirken und die Köpfe ein wenig hängen, bin ich guten Mutes, lobe das Durchhaltevermögen und streiche die Erfolge hervor. Sobald ich dem Paar noch einmal die Vorzüge regelmäßiger innerer Einkehr im Besinnungsraum in Erinnerung rufe, wird deutlich, wie wichtig die konstante Pflege der Beziehung ist. Das leuchtet den fortgeschrittenen Paaren unmittelbar ein.

Besonders wachstumswilligen Paaren unterbreite ich die wundervolle Methode des Resonanz-Dialogs und schlage auch Rituale für den Liebesraum vor. Hier empfehle ich gerne „Slow Sex“ von Diana Richardson (2011) oder die Lektüre von Barry Long (2004): „Sexuelle Liebe auf göttliche Weise“. Der absolute Renner ist der Königinnen- oder Königsabend. Alle 14 Tage wird abwechselnd ein mehr oder weniger sinnliches Ritual für den Liebesraum vorbereitet. Dort testet das Paar neue intime Erfahrungen und tauscht sich danach hierüber aus. Die Wahrhaftigkeit, das innere Wachstum und die bewusste Begegnung stehen dabei im Vordergrund und weniger die Lust oder der Genuss.

Das Abschlussgespräch

Das Ende der traumasensiblen Paartherapie bestimmt das Paar selbst. Etliche Paar sind von meinem Ansatz dermaßen angetan, dass sie sogar ein ganzes Jahrestraining zur Vertiefung buchen. Es kommt jedoch immer wieder vor, dass eine Trauma-Aufdeckung zu bedrohlich, die Angst vor einer Trennung zu groß oder einer der beiden Liebenden schon zu weit fort ist, sodass die Reise vorzeitig zu Ende geht. Ich nehme die Ängste, die Rationalisierungen oder die Abwehr hin und freue mich an den Erfolgen der Paare, die dranbleiben. Sicherlich zweifle ich auch hin und wieder, ob ich den unzufriedenen Paaren gerecht werden konnte.

Als hilfreich hat sich für mich erwiesen, wenn ich jedes Paar ersuche, mir zum Abschluss eine Rückmeldung zu meiner Vorgehensweise, über Erkenntnisse und Verbesserungsvorschläge aufzuschreiben.

Literatur

Abend, Sander M., Porter, Michael, Willick, Martin S. (1994): *Psychoanalyse von Borderline-Patienten.* Göttingen: Vandenhoek & Ruprecht.

Alberti, Bettina (2010): *Seelische Trümmer. Geboren in den 50er- und 60er-Jahren. Die Nachkriegsgeneration im Schatten des Kriegstraumas.* München: Kösel.

Ansbacher, Heinz L. (1989): *Alfred Adlers Sexualtheorien.* Frankfurt a.M.: Fischer.

Barrens, Werner (2013): *Was Paare zusammenhält.* München: Knaur.

Arbeitskreis OPD (Hrsg.) (2014): OPD-2. *Operationalisierte Psychodynamische Diagnostik. Das Manual für Diagnostik und Therapieplanung.* Bern: Hans Huber.

Beier, Klaus M. & Loewit, Kurt (2003): *Lust in Beziehung. Einführung in die Syndyastische Sexualtherapie.* Heidelberg: Springer.

Bonus, Bettina (2009): *Mit den Augen eines Kindes sehen lernen – Band 2: Die Anstrengungsverweigerung. Dissertation.* Norderstedt: Books on Demand.

Borst, Ulrike & Lanfranchi, Andrea (2011): *Liebe und Gewalt in nahen Beziehungen. Therapeutischer Umgang mit einem Dilemma.* Heidelberg: Carl-Auer-Verlag.

Bowlby, John (2016): *Frühe Bindung und kindliche Entwicklung.* München: Reinhardt.

Branden, Nathaniel (2005): *Die 6 Säulen des Selbstwertgefühls.* München: Piper.

Brandl-Nebeha, Andrea & Hinsch, Joachim (Hrsg.) (2010): *Paartherapie und Identität.* Heidelberg: Carl-Auer-Verlag.

Brisch, Karl Heinz (Hrsg.) (2003): *Bindung und Trauma.* Stuttgart: Klett-Cotta.

Brisch, Karl Heinz (2010): *Bindungsstörungen – von der Bindungstheorie zur Therapie.* Stuttgart: Klett-Cotta.

Brisch, Karl Heinz & Hellbrügge, Theodor (Hrsg.) (2006): *Bindung und Trauma. Risiken und Schutzfaktoren für die Entwicklung von Kindern. Bindungsstörungen – von der Bindungstheorie zur Therapie*

Brisch, Karl Heinz (o.J.): Leitfaden –Adult Attachment Interview (AAI). ↗ http://docplayer.org/21977768-Leitfaden-aai-adult-attachment-interview.html

Brown, Byron (2001): *Befreiung vom inneren Richter. Die Intelligenz der Seele entdecken.* Bielefeld: Kamphausen.

Bunz-Schlösser, Gabriela (2003): *Hand in Hand mit dem inneren Kind.* Landsberg: mvg.

Chamberlain, Sigrid (2000): *Adolf Hitler, die deutsche Mutter und ihr erstes Kind: Über zwei NS-Erziehungsbücher.* Gießen: Psychosozial.

Chapman, Gary (2003): *Die fünf Sprachen der Liebe.* Marburg: Francke.

Clement, Ulrich (2004): *Systemische Sexualtherapie.* Stuttgart: Klett-Cotta.

Clement, Ulrich (2010): *Wenn Liebe fremdgeht.* Berlin: Ullstein.

Cöllen, Michael (2003): *Lieben, Streiten und Versöhnen.* Stuttgart: Kreuz.

Cozolino, Louis (2007): *Die Neurobiologie menschlicher Beziehungen.* Kirchzarten: VAK.

Damasio, Antonio R. (2003): *Der Spinoza-Effekt. Wie Gefühle unser Leben bestimmen.* Berlin: List.

Dornes, Martin (2000): *Die emotionale Welt des Kindes.* Frankfurt a.M.: Fischer.

Dudelt, Nick & Lovendahl, Helena (2007): *Das Buch für Paare, die es bleiben wollen.* Köln: Innenwelt-Verlag.

English, Fanita (1994): *Transaktionsanalyse.* Salzhausen: iskopress.

Ennenbach, Matthias (2011): *Befreit verbunden.* Oberstdorf: Windpferd.

Estés, Clarissa Pinkola (1997): *Die Wolfsfrau.* München: Heyne.

Fischer, Gottfried (2008): *Logik der Psychotherapie.* Kröning: Asanger.

Fischer, Gottfried & Riedesser, Peter (2009): *Lehrbuch der Psychotraumatologie.* München: Reinhardt.

Flatten, Guido et al. (2013): *Posttraumatische Belastungsstörung.* Stuttgart: Schattauer.

Forward, Susan & Buck, Craig (1999): *Die dunkle Seite der Liebe.* München: Goldmann.

Frave, Liane & Plattner-Gerber (2013): *Wenn Paare Unternehmen führen.* München: Kösel.

Gendlin, Eugene T. (2004): *Focusing: Selbsthilfe bei der Lösung persönlicher Probleme.* Reinbek: Rowohlt

Gilligan, Carol (1999): *Die andere Stimme.* München: Piper.

Goleman, Daniel (1997): *Emotionale Intelligenz.* München: dtv.

Gottman John M. (2014): *Die 7 Geheimnisse der glücklichen Ehe.* Berlin: Ullstein.

Graf, Richard (2017): *Die neue Entscheidungskultur: Mit gemeinsam getragenen Entscheidungen zum Erfolg.* München: Hanser.

Greenberg, Leslie S. & Goldman, Rhonda N. (2010): *Die Dynamik von Liebe und Macht. Emotionsfukussierte Paartherapie.* München: Reinhardt.

Hahlweg, Kurt & Baucom, Donald H. (2008): *Partnerschaft und Psychische Störung.* Göttingen: Hogrefe.

Hauch, Margret (Hrsg.) (2013): *Paartherapie bei sexuellen Störungen.* Das Hamburger Modell. Stuttgart: Thieme.

Heller, Laurence & Lapierre, Aline (2013): *Entwicklungstrauma heilen.* München: Kösel.

Hendricks, Gay (2010): *Lebe dein Leben, bevor es andere für dich tun.* München: Knaur EBook.

Hess, Thomas (2003): *Lehrbuch für systemische Arbeit mit Paaren.* Heidelber: Carl-Auer-Verlag.

Holmes, Tom (2010): *Reisen in die Innenwelt.* München: Kösel.

Hüter, Gerald (2003): *Traumatische Erfahrungen und Hirnentwicklung.* In Brisch, K.H. (Hrsg.): *Bindung und Trauma.* Stuttgart: Klett-Cotta.

Jellouschek, Hans (2014): *Paartherapie. Damit die Liebe bleibt.* Freiburg: Kreuz.

Johnson, Susan M. (2005): *Emotionally Focused Couple Therapy with Trauma Survivors.* New York: Guilford Press.

Johnson, Susan M. (2009): *Praxis der Emotionsfokussierten Paartherapie.* Paderborn: Junfermann.

Julius, Henri; Gasteiger-Klicpera, Barbara & Kissgen, Rüdiger (Hrsg.) (2009): *Bindung im Kindesalter – Diagnostik und Intervention.* Göttingen: Hogrefe.

Kast, Verena (1987): *Wege aus Angst und Symbiose.* München: dtv.

Kopp-Wichmann, Roland (2009): *Frauen wollen erwachsene Männer.* Stuttgart: Kreuz.

Kornfield, Jack (2008): *Das weise Herz. Die universellen Prinzipien buddhistischer Psychologie.* München: Arkana.

Küstenmacher, Marion; Haberer, Tilmann & Küstenmacher, Werner Tiki (2012): *Gott 9.0.* Gütersloh: Gütersloher Verlagshaus.

Leuzinger-Bohleber, Marianne; Roth, Gerhard & Buchheim, Anna (2007): *Psychoanalyse, Neurobiologie, Trauma.* Stuttgart: Schattauer.

Long, Barry (2004): *Sexuelle Liebe auf göttliche Weise.* Saarbrücken: Neue Erde.

Lohre, Matthias (2016): *Das Erbe der Kriegsenkel.* Gütersloh: Gütersloher Verlagshaus.

Lutz, Wolfgang (Hrsg.) (2006): *Lehrbuch der Paartherapie.* München: Reinhardt.

Madert, Karl-Klaus (2012): *Trauma und Spiritualität: Wie Heilung gelingt. Neuropsychotherapie und die transpersonale Dimension.* München: Random House E-Books.

Malta, Wendy (1993): *Sexual Healing. Ein sexuelles Trauma überwinden.* Reinbek: Rowohlt.

Marks, Stephan (2007): *Scham – die tabuisierte Emotion.* Düsseldorf: Patmos.

Meyer-Legrand, Ingrid (2017): *Vererbtes Trauma. Kriegsenkel haben oft das Gefühl, sie würden versagen.* Interview von Felix Münger mit Ingrid Meyer-Legrand im SRF am 10.02. 2017.

Miedaner, Talane (2002): *Coach dich selbst, sonst coacht dich keiner.* Landsberg: mvg.

Moeller, Michael Lukas (2009): *Die Wahrheit beginnt zu zweit. Das Paar im Gespräch.* Reinbek: Rowohlt

Nienstedt, Monika & Westermann, Arnim (2007): *Pflegekinder und ihre Entwicklungschancen nach frühen traumatischen Erfahrungen.* Stuttgart: Klett-Cotta.

Nitschke, Bernd (1988): *Sexualität und Männlichkeit.* Reinbek: Rowohlt.

Peichl, Jochen (2008): *Destruktive Paarbeziehungen. Das Trauma intimer Gewalt.* Stuttgart: Klett-Cotta.

Peichl, Jochen (2007): *Innere Kinder, Täter, Helfer & Co.* Stuttgart: Klett-Cotta.

Pert, Candace B. (2001): *Moleküle der Gefühle. Körper, Geist und Emotionen.* Reinbek: Rowohlt.

Reich, Günter; Massing, Almuth & Cierpka, Manfred (2007): *Praxis der psychoanalytischen Familien- und Paartherapie.* Stuttgart: Kohlhammer.

Reich, Wilhelm (1985): *Charakteranalyse.* Frankfurt a. M.: Fischer.

Reich, Wilhelm (1987): *Die Funktion des Orgasmus.* Köln: Kiepenheuer & Witsch

Retzer, Arnold (2004): *Systemische Paartherapie.* Stuttgart: Klett-Cotta.

Richardson, Diana & Richardson, Michael (2006): *Zeit für Gefühle.* Köln: Innenwelt-Verlag.

Richardson, Diana (2011): *Slow Sex. Zeit finden für die Liebe.* München: Integral.

Riehl-Emde, Astrid (2003): *Liebe im Fokus der Paartherapie.* Stuttgart: Klett-Cotta.

Rösel, Manuela (2007): *Wie der Falter in das Licht. Selbstakzeptanz in der Borderline-Beziehung.* München: Starks-Sture.

Ruland, Tobias (2015): *Die Psychologie der Intimität.* Stuttgart: Klett-Cotta.

Sachse, Rainer & Langens, Thomas A. (2014): *Emotionen und Affekte in der Psychotherapie.* Göttingen: Hogrefe.

Sachsse, Ulrich (2009): *Traumazentrierte Psychotherapie: Theorie, Klinik und Praxis.* Stuttgart: Schattauer.

Sanders, Rudolf (2000): *Partnerschule … damit Beziehungen gelingen.* Paderborn: Junfermann.

Sautter, Christiane & Sautter Alexander (2007): *Wenn die Masken fallen.* Wolfegg: Verlag für systemische Konzepte.

Schmid, Wilhelm (2007): *Mit sich selbst befreundet sein.* Frankfurt a. M.: Suhrkamp.

Schmidbauer, Wolfgang (2010): *Paartherapie: Konflikte verstehen, Lösungen finden.* Gütersloh: Gütersloher Verlagshaus.

Schnarch, David (2011): *Intimität und Verlangen.* Stuttgart: Klett-Cotta.

Schore, Allan N. (2007): *Affektregulation und die Reorganisation des Selbst.* Stuttgart: Klett-Cotta.

Schubbe, Oliver (Hrsg.) (2004): *Traumatherapie mit EMDR.* Göttingen: Vandenhoeck & Ruprecht.

Seyffer, Walter (2011): *Helden für ein Leben.* Frankfurt a. M.: Info3-Verlag.

Servan-Schreiber, David: *Die neue Medizin der Emotionen.* München: Kunstmann.

Siegel, Daniel J. (2010): *Die Alchemie der Gefühle.* München: Random House E-Books.

Shaphiro, Francine (1999): *EMDR – Grundlagen und Praxis: Handbuch zur Behandlung traumatisierter Menschen.* Paderborn: Junfermann.

Solomon, Marion & Tatkin, Stan (2013): *Liebe und Krieg in Paarbeziehungen.* Paderborn: Junfermann.

Stiemerling, Dietmar (2000): *Was die Liebe scheitern lässt. Die Psychologie der chronisch gestörten Zweierbeziehung.* Stuttgart: Pfeiffer bei Klett-Cotta.

Sunderland, Katja (2005): *Der Beziehungsführerschein.* München: Kabel by Piper.

Thiel, Christian (2007): *Was glückliche Paare richtig machen. Die wichtigsten Rezepte für eine erfüllte Partnerschaft.* Frankfurt a.M.: Campus.

Tolle, Eckhart (2004): *Jetzt. Die Kraft der Gegenwart.* Bielefeld: Kamphausen.

Ucik, Martin (2012): *Integrale Beziehungen. Ein Ratgeber für Männer.* Hamburg: Phänomen-Verlag.

Ustorf, Anne-Ev (2008): *Wir Kinder der Kriegskinder.* Freiburg: Herder.

Van der Kolk, Bessel (2015): *Verkörperter Schrecken.* Lichtenau: Probst.

Vanzant, Iyanla (1999): *Zwischenzeit. Die Liebe, die du suchst, ist in dir.* München: Econ und List.

Villon, Rolf A. (2003): *Wege aus der Mutterfalle. Eine Selbstbefreiung zu männlicher Liebe.* Frankfurt a. M.: VAS.

Wais, Mathias & Meier, Ulrich (2003): *Projekt Mann. Was ist Männlichkeit?* Stuttgart: Mayer.

Weinberg, Dorothea (2006): *Traumatherapie mit Kindern. Strukturierte Traumaintervention und traumabezogene Spieltherapie.* Stuttgart: Klett-Cotta.

Weinberger, Sabine (1988): *Klientenzentrierte Gesprächsführung.* Weinheim: Beltz.

Weinreich, Wulf Mirko (2005): *Integrale Psychotherapie.* Leipzig: Araki.

Welter-Enderlin, Rosemarie (2007): *Einführung in die systemische Paartherapie.* Heidelberg: Carl-Auer-Verlag.

Wieck, Wilfried (1988): *Männer lassen lieben.* Stuttgart: Kreuz.

Willi, Jürg (1997): *Die Zweierbeziehung. Das unbewusste Zusammenspiel von Partnern als Kollusion.* Reinbek: Rowohlt.

Willi, Jürg (2004): *Psychologie der Liebe. Persönliche Entwicklung durch Paarbeziehungen.* Reinbek: Rowohlt.

Willi, Jürg (1991): *Therapie der Zweierbeziehung.* Reinbek: Rowohlt.

Wöller, Wolfgang (2006): *Trauma und Persönlichkeitsstörung.* Stuttgart: Schattauer.

Wölpert, Frieder (1983): *Sexualität, Sexualtherapie, Beziehungsanalyse.* München: Urban & Schwarzenberg.

Zurhorst, Eva-Maria (2007): *Liebe dich selbst und freu dich auf die nächste Krise.* München: Goldmann.

Index

F

G

H

I

J

K

L

M

N

O

P

Die Autorin

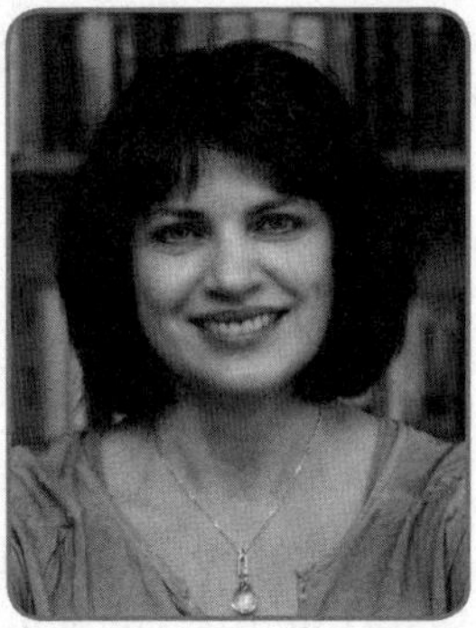

PD Dr. Katharina Karin Kristina Klees, Jahrgang 1957, drei erwachsene Kinder, zwei Enkelkinder, Traumaerfahrung in der Kindheit, gelebte und gelöste Traumamuster in eigenen Beziehungen.

Studium: Erziehungswissenschaften, Soziologie und Psychologie,
Heilpraktikerin für Psychotherapie
Expertin für Paar-, Sexual- und Traumatherapie

Promotion: Kommunikation und Sexualität in der Partnerschaft
Habilitation: Beratung bei Traumatisierung

Ausbildung zur Paartherapie und Leitung von Gruppen:
Institut für Humanistische Psychologie, Paarsynthese, Deutsche Gesellschaft für Geburtsvorbereitung, systemische Paar- und Sexualtherapie, Differenzierungsansatz nach David Schnarch, Somatic Experiencing, Trauma und Partnerschaft

Zertifikate:
Zertifizierte Geburtsvorbereiterin (GfG)
Zertifizierte Bioenergetische Analytikerin (IIBA USA)
Zertifizierte Sexualtherapeutin der Deutschen Gesellschaft für Sexualforschung (DGfS)
Zertifizierte Ausbilderin der Deutschprachigen Gesellschaft für Psychotraumatologie (DeGPT) und des Fachverbandes Traumapädagogik für Traumapädagogik und traumaspezifische Fachberatung

Veröffentlichungen:

1992: Partnerschaftliche Familien. Arbeitsteilung, Macht und Sexualität in Paarbeziehungen. Weinheim: Juventa.

1996: Paare im Konflikt. Neue Partnerschaftsmodelle. Düsseldorf: Patmos

1997: Hilfen für missbrauchte Kinder. Interventionsansätze im Überblick. Weinheim: Beltz.

2001: Beratung für Kinder in Not. Die kindzentrierte Hilfeplanung der Kinderschutzdienste. Gießen: Psychosozial.

2003: Gewaltprävention. Praxismodelle aus Jugendhilfe und Schule. Weinheim: Juventa.

Praxis „Aufwind-Institut“: Therapie & Weiterbildung für Paare und Trauma seit 1995
↗ http://www.aufwindinstitut.com
Mobil: 0170 / 779 16 22